KB093042

우리
아이
체질
면역

우리 아이
체질 면역

우리 아이의 평생 건강을 위한
체질 맞춤형 면역력 관리 프로젝트

최민형 지음

폭스코너

이 책은 '다름'에서 출발합니다

우리 아이의 체질은 다른 아이와 비교해 어떻게 다를까요? 남들과 다른 우리 아이의 건강은 어떻게 관리하면 좋을까요? 이 질문들이 바로《우리 아이 체질 면역》(이하 '체질 면역')의 주제입니다. 좋다고 알려진 건강 관리 방법들이 우리 아이에게는 맞지 않을 수 있습니다. 체질이 다르기 때문이죠. 체질을 알면 건강을 제대로 관리하고 아이의 면역력을 더 잘 키워줄 수 있습니다.

'체질'이란 무엇일까요?

체질은 아이의 여러 건강 요소들로 만들어진 하나의 이야기입니다. 저는 진료실에서 아이를 만나면 오랜 시간 천천히 아이의 건강에 대해 부모님과 이야기를 나눕니다. 아이에 대해 이렇게 많은 질문을 받아본 건 처음이라는 부모님들이 많습니다. 정확한 체질을 알려면 몇 초의 짧은 진맥이 아니라, 긴 시간 동안의 이야기가 필요합니다. 아이마다 다른 면역력, 소화력, 수면, 마음, 성장에 따라 다양한 체질들이 만들어지거든요. 그래서《체질 면역》에는 수많은 아이들의 다양한 이야기들이 담겨 있습니다. 체질은 어려운 한의학 이론이 아닌 우리 아이의 건강 이야기입니다.

《체질 면역》은 다섯 개의 체질 파트로 구성되어 있습니다

파트 1 면역력 : 아이가 아프지 않도록 잔병치레, 감기, 비염, 아토피에 대해 알아봅니다.

파트 2 소화력 : 아이가 밥을 잘 먹도록 건강한 소화력과 식생활 관리에 대해 알아봅니다.

파트 3 수면 : 아이가 잠을 푹 자도록 아이마다 다른 체질에 대해 알아봅니다.

파트 4 마음 : 기질에 따른 건강 관리와 새 학년에 대한 적응, 그리고 틱 증상 관리에 대해 알아봅니다.

파트 5 성장 : 키와 체중이 쑥쑥 잘 크기 위해서 성장 패턴에 따라 달라지는 성장 관리 방법을 알아봅니다.

우리 아이가 안 아프고, 잘 먹고, 푹 자고, 스트레스 없이 키와 체중이 쑥쑥 잘 큰다면, 더할 나위 없이 건강한 상태입니다. 이 책을 읽는 모든 부모님의 바람일 텐데요, 지금 우리 아이는 어떤 부분이 약해 보이나요? 바로 여기에서부터 체질의 '다름'이 출발합니다.

《체질 면역》은 실용적인 관리 방법에 중점을 둡니다

우리 아이의 체질을 알았다면, 이제 제대로 관리해줘야겠죠?《체질 면역》은 집에서 간단하게 바로 활용할 수 있는 실용적인 방법들을 제안합니다. 잘 활용하면 약보다 더 도움이 될 수 있는 좋은 방법들이 많습니다. 여기에 우리 아이의 체질에 맞는 건강한 식생활과 한방차를 찾아보세요. 음식은 아이가 먹기 쉬운 방법으로, 한방차는 쉽게 구할 수 있는 실용적이고 효과적인 약재들로 엄선했습니다.

《체질 면역》은 최신 한의학을 근거로 합니다

《체질 면역》은 근거 중심 의학을 지향합니다. 근거 중심 의학(Evidence Based Medicine)은 과학적인 연구 방법론을 통해 엄격한 근거로 검증된 의학을 말합니다. 현대 한의학은 과학 연구 방법으로 한의학 이론과 치료의 근거를 쌓아가고 있습니다. 2천 년 전에 출발한 전통 한의학은 현대 과학을 자양분 삼아 새로운 발전 가능성을 보여주고 있습니다. 이 책의 마지막에는 제가 참고한 수많은 논문과 서적, 자료들의 출처를 실었습니다. 주로 2000년 이후, 대부분 2010년 이후에 출간된 논문들입니다. 최신 한방소아과 논문들을 저만큼 많이 읽은 사람은 없을 거라고 감히 자부합니다.

《체질 면역》은 전통 한의학과 현대 한의학을 모두 아우릅니다. 현대 과학은 잘게 나눠서 분석하는 장점이 있고, 한의학은 이렇게 나눈 정보를 다시 종합하는 장점이 있습니다. 전체를 보고 패턴을 파악하는 거죠. 이렇게 나온 결과가 바로 체질입니다. 한의학에는 이미 사상체질, 팔체질과 같은 훌륭한 체질 이론들이 있습니다. 저는 아이의 체질을 쉽게 이해하고 바로 적용할 수 있도록 기존의 이론들을 현대 시대에 맞춰 개선하였습니다. 지금 코로나 대유행을 겪으면서 21세기를 살고 있는 아이들의 건강 관리에 직접 와닿을 수 있고, 도움이 되는 체질에 대해 이야기했습니다.

《체질 면역》, 이렇게 읽어보세요

❶ 차례에서 우리 아이에게 해당하는 체질을 체크해보세요.

❷ 관련 파트를 읽고, 구체적인 체질을 파악해보세요. 아이의 면역력 단계는 어느 정도인지, 정말 비염 또는 아토피가 맞는지 확인하고, 약한 체질을

관리하는 방법도 찾아보세요.

❸ 우리 아이에게 해당되지 않는 체질은 가볍게 읽어보세요. 그중에서 아이에게 도움이 되는 내용이 있을 거예요. 예를 들면, 열감기와 장염에 자주 걸리는 체질이 아니더라도 열과 장염 관리 방법은 기억해두면 좋습니다.

❹ 우리 아이만을 위한 체질 밥상을 만들어보세요. 이 책에서는 많은 종류의 음식과 한약재들을 소개하고 있습니다. 20장까지 체질 공부를 마치면, 우리 아이의 건강과 체질에 도움이 되는 체질 밥상이 완성될 거예요.

❺ 아이를 키우면서 떠오르는 여러 궁금증, 병원에서 속 시원하게 설명을 듣지 못했던 질문에 대한 대답들도 책 안에 가득 담았습니다.

❻ 모든 아이들에게 도움이 되는 방법이 아니라, 우리 아이만을 위한 건강 관리 방법을 찾아보세요.

이제 준비되셨나요? 우리 아이의 체질 이야기, 지금 시작합니다.

2023년 봄

최민형

차례

2장 땀이 많은 체질

3장 다섯 가지 허약 체질

4장 잔병치레가 잦은 체질

5장 열이 자주 나는 체질

6장 목이 자주 붓는 체질

7장 열성경련을 하는 체질

8장 콧물이 자주 나는 체질

9장 코가 자주 막히는 체질

10장 기침을 많이 하는 체질

11장 다섯 가지 질환과 체질

12장　비염 체질

13장   피부 면역력이 약한 체질

14장　소화력이 약한 체질

15장   장이 약한 체질

16장   잠을 푹 못 자는 체질

17장   자다가 자주 깨는 체질

18장   기혈 순환이 약한 체질

19장 틱 증상이 있는 체질

20장   빨리 크는 체질, 늦게 크는 체질

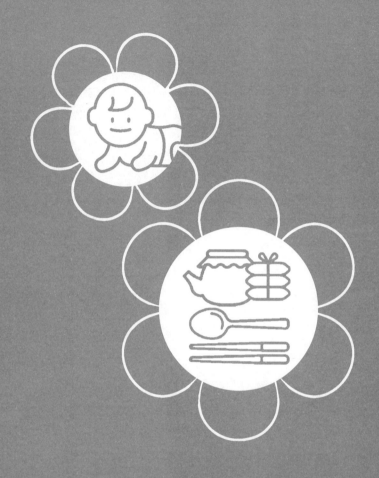

1장
더위를 많이 타는 체질,
추위를 많이 타는 체질

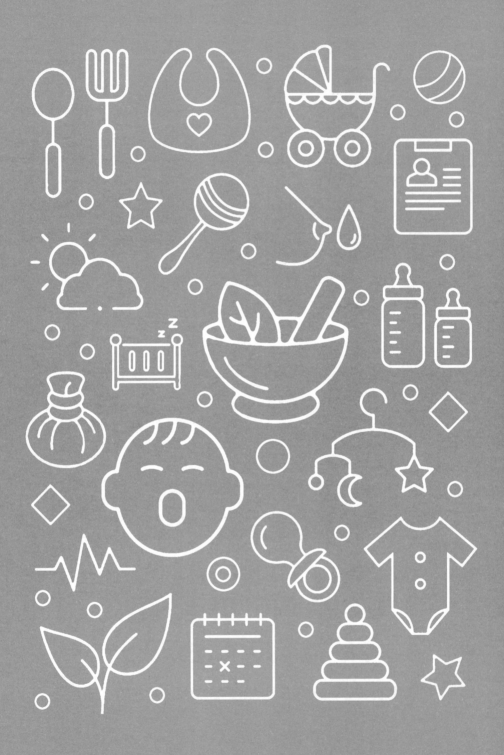

- 자면서 늘 이불을 차버리는 아이
- 겨울에도 시원한 물을 찾는 아이
- 추위와 더위에 대해 많이 표현하지 않는 아이
- 종종 손발이 차가워지는 아이
- 환절기와 겨울에 자주 추위하는 아이

우리 아이는 열(熱)이 많은 체질인가요?

열이 많은 체질의 아이는 더워하고 이불을 잘 안 덮습니다. 밤에 집 안이 조금 쌀쌀해서 난방을 틀면 아이는 더워합니다. 한겨울에 시원한 물을 찾는 아이도 많습니다. 에너지가 넘쳐 활동적이고, 아프면 매번 고열이 올라 걱정되기도 합니다.

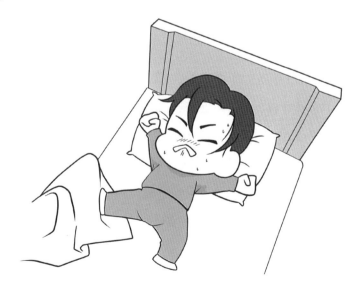

혹시 우리 아이의 모습인가요? 그런데 우리 아이만 그렇지 않습니다. 열이 많은 체질은 건강한 아이의 고유한 특징입니다. 아이는 몸의 대사 작용이 왕성하기 때문에 열이 많은 겁니다. 키와 체중이 쑥쑥 자라고 신체 기능이 발달하기 위해서는 많은 에너지가 필요한데요, 따라서 아이는 기본적으로 열 체질이 많습니다.

우리 아이는 더위를 많이 타지 않아요

더위를 많이 타지 않는 체질의 아이도 있습니다. 열이 많지 않아서 더위를 덜 타는 거죠. 반대로 열이 적어서 몸이 조금 차고 추위를 타는 체질도 있습니다. 이러한 아이는 추울 한 자를 써서 한(寒) 체질이라고 합니다. 아이들은 열(熱) 체질이 많은 편이지만, 모두 그런 건 아닙니다. 한열(寒熱) 체질은 아이마다 다양한 모습으로 나타납니다. 아이의 건강을 제대로 관리하기 위해서는 정확한 체질을 알아야 합니다.

아이의 열 체질은 어떻게 관리해야 하나요?

몸이 뜨겁고 차가운 정도에 대한 한열 체질은 아이의 건강 관리에서 중요한 기본이 됩니다. 열이 많은 체질이면 조금 시원하게, 몸이 찬 체질이면 따뜻하게 키워야겠죠? 평소 아이의 생활을 관리하는 방향만이 아니라, 면역력, 비염, 아토피, 수면과 같은 여러 질환에서도 한열 체질을 고려해 치료합니다. 앞으로 살펴보는 여러 가지 면역력과 건강 관리에서 한열 체질이 반복해서 나올 거예요. 가장 먼저 한열 체질에서 시작하는 이유입니다. 자, 그럼 더 자세히 살펴볼까요?

먼저 우리 아이가 열 체질인지, 한 체질인지 알아보겠습니다.

어린 아이는 열 체질인 경우가 많아요

먼저 아이의 열 체질을 판단하는 방법을 알아보겠습니다. 초등학교 이전의 아이들은 열 체질이 많은 편입니다. 정확한 한열 체질을 알려면 한의원에서 진찰을 받아야 하지만, 평소 아이의 생활을 관찰해보면 어느 정도 판단할 수 있습니다.

기준 1 자는 모습을 관찰해보세요

아이들은 대부분 자면서 더워하고 이불을 덮지 않습니다. 이불을 덮어주거나 난방 온도를 올리면 잠을 못 자고 깨는 아이가 있는데, 이런 아이는 열이 많은 체질입니다. 겨울에도 시원한 벽에 딱 붙어서 자고, 창문을 열거나 선풍기가 필요한 아이는 열이 더 많은 체질일 수 있습니다.

어린 아이들은 겨울에 잘 때 수면 조끼를 많이 챙겨 입죠? 이불을 덮지 않아서 대신 수면 조끼를 입혀주는 부모님이 많이 계실 거예요. 보통의 열 체질은 수면 조끼를 잘 입고, 열이 많은 체질은 안 입으려 합니다. 반면에 이불을 잘 덮고 자는 아이는 열이 적은 체질일 수 있습니다.

혹시 이불을 덮는 이유가 애착 이불이기 때문인지 구별해야 합니다. 이러한 아이는 더워도 이불을 꼭 끌어안고 자야 마음이 편하거든요. 이불을 덮기보다 안고 자는 느낌이죠. 이불의 포근한 감촉이 좋아 잠이 들 때는 덮고 자지만, 잠이 들면 더워서 차버리는 경우가 많습니다.

기준 2 시원한 음식을 찾는지 관찰해보세요

날씨가 덥지 않아도 시원한 물을 찾는 아이들이 많습니다. 한겨울에 차가운 물과 얼음을 찾는 아이도 있죠. 이러한 아이는 열이 많은 체질입니다. 반면에 찬 음식을 먹으면 설사를 하거나 따뜻한 음식을 좋아하는 아이는 열이 적은 체질입니다. 만 3~4세 미만의 어린 아이들은 부모님이 아직 시원한 물을 주기 전이라 판단이 어려울 수 있습니다.

기준 3 옷 입는 모습을 관찰해보세요

열이 많은 체질은 옷을 여러 겹 입는 걸 싫어합니다. 겨울에 따뜻하게 입히면 답답해하고, 봄가을 환절기에도 반팔을 입고 다닙니다. 집에 오면 금세 옷을 벗어버리고 가볍게 입습니다. 반면에 열이 적은 체질은 추위를 많이 타고 따뜻하게 입는 걸 좋아합니다. 환절기에도 얇은 겉옷을 챙겨주면 잘 입는 편입니다.

- 늘 더워하고, 시원한 물과 얼음을 찾고, 이불을 덮어주면 깨는 아이 ➡ 열이 많은 체질
- 시원한 물을 자주 찾고, 자면서 이불을 차버리는 아이 ➡ 보통 열 체질
- 따뜻한 음식을 좋아하고, 이불을 잘 덮고, 몸이 종종 찬 아이 ➡ 열이 적은 체질

우리 아이는 몸이 찬 체질인 것 같아요

더워하기보다 춥다는 이야기를 더 많이 하는 아이도 있습니다. 손발이 조금

차서 몸이 찬 체질이 아닌지 걱정하는 부모님도 계실 텐데요. 초등학교 후반부터 중고등학교 시기에는 몸이 차고 추위를 많이 타는 한(寒) 체질인 아이들이 꽤 있습니다. 한 체질은 여자아이들에게 조금 더 많이 나타납니다. 그럼 한 체질을 구별하는 기준을 살펴볼까요.

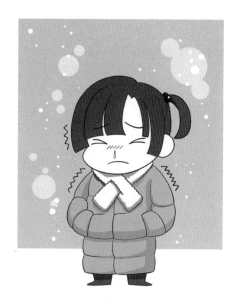

기준 1 춥다는 말을 자주 하나요?

한 체질의 아이는 더워하기보다 춥다는 말을 더 자주 합니다. 환절기와 겨울이 되면 아침에 으슬으슬 추워하고, 밤에 이불을 잘 덮고 잡니다. 여름보다는 추운 겨울이 아이에게 더 힘든 계절이죠. 여름에도 에어컨을 켜면 추워해서, 학원을 가거나 외출을 할 때는 얇은 겉옷을 꼭 챙겨야 합니다. 물놀이를 하고 나면 바들바들 떨면서 추워하고 입술과 얼굴색이 하얗게 변하는 아이들도 있습니다.

기준 2 몸과 손발이 찬 편인가요?

한 체질의 아이는 몸과 손발이 차가울 수 있습니다. 때로 부모님이 아이의 손을 만지면 손이 차가워 깜짝 놀라기도 합니다. 그런데 손발이 조금 차갑다고 해서 꼭 한 체질은 아닙니다. 어린 아이는 팔다리의 순환이 약해서 손발은 조금 찬데, 반대로 머리와 몸은 뜨거운 체질이 많습니다. 그래서 손발이 종종 찬 어린 아이의 체질은 주의 깊게 판단해야 합니다.

기준 3 따뜻한 음식을 좋아하나요?

한 체질의 아이는 시원한 물보다 따뜻한 물을 좋아합니다. 뜨거운 국과 음식도 잘 먹는 편이죠. 반면에 찬물과 아이스크림, 시원한 과일을 많이 먹으면 배가 아프고 설사를 하기도 합니다. 이런 아이는 몸이 차면서 소화력이 약한 체질입니다. 아이스크림을 먹으면 꼭 감기에 걸리는 아이도 있을 텐데요, 이러한 아이는 면역력이 약한 체질입니다. 각각 면역력과 소화력 파트에서 더 자세히 알아보겠습니다.

- 평소에 더워하지 않고, 몸은 조금 차며, 찬물을 잘 안 마시는 아이 → 몸이 조금 찬 체질
- 많이 추워하고, 몸이 쉽게 차가워지며, 따뜻한 음식을 좋아하는 아이 → 몸이 많이 찬 체질

집 안의 난방 온도가 조금 높지 않나요?

아이가 집 안에서 더워한다거나 옷을 가볍게 입는 경우는 난방 환경에 따라서 달라집니다. 난방 온도가 조금 높아서 더워하는 거라면 열(熱) 체질이 아닐

수 있습니다. 반대로 겨울에 외풍이 심해서 추워하는 아이라면 실제로는 열 체질일 수 있습니다. 그래서 집 안의 난방 환경을 함께 고려해서 아이의 한열(寒熱) 체질을 판단해야 합니다.

더위와 추위에 모두 민감한 아이

감각이 예민한 아이는 더위와 추위에 모두 민감할 수 있습니다. 겨울과 환절기에는 추워하고 여름에는 더워합니다. 여름에 에어컨을 강하게 틀면 추워하는데, 반대로 에어컨을 끄면 더워합니다. 손발이 쉽게 차가워지지만 몸은 따뜻하고, 옷을 많이 입히면 답답해서 싫어합니다. 다른 감각도 함께 예민한 기질인 경우가 많습니다. 이러한 아이는 몸 안에 속열이 있는 체질일 수 있습니다.

반대로 더위와 추위를 뚜렷하게 표현하지 않는 아이도 있습니다. 부모님이 온도 관리를 잘해줘서 더위나 추위를 덜 느낄 수도 있고, 불편한 감각에 무딘 기질이라 표현을 잘 안 할 수도 있습니다. 정확한 한열 체질은 한의원에서 진맥을 통해 알 수 있답니다.

---

3 | 땀이 많은 아이, 열 체질인가요?

아이의 열(熱) 체질을 판단하는 몇 가지 기준을 더 살펴보겠습니다.

땀이 많은 아이, 열 체질일까요?

아이가 활동적이고 늘 더워하면서 땀을 흠뻑 흘리거나, 집에서 조금만 움직여도 머리가 땀으로 젖는다면 열이 많은 체질일 수 있습니다. 그런데 땀은 조금 더 자세하게 살펴봐야 합니다. 열이 많아서 땀을 많이 흘리는 아이도 있지만, 기운이 약해서 땀을 많이 흘리는 아이도 있습니다. 밤에 자면서 흘리는 식은땀은 열 체질보다 약한 음(陰) 체질이 원인일 수 있습니다. 땀이 적은 아이인데, 속열이 뭉쳐 있는 열 체질의 아이도 있고요.

아이들의 체질이 참 다양하죠? 그래서 앞의 한열 체질을 판단하는 기준에 땀을 넣지 않았습니다. 땀에 대한 이야기는 2장에서 더 자세하게 살펴보겠습니다.

고열이 자주 나는 아이, 열 체질인가요?

열 체질의 열(熱)은 아파서 오르는 열(fever)을 포괄하는 더 큰 개념입니다. 고열(fever)이 자주 나는 아이는 열이 많은 체질일 수 있습니다. 열(fever)은 아이가 아플 때 나타나는 증상이죠? 그래서 면역력이 약한 체질이 함께 영향을 줍니다.

이제 막 기관에 다니기 시작한 아이는 아플 때마다 고열(fever)이 자주 올라

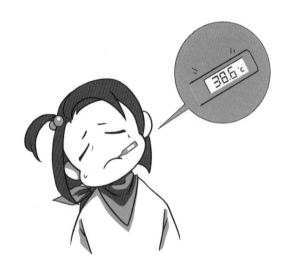

걱정인 경우가 많습니다. 한번 열이 오르면 4~5일 고열이 지속되고, 한 달에 한 번 이상 열이 나는 아이도 있습니다. 아직 어려서 면역력이 약하고 열이 많은 체질이기 때문입니다. 아이가 자라면서 면역력이 성장하고 열(熱)이 줄어들면, 열(fever)은 차츰 덜 납니다. 고열(fever)로 많이 힘든 아이는, 면역력을 보강하고 열을 조금 줄이는 건강 관리가 도움이 됩니다. 구체적인 방법은 5장에서 알아보겠습니다.

기초체온이 높은 아이, 열 체질인가요?

어린 아이는 기초체온이 조금 높습니다. 평소 체온이 37℃ 초반으로 나오는 아이들이 많을 거예요. 부모님은 36℃ 정도인데 아이는 체온이 조금 높아서 걱정이 되기도 합니다.

어린 아이는 열이 많아서 기초체온이 높을 수 있습니다. 기초체온이 높다고 해서 꼭 문제가 되는 건 아닙니다. 아이의 높은 기초체온에 맞춰서 열(fever)을 판단하면 됩니다. 아이가 크면서 차츰 열 체질이 줄어들면, 기초체온도 조금씩 낮아지게 됩니다. 기초체온도 5장에서 더 자세히 살펴보겠습니다.

아이가 크면서 열 체질은 바뀌어요

아이가 평생 더위를 많이 타고 열이 많은 채로 사는 건 아닙니다. 열 체질은 아이가 크면서 차츰 줄어듭니다. 어린이집과 유치원을 다닐 때는 늘 더워하고 땀을 많이 흘리던 아이가 초등학생이 되면 열 체질도 조금 줄어들고 이불도 전보다 잘 덮는 경우가 많습니다.

사춘기가 지나면 오히려 추위를 타는 한(寒) 체질로 바뀌기도 합니다. 반대로 열 체질이 줄지 않아 어른이 된 후에도 여전히 더위를 많이 타고 열이 많은 경우도 있습니다. 부모님이 지금 더위를 많이 타는 체질이라면, 우리 아이도 비슷한 체질일 수 있습니다.

첫 번째 급성장기가 조금 늦게, 유치원에서 초등학교 초반에 오는 아이는 이때 열 체질이 더 많아져 이전보다 더위를 더 타는 경우가 있습니다. 한열 체질이 바뀌는 흐름은 성장 패턴과 연관이 있습니다. 아이의 키 성장과 성장 패턴은 20장에서 자세히 알아보겠습니다.

4 | 속열이 많은 아이는 어떤 체질인가요?

한의원에 가면 간혹 아이에게 속열이 많다는 설명을 해주는 경우가 있을 거예요. 과연 속열이 많다는 건 어떤 체질을 두고 하는 말일까요?

속열이 많은 우리 아이, 어떤 체질일까요?

속열은 몸 안에 정체되어 바깥으로 잘 순환하지 못하는 열 체질을 의미합니다. 몸 안에서 만들어진 열은 기혈 순환을 통해 우리 몸의 곳곳으로 잘 전달되어야 합니다. 하지만 여러 가지 이유로 열이 순환하지 않고 정체될 수 있습니다. 타고난 열이 정말 많거나, 소화력이 약해서 열이 위장관에 쌓이거나, 기혈 순환이 약한 것이 속열이 생기는 중요한 원인입니다.

요즘 아이들은 속열이 잘 쌓이는 경향이 있습니다. 식생활이 개선돼 음식 섭취가 늘고, 교육과 사회생활이 빨리 시작되어 스트레스가 많으며, 평균 기온이 올라 날씨가 더워지고, 운동량이 줄면서 기혈 순환이 약해져 속열이 늘어날 수 있습니다. 그래서 속열은 부족하기보다 넘치는 상태인 경우가 많습니다. 현대인의 생활 습관이 바뀌면서 나타나는 체질의 특징입니다.

속열은 건강에 어떤 영향을 주나요?

속열이 많으면 배나 가슴속이 뜨겁고 답답한 열감이 느껴질 수 있습니다. 중고등학생 이상의 청소년이나 성인은 스트레스가 많으면 속열이 쌓이면서 열감을 느끼곤 합니다. 어린 아이들은 배가 아프다고 하거나 뜨겁다고 표현합니다. 가슴까지 옷을 올리고 시원한 바닥에 배를 대고 있는 아이도 있습니다.

속열이 직접 열감으로 느껴지지 않고, 다른 건강 상태에 영향을 미치기도 합니다. 면역력에 영향을 주면 비염과 아토피가 생길 수 있고, 소화력에 영향을 주면 밥을 잘 안 먹게 되고, 입 냄새나 구내염이 생기기도 합니다. 속열은 아이의 수면과 코피, 틱 증상에도 영향을 줍니다. 그래서 요즘 아이들은 정체된 속열과 원활한 기혈 순환을 신경 써서 관리해야 합니다.

기혈 순환이 약해서 속열이 생기는 체질

열은 많지 않고 보통인데, 순환이 약해서 몸 안에 속열이 뭉쳐 있는 체질이 있습니다. 손발이 조금 차갑고 추위를 약간 타서 한(寒) 체질처럼 보이기도 하지만, 실제로는 몸이 차지 않고 열이 정체되어 그럴 수 있습니다. 기질이 예민하고 마음의 긴장도가 높은 아이들에게 잘 나타나는 모습입니다. 손발이 조금 차서 따뜻한 성질의 인삼이나 홍삼 계통의 보조식품을 챙겨주기도 하는데, 오히려 속열이 더 많아지게 할 수도 있으니 주의해야 합니다.

소화력이 약해서 속열이 생기는 체질

아이의 소화력이 약하면 순환이 정체되기 쉽습니다. 아이의 식사가 소화력에 부담을 주면서 기혈 순환이 정체되고, 그러면 자연스럽게 속열이 생기는 거죠. 잘 먹는 아이들도 음식 섭취량이 많아서 속열이 생길 수 있습니다. 뭐든 과하면 막히고 정체되기 쉽습니다. 기름진 음식 섭취가 많아진 요즘 식생활의 변화도 속열에 영향을 줍니다.

이러한 아이는 기혈 순환을 원활하게 만들고 소화력의 과도한 부담을 줄여서 정체된 속열을 없애야 합니다. 속열을 없애기 위해 시원한 음식을 많이 먹거나 차가운 성질의 한약 처방을 복용하면, 오히려 소화력을 더 약하게 만들 수 있으니 주의해야 합니다. 속열이 많은 체질은 열을 줄이기보다 순환을 원활하게 만드는 게 우선입니다. 소화력에 관한 자세한 이야기는 14장에서 나눠보겠습니다.

열이 많아서 속열도 많은 아이

순환이 정체되어 속열이 쌓이는 게 아니라, 정말 열이 많아서 속열도 함께 많은 체질도 있습니다. 겉으로 보기에도 열이 많아 몸이 뜨끈뜨끈하고 늘 더워합니다. 소화력은 좋아서 밥을 잘 먹습니다. 항상 에너지가 넘쳐 활동적으로 뛰어놀고 땀을 흠뻑 흘립니다. 이러한 아이의 평소 건강 관리는 조금 시원한 방향으로 해주면 좋습니다. 때로는 과도한 열과 속열을 줄이는 치료가 도움이 되는 아이도 있습니다.

열이 많은 체질의 아이는 조금 시원하게 키우는 게 좋습니다. 지금부터 자세한 관리 방법을 살펴보겠습니다.

집 안 온도는 조금 시원하게

아이가 감기에 걸리고 아플까 걱정이 되어 겨울철 실내 온도를 조금씩 더 올리기 쉬운데, 부모님에게 딱 적당한 온도가 열이 많은 체질의 아이에게는 더울 수 있습니다. 실제로 집 안이 더워서 수면의 질이 떨어지는 아이들이 꽤 많습니다. 더워서 흘린 땀이 식으면서 감기에 걸릴 수도 있고, 흘린 땀 때문에 피부가 건조해지고 가렵기도 합니다.

그러니 집 안 온도를 조금 시원하게 해주세요. 22~24℃ 정도면 적당합니다. 보통 아이를 키우는 집의 겨울철 난방 온도는 24~25℃ 정도입니다. 조금 따뜻하게 키우면 27~28℃, 시원하게 키우면 22~23℃ 정도입니다. 우리 집의 난방

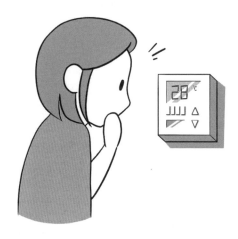

온도는 몇 ℃로 맞춰져 있나요? 아이가 밤마다 시원한 벽과 바닥에 붙어 잔다면 실내 온도를 조금 내려도 괜찮습니다.

물론 집의 환경에 따라서 난방 온도는 달라집니다. 외풍이 심한 집에서는 당연히 난방 온도를 더 올려야 합니다. 부모님은 추위를 많이 타는 체질인데, 아이에게만 맞출 수는 없습니다. 아이의 반응을 보고 가족들의 체질도 함께 고려해서 적절한 난방 온도를 찾아보세요.

밤마다 차내는 이불, 덮어줘야 하나요?

매일 밤 아이가 자다가 차버리는 이불을 곁에서 덮어주는 부모님이 많을 텐데요, 열이 많은 체질의 아이는 덥고 불편해서 이불을 차냅니다. 부모님은 아이가 춥고 감기에 걸릴까 걱정이 되지만, 아이는 시원하게 자는 걸 더 좋아합니다. 그래서 이불을 덮어주지 않아도 괜찮습니다. 실제로 초등학교 입학 이전의 아이들은 대부분 이불을 덮지 않습니다. 열이 적고 종종 춥다고 표현하는 아이들도 이불은 덮지 않는 경우가 많습니다.

이불 대신 수면 조끼를 활용하는 부모님도 계실 거예요. 하지만 아이가 싫어하면 억지로 입히지 않아도 됩니다. 열이 많은 체질의 아이는 가벼운 잠옷이나 내복도 벗어버리고 팬티만 입고 자기도 합니다.

시원한 성질의 음식으로 밥상을 차려보세요

열 체질의 아이가 먹는 음식은 조금 시원하면 좋습니다. 여기서 말하는 시원함은 음식의 온도가 아닌 성질입니다. 음식은 성질에 따라 몸이 따뜻하게, 또는 시원하게 작용하도록 만듭니다. 체온을 내리는 작용이 아니라 체질과 건강에 미치는 작용이죠. 예를 들어 따뜻한 성질의 인삼과 생강, 기장은 몸을 따뜻하게 만들기 때문에 한(寒) 체질에 도움이 됩니다. 시원한 성질의 결명자, 녹두, 두부는 열(熱) 체질에 좋습니다. 열 체질과 한 체질에 도움이 되는 체질 밥상은 조금 뒤에 더 자세히 살펴보겠습니다.

시원한 물을 줘도 괜찮을까요?

열이 많은 체질의 아이는 늘 시원한 물을 찾습니다. 어린 아기는 열 체질이 많긴 하지만, 부모님이 미지근한 물만 챙겨줘서 시원한 물의 존재를 모르는 경우가 많습니다. 유치원을 다닐 나이가 되면 차츰 시원한 물과 얼음, 아이스크림을 찾기 시작합니다. 초등학생 이상이 되면 스스로 찾아 마셔서 부모님이 통제하기 어렵습니다.

아이는 시원한 물을 좋아하지만, 부모님은 감기에 걸릴까 걱정이 됩니다. 특히, 어린이집과 유치원을 다니는 아이들은 면역력이 약한 시기라 더 조심스럽습니다. 또래보다 면역력이 많이 약해 잔병치레를 달고 지내는 아이는 가능하면 시원한 물과 아이스크림을 피해야 합니다. 차가운 음식을 자주 먹으면 호흡기계의 면역력이 더 약해지기 때문이죠. 우리 아이가 자주 아프고 비염으로 힘든 경우라면 부모님이 아이에게 잘 설명해주세요. 그러면 시원한 물을 찾지 않고 미지근한 물을 잘 마시는 것 같습니다. 따뜻한 물은 열 체질 아이에게 조금 힘들 수 있습니다.

더운 여름에 시원한 물을 마시는 정도는 괜찮습니다. 날씨가 더워지면 잔병치레도 조금 줄어드니까요. 더운 여름 날씨에 시원한 물과 아이스크림은 어른에게 있어 아이스커피와 비슷하지 않나 싶습니다. 아이가 감기나 장염, 수족구병에 걸리지 않았다면, 시원한 물과 아이스크림을 적당히 줘도 괜찮습니다. 아이스크림은 하루에 1개 이상 먹지 않도록 아이와 함께 규칙을 정해보세요.

차가운 음식을 많이 먹으면 면역력뿐만 아니라 소화력도 약해집니다. 여름에 얼음과 아이스크림을 많이 먹어 탈이 나고 장염에 걸리기도 합니다. 그리고 기혈 순환이 정체돼서 속열이 더 쌓일 수 있습니다. 초등학교 후반과 중고등학교 시기에 학업 스트레스가 쌓이면 속열이 많아질 수 있는데요, 차가운 얼음물과 음료수를 마시면 잠깐 속은 시원하겠지만 순환과 소화력은 더 약해집니다. 뭐든 과하면 좋지 않습니다. 마음과 스트레스 관리는 18장에서 자세히 살펴볼게요.

불편하면 열을 줄이세요

열이 지나치게 많으면 불편한 증상이 생길 수 있습니다. 날씨가 더운 여름철이 되면 유독 기운이 없고 처지는 아이들이 있습니다. 특히, 비염과 아토피, 코피는 열이 많은 체질의 관리가 중요한 질환입니다. 자다가 깨서 우는 야제증도 열 체질에서 자주 나타납니다.

이러한 아이는 과도한 열 체질을 조금 줄여야 합니다. 열을 줄이면서 순환을 원활하게 만들어 속열이 쌓이지 않게 해야 합니다. 단, 열을 과도하게 없애면 성장에 영향을 줄 수 있어 강한 치료는 주의해야 한다는 점 잊지 마세요. 아이의 체질과 질환 상태를 고려해 적절한 치료 방향을 정해야 합니다. 치료와 함께 책에서 소개하는 방법도 활용해보세요. 아래의 체질에 속하는 아이들은 해당 장에서 더 자세한 내용을 살펴볼 수 있습니다.

- 여름마다 더위로 힘들고 지치는 체질(1장)
- 땀이 너무 많아 불편하고 힘든 체질(2장)
- 고열이 자주 나는 체질(5장)
- 열성경련을 자주 하는 체질(7장)

- 비염과 코피로 힘든 체질(12장)
- 아토피로 피부가 가렵고 긁는 체질(13장)
- 자주 깨는 등 수면이 힘든 체질(17장)
- 산만하거나 예민한 성격의 체질(18장)

6 | 열이 많은 체질의 아이를 위한 체질 밥상

아이가 열이 많은 체질이라면 아래 소개하는 체질 밥상을 활용해보세요.

밥에는 녹두, 검은콩을 넣어보세요

아이가 만 2세가 되면 밥에 잡곡을 조금씩 넣어도 됩니다. 처음 넣는 잡곡은 보리가 좋습니다. 보리는 한열(寒熱) 성질의 치우침 없이 소화력을 돕습니다. 보리, 현미 베이스에 체질에 맞는 잡곡을 한두 가지 추가하면 됩니다. 현미 대신 오분도미나 칠분도미도 괜찮습니다. 녹두와 검은콩은 밥을 안치기 전에 충분히 불려서 사용하세요.

- 녹두 : 땀이 많은 아이
- 검은콩 : 잔병치레가 많은 아이

국에는 무와 배추를 넣어보세요

기본 국물 베이스로 무와 배추를 사용하거나, 주재료로 해서 뭇국과 배춧국을 만들어보세요. 무와 배추로 반찬을 만들어줘도 좋습니다.

- 배추 : 자다가 자주 깨고 아토피가 있는 아이
- 무 : 식사량이 적고 기침을 자주 하는 아이

닭고기보다는 돼지고기

닭고기는 따뜻한 성질이고, 돼지고기는 시원한 성질입니다. 열이 많은 체질은 닭고기보다 돼지고기가 더 좋습니다. 삼겹살보다 기름기가 적은 목살로 챙겨주세요. 그렇다고 닭고기를 전혀 안 먹을 필요는 없습니다. 돼지고기를 먹는 빈도가 닭고기보다 한두 번 많은 정도면 됩니다.

두부 반찬을 챙겨주세요

열 체질은 종종 입 냄새가 심하거나 변비로 인해 대변을 보기 힘듭니다. 이러한 아이에게는 두부를 챙겨주세요. 시원한 성질의 두부는 소화기계의 열을 식혀주고 열로 인해 건조해진 몸을 촉촉하게 만드는 작용을 합니다.

- 두부 : 구취와 변비가 있는 열 체질의 아이

홍삼은 열이 많은 체질에게는 안 맞아요

열이 많은 체질은 홍삼이 잘 맞지 않습니다. 홍삼은 따뜻한 성질의 한약재입니다. 그래서 몸에 열이 더 많아지도록 작용할 수 있습니다. 홍삼을 먹은 뒤 열감과 더위를 더 느끼거나, 땀이 많이 나는 반응을 보이면 홍삼 복용을 중단하는 게 좋습니다. 열이 많은 체질은 홍삼보다 지황처럼 시원한 성질의 약재가 알맞습니다.

열이 많은 체질은 지황+귤피

지황은 시원한 성질의 한약재입니다. 어린 아이들의 면역력을 보강하는 한약 처방에 많이 사용합니다. 지황은 음(陰)을 보강해 양(陽)의 작용을 줄입니다. 우리 몸은 음과 양, 즉 음양(陰陽)의 기능이 균형을 이루어 작용하는데, 소아는 음이 약하고 양이 강해서 열 체질이 많습니다. 그래서 음 체질을 더해주면 열을 더 잘 조절할 수 있습니다. 지황은 단순히 아이의 열 체질을 시원하게 만들기보다 부족한 음 체질을 보강해 더 근본적으로 관리합니다.

지황은 순환을 정체시키는 단점이 있습니다. 그래서 기혈 순환을 원활하게 만드는 귤피를 함께 사용하면 좋습니다. 귤껍질을 말려서 만든 귤피는 순환 작용이 뛰어납니다. 소화력이 약해서 안 먹는 아이에게 꼭 사용하는 한약재입니다. 열 체질의 아이에게는 지황과 귤피를 다음과 같이 활용해서 주시면 좋습니다.

① 지황과 귤피를 3g씩 섞어 다시백에 넣으세요.

② ①을 물 2~3ℓ에 넣고 20~30분 정도 끓이세요.

③ 아이에게 물처럼 수시로 마시게 해주세요.

간단하죠? 이렇게 열이 많은 체질의 아이에게 도움이 되는 건강차를 만들 수 있습니다. 지황+귤피차는 만 3세 이전의 어린 아기에게 챙겨주면 좋은 건강차입니다. 앞에서 살펴본 음식과 생활 관리 방법도 함께 활용해서, 우리 아이의 열 체질에 맞게 건강을 관리해보세요.

아이의 밥상은 계절과 날씨에 따라 조금씩 바꿔주면 좋습니다.

계절에 따라 달라지는 체질 밥상

더운 여름에는 몸이 조금 시원해지는 음식을, 추운 겨울에는 몸이 따뜻해지는 음식을 해주면 좋습니다. 장마철, 습한 날씨에 몸이 찌뿌둥할 때는 순환시키는 음식이, 건조한 환절기에는 몸이 촉촉해지는 음식이 좋습니다. 먼저 더운 여름철에 도움이 되는 밥상 관리법을 알아봅시다.

시원한 성질의 콩을 챙겨주세요

날씨가 덥기 때문에 몸을 시원하게 만드는 음식이 좋습니다. 꼭 열이 많은 체질의 아이가 아니더라도 밥상에 시원한 성질의 음식이 조금 더 많아지면 좋습니다.

특히, 제가 추천하는 음식은 콩입니다. 콩은 몸을 시원하게 만들어 더운 날씨에 도움이 되고, 순환을 원활하게 만들어 장마철 찌뿌둥한 몸 상태를 개선해줍니다. 완두콩을 밥에 넣고, 검은콩으로 콩자반을 만들고, 두부 반찬을 주고, 된장국도 종종 끓여주세요. 콩은 건강에 이로운 효과가 정말 많은 음식이에요. 그래서 최근 전 세계적으로 주목받는 슈퍼 푸드이기도 합니다.

- 검은콩 : 잔병치레가 많은 아이
- 완두콩 : 밥을 잘 안 먹는 아이

- 두부 : 입 냄새가 심하거나 변비가 있는 아이

까치콩으로 물을 끓여주세요

까치콩은 한의학에서 백편두라고 부르는 한약재입니다. 여름 보약에 특히 많이 사용하는데요, 앞에서 살펴본 콩의 효과와 비슷하게 순환을 원활하게 만드는 작용을 하고 소화력 보강에 도움이 됩니다. 장마철 습도가 높은 날씨와 평소 대변이 무른 아이에게 사용하면 좋습니다.

콩은 대체로 시원한 성질인 데 반해, 까치콩은 살짝 따뜻한 성질입니다. 그럼 여름철 더운 날씨에 오히려 안 좋은 게 아닐까 걱정이 되실 텐데, 그렇지 않습니다. 더운 여름에는 자연스레 차가운 음식을 많이 먹게 돼서 소화력과 순환이 조금 약해지기 쉽습니다. 까치콩은 이러한 문제를 보완해주는 좋은 해결책입니다. 성질이 많이 따뜻하지는 않아 열(熱)이 더 늘지는 않고, 차가운 음식 섭취로 약해진 소화력을 부드럽게 보강해줍니다. 그래서 여름에 얼음과 아이스크림을 달고 지내는 아이는 까치콩으로 연하게 물을 끓여 챙겨주면 좋습니다.

물을 보충하는 수박을 챙겨주세요

더운 날씨에 땀을 많이 흘리고 신진대사가 빨라지면, 우리 몸은 물이 부족해지기 쉽습니다. 여기서 말하는 물(水)은 탈수뿐만이 아니라, 우리 몸을 건조하지 않고 촉촉하게 만드는 포괄적인 기능을 말합니다. 물이 부족하기 쉬운 여름에는 물을 자주 챙겨 마셔야 합니다.

이때 여름 제철 과일인 수박을 자주 먹으면 좋습니다. 수박은 몸을 시원하게 만들고 물을 보충하는 작용이 뛰어납니다. 수박은 대체로 아이들이 잘 먹는 과일이죠. 수박을 안 먹는 아이는 좋아하는 다른 제철 과일을 줘도 괜찮습니다.

기운을 모아주는 음식이 좋아요

날씨가 더운 여름에 유독 기운이 없는 아이들이 있죠? 더운 날씨에는 땀을 많이 흘리면서 지칠 수 있어 기운을 모아주는 매실, 오미자, 산수유를 챙겨주면 좋습니다. 보통 설탕과 함께 청으로 만드는 음식입니다. 물에 매실청, 오미자청, 산수유청을 조금 타서 마시면, 여름철 땀으로 새는 기운을 모아주는 효과가 있습니다.

- 매실 : 기침을 자주 하거나 대변이 무른 아이
- 오미자 : 기침을 자주 하거나 땀을 많이 흘리는 아이
- 산수유 : 야뇨가 있는 아이

오미자차를 쉽게 만들 수 있는 방법을 알려드릴게요. 오미자청을 담그는 방법보다 훨씬 간단합니다. 저도 여름철에 활용하는 방법입니다.

① 오미자를 다시백에 듬뿍 넣어주세요.
② ①을 물병에 넣고 뜨거운 물을 부으세요.
③ ②가 식으면 밤새 냉장고에 넣어두고 다음 날 시원하게 마시세요.
④ 맛이 셔서 아이가 안 마시면 꿀을 조금 타주세요.

매운 음식은 너무 많이 먹지 마세요

매운 음식을 많이 먹으면, 몸 안에 열이 많아지고 몸이 더 건조해질 수 있습니다.

생맥산을 마시면 좋습니다

더운 여름철 기운이 없을 때 한의원에서 처방하는 한약이 바로 생맥산입니다. 집에서도 쉽게 만들 수 있습니다. 생맥산은 인삼, 맥문동, 오미자 세 가지 약재로 만듭니다. 모두 대형 마트에서 쉽게 구할 수 있는 한약재입니다. 인삼으로 기운을 보강하고, 맥문동으로 시원하게 하고, 오미자로 기운을 모아줘 한여름 기력이 달릴 때 복용하면 도움이 됩니다. 근처 한의원에서 처방받거나 직접 재료를 구해서 보리차처럼 끓여 마셔도 됩니다.

① 인삼 3g, 오미자 3g, 맥문동 6g을 섞어 다시백에 넣으세요.

② ①을 물 2~3ℓ에 넣고 30분 정도 끓여주세요.

③ 아이가 물처럼 수시로 마시게 해주세요.

앞에서 열이 많은 체질은 홍삼과 잘 맞지 않는다고 했죠? 인삼도 비슷합니다. 하지만 생맥산에는 시원한 성질의 맥문동이 들어가 인삼의 따뜻한 성질을 잡아주기 때문에 열이 많은 체질도 복용할 수 있습니다. 서로 다른 성질의 약재들을 함께 사용해 치료 효과를 늘리면서 부작용을 줄이는 게 한약 처방의 장점입니다.

그래도 열이 많은 체질이라면 처음에 반응을 주의 깊게 살펴보세요. 아이가 평소보다 더워하고 땀을 더 흘리거나, 피부 트러블이 올라오고 코피가 난다면, 인삼과 홍삼을 피하는 게 좋습니다.

이열치열, 더운 여름철에는 삼계탕?

삼계탕은 더운 여름철 기운이 없을 때 먹는 대표적인 보양 음식입니다. 삼계탕의 주재료인 닭과 인삼은 모두 성질이 따뜻하고 기운을 보강하는 효과가 좋습니다. 그래서 여름에 찬 음식을 많이 먹고 땀을 많이 흘리고 기운이 없을 때 챙겨 먹으면 도움이 됩니다. 하지만 열이 많은 체질은 역시 주의해야 합니다. 더운 성질의 음식을 더운 여름에 많이 먹으면 오히려 몸 안의 열을 더 키울 수 있으니까요.

이러한 단점을 보완하기 위해 생맥산처럼 시원한 성질의 음식을 함께 넣으면 좋습니다. 바로 녹두입니다. 녹두는 삼계탕에 많이 넣죠? 시원한 성질의 녹두는 땀이 많은 아이에게 좋습니다. 열이 많은 체질의 아이는 인삼 대신 구기자를 넣어도 되는데, 구기자는 따뜻하고 시원한 성질이 치우치지 않으면서 면역력과 기력을 보강하는 효과가 뛰어납니다.

더운 여름철, 체력이 달리는 아이를 위한 한의원 관리

매년 여름이 되면 체력이 달려 처지는 아이들이 있습니다. 열이 많으면서 기운(氣)이 약한 체질은 더운 여름철이 유독 힘들 수 있습니다. 더불어 소화력도 약한 체질이라면, 찬 음식 탓에 종종 탈이 나고 소화력과 체력이 함께 약해지는 경우도 있습니다. 그리고 땀을 유독 많이 흘려 더 체력이 달리는 체질이 있고, 에어컨의 냉방과 더운 바깥 날씨의 온도차 사이에서 체온 적응이 더 힘든 체질도 있습니다.

이러한 아이들은 약해진 기력을 보강해줘야 합니다. 아이의 체질과 건강 상태에 따라서 다양한 방법으로 약해진 체력을 보강할 수 있습니다. 여름철 기력이 달리는 아이는 앞에서 설명한 생맥산과 비슷한 처방 구성으로 접근합니다. 기력을 보강하면서 동시에 몸을 시원하게 만들어야 하니까요. 인삼, 황기, 백출, 맥문동, 석곡과 같은 한약재를 사용하고, 여름 보약에 많이 쓰는 백편두, 향유, 오매를 같이 넣습니다. 여기에 땀이 많은 체질, 소화력이 약한 체질, 냉방이 힘든 체질에 따라서 도움이 되는 한약재를 추가합니다.

8 | 손발이 차고 추위를 타는 체질

이번에는 더위보다 추위를 많이 타는 한(寒) 체질에 대해서 알아보겠습니다.

손발이 찬 아이는 한 체질일까요?

어린 아기는 팔다리가 가늘어 손발이 조금 찰 수 있습니다. 만 2~3세 이전, 특히 마른 체형의 아기는 손발이 찬 경우가 많습니다. 팔다리가 얇아 보온 기능이 적어 체온을 잃기 쉽거든요. 아직 손발의 기혈 순환이 어른처럼 원활하지 못한 이유도 있습니다. 아이가 크면서 순환이 발달하고, 살이 붙어 팔다리를 감싸는 근육과 지방층이 도톰해지면 손발이 차츰 따뜻해집니다.

이러한 아이는 한 체질이 아닐 수 있습니다. 어른처럼 추위를 많이 타고 몸이 찬 체질과는 다릅니다. 실제로 손발은 조금 차지만 몸이 뜨끈하고 더워하면서 이불은 덮지 않으려는 아이들이 많습니다. 이러한 아이는 오히려 열 체질에 더 가까울 수 있습니다.

순환이 약해서 손발이 찬 아이가 있어요

기혈 순환이 약해 속열이 쌓여 손발이 차가울 수 있습니다. 몸 안에 열이 정체되어 팔다리까지 충분히 순환하지 못하는 모습입니다. 이런 증상은 예민한 기질의 아이에게 잘 나타납니다. 긴장하면 손발이 더 차가워지고 땀이 나기도 합니다. 유치원과 초등학교에 입학해 적응하는 과정에서 긴장하거나 스트레스를 받으면 평소보다 추위를 더 타는 아이들이 있는데요, 역시 비슷한 이유로 순환이 정체되어 그럴 수 있습니다.

이러한 아이는 몸 안에 속열이 얼마나 있는지 주의 깊게 판단해야 합니다. 열(熱) 체질인데 속열 위주로 뭉쳐 있어 손발이 차가운 아이가 있고, 한(寒) 체질인데 순환이 약해서 손발이 더 차가운 아이가 있습니다. 진맥과 함께 여러 가지 건강 상태를 참고해 한열 체질을 판단합니다.

정말 몸이 차서 손발이 차가운 한 체질

한(寒) 체질인 아이는 정말 몸이 차서 손발도 함께 차갑습니다. 평소에 추위를 많이 타고, 옷을 따뜻하게 껴입고, 따뜻한 음식을 더 좋아하며, 겨울에는 난방을 따뜻하게 틀어야 합니다. 여름에는 에어컨 바람이 싫고, 겨울에는 손발이 시려 힘듭니다.

사실 이러한 체질은 아이들보다 부모님에게 더 많이 보입니다. 사춘기가 지난 중고등학교 시기의 여자아이들도 한 체질이 많습니다. 타고난 한(寒)이 많은 체질이어서 어릴 때부터 추위를 많이 타는 아이도 있습니다.

몸이 찬 체질은 안 좋은 건가요?

그렇진 않습니다. 몸이 찬 체질이 아이에게 꼭 문제가 되진 않습니다. 더위를 타는 열 체질의 아이가 있고, 추위를 타는 한 체질의 아이가 있는 거죠. 우리 아이의 체질에 맞춰 건강을 잘 관리하면 됩니다. 한 체질의 아이는 몸이 따뜻해지는 건강 관리가 필요하겠죠? 그리고 열 체질과 마찬가지로 한 체질이 지나쳐 불편한 증상과 질환이 생기면 과도한 한 체질을 줄이는 치료를 해줍니다.

소화력과 순환을 신경 써서 관리하세요

몸이 찬 체질은 위장관이 차고 예민한 경우가 많습니다. 자주 소화가 안 되거나 체할 수 있고, 찬 음식을 먹으면 배가 아프고 설사를 하기도 합니다. 만약 부모님이 지금 이러한 체질이라면 우리 아이도 비슷한 체질을 물려받았을 수 있으니 어릴 때부터 소화력을 신경 써서 관리해야 합니다. 조금 뒤에 소개하는 몸을 따뜻하게 만드는 체질 밥상을 활용해보세요. 소화력 관리는 14장과 15장에서 자세히 알아보려고 합니다.

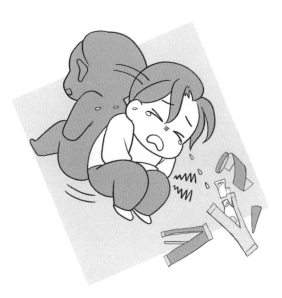

기혈 순환도 더 신경 써서 관리하면 좋습니다. 몸이 찬 체질은 순환이 더 약해질 수 있거든요. 이렇게 순환이 정체되면 통증이 생기기도 합니다. 몸이 차고 추위를 타면서 두통, 복통, 생리통과 같은 통증을 동반하는 아이들이 많습니다. 특히, 중고등학생들은 학업과 일상 생활에 불편함이 없도록 순환과 소화력을 잘 관리해야 합니다.

- 손발이 너무 차고 추위를 많이 타서 힘든 아이
- 위장관이 차고 예민해 탈이 자주 나는 아이
- 배가 자주 아프고 체해서 두통과 어지럼증이 있는 아이
- 아랫배가 차고 생리통으로 힘든 여자아이
- 만성 비염과 천식, 아토피로 힘든 아이
- 면역력이 약해 감기에 자주 걸리는 아이

위와 같은 체질의 아이들은 몸을 따뜻하게 하는 건강 관리와 치료가 도움이 됩니다. 한의원에서 정확한 진찰을 받아보세요. 다음에 소개하는 체질 밥상도 활용하면 도움이 됩니다. 각각의 증상에 도움이 되는 관리 방법은 해당하는 파트에서 구체적으로 살펴보겠습니다.

9 | 한 체질 아이를 위한 체질 밥상

밥에는 기장을 넣어보세요

기장은 따뜻한 성질의 잡곡입니다. 몸을 따뜻하게 만드는 효과가 있습니다. 기운을 더하고 소화력을 보강하는 작용도 하죠. 소화력이 약하고 몸이 찬 체질은 기장을 밥에 넣어 먹으면 좋습니다. 한(寒) 체질이 아니더라도 날씨가 추운 한겨울에는 기장을 밥에 넣어 먹어보세요. 단, 기장은 오래 먹으면 몸 안에 열

이 쌓일 수 있으니, 두세 달 정도 먹으면 한 달은 쉬는 게 좋습니다.

- 기장 : 몸이 차고 소화력이 약한 체질

국에는 파 뿌리를 넣어보세요

보통 대파를 손질할 때 보면 뿌리 부분은 잘라서 버리죠? 사실 약으로 쓰는 부위는 뿌리랍니다. 파 뿌리를 물로 잘 씻어 아이가 먹는 국에 한두 개씩 넣어주세요. 기혈 순환을 원활하게 만들어 손발을 따뜻하게 하는 작용을 합니다. 특히, 순환이 정체되어 손발이 차고 통증이 있는 체질에 도움이 됩니다. 한 체질이 아닌 아이도 감기에 걸렸을 때 파 뿌리를 쓰면 좋습니다. 파 뿌리는 감기를 잘 이겨내도록 돕는 치료 효과가 있거든요.

- 파 뿌리 : 손발이 차고 두통이 있는 체질

몸을 따뜻하게 해주는 부추

부추는 따뜻한 성질의 채소입니다. 허약한 체질을 보강하고 순환을 원활하게 만드는 작용을 합니다. 한(寒) 체질의 아이는 부추를 자주 챙겨 먹으면 좋습니다. 부추 김치와 부추 부침개를 만들어보세요. 반면에 열 체질은 부추가 안 맞을 수 있겠죠? 한두 번 먹는 건 괜찮지만, 자주 먹는 건 좋지 않습니다.

- 부추 : 추위를 많이 타고 겨울이 힘든 체질

생강과 계피, 수정과를 주세요

생강과 계피는 모두 몸을 따뜻하게 만드는 작용이 뛰어납니다. 특히, 생강은 소화력이 약한 체질에, 계피는 아랫배가 찬 체질에 도움이 됩니다. 생강은 열이 많은 체질이 아니라면 조금씩 꾸준히 사용하면 좋습니다. 어른은 생강차를 자주 마시고, 아이는 잘 먹는 반찬에 생강가루를 조금씩 뿌려주세요. 계피는 디저트에 많이 쓰죠? 계피가루를 잘 먹는 간식에 살짝만 뿌려보세요. 생강과 계피가 주재료인 수정과를 챙겨 마시는 것도 좋은 방법입니다.

아랫배가 찬 체질, 쑥을 활용해보세요

사춘기가 지난 여자아이 또는 부모님 중에서 아랫배가 찬 체질이라면 쑥을 활용하시길 권합니다. 쑥은 몸을 따뜻하게 하고 혈액순환을 원활하게 만드는 효과가 뛰어납니다. 쑥 된장국을 끓이고, 쑥이 들어간 떡을 간식으로 챙겨주세요. 특히, 쑥은 생리통이 심한 아이에게 좋습니다.

부모님은 인삼+당귀차를 마시면 좋아요

늘 피곤하고 몸이 찬 체질의 부모님은 인삼+당귀차를 마셔보세요. 인삼은 기력을 보강하는 데 효과가 좋고, 당귀는 성인 여성 보약에 꼭 사용하는 한약재입니다. 인삼과 당귀는 대형 마트에서 쉽게 구할 수 있습니다. 인삼과 당귀를 5g씩 섞어 티백에 넣고 30분 정도 끓여주세요. 아침저녁에 한 잔씩 마시면 기력 보강에 도움이 됩니다.

2장
땀이 많은 체질

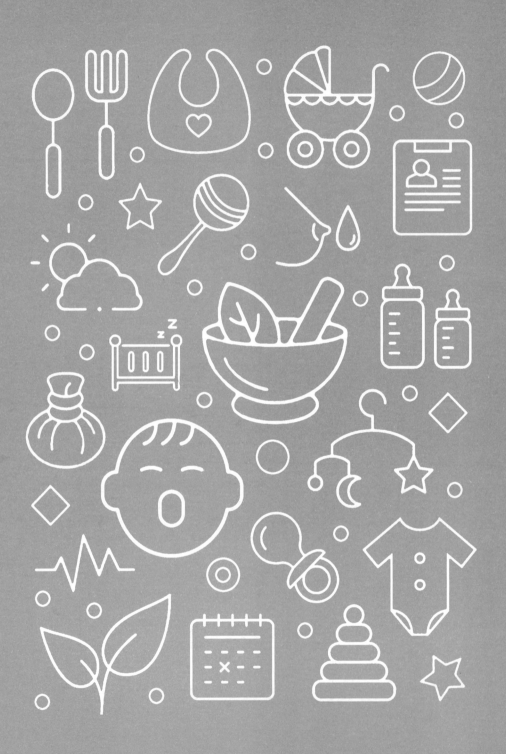

- 놀이터에서 뛰어놀면 머리가 땀으로 흠뻑 젖는 아이
- 집에서 조금만 움직여도 땀이 송골송골 맺히는 아이
- 밤에 잘 때 땀이 흠뻑 나서 베개가 젖는 아이
- 손발에 땀이 많이 나서 손이 축축하고 양말이 젖는 아이
- 실컷 뛰어놀아도 땀이 거의 나지 않는 아이

아이의 체질에 따라 땀이 달라요

땀이 많이 나는 아이가 있고, 거의 없는 아이가 있습니다. 낮에 땀이 많은 아이가 있고, 밤에 많은 아이가 있습니다. 머리에 땀이 많은 아이가 있고, 손발에 땀이 많은 아이가 있죠. 이렇게 아이마다 땀이 나는 모습은 제각각 다릅니다. 그래서 땀은 체질을 판단하는 중요한 요소가 됩니다.

아이는 보통 어른보다 땀이 많이 납니다. 밤에 자면서 식은땀을 흠뻑 흘리는 아이들도 많습니다. 보통 아이가 크면서 땀은 조금씩 줄어듭니다. 아이가 아프고 허약해지면 땀이 늘기도 합니다. 땀의 모습이 참 다양하죠? 이번 장에서는 아이들의 땀에 대해서 알아보려고 합니다.

자면서 땀 흘리는 아이, 허약한 체질인가요?

밤에 자면서 식은땀을 흘리면, 혹시 아이가 허약해서 그런지 부모님은 걱정이 됩니다. 아이의 허약한 체질 때문에 식은땀이 날 수 있으니까요. 하지만 꼭

문제가 되는 건 아닙니다. 우리 아이만 그런 것도 아니고요. 소아 고유의 체질적인 특징입니다. 허약할 수 있지만 아이는 괜찮습니다. 무슨 말이냐고요? 조금 뒤에 자세히 살펴보겠습니다.

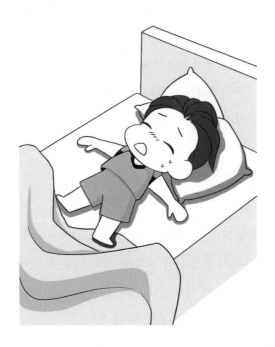

우리 아이는 땀이 거의 없는 편이에요

모든 아이들이 땀이 많진 않습니다. 땀을 거의 안 흘리는 아이도 있습니다. 열(熱)이 적은 체질 또는 한(寒) 체질이거나, 열이 많지만 순환이 약한 체질이라 땀이 적을 수 있습니다. 역시 땀을 안 흘린다고 해서 꼭 문제가 있는 건 아닙니다. 열이 적은 체질은 몸이 따뜻해지도록, 순환이 약한 체질은 순환이 원활해지도록 우리 아이의 체질에 맞게 관리하면 됩니다.

2 | 우리 아이의 땀 체질을 알아보자

땀이 나는 시간과 부위로 구별해 살펴보겠습니다.

낮에 흘리는 땀, 밤에 흘리는 땀?

아이가 땀이 많아 한의원에 가면 낮에 나는지 밤에 나는지를 꼭 확인할 겁니다. 다른 종류의 땀이기 때문입니다. 실제로 낮에는 땀이 적은데 밤에 잘 때만 땀을 흘리는 아이가 있고, 밤에는 땀을 흘리지 않는데 낮에 땀을 많이 흘리는 아이가 있습니다. 우리 아이는 언제 땀을 흘리나요?

낮에 흘리는 땀

밖에서 뛰어놀면 땀을 흠뻑 흘리는 아이들이 많습니다. 집에서 조금만 움직여도 이마에 송글송글 땀이 맺히기도 합니다. 머리와 얼굴에 땀이 조금 나는 아이가 있고, 머리를 감은 듯 땀이 흠뻑 나고 갈아입을 옷이 필요한 아이도 있습니다.

땀은 체온을 내리기 위한 작용입니다. 땀이 나고 마르면서 우리 몸은 열을 발산합니다. 소아는 몸의 대사 작용이 활발한 데다 잠시도 가만있지 않고 움직이기 때문에 바깥으로 내보내야 할 열이 많습니다. 그래서 어린 아이들은 땀을 많이 흘릴 수 있습니다.

한의학에서 땀은 양(陽) 체질의 작용입니다. 소아의 체질은 순양지체(純陽之體), 순수한 양(陽)의 몸이라고 부를 만큼 양이 많은 체질입니다. 그래서 아이는 땀을 많이 흘릴 수 있습니다. 양(陽)의 정도에 따라서 땀이 많은 아이가 있고, 적은 아이가 있습니다. 양(陽)은 많은 체질이지만 순환이 약해서 땀이 적은 아이가 있고, 반대로 양(陽)은 적지만 기운(氣)이 약해서 땀이 많은 아이도 있습니다.

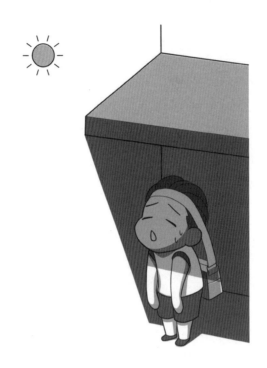

밤에 흘리는 땀

어린 아기일수록 자면서 식은땀을 많이 흘립니다. 식은땀은 보통 잠이 든 지 30분에서 1시간 사이에 납니다. 잠이 들면 체온이 약간 내려가는데 이때 땀을 흘리면서 체온을 내립니다. 이마에 살짝 나는 아이가 있고, 등까지 흠뻑 젖는 아이도 있습니다. 낮잠을 자면서 식은땀을 흘리는 아이도 많습니다.

한의학에서는 음(陰)이 부족한 소아의 고유한 체질을 원인으로 생각합니다. 아이의 건강에 문제가 있어서가 아니라, 아직 어리기 때문에 약하고 미숙한 체질인 것입니다. 아이가 자라면서 음(陰) 기운이 채워지면 식은땀은 차츰 줄어듭니다. 식은땀은 아이들에게 별다른 문제 없이 자연스럽게 나타날 수 있습니다.

머리에 나는 땀

우리 아이는 머리에 특히 땀이 많이 나나요? 우리 아이만 그렇진 않습니다. 땀은 보통 머리에서 많이 납니다. 머리에 땀샘이 많기 때문이죠. 머리는 우리 몸의 모든 양기(陽氣)가 모이는 곳입니다. 땀이 적은 아이는 이마에 살짝, 많은 아이는 머리에 흠뻑, 더 많은 아이는 등과 가슴까지 축축하게 젖습니다.

손발에 나는 땀

손발에 땀이 나는 아이들도 있습니다. 손을 잡으면 촉촉하고 양말이 땀으로 젖기도 합니다. 긴장하면 땀이 더 많이 나고, 손에서 연필이 미끄러져 불편해하기도 합니다.

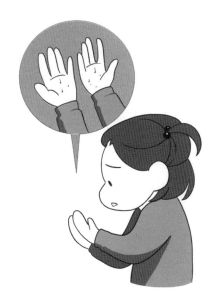

손발에 땀이 나는 이유는 몸 안에 속열이 뭉쳐 있기 때문입니다. 속열이 많은 체질은 1장에서 살펴보았습니다. 순환이 약해서 머리와 몸은 땀이 적게 나고, 대신 손발에서 땀이 납니다. 머리와 몸, 손발에서 모두 땀이 많이 나는 아이는, 열과 속열이 모두 많은 체질일 수 있습니다.

> ### 음양(陰陽) 체질에 대해 간단히 이야기해볼게요
> 음양은 한의학에서 매우 중요한 기본 이론입니다. 음양은 동양철학에서 유래한 개념이지만, 한의학에서는 구체적인 진단과 치료의 방법으로 사용됩니다. 이 책에서는 어려운 철학적 이야기보다는 실용적으로 사용할 수 있는 도구로 접근해보려고 합니다. 낮에 움직이면서 흘리는 땀은 양(陽) 체질, 밤에 가만히 자면서 흘리는 땀은 음(陰) 체질과 관련이 있습니다. 어렵지 않죠? 일단 이 정도만 기억하시면 충분합니다.

우리 아이는 어떤 땀 체질인가요?

낮에 땀이 나는지, 밤에 나는지, 그리고 머리에 땀이 나는지, 손발에 나는지부터 구별해보세요. 이어서 땀 체질에 따라 달라지는 구체적인 건강 관리 방법을 살펴보면 좋습니다. 우리 아이에게 해당하는 체질에 포인트를 두고 읽어보세요.

| 3 | 낮에 땀이 많은 체질의 건강 관리 | |

낮에 땀을 많이 흘리는 아이의 체질을 더 자세히 알아보겠습니다.

땀이 많은 아이는 대부분 열 체질인가요?

진료실에서 아이가 열 체질이고 더위를 타는지 물어보면, 땀을 많이 흘리는 거로 미루어 열 체질인 것 같다고 대답하는 부모님이 많습니다. 하지만 앞에서도 설명한 것처럼 꼭 그렇지는 않습니다. 땀이 많은 아이가 꼭 열이 많은 체질은 아닙니다. 크게 세 가지 경우가 있습니다.

먼저, 열은 많지 않은데 기운이 약해서 땀이 많은 아이가 있습니다. 앞에서 살펴본 열이 많은 체질의 기준(53페이지)에 해당하지 않고, 평소 체력이 약하거나 잔병치레가 잦은 모습이 함께 나타납니다. 열이 많은 체질의 아이와 다르게 홍삼과 인삼이 잘 맞는 체질입니다.

두 번째로 부모님의 눈에는 아이의 땀이 많아 보일 수 있습니다. 아이는 어른보다 땀이 더 많습니다. 실제로 우리 아이는 또래의 아이처럼 땀이 보통으로 나고, 열도 보통인 체질의 아이일지도 모릅니다. 그럼 땀이 어느 정도이면 보통이고 어느 만큼이면 많은 편일까요? 조금 뒤에 알아보도록 하겠습니다.

세 번째로 낮과 밤에 흘리는 땀을 구별했는지 따져봐야 합니다. 땀이 많다는 아이의 부모님에게 언제 나는지 물어보면, 밤에 흘리는 땀인 경우가 많습니다. 밤에 흘리는 땀은 약한 음(陰) 체질이 원인이었죠? 그리고 밤에 흘리는 땀도 실제로 많지 않고 보통 정도일 수 있습니다.

낮에 나는 땀, 아이가 크면서 변해요

만 2세 이전의 아이는 낮에 땀을 많이 흘리지 않습니다. 아직 운동 기능이 발달하지 않아 움직임이 적기 때문이죠. 그래서 낮보다 밤에 자면서 나는 땀이 더 많을 수 있습니다. 낮에 조금만 움직여도 땀이 많은 아이는 열이 많은 체질이거나 또는 집 안의 온도가 높아서입니다.

만 2~3세 이후에는 아이가 뛰어다니고 활동량이 늘면서 땀이 많아집니다. 보통 어린이집, 유치원을 다니거나 초등학교 저학년 시기의 아이들은 땀이 많습니다. 유치원이 끝나고 놀이터에서 놀거나, 학교를 마치고 태권도를 다녀오면 땀에 흠뻑 젖어 있는 아이들이 많습니다. 그리고 남자아이는 양(陽) 체질이 많아 여자아이보다 땀이 좀 더 많습니다.

아이가 초등학교 고학년 혹은 중학생이 되면 땀은 차츰 줄어듭니다. 급성장기가 지나면 몸의 열이 줄고 운동보다 공부할 시간이 많아져 땀이 줄어듭니다. 열이 많은 체질은 성인이 되어서도 땀을 많이 흘립니다. 부모님, 특히 아버지가 지금도 더위를 많이 타고 땀이 많다면 우리 아이도 커서 땀이 많을 수 있습니다.

낮에 땀이 얼마나 나는 편인가요?

아이들의 땀은 머리에서 많이 난다고 했죠? 이마, 머리, 목, 등의 단계로 땀이 날 수 있습니다. 5단계로 구별해보겠습니다. 4단계와 5단계는 땀이 많은 체질입니다.

- 1단계 **많이 활동해도 땀이 거의 안 나는 아이** → 땀이 적은 체질이에요.
- 2단계 **이마가 땀으로 촉촉하고 송골송골 맺히는 아이** → 땀이 조금 나는 체질이에요.
- 3단계 **머리와 목이 땀에 조금 젖는 아이** → 땀이 보통인 체질이에요.
- 4단계 **머리와 목이 땀에 흠뻑 젖는 아이** → 땀이 많은 체질이에요.
- 5단계 **등과 몸이 땀으로 젖어 옷을 갈아입혀야 하는 아이** → 땀이 정말 많은 체질이에요.

낮에 땀이 많은 아이의 건강 관리 방향

땀이 많은 체질이 꼭 나쁜 건 아닙니다. 아이는 땀이 많을 수 있습니다. 앞에서 살펴본 열 체질과 마찬가지입니다. 하지만 땀이 너무 많아 불편하거나 땀과 함께 다른 증상이 있다면 치료가 필요합니다. 여기서는 간단한 관리 포인트를 짚어보고, 해당 파트에서 자세한 관리 방향을 살펴보도록 하겠습니다.

- 땀이 너무 많이 나는 다한증으로 불편한 아이(110페이지)
- 열이 많은 체질이어서 늘 더워하고 땀을 흘리는 아이(1장)
- 땀이 나면 피부가 가렵고 아토피가 심해지는 아이(13장)
- 땀을 많이 흘리면 지치고 기력이 달리는 아이(102페이지)
- 땀을 많이 흘리면서 잔병치레가 잦은 아이(4장)

열이 많아 땀을 흘리는 아이는 녹두

늘 더워하고 땀을 많이 흘리는 아이에게는 녹두를 조금 넣고 밥을 지어주세요. 녹두는 시원한 성질의 잡곡으로 열을 줄이는 효과가 있습니다. 미리 녹두를 충분히 불린 다음에 밥을 안치세요. 녹두죽이나 녹두전도 좋습니다. 녹두의 싹을 틔운 숙주나물을 챙겨줘도 됩니다. 앞에서 소개한 열 체질을 위한 체질 밥상을 함께 활용해보는 것도 괜찮습니다.(67페이지)

- 녹두 : 열이 많아 땀을 많이 흘리는 체질

땀이 나면 피부가 가려울 수 있어요

땀을 흘리면 피부가 가렵다고 하는 아이들이 많습니다. 아토피나 건조증이 있는 아이는 땀 관리가 중요합니다. 땀이 덜 나도록 시원한 환경을 만들고, 땀이 나면 마르기 전에 닦아주고, 꾸덕한 제품으로 보습을 해주면 좋습니다. 피부 증상과 땀 관리 방법은 13장에서 자세히 살펴보겠습니다.

땀으로 새는 기운을 모아주는 매실, 오미자, 산수유

땀을 많이 흘리는 아이는 기운을 모아주는 관리가 도움이 됩니다. 땀을 많이 흘리면서 기운이 몸 바깥으로 새어나갈 수 있거든요. 놀이터에서 신나게 놀고 땀을 흠뻑 흘린 아이에게 매실청이나 오미자청, 산수유청을 탄 물을 마시게 해주세요. 특히, 더운 여름철에 챙겨주면 아주 좋습니다.

땀이 많고 잔병치레가 잦은 체질, 황기+맥문동+오미자차

어린이집과 유치원을 다니는 시기의 아이들은 잠시도 가만히 있지 않고 뛰어다니면서 땀을 뻘뻘 흘립니다. 그리고 감기를 달고 사는 아이들도 많죠. 땀이 흐르고 마르면서 체온을 뺏겨 감기에 걸리기 쉬운데, 꼭 땀만이 원인은 아닙니다. 땀보다 약한 면역력이 더 근본적인 이유입니다. 면역력은 4장부터 자세히 살펴볼 거예요. 그 전에 먼저 쉽게 활용할 수 있는 건강차를 소개해드릴게요.

면역력이 약하고 땀이 많은 체질은 황기와 맥문동, 오미자로 차를 만들어주면 좋습니다. 황기와 맥문동은 모두 호흡기계의 면역력을 보강하는 한약재입니다. 황기는 따뜻한 성질, 맥문동은 시원한 성질이라 비슷한 양을 섞으면 한열(寒熱)의 치우침 없이 균형이 맞습니다. 오미자는 기력을 모아주는 효과가 있고 기침을 자주 하는 체질에 도움이 됩니다.

① 황기와 맥문동을 3g씩 섞어 다시백에 넣어주세요.

② ①에 오미자를 넣는데, 처음에는 소량을 섞으세요. 맛이 시기 때문에 안 먹을 수 있습니다. 황기와 맥문동으로 차를 만들고, 나중에 오미자청을 조금 타서 줘도 됩니다.

③ ②를 20~30분 정도 끓이세요.

④ 냉장고에 보관하고 수시로 챙겨주세요.

4 | 밤에 땀이 많은 체질의 건강 관리

이번에는 밤에 땀이 많이 나는 체질에 대해 알아볼까요.

어린 아기의 식은땀, 허약하지만 괜찮아요

자면서 나는 식은땀의 원인은 음(陰)이 약한 체질이기 때문으로, 허약해서 나는 땀의 모습이긴 합니다. 하지만 괜찮습니다. 모든 아이들에게 나타나는 체질의 특징이거든요. 면역력이 약해서 감기에 자주 걸리고, 소화력이 약해서 이유식부터 먹이는 것처럼 음(陰)이 약한 체질이라 식은땀이 많이 날 수 있습니다. 그래서 허약한 모습이지만 꼭 문제가 되진 않습니다.

식은땀이 많은 아이가 있고, 적은 아이가 있습니다. 음(陰)이 얼마나 약한 체질인지, 열(熱)이 얼마나 많은 체질인지에 따라 식은땀의 양은 달라집니다. 아이가 크면서 음이 채워지고 열이 적어지면서 식은땀은 차츰 줄어듭니다. 음이 부족하지 않고 열이 많지 않은 체질은 식은땀이 적을 수 있습니다.

식은땀이 많은 아이가 꼭 열이 많은 체질인 건 아닙니다. 식은땀은 열 체질보다 음 체질의 영향이 더 중요합니다. 특히, 낮에 깨어 있는 시간에는 땀을 많이 흘리지 않고 잠드는 시간에 유독 땀을 많이 흘린다면, 열이 많기보다 음이 더 부족한 체질일 수 있습니다.

식은땀은 계절과 난방에 따라 달라집니다. 더운 여름이 되면 식은땀이 늘 수 있습니다. 추운 겨울에도 난방 온도와 잠옷 두께에 따라 달라집니다. 더운 여름은 1학기, 추운 겨울은 2학기가 끝날 무렵입니다. 체력이 약해져 식은땀이 늘었나 싶지만, 실제로는 잠자리가 더워서 그럴 수 있습니다. 식은땀이 많은 아이는 혹시 잠자리가 덥지 않은지 확인해보세요.

식은땀은 크면서 차츰 줄어들어요

식은땀은 보통 만 1~3세의 어린 아기 시기에 많이 납니다. 낮에는 아직 땀이 날 정도로 많이 뛰어다니지는 않아서, 주로 밤에 잘 때 땀을 흘린다고 느낍니다. 만 3~4세가 되면 아이의 기본 신체 기능 발달이 어느 정도 완성되어 약한 음(陰)이 채워지고, 첫 번째 급성장기가 끝나면서 열(熱)이 조금 줄어듭니다. 그래서 유치원과 초등학교 시기가 되면 식은땀이 줄어듭니다.

만약 초등학생 이후에도 식은땀이 여전히 많이 나면 열(熱)이 아주 많은 체질이거나, 음(陰)이 많이 부족해 허약한 체질일 수 있습니다. 또는 일시적으로 체력이 허약해지면서 식은땀이 다시 늘어나는 아이도 있습니다. 어린 아이의 식은땀은 소아 건강의 정상적인 특징으로 볼 수 있지만, 조금 큰 아이들의 식은땀은 정말 허약한 체질인지 주의 깊게 살펴봐야 합니다.

매일 밤 흐르는 식은땀을 관리하는 팁

식은땀은 잠들기 시작한 지 30분에서 1시간이 지난 사이에 납니다. 체온이 살짝 내려가면서 땀이 나고, 체온이 완전히 내려가면 땀이 더 나지 않습니다. 자는 내내 계속 땀이 난다면 실내 온도가 조금 높거나 잠옷과 이불이 아이에게 더운 것일 수 있습니다.

실내 온도와 수면 환경이 충분히 시원해도 식은땀이 전혀 안 나진 않습니다. 아이가 덥지 않을 정도의 수면 환경을 만들고, 약간 흐르는 식은땀은 부모님이 곁에서 한 번씩 닦아주세요. 부채질을 해주거나 선풍기를 아기 바람으로 틀어주는 것도 좋습니다. 베개 위에 수건을 대주거나, 땀을 흘린 다음엔 베개를 뒤집어주세요.

애착 이불을 끌어안고 자거나 포근한 느낌이 좋아 이불을 목까지 꼭 덮고 자는 아이가 있습니다. 당연히 식은땀이 더 흐를 수밖에 없겠죠? 선풍기나 에어컨으로 시원하게 해주고, 30분에서 1시간 후에 아이가 이불을 차내면 식은땀을 한번 닦아주세요.

수면이 시작되는 초반 30분은 얕은 잠을 자는 수면 단계입니다. 수면이 예민한 아이는 깊은 잠으로 진행될 때까지 부모님이 곁에 있어주세요. 이때 식은땀을 닦아주면 좋습니다. 수면 관리에 대해서는 16장에서 자세히 살펴보겠습니다.

밤에 땀이 얼마나 나는 편인가요?

식은땀도 머리에서 먼저 납니다. 이마, 머리, 목, 등의 단계로 식은땀이 날 수 있습니다. 역시 5단계로 구별하고, 4단계와 5단계는 식은땀이 많은 체질입니다.

- 1단계 **잘 때 식은땀을 거의 안 흘리는 아이** ➔ 식은땀이 적은 체질이에요.
- 2단계 **이마와 머리 경계가 촉촉히 땀으로 젖는 아이** ➔ 식은땀이 조금 나는 체질이에요.
- 3단계 **머리와 목이 조금 젖고, 베개에 살짝 땀이 묻는 아이** ➔ 식은땀이 보통인 체질이에요.

- 4단계 **머리가 많이 젖고, 베개도 축축하게 젖는 아이** → 식은땀이 많은 체질이에요.
- 5단계 **등과 몸이 흠뻑 젖어서 이불까지 축축하게 만드는 아이** → 식은땀이 정말 많은 체질이에요.

식은땀이 많은 아이의 건강 관리 방향

식은땀이 꼭 문제가 되지는 않고, 크면서 차츰 줄어든다고 했죠? 음(陰) 체질은 자연스럽게 채워지지만 더 빨리 잘 채워지도록 관리하면 좋습니다. 그래서 만 3세 이전의 어린 아이의 한약 처방은 음(陰) 체질 보강에 포인트를 두고 만듭니다. 식은땀만이 아니라 전체적인 성장과 발달, 면역력에 도움이 되는 기초 건강을 보강할 수 있도록 말이죠. 특히, 체구가 많이 작은 아이는 기초 건강을 신경 써야 합니다. 기초 건강은 3장에서 조금 더 자세히 다뤄보겠습니다.

식은땀이 많이 나는 만 1~3세 시기에는 다른 건강에 대한 걱정거리가 함께 있는 경우가 많습니다. 어린이집을 다니기 시작하면서 잔병치레가 잦은 아이, 밥을 너무 안 먹는 아이, 키와 체중이 미달이어서 걱정되는 아이, 통잠을 자지 못해서 걱정되는 아이, 아토피가 심해서 피부를 긁는 아이는 문제가 되는 건강 상태와 함께 식은땀을 줄이는 방향으로 건강을 관리합니다.

식은땀을 많이 흘려 매일 밤 머리와 베개가 흠뻑 젖는 아이는 식은땀에 포인트를 두고 치료를 합니다. '당귀육황탕'이라는, 오래전부터 식은땀에 효과가 좋은 한약 처방이 있습니다. 아기 때부터 식은땀이 계속 많았던 아이는 약한 음(陰) 체질을 채우기 위한 충분한 치료 시간이 필요하고, 4~6개월 간격으로 한 달 정도씩 한약을 복용하면서 관리합니다.

초등학교 이후 시기에 아이의 기력이 저하되어서 일시적으로 식은땀이 늘어나는 경우가 있습니다. 이럴 때는 역시 약해진 체질을 보강하면서 식은땀을 줄이는 치료가 필요합니다. 아이의 건강 상태에 따라 다르지만, 치료 시작이 많이 늦지 않으면 치료 기간이 오래 걸리지는 않습니다.

어른도 건강 상태가 나빠지면 갑자기 식은땀이 늘어날 수 있습니다. 어른의 식은땀은 아이보다 조금 더 걱정되는 상태입니다. 보통 식은땀만이 아니라, 기력 저하, 상열감, 두통, 이명, 눈 통증과 같은 불편한 증상이 함께 있습니다. 그리고 현실적으로 체력과 마음이 힘든 상황을 개선하기 어려운 경우가 많습니다. 그래서 치료 기간이 조금 더 오래 걸리는 편입니다.

- 식은땀이 너무 많아 불편한 아이(2장)
- 식은땀이 많으면서 잔병치레가 잦아 많이 아픈 아이(4장)
- 식은땀이 많으면서 아토피로 피부가 가려운 아이(13장)
- 식은땀이 많으면서 밥을 안 먹는 아이(14장)
- 식은땀이 많고 자다 깨서 소리 지르며 우는 아이(17장)
- 체구가 왜소하고 식은땀을 많이 흘리는 아이(20장)

식은땀이 있는 아이, 지황차를 주세요

식은땀을 많이 흘리는 아이에게 좋은, 간단하게 활용할 수 있는 방법을 소개해드릴게요. 바로 지황차입니다. 지황은 1장 열(熱) 체질의 아이에게 사용하는 한약재였죠? 지황은 음(陰) 체질을 보강해 식은땀이 많은 아이에게도 도움이 됩니다. 특히, 열 체질이면서 식은땀이 많이 나고 아프면 매번 고열(fever)이 오르는 아이에게 잘 맞습니다.

밥을 잘 안 먹는 아이는 지황 대신 구기자를 사용해보세요. 지황은 순환을 정체시켜 소화력에 부담을 주는 부작용이 있거든요. 구기자를 간식으로 주거나 물에 넣고 끓여 챙겨주세요. 1장에서 소개한 것처럼 지황과 귤피를 같이 사용하는 방법도 좋습니다. 소화력이 약한 체질은 14장과 15장을 살펴보세요.

호두도 간식으로 함께 챙겨주세요. 어린 아기는 호두가 씹기 힘들어 안 먹을 수 있습니다. 호두를 잘게 부순 뒤 간식에 뿌리거나 호두가루를 우유에 조금 타주세요. 호두는 만성 비염이 있는 아이에게 특히 도움이 됩니다. 비염은 12장에서 자세히 알아볼 예정입니다.

- 지황 : 식은땀과 열이 많은 체질
- 구기자 : 소화력이 약해 밥을 잘 안 먹는 체질
- 호두 : 만성 비염이 있는 체질

5 | 손발에 땀이 많은 체질의 건강 관리

유독 손발에 땀이 많은 체질이 있습니다. 어떤 체질인지 자세히 알아보겠습니다.

속열이 있는 체질, 손발에 땀이 날 수 있어요

기혈 순환이 약해서 속열이 뭉쳐 있는 체질은 손발에 땀이 날 수 있습니다. 땀은 양(陽) 체질의 작용이고, 양기(陽氣)는 머리로 모인다고 했던 거 기억하시죠? 순환이 약한 체질은 양기가 머리로 모여 땀으로 배출되는 작용이 약합니다. 그래서 머리에 나는 땀은 적은 대신 손발에 땀이 납니다. 한의학에서는 속열이 뭉치는 장부인 소화기계가 경락으로 손발과 연결된다고 말합니다. 서양의학에서는 교감신경의 작용이 조금 더 항진되어 손발에 땀이 나는 상태라고 보고요. 그럼 구체적인 체질 유형을 살펴볼까요?

손발에 땀이 나는 아이는 몸 전체에서는 땀이 적은 체질이 많습니다. 실컷 뛰어놀고 운동을 해도 이마와 머리에 땀이 약간 날 뿐, 다른 아이처럼 줄줄 흐르지 않습니다. 그리고 손바닥과 발바닥에 약간 촉촉하게 땀이 납니다. 손바닥에도 땀이 많진 않아서 부모님은 눈치채지 못하고 한의원 진료를 받을 때 알게 되기도 합니다.

전체적으로 땀이 적다고 해서 열(熱)이 적은 체질의 아이는 아닙니다. 오히려 속열이 많이 뭉쳐 있어 실제로는 열이 많은 체질의 아이일지도 모릅니다. 이런 체질은 운동을 하거나 긴장하는 상황에서 열이 땀으로 충분히 배출되지 못하면 얼굴 색깔이 붉게 변하기도 합니다.

땀이 나고 식으면서 열을 빼앗으면 손발이 시원해집니다. 그래서 손발이 조금 차가운 아이들이 많습니다. 속열이 뭉쳐 있어 기혈 순환이 약하기 때문에 손발이 시원해지는 영향도 있습니다. 열이 적은 체질이면서 순환이 많이 약한 체질은, 몸이 전체적으로 차갑고 추위를 타는 경향이 있습니다. 손발이 차갑고 추위를 타는 체질은 75페이지를 살펴보세요.

열 체질이 많아 머리와 손발 모두에 땀이 많은 아이도 있습니다. 속열이 뭉쳐 있어도 양기가 충분히 순환하는 상태입니다. 머리가 젖을 정도로 땀이 나고, 손에도 축축하게 땀이 많이 납니다. 운동을 하고 나면 양말이 젖고, 집에서 맨발로 걸으면 마룻바닥에 땀으로 발자국이 남기도 합니다. 겉으로 보이는 열 체질에 속열까지 더하면 실제로는 열이 더 많은 체질일 수 있습니다.

예민한 기질의 아이일 수 있어요

긴장하거나 무서운 상황에 처하면 손에 땀이 날 수 있습니다. 여러 사람 앞에서 발표를 하거나 중요한 시험을 치를 때 긴장하면 손에 땀이 흥건히 납니다. 예민하고 긴장도가 높은 기질에서 많이 보이는 모습입니다. 소리나 피부 같은 특정 감각이 예민할 수 있고, 소화력이 약해서 안 먹거나, 수면이 예민해 자주 깨거나 또는 틱 증상이나 불안 증상이 나타나는 경우도 있습니다.

이러한 체질의 아이는 긴장도를 줄이고 마음이 편해지는 방향으로 건강 관리를 해야 합니다. 여기에 소화력, 수면, 틱 증상과 같이 동반하는 증상을 함께 신경 써 치료합니다. 관련된 내용은 해당 파트에서 자세하게 살펴볼게요.

- 손발에 땀이 나고 소화력이 약해 잘 안 먹는 아이(14장)
- 손발에 땀이 나면서 배가 자주 아픈 아이(15장)
- 손발에 땀이 많고 자다가 자주 깨서 우는 아이(17장)
- 손발에 땀이 많으면서 예민하고 긴장도가 높은 기질의 아이(18장)
- 손발에 땀이 많고 틱 증상이 종종 있는 아이(19장)

손발에 나는 땀, 불편할 수 있어요

손발에 나는 땀은 다른 땀보다 조금 더 불편합니다. 일상생활에서 손발을 많이 사용하기 때문이죠. 손에 땀이 나면 연필이 미끄러지고 손 아래의 공책이 젖습니다. 손이 축축해서 친구 손을 잡기가 꺼려집니다. 발에 땀이 많이 나면 양말이 젖고 냄새가 날까 걱정되기도 합니다.

손바닥이 늘 축축한 상태이면 피부가 약해져 벗겨지고 붉어지거나 상처가 쉽게 생길 수 있습니다. 때로 공부하면서 종이에 손바닥이나 손가락이 베이는 경우가 있는데, 땀이 나고 마르면서 손이 건조해져 쓰라리기도 합니다. 땀이 많으면 때로 손바닥에 한포진이 생기는 경우도 있습니다.

손발의 땀은 어떻게 관리해야 하나요?

손발에 나는 땀을 단기간에 줄이기는 어렵습니다. 수도꼭지처럼 땀을 딱 잠그기는 쉽지 않거든요. 아이가 크면서 어른이 되면 차츰 열(熱) 체질이 줄고 순환이 원활해지는데, 그러면 조금 줄어들 수 있습니다. 물론, 어른이 돼도 남아있는 경우가 많지만요.

손발의 땀을 바로 없앨 수 없다면, 불편을 조금이라도 줄이는 데 초점을 맞춰 잘 관리해야 합니다. 먼저 아이가 초등학교에 입학하면 손수건을 챙겨주세요. 저도 어릴 때 손발에 땀이 많았는데 어머니가 챙겨준 손수건이 도움이 많이되었습니다. 수업 시간에 땀이 나면 손수건으로 닦고, 쉬는 시간에 종종 손을 씻으면 좋습니다. 손을 안 씻으면 끈적한 느낌이 남아 있어 더 불편할 거예요.

손바닥이 많이 건조하기 때문에 보습 제품도 챙겨주면 좋습니다. 특히, 학업이 늘어나는 중고등학교 시기에 도움이 됩니다. 손바닥이 건조한 느낌이 들면 공부할 때 불편할 수 있거든요. 저는 바셀린을 추천합니다. 손을 씻은 다음 아직 물기가 살짝 남아 있을 때, 바셀린을 얇게 펴 바르면 건조한 느낌이 줄고 효과가 오래 지속됩니다. 많이 바르면 땀이 나서 더 끈적해질 수 있으니 주의하세요. 여러 번 사용해보면 적당한 정도를 아이가 찾을 수 있을 겁니다.

그리고 순환이 정체되어 속열이 많아지지 않도록 꾸준히 순환을 신경 써서 건강을 관리하면 좋습니다. 속열로 다른 불편한 증상이 생기지 않고, 땀이 조금이라도 줄어들도록 관리를 해주는 거죠. 손발에 땀이 많으면서 예민한 기질의 아이는 순환이 건강 관리의 포인트입니다.

치자가루를 반찬에 사용해보세요

집에서 할 수 있는 간단한 관리 방법을 알려드릴게요. 먼저 치자가루를 활용해보세요. 노란 색깔의 치자는 몸 안에 뭉친 열을 풀어주는 작용을 합니다. 열이 많으면서 손발에 땀이 많은 체질과 예민한 기질의 아이에게 잘 맞습니다. 치자가루를 아이가 잘 먹는 반찬에 조미료처럼 조금씩 넣어주세요. 노란색 두부부침을 만들거나 달걀말이, 아니면 부침개에 넣을 수 있습니다. 치자물을 들인 단무지와 피클, 치자를 밥에 넣은 치자밥도 좋습니다. 단, 추위를 많이 타는 한(寒) 체질은 시원한 성질의 치자가 잘 맞지 않습니다.

검은콩과 귤피도 도움이 됩니다. 검은콩은 잔병치레가 잦은 아이에게 도움이 되었죠? 열이 몸 안에 잘 뭉치는 섬세한 기질의 아이에게도 좋습니다. 귤피는 순환이 원활하도록 돕고, 밥을 잘 안 먹는 체질에 도움이 됩니다.

- 치자 : 열이 많고 섬세한 기질의 체질
- 검은콩 : 잔병치레가 많고 예민한 기질의 체질
- 귤피 : 밥을 잘 안 먹고 소화력이 약한 체질

6 | 땀이 많은 체질, 체력이 힘든 아이

아이가 땀을 많이 흘리면 혹시 허약한 게 아닌지 걱정이 됩니다. 지금부터는 허약한 아이와 체력이 달리는 아이의 관리 방법을 함께 알아보겠습니다.

예전에는 허약해서 땀을 흘리는 아이가 많았어요

아이들의 영양이 부족하고 건강하지 않았던 시절에는 허약해서 땀을 흘리는 아이가 많았습니다. 지금의 허약한 아이와는 다르죠. 아이의 생존과 연결되는 문제였거든요. 그래서 예전의 한의학 서적들은 허약해서 흘리는 땀을 자세히 다루었습니다. 땀은 허약한 아이에게 나타나는 중요한 증상이었으니까요.

하지만 요즘에는 그렇지 않습니다. 이전처럼 정말 허약해서 땀을 흘리는 아이는 많지 않습니다. 과거와는 비교할 수 없을 만큼 아이들의 건강과 영양 상태가 좋아졌거든요. 그래서 땀이 많은 아이의 건강 상태에 꼭 걱정할 만한 문제가 있지는 않습니다. 최신 한의학에서도 아이의 땀을 바라보는 관점이 과거와는 달라졌습니다.

땀은 체질을 보여주는 하나의 신호입니다. 앞에서 아이마다 다르게 나타나는 땀 체질의 다양한 모습을 살펴봤죠? 땀이 나는 모습을 통해서 우리 아이의 약한 부분을 알 수 있습니다. 누구나 약한 부분은 있습니다. 우리 아이의 땀과 체질에 맞춰서 건강을 잘 관리하면 됩니다.

기운이 약하거나 음이 약한 체질이거나

땀을 통해 알 수 있는 약한 체질의 신호를 조금 더 정리해볼게요. 낮에 땀이 많이 나는 아이 중에는 기운이 약한 체질이 있고, 밤에 식은땀이 나는 아이는 음(陰)이 약한 체질일 수 있습니다. 식은땀과 음 체질은 앞에서 자세히 살펴봤죠? 그럼 지금부터는 기운이 약한 체질에 대해 좀 더 살펴보겠습니다.

타고난 기력이 약하거나 일시적으로 기력이 저하된 아이는 낮에 흘리는 땀이 많을 수 있습니다. 기운이 단단하게 잡아주지 못해서 땀이 바깥으로 새는 모습을 보이는 겁니다. 열(熱) 체질이 많아서 땀이 넘치는 모습과는 다릅니다. 다음과 같은 모습들이 함께 나타날 수 있습니다.

- 체력이 약하고 빨리 지친다.
- 잔병치레가 잦고 많이 아프다.
- 밥을 잘 안 먹고 입맛이 없다.

세 가지 모두 우리 몸에서 기운과 관련된 건강 상태입니다. 기운이 튼튼하면 체력이 좋고 안 아프고 잘 먹습니다. 당연한 이야기죠? 어릴 때부터 늘 체력이 약하고 땀이 많은 아이는 약한 기운을 보강하는 건강 관리를 꾸준히 해주면 좋습니다. 그럼, 아이의 체력 관리에 대해 좀 더 자세히 살펴볼까요?

아이가 크면서 체력이 달리는 시기

아이가 크는 과정에서 체력이 달리는 시기를 알아보겠습니다. 다들 체력이 약해지는 시기가 한두 번은 있습니다. 이렇게 힘든 시기에 맞춰 미리 준비하면 좋습니다.

유치원을 다니면 체력이 달리는 아이들이 많습니다. 가장 큰 변화는 낮잠입니다. 보통 유치원을 시작하면서 낮잠을 안 자게 됩니다. 학습량과 스케줄이 늘어나는 영향도 있습니다. 그래서 아이는 체력이 달려 피곤합니다. 하원 시차 안에서 졸려 잠들고, 저녁을 먹으면서 졸거나 밤에 평소보다 일찍 잠듭니다. 피곤해서 짜증도 늘어납니다. 아이의 체력이 적응하는 시간은 6개월에서 1년 정도 걸립니다. 오히려 초등학교 초기엔 체력이 많이 힘들진 않습니다. 저학년은 수업이 빨리 끝나서 체력에 많은 영향을 주진 않는 것 같습니다. 긴장도가 높고 예민한 기질의 아이는 적응하는 과정에서 에너지를 많이 쓴 바람에 체력이 조금 달릴 수 있습니다. 다른 학업과 운동 스케줄이 늘어난 아이들도 이전보다 피곤할 수 있고요.

고학년이 되면 학습량이 늘고 수면이 줄면서 체력이 건강 관리의 포인트가 됩니다. 사춘기가 되어 급성장기에 있는 아이는 이전보다 피로감을 많이 느낄 수 있습니다. 또는 매년 여름철마다 더위에 지쳐 체력이 달리고 처지는 아이도 있습니다. 코로나 유행이 잠잠해지고 일상생활을 조금 회복한 2022년에는 등교와 외출이 늘면서 체력이 달리는 아이들이 특히 많았습니다.

걷다가 안아달라는 아이, 체력이 약한 건가요?

부모님과 함께 길을 걸을 때면 안아달라는 아이가 많습니다. 그래서 체력이 약한 게 아닌지 진료실에서 질문을 많이 받습니다. 하지만 이것만으로 체력을 판단하기는 어렵습니다. 걷기 전에 2시간 동안 놀이터에서 실컷 뛰어놀았다면 돌아가는 길이 힘들 수 있습니다. 병원에 가는 길은 왠지 걷기 싫은 기분이 들 수 있고요. 요즘은 차량과 유모차를 많이 타고 다니기 때문에 걷는 게 익숙하지 않을 수도 있습니다. 부모님에게 안기는 걸 좋아하는 기질의 영향일지도 모르고요. 따라서 아이가 자꾸 안아달라고 한다고 체력이 약한 것으로 생각하면 안 됩니다.

체력이 달리는 모습, 이렇게 나타나요

- 다른 아이와 함께 놀 때 빨리 지친다.
- 잠을 푹 자도 늘 아침에 일어나는 걸 힘들어한다.
- 오후와 저녁 시간이 되면 피곤해서 잠이 든다.

- 저녁이면 피곤해서 숙제나 공부하기가 힘들다.
- 주말에 외출하기 싫어하고 집에 가만히 있으려고 한다.

아이들에게 체력 저하는 보통 이렇게 나타납니다. 이런 모습을 보인다면 체력이 약한 아이일 수 있습니다. 때로 이전보다 자주 아프고, 안 먹고, 코피가 나고, 틱 증상이 심해지고, 땀이 늘어나는 모습들을 동반하기도 합니다. 이러한 경우는 기력을 보강하면서 동반되는 증상을 함께 치료하는 방향으로 관리해야 합니다.

기력이 달리는 아이는 찹쌀, 대추, 밤, 마를 활용하세요

땀이 꼭 많거나 늘지 않아도 기력이 달리는 아이에게 활용할 수 있는 음식이 찹쌀, 대추, 밤, 마입니다. 먼저 밥에 찹쌀을 섞어보세요. 찹쌀은 기력을 더하고 기운을 모으는 작용을 합니다. 아이가 체력이 저하됐을 때 한두 달 정도 사용해보세요. 찹쌀은 장기간 사용하면 순환이 정체되고 열이 모일 수 있어 주의해야 합니다.

대추와 밤, 마, 표고버섯도 체력이 달릴 때 도움이 됩니다. 대추는 수면이 예민한 체질에, 밤은 체구가 작고 성장 발달이 느린 아이에게, 마는 안 먹고 살이 안 찌는 아이에게, 표고버섯은 소화력이 약하고 입맛이 없는 아이에게 좋습니다. 홍삼도 기력 보강에 효과가 좋습니다만, 열이 많은 체질의 아이는 주의해서 사용해야 합니다.

- 찹쌀 : 기력이 달리는 아이에게 한두 달 사용하세요.
- 대추 : 기력이 달리고 수면이 예민한 체질의 아이에게 사용하세요.
- 밤 : 체구가 작고 성장 발달이 느린 체질의 아이에게 좋습니다.

- 마 : 소화력이 약하고 살이 안 찌는 체질의 아이에게 권합니다.
- 표고버섯 : 소화력이 약하고 입맛이 없는 체질의 아이에게 사용하세요.
- 홍삼 : 열 체질이 많은 아이는 반응을 주의 깊게 살펴보아야 합니다.

기력이 없고 땀이 늘면, 황기+삽주+오미자차

황기는 호흡기계의 면역력과 기력을 보강해주는 데 효과가 좋습니다. 삽주는 소화력과 기력을 보강하는 작용을 하죠. 황기와 삽주를 함께 사용하면 일시적으로 기력이 저하되고 땀이 늘어난 상태에 도움이 됩니다. 오미자는 땀으로 새는 기운을 잡아주는 작용을 합니다.

앞에서 살펴본 황기+맥문동+오미자차에서 맥문동이 삽주로 바뀌었죠? 이렇게 차의 조합을 조금만 바꾸면 비슷한 상황에 응용할 수 있습니다. 기력 저하에 포인트를 두려면 황기를 조금 늘리고, 소화력에 포인트를 두려면 삽주를 조금 더 늘리면 됩니다.

① 황기 3g, 삽주 3g, 오미자 3g을 섞어 다시백에 넣어주세요.
② ①을 물 2~3ℓ에 넣고 30분 정도 끓여주세요.
③ 아이가 물처럼 수시로 마실 수 있게 해주세요.

한의원에서 체력을 보강하는 방법

기력 저하가 심하거나 한두 달 이상 오래 지속되는 아이는 한의원에서 정확한 진찰과 치료를 받아보세요. 기력 보강은 한의학의 강력한 무기입니다. 앞에서 설명한 황기, 삽주와 함께 인삼, 귤피, 승마, 시호 등의 한약재를 사용한 '보중익기탕'은 기력을 보강하는 기본 한약 처방입니다.

체질과 건강 상태에 따라 녹용, 당귀, 지황, 구기자, 맥문동과 같은 다양한 한약재를 처방해서 약해진 기력을 보강할 수 있습니다. 열이 많아 홍삼이 잘 안맞거나 조심스러운 아이는 한의원에서 정확한 진찰을 받고 체질에 맞는 한약을 처방받으면 좋습니다.

또 한 가지 팁. 공진단을 활용할 수 있습니다. 중고등학교 시기에는 학업이 늘어나 늘 피곤하고 체력이 힘든 아이들이 많습니다. 특히, 시험 기간에 잠이 더 부족할 수 있는데요, 공진단에 들어간 녹용은 기력을 보강하고, 사향은 강하게 순환을 시킵니다. 그래서 공진단은 기운을 반짝 북돋아주는 효과가 좋아, 시험 기간 체력 관리에 큰 도움이 됩니다.

한 번의 시험 기간에 공진단 3~4개면 충분합니다. 5~10개 정도 미리 준비해서 냉동실에 보관해뒀다가 아이가 필요할 때 1개씩 챙겨주면 좋습니다.

7 | 땀이 적은 아이, 어떤 체질인가요?

땀이 거의 나지 않는 아이들도 있습니다. 이런 아이들은 어떤 체질인지 지금부터 살펴보겠습니다.

땀이 적은 아이, 문제가 있을까요?

친구들과 실컷 뛰어놀고 운동을 해도 땀이 적게 나는 체질이 있습니다. 혹시 땀이 너무 안 나서 뭔가 문제가 있나 걱정하고 계시지는 않나요? 하지만 문제가 있는 건 아닙니다. 체질의 차이인 거죠. 땀이 많이 나는 체질이 있고, 적게 나는 체질이 있습니다. 땀이 적은 우리 아이의 체질에 맞춰서 건강을 잘 관리하면 됩니다. 우리 아이는 어떤 체질에 해당하는지 찾아보세요. 앞에서 다룬 내용들이라서 간단하게 정리해보겠습니다.

속열이 뭉쳐 있는, 열이 많은 체질의 아이

활동적이고 더워하며 열이 많아 보이는데 땀은 안 나는 체질이 있습니다. 열이 속열로 뭉쳐 있고 순환이 약한 체질입니다. 예민한 기질의 아이일 수 있고, 손발에 땀은 조금만 나며, 뛰어놀면 얼굴에 열이 올라 붉게 변하기도 합니다. 때로 속열이 코피나 틱 증상에 영향을 주기도 합니다. 속열의 정도에 따라 열을 조금 줄이고, 순환을 원활하게 만드는 방향으로 건강을 관리해야 합니다. 속열은 60페이지, 손발에 땀이 나는 아이는 98페이지, 코피는 12장, 틱은 19장을 참고하세요.

순환이 약해서 손발이 조금 찬 아이

더위를 많이 타지 않고 손발이 조금 차면서 땀이 적게 나는 체질입니다. 추위를 타서 몸이 찬 한(寒) 체질처럼 보이기도 하지만, 실제로 속열이 조금 있는 보통의 열(熱) 체질의 아이입니다. 예민하고 조심성 있는 기질의 아이일 수 있고, 마른 체형일 경우가 많으며, 소화력도 약해 잘 안 먹을 수 있습니다.

몸을 따뜻하게 만드는 치료는 속열을 더 키울 수 있고, 그렇다고 속열을 줄일 만큼 열이 많지는 않습니다. 속열을 원활하게 돌려주는 순환이 건강 관리의 포인트입니다. 마른 체형의 아이는 강한 순환이 부담이 될 수 있어 부드럽게 순환을 시켜야 합니다. 아이의 기질처럼 건강 관리도 조금은 섬세하게 해주는 게 좋습니다. 손이 찬 아이는 75페이지, 기질은 18장, 소화력은 14장을 찾아보세요.

열은 적고 추위를 타는 한 체질

몸이 찬 체질이라 땀이 적게 나는 아이가 해당됩니다. 속열이 약간 있을 수 있지만, 그래도 열(熱) 체질보다 한(寒) 체질에 더 가깝습니다. 손발이 많이 차고, 복통, 두통과 같은 통증이 자주 있으며, 소화도 잘 안 되는 편입니다. 정적인 기질이라 뛰어놀기보다 가만히 앉아서 하는 활동을 더 좋아합니다. 어린 아이들에게도 나타나지만 사춘기가 지난 여자아이에게 더 많습니다. 몸을 따뜻하게 만드는 건강 관리가 필요하고, 인삼이나 홍삼이 체질에 잘 맞습니다. 78페이지에서 소개한 체질 밥상을 활용해보세요.

8 | 땀 체질, 다한증을 개선할 수 있나요?

땀이 많은 아이는 적어지도록, 땀이 적은 아이는 많아지도록 체질을 개선할 수 있을까요?

땀이 너무 많이 나면 불편해요

다한증으로 땀이 너무 많이 나면 일상생활이 정말 불편합니다. 부모님 중에도 다한증으로 고생하는 분들이 계실 텐데요, 혹시 아이가 비슷한 체질을 물려받지 않았을까 걱정이 될 겁니다. 그래서 아직 어릴 때 아이의 체질을 개선해서 땀으로 고생하지 않게 관리해주고 싶으실 거예요. 그럼, 과연 아이의 땀 체질을 개선할 수 있을까요?

아이의 땀 체질, 바꿀 수 있나요?

다한증은 어려운 질환입니다. 아마 다한증이 있는 부모님도 관리가 쉽진 않으실 거예요. 땀은 전체적인 체질과 건강의 결과로 나타나는 하나의 모습이고, 수도꼭지를 잠그는 것처럼 불편한 땀만 없애기는 쉽지 않습니다. 실제로 수술적 치료 방법으로 땀이 안 나게 만들면, 대신 다른 부위에서 땀이 나는 결과가 생기기도 합니다.

한의학 치료로 근본적인 체질을 바꾸면 다한증을 치료할 수 있을 것 같기도 하지만, 한의학에서도 체질을 완전히 바꾸기는 쉽지 않습니다. 특히, 건강한 체질의 아이가 많이 흘리는 땀은 줄이기 어렵습니다. 적어도 이 책에서는 체질을 바꾸기보다 체질에 맞춰서 건강을 관리하는 쪽으로 접근하려고 합니다.

그래도 아이들의 땀은 어른과 다르게 치료할 수 있는 방향이 있습니다. 앞에서 아이는 열(熱)이 많은 체질이어서 땀을 많이 흘릴 수 있다고 했죠? 열(熱) 체질은 아이가 크면서 줄어듭니다. 이러한 흐름에서 열 체질과 땀이 함께 줄어들도록 아이의 체질과 건강을 관리할 수 있습니다. 아이의 성장과 발달에 필요하기 때문에 열 체질을 강하게 줄이지는 않습니다. 아이의 건강에 해를 끼치지 않도록 과도한 열을 조금 줄이고 속열이 쌓이지 않도록 순환을 원활하게 만드는 방향으로, 사춘기까지 긴 흐름으로 보면서 관리합니다.

아마 그사이에 땀만이 아니라 다른 걱정거리도 한두 가지씩 생길 텐데요, 열 체질로 인해 비염 혹은 코피가 심해지거나, 사춘기와 학업 스트레스로 속열이 더 많아져 땀이 는다거나, 그와 동시에 키 성장과 체력도 문제가 될 수 있습니다. 이렇게 다른 건강도 신경 쓰면서 가능하면 아이의 성장과 함께 땀이 줄어들도록 관리해야 합니다.

저도 어릴 적부터 땀이 정말 많았습니다. 열과 속열이 모두 많아 조금만 움직여도 머리와 몸이 흠뻑 젖을 뿐만 아니라 손에도 땀이 많아서 공부를 하는 동안 늘 불편했습니다. 어릴 때부터 한방 치료를 비롯한 이런저런 관리를 많이 해왔지만, 땀은 지금도 여전히 많습니다. 나이가 들면서 조금 줄어든 열과 냉방의 도움으로 이전보다는 땀이 조금 줄기는 했습니다. 따라서 이번 장에는 저의 실제 경험이 많이 담겨 있습니다. 체질 관리는 시간이 걸리지만, 간단한 생활 관리 방법은 바로 효과를 볼 수 있습니다. 지금은 아이의 땀을 이 정도로 관리해주시고, 사춘기까지 긴 흐름으로 보면서 아이의 체질과 건강을 지켜주세요.

빨리 좋아질 수 있는 아이의 땀 체질

앞에서도 얘기했지만 건강한 땀은 줄이기 어렵습니다. 반대로 허약한 땀은 한약 치료에 좀 더 잘 반응합니다. 특히, 일시적으로 땀이 늘어난 경우는 더 빨리 좋아질 수 있습니다. 몇 가지 경우를 살펴보겠습니다.

• 허약해서 흘리는 식은땀

식은땀은 약한 음(陰) 체질이 원인이었죠? 아기 때는 식은땀이 많았는데, 초등학생 전후가 되면 줄어드는 경우가 많습니다. 이런 경우 한약 치료로 더 빨리 좋아지도록 관리할 수 있습니다. 일시적으로 갑자기 허약해져서 식은땀이 나는 아이도 있는데, 이때 약해진 건강을 보강해주면 식은땀은 금세 좋아집니다.

• 기운이 약해서 땀을 흘리는 아이

기력이 많이 약해지면 조금만 움직여도 피곤하고 땀이 줄줄 날 수 있습니다. 약해진 기력을 보강해주면 땀도 함께 줄어듭니다. 어릴 때부터 타고난 기운이 약한 아이는 꾸준히 약한 기력을 보강해주는 긴 흐름으로 관리해야 합니다. 요즘 아이들은 이전보다 학업량과 스케줄이 많아서 체력 관리가 더 힘들지 않나 싶습니다.

• 긴장해서 손발에 땀을 흘리는 아이

예민한 기질의 아이는 긴장하면 속열이 쌓여 손발에 땀이 더 많이 납니다. 지속적인 긴장 또는 스트레스 상태에서는 손발의 땀이 이전보다 더 늘어나죠. 이때 긴장도를 낮추고 속열을 없애는 치료를 통해 손발의 땀이 줄어들게 할 수 있습니다. 스트레스가 생기는 외부 환경도 함께 조절하면 좋습니다. 하지만 현실적으로 스트레스 환경을 없애기 어려운 경우가 많고, 예민한 기질도 단기간에 바꾸기는 어렵기 때문에 손발의 땀은 다시 늘어날 수 있습니다.

아이의 땀 체질에 맞게 관리하세요

이번 장에서는 여러 종류의 땀 체질을 살펴봤습니다. 어른을 기준으로 보면 아이는 땀이 많습니다. 어른은 아이처럼 머리가 젖을 만큼 땀이 잘 나지 않습니다. 잠들 때 식은땀을 흠뻑 흘리는 경우도 별로 없습니다. 아이의 땀은 아이를 기준으로 생각해야 합니다.

그리고 아이가 불편해하는지 확인해보세요. 땀이 조금 많아 보여도 불편함 없이 잘 뛰어노는 아이가 많습니다. 아이의 컨디션이 좋고, 잘 먹고, 아프지 않고, 일상생활에 불편함이 없다면 땀이 조금 많아도 괜찮습니다. 사실 땀보다 덥게 키우는 환경이 아이에게는 더 불편할지도 모릅니다.

만약 땀이 많아 불편하다면 허약한 체질인지 확인해보세요. 약한 체질을 보강해주면 땀이 줄어들 수 있습니다. 단기간의 치료로 좋아지는 아이가 있고, 장기간 길게 관리해야 하는 아이가 있습니다. 이런 경우 생활 관리 방법으로 불편함을 조금이나마 줄일 수 있습니다.

마지막으로 아이가 불편해하지 않고 건강에 문제가 없다면 우리 아이는 괜찮은 겁니다. 많은 아이들이 여기에 해당합니다. 땀이 많은 아이에게 꼭 문제가 있진 않습니다. 우리 아이는 땀이 많은 체질인 거죠. 우리 아이의 땀 체질에 맞춰서 건강을 잘 관리하면 됩니다.

3장

다섯 가지 허약 체질

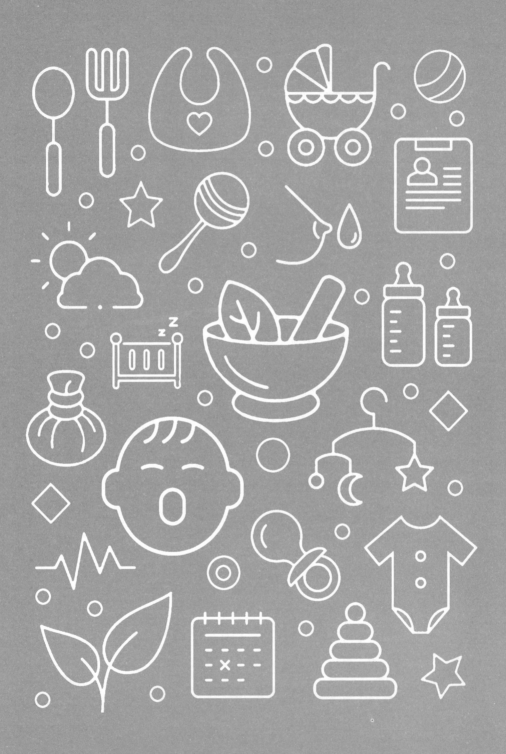

1 | 우리 아이는 허약한 체질인가요?

- 감기를 달고 사는, 면역력이 걱정인 아이

- 밥을 잘 먹지 않는, 성장이 걱정인 아이

- 작게 태어난, 체구가 많이 작은 아이

- 잘 놀라고 겁이 많으며 잠을 푹 못 자는 아이

- 섬세하고 까다롭고 짜증이 많은 아이

아이마다 허약한 체질이 달라요

우리 아이만이 아니라 모든 아이가 허약합니다. 아직 신체 기능이 미숙하고 오장육부가 연약하기 때문이죠. 문제가 아니라, 아이 건강의 자연스러운 특징입니다.

그런데 아이마다 허약한 점이 다릅니다. 위의 다섯 가지 경우에서 우리 아이는 어디에 해당하나요? 유독 감기에 많이 걸리는 아이는 면역력을 더 신경 써야 하는 체질입니다. 밥을 잘 안 먹는 아이는 소화력을 관리해야 합니다. 아마 두세 가지 이상에 해당하는 아이도 있을 겁니다.

오장 체질을 확인해봐요

아이의 체질은 다섯 가지로 나뉩니다. 폐, 비, 신, 심, 간의 오장의 개념으로 설명하죠. 오장은 한의학에서 체질과 건강을 설명하는 관점입니다. 폐(肺)는 면역력, 비(脾)는 소화력, 신(腎)은 기초 건강, 심(心)은 마음, 간(肝)은 기질입니다. 다

섯 가지 장부가 조화를 이루어 원활한 신체 작용이 이루어집니다. 구체적으로
살펴볼까요?

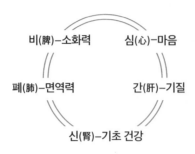

비(脾)-소화력   심(心)-마음

폐(肺)-면역력   간(肝)-기질

신(腎)-기초 건강

오장 체질의 특징을 알아봐요

신(腎)은 부모님에게 물려받은 선천적인 기초 건강입니다. 미숙아나 저체중아
로 태어난 아이는 기초 건강이 약할 수 있습니다. 폐(肺)와 비(脾)는 후천적인 건
강입니다. 각각 호흡과 소화를 담당합니다. 생존을 위해 필요한 산소와 영양분
을 얻는 작용이죠. 호흡 과정에서 병균을 잘 막지 못해 잔병치레가 잦은 아이는
폐, 즉 면역력이 약한 체질입니다. 음식을 잘 소화하지 못해 먹는 걸 싫어하고
종종 복통이나 구토, 설사가 있는 아이는 비, 즉 소화력이 약한 체질입니다.

심(心)은 두뇌와 비슷합니다. 오장의 작용을 통제하고 마음을 담당합니다. 심
이 약하면 겁이 많고 소심하며 긴장을 잘합니다. 간(肝)은 오장의 기능이 잘 이
루어지도록 조절 작용을 합니다. 간이 약한 아이는 기질이 섬세하고 까다롭습
니다. 감각이 예민해 식사와 수면이 힘들고 키우면서 손이 많이 갑니다.

한의학의 오장 체질은 포괄적인 개념이에요

서양의학의 장기와는 다릅니다. 한의학의 오장 체질은 포괄적인 개념입니다.

폐는 호흡을 담당하는 폐뿐만이 아니라 코와 목의 기관지, 피부까지 포함합니다. 바깥 환경과 닿는 경계에서 우리 몸을 지키는 작용, 즉 면역력을 말합니다. 간은 혈액검사의 간 수치가 아닌, 몸의 조절 기능과 기질을 의미합니다.

오장은 특정 검사와 수치가 아닌 종합적인 기능입니다. 그래서 체질을 설명하기에 좋습니다. 체질은 혈액검사로 나타나진 않거든요. 혈액검사 결과는 같더라도 아이의 체질은 저마다 다릅니다.

오장은 각각 건강에 필요한 중요한 기능을 담당하고 서로 조화를 이뤄 전체 건강의 작용을 하도록 만듭니다. 타고난 기초 건강, 후천적인 면역력과 소화력, 마음과 기질, 이 다섯 가지 중에서 특히 허약한 부분이 건강 관리의 포인트가 됩니다. 하나씩 자세히 살펴보겠습니다.

- **폐 : 면역력이 약한 체질** ➜ 잔병치레가 많고, 비염, 아토피 같은 만성질환이 있는 아이
- **비 : 소화력이 약한 체질** ➜ 먹는 걸 싫어하고, 복통, 구토, 설사, 변비가 심한 아이
- **신 : 기초 건강이 약한 체질** ➜ 미숙아, 작게 태어난 아이, 부모님에게 물려받은 건강이 약한 아이
- **심 : 마음이 약한 체질** ➜ 잘 놀라고 겁이 많고, 잠을 푹 못 자며, 스트레스를 쉽게 받는 아이
- **간 : 예민한 기질의 체질** ➜ 예민하고 섬세하며 까다로운 기질, 짜증이 많고 급한 성격의 아이

| 2 | 면역력이 약한 체질 | |

면역력에 대한 걱정, 다들 한두 가지는 있으시죠? 아이가 훌쩍훌쩍 콧물을 달고 있고, 밤새 열이 올라 아이 곁에서 밤을 지새울 때면 혹시 면역력이 약한

지, 문제가 있는 건 아닌지 부모님은 생각이 많아집니다. 우리 아이의 면역력, 정말 약한 걸까요?

네, 아이의 면역력은 약합니다

면역력은 약하지만 괜찮습니다. 우리 아이만 그런 게 아니라 모든 아이의 면역력이 약하거든요. 면역력은 병균으로부터 우리 몸을 지키는 무기입니다. 아이는 아직까지 이 무기를 제대로 사용한 적이 없기 때문에 면역력은 당연히 약할 수밖에 없습니다. 문제가 아닌 자연스러운 모습입니다.

약하지만 괜찮다, 아이의 건강 관리에서 중요한 생각입니다. 아이의 체질은 아이를 기준으로 봐야 합니다. 어른을 기준으로 보면 약해 보이지만 같은 아이와 비교하면 약하지 않습니다. 그래서 아이의 체질은 허약하지만 괜찮습니다. 허약한 체질은 아이가 자라면서 차츰 채워집니다. 이 개념을 이해해야 우리 아이의 체질을 정확히 파악하고 건강을 제대로 관리할 수 있습니다.

지금 시기 평균에 비해 약한 걸까요?

아이의 면역력은 아이를 기준으로 판단해야 합니다. 유치원생은 유치원생끼리, 초등학생은 초등학생끼리 면역력을 비교합니다. 유치원을 다니는 아이는 당연히 초등학생보다 면역력이 약합니다. 초등학교를 다니는 아이가 유치원에 다니는 아이 정도의 면역력이면 약한 편입니다. 반대로 어린이집을 다니는 아이가 유치원에 다니는 아이 정도의 면역력이면 튼튼한 편이고요.

시기별 관리 포인트를 잡아봐요

아이가 자라면서 시기마다 중요한 관리 포인트가 있습니다. 기관을 다니기 시작한 1~2년은 잔병치레가 많습니다. 잔병치레를 잘 관리하고 이겨내면서 건강한 기초 면역력을 만듭니다. 기관 3~4년 차에는 잔병치레가 조금 줄고 만성 비염이 시작될 수 있습니다. 만성 비염은 보통 유치원과 초등학교 초반에 시작됩니다. 초등학생이 되면 면역력이 차츰 자리 잡고, 초등학교 고학년과 중학생이 되면 어른의 면역력으로 완성됩니다. 아이의 면역력이 성장하는 시기에 따라 포인트를 잘 잡아 관리해야 합니다.

아이마다 다른 면역력 특징은?

이제 막 어린이집을 다니는 아이들은 비슷한 정도로 아픕니다. 아픈 모습은 아이마다 다른데요, 열이 자주 나는 아이가 있고, 콧물이나 기침감기에 자주 걸리는 아이, 중이염에 자주 걸리는 아이가 있습니다. 구내염, 결막염, 장염에 자

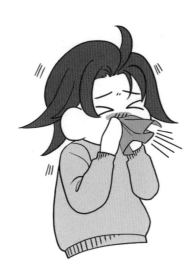

주 걸리는 아이들도 있습니다. 자주 아픈 유형이 우리 아이의 구체적인 면역력 관리 포인트입니다.

비염과 아토피, 면역력이 약한 체질인가요?

비염과 천식, 아토피는 염증이 오래 지속되는 만성질환입니다. 비염은 코 면역력, 천식은 기관지 면역력, 아토피는 피부 면역력이 약해서 생기죠. 모두 최근에 많이 늘고 있는 질환입니다. 그래서 아이가 콧물을 자주 훌쩍이면 혹시 비염이 아닌지 체크해봐야 합니다. 만성 비염이 있는 아이는 성인이 되어서도 비염으로 힘들 수 있으니까요. 비염과 아토피는 꾸준한 관리가 필요합니다. 특히, 평소의 건강한 식생활이 중요합니다. 비염은 12장, 아토피는 13장에서 자세히 살펴볼게요.

3 | 소화력이 약한 체질

소화력은 면역력과 함께 건강 관리의 중요한 두 가지 축입니다. 면역력이 튼튼해야 안 아프고, 소화력이 건강해야 잘 먹습니다. 아이가 잘 먹고 아프지 않는 것만으로도 걱정이 많이 줄어듭니다. 소화력은 바로 먹는 것에 대한 체질입니다.

소화력은 중요해요

소화력은 먹는 것에 대한 모든 기능을 포함합니다. 음식을 씹고 삼켜 위장관 아래로 내려보내 소화하고 흡수한 뒤 대변으로 내보내는 것까지의 기능입니다. 음식으로 섭취한 영양은 순환을 통해 우리 몸 구석구석까지 전달됩니다. 소화력이 튼튼해야 순환이 원활합니다. 이렇게 전달된 영양분은 기력과 성장, 여러 신체 기능의 바탕이 됩니다. 그래서 한의학은 소화력을 후천적 건강 관리의 출발로 생각합니다. 잘 먹어야 안 아프고 쑥쑥 잘 크니까요. 그만큼 소화력은 중요합니다.

우리 아이는 잘 먹는 편인가요?

소화력이 건강하면 잘 먹습니다. 아이가 크면서 식생활에 대한 걱정이 별로 없었고 밥을 잘 먹는 편이라면 소화력이 건강한 체질입니다. 아이가 먹는 걸 좋아하지 않고 어릴 때부터 식사 시간이 힘들었다면 소화력이 약한 체질입니다. 타고난 소화력이 약하고 소화력 발달이 느린 체질이거나 순환이 약한 체질일 수 있습니다.

불편한 위장관 증상이 있나요?

종종 배가 아프다는 아이를 보면 정말 배가 아픈 건지 혹시 꾀병은 아닌지 의심스럽습니다. 아마도 우리 아이는 소화력이 약한 체질일 수 있습니다. 아기 때부터 자주 토하거나 냄새에 민감해 메슥거림 증상을 보이는 아이, 빈번히 체하는 아이, 입 냄새가 심한 아이, 설사나 변비가 있는 아이도 소화력이 약한 체질입니다. 잘 안 먹는 아이는 이러한 위장관 증상들이 함께 나타나는 경우가 많습니다. 잘 먹고 소화력이 건강한 아이도 한두 개의 위장관 증상이 나타날 수 있습니다.

소화력 관리의 포인트를 잡아보세요

안 먹는 아이는 소화력이 건강 관리의 포인트입니다. 소화력을 보강하면서 동반되는 위장관 증상을 개선해야 합니다. 식사를 어느 정도 잘 먹고 한두 개의 위장관 증상이 문제가 되는 아이는 소화력을 함께 신경 써서 관리합니다. 잘 먹는 아이도 소화력 관리가 필요합니다. 자칫 먹는 게 과해 소화력에 부담을 주고 속열이 쌓이거나 순환이 정체될 수 있거든요. 소화력 관리는 평소 식생활에서 시작하고 순환을 함께 신경 써야 합니다. 14장과 15장에서 자세한 내용을 하나씩 살펴보겠습니다.

---

4 | 기초 건강이 약한 체질

면역력, 소화력에 이어 이번에는 기초 건강에 대해 알아보겠습니다. 기초 건강은 말 그대로 모든 건강의 바탕이 되는 것입니다.

기초 건강, 우리 몸의 지극한 보배

한의학에서 기초 건강을 담당하는 오장은 신(腎)입니다. 신장은 소변을 만드는 장기죠? 한의학에서 신은 신장과 방광, 생식기까지 모두 포괄합니다. 그리고 기초 건강을 만들고 저장합니다. 기초 건강은 한의학에서 정수를 의미하는 '정(精)'이라고 부릅니다. 흔히 말하는 정력과 비슷합니다. 《동의보감》에서는 정이 지극한 보배이기 때문에 함부로 사용하지 말고 보배처럼 간직하고 아끼라고 합니다. 정은 우리 몸의 뿌리이자 생명의 원천입니다.

중요한 느낌이 들죠? 앞에서 살펴본 면역력과 소화력은 기초 건강을 바탕으로 발달합니다. 키 성장의 바탕도 기초 건강입니다. 아이가 많이 허약해 안 먹고 자주 아프거나, 체구가 많이 작다면 기초 건강의 보강을 우선해야 합니다.

만 3세까지 기초 건강이 중요해요

어린 아기는 누구나 기초 건강이 약합니다. 아이가 자라면서 기초 건강은 차츰 채워집니다. 만 3세까지는 기초 건강을 더 신경 써서 관리하면 좋습니다. 2장에서 설명했던 음(陰) 체질과 비슷하죠? 기초 건강은 음 체질과 겹치는 부분이 많습니다. 기초 건강을 보강하는 대표적인 한약재는 지황입니다. 지황+귤피차는 돌이 지나고 어린이집을 다니기 전에 종종 챙겨주면 좋습니다. 아기 때부터 안 먹고 소화력이 약한 체질은 지황 대신 구기자를 사용하면 소화력에 부담을 주지 않습니다.

기초 건강이 약한 체질은?

예전에 영양이 부족했던 시절에는 타고난 기초 건강이 약한 아이들이 많았습니다. 그래서 기초 건강의 관리가 참 중요했습니다. 요즘은 아이들의 영양과 건강 상태가 좋아져 이전처럼 걱정할 만큼 허약한 아이는 많지 않습니다. 다음과 같은 아이들은 기초 건강을 보강하면 도움이 되는 체질입니다.

• 미숙아 또는 조산아로 태어난 아이

최근에는 고령 임신이 많아지면서 미숙아나 조산아로 태어나는 아이들이 늘었습니다. 쌍둥이로 작게 태어나는 아이들도 많습니다. 이러한 아이들은 아기 때부터 기초 건강을 신경 써서 관리해주면 좋습니다. 조금 뒤처진 출발선을 한 의학적인 건강 관리 방법으로 최대한 끌어올려주는 방법입니다.

• 성장과 발달이 느려 체구가 많이 작은 아이

작게 태어난 아기가 있고, 키와 체중 백분율 수가 조금씩 뒤처져 또래보다 많이 작아진 아이가 있습니다. 소아과에서 영유아 검진을 하면 큰 병원 진료를 권유받기도 합니다. 이러한 체질은 기초 건강이 채워지는 속도가 느릴 수 있습니다. 느리게 진행하는 성장 패턴일 수 있어 긴 흐름으로 보면서 성장을 관리해야 합니다. 작은 아이의 성장은 20장에서 자세히 살펴보겠습니다.

• 돌 이전부터 기관에 다니기 시작하는 아이

체구가 작지 않고 타고난 기초 건강이 약하지 않아도 기관에 일찍 다니기 시작하는 아이는 미리 기초 건강을 보강하면 좋습니다. 기초 건강이 채워지지 않은 상태에서 힘든 잔병치레 과정이 시작될 수 있기 때문이죠. 세 돌 이전에 기관을 다니기 시작하는 아이의 보약 처방에는 면역력과 함께 기초 건강을 보강하는 한약 성분이 많이 들어갑니다. 가능하면 아프기 전에 미리 한의원 진료를 받고 준비하면 좋습니다.

• 어릴 때부터 식은땀이 많이 나는 아이

아기 때부터 체구가 작고 식은땀이 많이 나는 체질이 있습니다. 베개가 흠뻑 젖고, 이불에 소변을 본 것처럼 식은땀을 흘리기도 합니다. 이러한 아이는 기초 건강을 특히 신경 써서 꾸준히 관리해줘야 합니다. 식은땀이 바로 줄어들지는 않습니다. 기초 건강이 채워지면서 식은땀도 차츰 줄어들죠. 93페이지에서 살펴본 식은땀 체질에 맞춰 건강 관리를 해주세요.

우리 아이의 기초 건강을 키워주는 방법

아이들의 기초 건강은 크면서 자연스럽게 채워집니다. 만 3세까지는 급성장기가 진행되고, 기본 장부 기능의 발달이 완성되는 시기입니다. 기초 건강에는 홍삼보다 지황이나 구기자 같은 한약재가 더 잘 맞습니다. 기초 건강이 약하지 않은 아이는 지황과 구기자를 활용하고, 기초 건강이 약한 체질은 한의원에서 정확한 진찰을 받고 체계적인 관리를 받으면 좋습니다.

기초 건강이 약한 아이는 소화력 발달이 함께 느린 경우가 많습니다. 수유와 이유식 진행이 힘들고 유아식도 안 먹어 식사 시간마다 늘 고민이 많죠. 잘 먹어야 쑥쑥 크면서 뒤처진 성장을 따라잡을 텐데, 이렇게 먹어서 언제 체중이 늘까 싶습니다. 그래서 소화력 발달을 함께 신경 써야 합니다. 약한 소화력을 키워주면서 소화력의 부담을 줄여야 하거든요. 소화력 관리는 14장에서 자세히 알아보도록 하겠습니다.

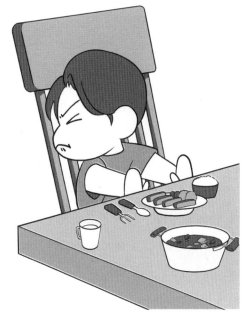

사춘기가 돼서 키와 체중이 많이 크는 시기에는 기초 건강을 보강하면 좋습니다. 줄기와 잎이 쑥쑥 잘 크도록 뿌리를 더 튼튼하게 만들고, 필요한 재료를 충분히 보충해주는 거죠. 어린 아기 때의 관리 방향과는 조금 다릅니다. 너무 강하게 보강하면 부담이 될 수 있어 주의해야 합니다. 키 성장 관리는 20장에서 살펴보겠습니다.

기초 건강을 채워주는 검은깨

앞에서 설명한 지황, 구기자와 함께 검은깨도 챙겨주세요. 검은깨는 기초 건강을 보강하는 효과가 좋은 음식입니다. 잘 먹는 반찬에 검은깨를 조금 뿌리거나, 검은깨로 만든 강정을 간식으로 챙겨주세요. 저도 진료실에서 기초 건강이 약한 체질의 아이들에게 꼭 추천하는 음식입니다. 특히, 머리숱이 적고 가는 아기들에게 더 도움이 됩니다.

---

5 | 마음과 기질이 약한 체질

체질은 마음과 기질을 함께 고려해야 합니다.

마음이 체질에 영향을 주나요?

아이마다 성격과 기질이 모두 다르거든요. 순한 성격의 아이가 있는 반면, 짜증이 많은 아이도 있습니다. 겁이 많은 아이, 마음에 담아두는 아이, 금방 잊어버리는 무던한 아이도 있습니다. 아이마다 다른 마음과 기질은 건강에 영향을 줍니다.

어른도 스트레스를 받으면 두통이나 소화불량이 생기죠? 아이도 비슷합니다. 마음의 상태는 몸의 건강에 영향을 줍니다. 아이도 긴장하거나 스트레스가 있으면 입맛이 없고 배가 아픕니다. 꾀병이 아니라 정말 배가 아픕니다. 스트레스가 심하면 자다가 깨서 울거나 야뇨, 틱과 같은 증상이 생기기도 합니다. 꼭 불편한 증상이 없더라도 몸과 마음은 서로 연결되어 영향을 줍니다. 그래서 체질과 건강 관리는 마음을 함께 고려해야 합니다.

심, 마음이 약한 체질

마음을 담당하는 오장은 심(心)입니다. 심(心) 자는 마음을 의미합니다. 서양에서 심장을 나타내는 heart도 동시에 마음을 뜻합니다. 동서를 막론하고 심장에 마음이 있다고 생각한 사실은 흥미롭습니다.

마음이 약한 체질은 잘 놀라고 쉽게 불안하고 자주 웁니다. 쉽게 말해 소심(小心)한 성격입니다. 이러한 체질은 스트레스에 약합니다. 아기 때부터 낯가림이 심해서 새로운 장소에 가기 힘듭니다. 놀라는 경험을 하면 며칠 동안 잠을 못 자고 깨서 웁니다. 동생이 생기면 잘 가리던 소변을 못 가리고 실수를 하기도 하죠. 어린이집, 유치원, 학교 새 학년 때 적응하는 시간이 남들보다 조금 더 걸리고, 시험이나 중요한 일을 앞두면 긴장하고 불안해하는 경우도 많습니다. 문제가 있는 건 아닙니다. 마음이 약한 체질을 고려해서 건강을 관리하면 됩니다.

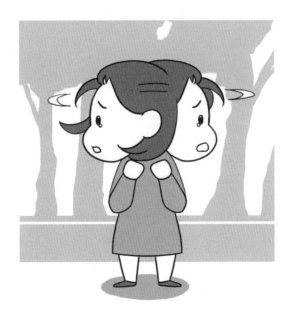

간, 기질이 예민한 체질

간(肝)이 약한 체질은 예민합니다. 잠을 푹 못 자거나, 입맛이 까탈스러워 식사 시간이 힘들고, 엄마가 조금만 곁에서 떨어지면 울고, 마음에 안 들면 쉽게 짜증을 냅니다. 기질이 섬세하고 까다로워 아이를 키우면서 손이 많이 갑니다. 부모님의 잘못이 아니라 아이의 타고난 기질이 예민하기 때문입니다.

이러한 기질의 아이들은 유치원과 학교에서는 야무지게 잘 생활하는 경우가 많습니다. 의욕이 있고, 선생님의 말씀을 잘 들으며, 친구 관계도 원만하죠. 이렇게 잘하려는 마음에 긴장하고 스트레스를 받아, 집에서는 부모님에게 짜증을 내며 풀기도 합니다. 반대로 잘 표현하지 않고 꽁하고 담아두는 아이들도 있습니다.

기질이 예민하면 순환이 정체되기 쉽습니다. 순환이 정체되면 밥을 안 먹거나, 두통, 복통과 같은 통증이 생기거나 또는 틱 증상이 나타나기도 합니다. 그래서 원활한 순환이 건강 관리의 포인트입니다. 기혈 순환을 원활하게 해서 건강에 불편한 영향을 주지 않도록 관리하면 됩니다.

마음과 기질을 바꿀 수 있나요?

진료를 하다 보면, 마음이 약한 체질을 개선할 수 있는지 종종 질문을 받습니다. 하지만 한약으로 마음이 바뀌지는 않습니다. 마음과 기질이 건강에 나쁜 영향을 주지 않도록 관리하는 거죠. 평소에는 마음이 약하거나 기질이 예민한 체질을 고려해 건강을 관리하고, 만약 수면이나 복통, 야뇨, 틱과 같은 증상이 생길 때는 치료가 필요할 수 있습니다. 각각의 체질과 증상 관리는 앞으로 하나씩 자세히 살펴보겠습니다.

6 | 우리 아이는 어떤 체질인가요?

우리 아이의 체질, 확인해보셨나요? 다시 한번 정리해보겠습니다.

우리 아이는 어떤 체질에 해당하나요?

우리 아이는 면역력, 소화력, 기초 건강, 마음, 기질의 다섯 가지 허약 체질 가운데 어디에 해당하나요? 지금 아이에게 있어 잔병치레가 가장 걱정된다면 면역력이 약한 체질입니다. 아기 때부터 먹는 게 늘 힘들었다면 소화력이 약한 체질이고요. 작게 태어나서 몸집이 작은 게 걱정이라면 기초 건강의 관리가 필요합니다. 여기에 마음과 기질을 함께 고려하면 우리 아이의 체질에 맞는 관리를 할 수 있습니다.

두 가지 이상에 해당할 수 있습니다

꼭 한 가지만 고르지 않아도 됩니다. 면역력이 약하면서 소화력도 약할 수 있습니다. 면역력, 소화력, 기초 건강이 모두 약한 체질도 있습니다. 여기에 기질이 함께 예민한 아이들도 많고요.

지금은 일단 우리 아이가 어떤 체질에 해당하는지 간단히 확인해두세요. 다음 장부터 구체적인 내용을 살펴볼 텐데, 그러면 아이의 체질을 더 정확히 알 수 있습니다. 면역력이 약한 줄 알았는데 괜찮은 아이가 있고, 면역력보다 소화력이 더 중요한 아이가 있고, 체구가 작아 성장이 걱정이었지만 양호한 아이도 있습니다. 앞으로 하나씩 자세히 알아보겠습니다.

아이의 체질은 바뀔 수 있나요?

아이의 체질은 모두 허약하다고 했죠? 허약한 체질은 아이가 자라면서 채워집니다. 잔병치레로 걱정되는 아이는 몇 년이 지나면 병원 갈 일이 많이 줄어들고 중학생 정도가 되면 어른의 면역력으로 완성됩니다. 소화력이 약해서 밥을 정말 안 먹는 아이도 크면서 차츰 잘 먹게 됩니다. 소심하고 낯가림이 심한 아이도 자라면서 마음이 단단해집니다. 아이의 허약한 체질이 잘 개선되고 건강하게 성장하도록 방향을 잘 잡아 관리해주면 됩니다.

바뀌지 않는 체질도 있습니다. 비염 체질은 어른이 돼도 지속되고 코 면역력을 늘 신경 써 관리해야 합니다. 소화력이 약한 체질은 여전히 먹는 게 조심스럽고 탈이 생기기도 합니다. 어른이 돼도 여전히 더워하고 땀이 많은 체질이 있고, 섬세한 성격의 아이도 기질이 완전히 바뀌지는 않습니다. 이러한 아이의 체질을 고려해 불편한 증상이 생기지 않도록 꾸준한 관리가 필요합니다.

자, 그럼 우리 아이의 구체적인 체질에 관해서 하나씩 자세히 살펴보겠습니다.

4장

잔병치레가 잦은 체질

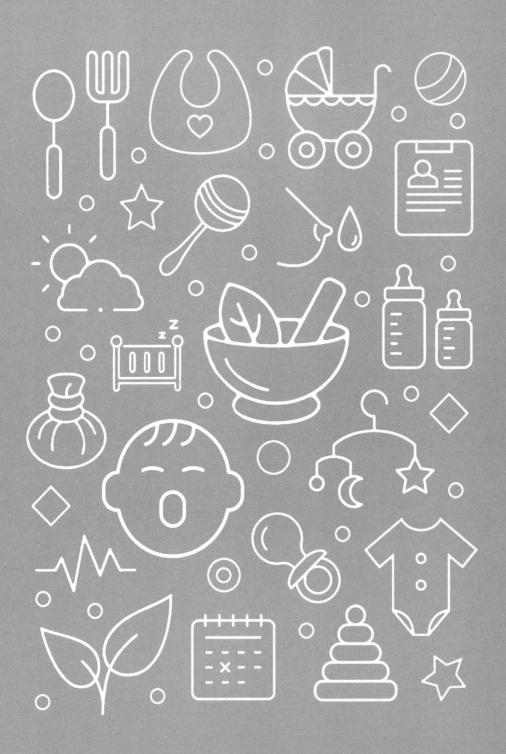

- 기관 생활을 시작하고부터 감기를 달고 지내는 아이
- 아프면 매번 고열이 올라 걱정되는 아이
- 날씨가 서늘해지면 늘 콧물이 나는 아이
- 기침을 자주 하고 가래가 그렁그렁 많은 아이

아이는 누구나 면역력이 약해요

대부분의 아이는 많이 아픕니다. 면역력이 약하기 때문이죠. 우리 아이만 많이 아픈 건 아닙니다. 아이가 자라면서 면역력이 성장하면 잔병치레가 줄어듭니다. 이 과정을 잘 이겨내고 건강한 면역력이 자리 잡도록 아이의 건강을 잘 이끌어줘야 합니다.

아이의 면역력은 차근차근 성장합니다. 처음에는 많이 아픕니다. 특히, 기관에 다니기 시작하면 정말 많이 아픕니다. 병원에 자주 가고 약도 많이 복용하게 됩니다. 이렇게 약한 아이의 면역력이 어른의 면역력만큼 성장하려면 초등학교 고학년에서 중학생은 돼야 합니다. 시간이 많이 걸리죠? 10년이 넘는 긴 흐름입니다. 이 기간 동안 아이의 면역력이 어떤 과정을 거쳐 성장하는지 흐름을 알고 포인트를 잡아 관리해주면 좋습니다.

기관에 다니기 시작하고 면역력이 약해졌을까요?

보통 기관에 다니기 전에는 거의 아프지 않던 아이가 기관에 다니기 시작하면 많이 아픕니다. 아이가 만나는 바깥 환경이 갑자기 넓어져 병균을 많이 접하기 때문입니다. 면역력이 갑자기 약해진 건 아닙니다. 면역력은 원래 약했습니다. 그동안은 부모님이 잘 관리해줘서 아플 기회가 없었던 거죠. 이제부터 면역력이 성장하기 시작하는 본격적인 시기입니다. 아이는 아픔을 이겨내면서 면역력을 키워갑니다.

아이들이 보통 이렇게 자주 아프나요?

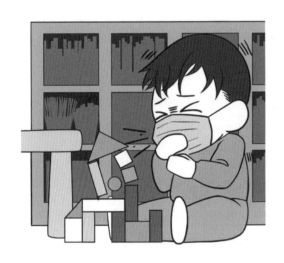

이제 막 기관에 다니기 시작한 아이는 보통 한 달에 절반 이상을 감기에 걸려 지냅니다. 아직 면역력이 약해서 열이 자주 나고 감기가 낫는 데 평균 2주가 걸립니다. 한 달 동안 감기에 한 번 걸리면 보름가량 아픈 거죠. 때로 감기에 연달아 걸리면서 한 달 이상 낫지 않기도 합니다.

그럼 언제쯤 덜 아플까요?

보통 기관에 다니기 시작한 지 2년간은 잔병치레가 많습니다. 3~4년 차가 되면 잔병치레가 조금 줄고, 초등학생이 되면 많이 줄어듭니다. 매년 아이는 아픈 만큼 면역력이 조금씩 성장합니다. 내년 겨울은 올해보다 분명 덜 아플 테니까 아이의 체질에 맞춰 긴 흐름으로 면역력을 관리해보세요.

면역력 성장은 연령과 기관 생활에 따라 여섯 단계로 나뉩니다. 아이가 태어나 면역력이 완성되기까지는 긴 시간이 필요하므로 여유를 갖고 관리해주세요.

- **1단계** 출생부터 만 4~6개월까지 ➡ 엄마에게 물려받은 면역력으로 잘 아프지 않습니다.
- **2단계** 4~6개월부터 단체 생활을 하기까지 ➡ 바깥 환경을 만나면서 조금씩 아프기 시작합니다. (관리 포인트 : 면역력 연습)
- **3단계** 단체 생활 1~2년 차 ➡ 단체 생활로 바깥 환경이 갑자기 넓어지면서 많이 아픕니다. 한 달에 한 번, 평균 2주 동안 열이 자주 납니다. (관리 포인트 : 단체 생활)
- **4단계** 단체 생활 3~4년 차 ➡ 잔병치레가 조금 줄고, 만성 비염이 시작될 수 있습니다. 두 달에 한 번, 평균 10일에서 2주 정도 아픕니다. (관리 포인트 : 비염 시작)
- **5단계** 초등학교 저학년 ➡ 잔병치레가 많이 줄고, 면역력이 자리 잡습니다. 환절기에 두세 번, 평균 7일에서 10일 정도 아픕니다. (관리 포인트 : 체력 관리)
- **6단계** 초등학교 고학년 ➡ 어른의 면역력으로 완성됩니다. 1년에 두세 번, 평균 1주 정도 아픕니다. (관리 포인트 : 키 성장)

우리 아이의 면역력은 몇 단계인가요?

먼저 아이의 시기에 따라 면역력 단계를 확인해보세요. 그다음으로 평균적인 잔병치레 정도를 비교해보세요. 면역력 3단계의 아이가 두 달에 한 번 아프고 1주에서 2주 정도 앓은 후에 낫는다면 지금 시기 평균에 비해 면역력이 건강한 편입니다. 면역력 5단계의 아이가 한 달에 한 번씩 아프고 낫는 데 1주에서 2주가 걸린다면 평균에 비해 면역력이 약한 편입니다. 이렇게 우리 아이의 면역력이 건강한지 약한지를 판단합니다.

3 | 면역력 1단계 : 엄마가 지켜주는 시기

엄마의 면역력이 아기를 지켜주는 시기입니다.

면역력 1단계 때는 잘 아프지 않습니다

면역력 1단계는 출생부터 4~6개월까지입니다. 이 시기에는 보통 잘 아프지 않습니다. 엄마에게 물려받은 면역력이 아이를 지켜주기 때문이죠. 바깥 환경에 노출될 일이 거의 없어 아이를 아프게 하는 병균을 만날 기회가 적기도 합니다. 면역력보다는 수면과 식생활 관리가 더 중요한 시기입니다.

열이 나면 주의해야 합니다

열은 모든 아이에게 걱정되는 증상이지만, 이 시기의 아이는 조금 더 주의해야 합니다. 면역력 1단계는 열이 잘 나지 않기 때문에, 혹시 열이 나면 걱정되는 질환의 신호일 수 있습니다.

아기의 체온이 3개월 미만은 38℃, 6개월 미만은 39℃가 넘으면 한밤중이라도 응급실에 가서 정확한 진찰을 받아보아야 합니다. 폐렴, 요로감염, 뇌수막염과 같은 질환으로 인한 열이 아닌지, 여러 가지 검사와 함께 입원을 하기도 합니다. 혹시 이러한 질환에 걸리더라도 대부분 잘 치료가 되니 걱정하지 마세요. 의사 선생님을 믿고 잘 따라가면 됩니다.

모유 수유, 못 했더라도 괜찮아요

모유가 아이의 면역력과 건강에 좋은 영향을 준다고 알려져 있습니다. 그래서 요즘은 두세 돌까지 모유 수유를 권장합니다. 하지만 이런저런 이유로 모유 수유가 어려운 경우가 많습니다. 대부분 어쩔 수 없는 사정이 있어 모유 수유를 못 하셨을 거예요. 죄책감을 느끼지 않으셨으면 합니다. 혹시 모유 수유를 충분히 하지 못했더라도 괜찮습니다. 요즘은 이전보다 아이의 식생활 환경이 훨씬 좋고, 한방 관리나 보충제 같은 선택지도 다양하기 때문입니다. 앞으로 잘 채워가고 관리하면 됩니다.

첫 외출을 다녀오고 콧물이 훌쩍

거의 외출을 하지 않는 시기지만, 한 번씩 바람을 쐬기도 합니다. 그럼 콧구멍에 살짝 콧물이 맺히는 경우가 있는데요, 그럴 때면 우리 아기에게 벌써 비염이 있는 건 아닌지 걱정되기도 합니다. 하지만 아직 비염을 진단하기는 많이 이릅니다. 그리고 문제라기보다는 오히려 아기 면역력의 건강한 반응입니다. 처음으로 바깥 공기를 만나면서 아기의 코가 면역 작용을 보이는 거라고 할까요. 앞으로 더 많은 일이 있을 테니까 이 정도로 겁내시면 안 됩니다.

> **면역력 1단계 포인트**
>
> ● 잘 아프지 않는 시기.
>
> ● 열이 나는지 더 주의 깊게 살펴보자.

4 | 면역력 2단계 : 면역력을 연습해요

면역력을 연습하면서 본격적인 면역력 성장이 시작되는 시기입니다.

이제 아이 스스로 면역력을 키워야 해요

4~6개월이 지나면 엄마에게 물려받은 면역력이 없어집니다. 이제부터는 아이가 스스로의 면역력으로 병균과 싸워야 합니다. 운동 능력이 발달하고 이유식을 시작하면서 아이의 세상이 조금씩 넓어지고 아이를 아프게 하는 병균도 만납니다. 이제부터 본격적으로 면역력이 성장하기 시작합니다.

면역력 2단계, 아이는 면역력을 연습합니다

면역력 2단계는 평균 4~6개월부터 기관에 다니기 시작하는 시기까지입니다. 이제부터 아이는 새로운 환경에서 병균을 만나 종종 아픕니다. 외출을 하면 콧물을 훌쩍이고 가끔 열이 나기도 합니다. 면역력 2단계는 이렇게 면역력을 연습하는 시기입니다. 아이는 아프고, 그걸 이겨내면서 면역력을 조금씩 키워갑니다.

바깥 환경을 경험하는 정도에 따라 얼마나 아픈지가 달라집니다. 아이의 적응 과정을 보면서 놀이터, 공원, 미술관, 문화센터와 같은 바깥 환경을 조금씩 넓혀가세요. 가벼운 외출에도 쉽게 아픈 아이는 면역력이 약한 체질이니 아이가 힘들지 않게 천천히 진행해야 합니다. 외출을 하고 나서도 잘 아프지 않는 아이라면 바깥 환경을 좀 더 빨리 넓혀가도 좋습니다.

아이가 한번 아프고 나면 외출이 꺼려질 수 있습니다. 하지만 아이를 온실 속에서만 키워서는 안 됩니다. 면역력이 성장하는 기회까지 빼앗을 수 있습니다. 기관 생활 이전에 거의 아프지 않았던 아이는 보통 기관을 시작하면 다른 아이들보다 더 많이 아프고 고생하는 경향이 있습니다. 지금까지 면역력을 제대로 사용하고 연습해본 적이 없기 때문입니다. 면역력 2단계에서 미리 연습한 면역력은 단체 생활을 준비하는 중요한 무기가 됩니다.

우리 아이의 아픈 유형을 파악해보세요

몇 차례 아프다 보면 아이가 자주 아픈 유형을 알 수 있습니다. 바로 면역력 체질입니다. 체질에 따라 열이 자주 나거나 목이 자주 붓는 아이가 있고, 콧물을 흘리거나 기침을 자주 하는 아이가 있으며, 중이염에 자주 걸리는 아이가 있습니다. 아이의 체질에 따라 포인트를 잡으면 우리 아이에게 더 도움되는 관리를 할 수 있습니다. 체질마다 관리 방법은 앞으로 하나씩 자세히 살펴보겠습니다.

둘째는 첫째보다 일찍 아파요

둘째 아이의 면역력 성장은 첫째 아이와 다릅니다. 둘째는 보통 잔병치레를 일찍 시작합니다. 면역력이 첫째보다 약해 보여 걱정되기도 하실 텐데요, 하지만 더 약한 건 아닙니다. 둘째는 단체 생활을 하는 첫째에게 병균을 전달받아 일찍 아픈 거니까요. 면역력 2단계의 준비 과정 없이 곧바로 면역력 3단계의 단체 생활을 시작한 셈이죠. 면역력이 약한 어린 아기 때부터 일찍 아프다 보니, 고열이 자주 나거나 중이염, 모세기관지염으로 고생하기도 합니다. 일찍 아프고 고생한 만큼 더 빨리 면역력이 성장하고, 단체 생활을 시작하면 첫째만큼 많이 아프지 않습니다.

일찍 단체 생활을 시작하는 아이

부모님이 직장에 빨리 복귀하시거나 혹은 다른 이유로 아이가 단체 생활을 일찍 시작할 수 있습니다. 아무래도 연습 단계를 거치지 않고 바로 단체 생활을 시작하다 보니 잔병치레가 더 많고 힘듭니다. 그래서 단체 생활을 시작하기 전에 미리 면역력을 보강하면 도움이 됩니다. 한의원에서 정확한 진찰을 받고 아이의 체질에 맞는 면역력 관리를 받아보세요.

타고난 면역력이 약한 체질

타고난 면역력이 약한 체질은 백일이 되기도 전에 일찍 잔병치레가 시작되거나 가벼운 외출에도 금세 열이 나고 감기 증상이 심합니다. 돌 이전에 이미 폐렴으로 몇 차례 입원한 아이도 있을 텐데요, 그러면 혹시 아이의 건강에 문제가 있는 건 아닌지 걱정이 많이 되실 겁니다. 만약 병원 검사에서 걱정할 만한 이상 소견, 예를 들어 선천적 기형, 유전적 이상, 심각한 질환이 없다면, 면역력이 약한 체질로 이해하고 면역력을 더 신경 써 관리해주세요.

누구나 체질에서 약한 부분이 있습니다. 우리 아이는 면역력이 약한 체질입니다. 타고난 면역력이 약하더라도 앞으로 잘 관리하면 마지막 도착 지점은 같습니다. 우리 아이의 체질을 이해하고 아이의 속도에 맞춰 여유를 가지고 건강을 관리해가면 됩니다.

면역력 2단계 포인트

- 잔병치레가 시작되는 시기.
- 단체 생활을 준비해 면역력을 연습하자.
- 서서히 바깥 환경을 넓혀가자.

---

5 | 면역력 3단계 : 단체 생활로 많이 아파요

아이가 단체 생활을 시작하면서 많이 아픈 시기입니다.

면역력 성장에서 가장 중요한 시기예요

면역력 2단계 때 잘 준비해도 단체 생활은 힘듭니다. 갑자기 넓어진 바깥 환경은 아이의 약한 면역력이 쉽게 적응하기 힘든 큰 충격입니다. 그래서 면역력 성장에서 가장 중요한 시기이기도 합니다. 많이 아픈 만큼 잘 관리해야 평생 면역력의 튼튼한 기초가 만들어집니다.

부모님도 준비가 필요합니다. 아이가 아프면 부모님도 함께 힘들고 고민이 많아집니다. 우리 아이가 얼마나 아플지, 어떻게 대처해야 하는지 미리 공부해야 합니다. 잘 모르면 걱정이 많아지고 불필요한 치료로 이어집니다. 정확히 알면 걱정을 줄이고 꼭 필요한 치료만으로 제대로 관리할 수 있습니다.

단체 생활을 하면 얼마나 자주 아프나요?

• 한 달에 절반 이상 아파요

단체 생활 시작 전에는 거의 아프지 않거나 가볍게 앓고 지나갔다면, 이제부터는 잔병치레가 확 늘어납니다. 단체 생활 1년 차에는 보통 한 달에 한 번 이상 감기에 걸립니다. 감기가 낫는 데 평균 2주가 걸리기 때문에 한 달에 절반 이상을 감기에 걸려 지내는 셈이죠. 감기가 두세 번 연속해 걸리면 한 달 이상 감기가 낫지 않고 지속되기도 합니다.

• 열이 자주 나요

면역력 2~3단계의 아이들은 아프면 열이 많이 납니다. 한두 달에 한 번씩 열이 나고 며칠씩 고열이 나기도 합니다. 기초 건강이 허약하고 열(熱)이 많은 체질일수록 열(fever)이 많이 날 수 있습니다. 보통 단체 생활 1~2년 차에서 열이 많이 나고 면역력 4단계가 되면 차츰 줄어듭니다.

모든 아이들이 열이 나는 건 아닙니다. 열보다는 콧물이나 코막힘, 기침감기 위주로 걸리는 아이도 많습니다. 우리 아이의 면역력 체질에 맞게 관리하면 됩니다. 각각의 체질 관리 방법은 조금 뒤에 자세히 알아보겠습니다.

• 중이염, 모세기관지염, 폐렴에 걸리기도 해요

중이염과 모세기관지염은 면역력 2~3단계에서 걸리는 질환입니다. 질환 이름이 생소해 더 걱정이 되지만, 아이들에게는 흔한 질환이고 대부분 별다른 문제 없이 잘 관리됩니다.

코감기에 걸리면 중이염을 자주 동반하는 체질이 있습니다. 중이염은 항생제를 복용하는 경우가 많아 고민이 되죠. 최근에는 중이염에 걸려도 항생제 복용을 이전보다 줄이는 추세입니다. 중이염 체질에서 항생제를 줄이는 팁은 11장에 나와 있습니다.

어린 아이들이 걸리는 기관지염을 모세기관지염이라고 말합니다. 이름이 낯설어 무섭지만 더 심한 기관지염은 아닙니다. 기관지염보다 병균이 더 깊이 침투하면 폐렴이 됩니다. 아이들은 면역력이 약해 폐렴에 걸리는 경우가 종종 있는데, 다행히 잘 치료됩니다. 이렇게 모세기관지염과 폐렴에 자주 걸리는 아이는 기관지가 약한 체질입니다. 10장에서 자세히 알아보겠습니다.

단체 생활 1년 차의 면역력 흐름

- **1년 차 봄** 단체 생활을 시작하면 잔병치레가 갑자기 늘어납니다. 1년 차 봄은 어린이집만큼 병원도 많이 다니는 시기입니다.

- **1년 차 여름** 날씨가 더워지면서 잔병치레가 조금 줄어들고 수족구병이 유행합니다.

- **1년 차 가을-겨울-봄** 아이들이 잔병치레로 가장 힘든 시기는 가을부터입니다. 가을-겨울-봄으로 이어지는 반년 동안의 감기철이 가장 많이 아픈 시기입니다. 겨울이 되면 독감, 장염도 함께 유행합니다. 기관지염, 폐렴, 요로감염으로 입원하는 경우도 있습니다. 혹시 한의원에서 면역력을 보강하려면, 가을이 시작되기 전 8월 여름 끝자락에 미리 준비하는 게 좋습니다.

- **2년 차 봄** 이렇게 1년을 보내고 나면 아이의 면역력이 한층 성장합니다. 아직은 잔병치레가 많지만 1년 차 봄보다 빈도와 정도가 조금 줄어듭니다.

건강한 기초 면역력을 만들어주세요

많이 아플 거라는 이야기에 걱정하시는 부모님도 계실 텐데요, 아이의 면역력이 약하기 때문에 대부분의 아이들이 겪는 과정입니다. 문제가 있는 건 아닙니다. 아이는 병균과 싸우고 이겨내면서 건강한 기초 면역력을 키워갑니다. 아이의 약한 면역력이 앞으로 건강하게 성장하도록 잘 이끌어주는 게 부모님의 역할입니다. 분명 걱정으로 잠을 못 이루는 힘든 시간도 있겠지만, 지금까지 수많은 아이가 그래왔던 것처럼 우리 아이도 분명 잘 이겨내고 건강한 면역력을 키울 겁니다.

아이마다, 기관마다 잔병치레 과정이 달라요

기관에 다니기 시작했는데, 의외로 많이 아프지 않은 아이도 있을 거예요. 타고난 면역력이 건강한 체질일 수 있습니다. 또는 기관의 규모가 작거나 기관에 머무는 시간이 적어서 병균 노출이 많지 않아 덜 아픈 경우도 있습니다. 코로나가 유행하는 시기에는 어린이집을 다녀도 자주 나가지 않는 아이들이 많았고, 매일 나가더라도 어린이집에 나오는 전체 아이들의 수가 적은 데다 마스크도 잘 썼잖아요. 그렇게 감기 병균을 덜 만나다 보니 아이들이 이전처럼 많이 아프지 않았습니다.

하지만 바깥 환경의 노출이 많아지면서 잔병치레가 늘어날 수 있습니다. 유치원에 다니기 시작하고 기관의 규모가 커지면 갑자기 많이 아픈 아이들이 있습니다. 코로나 시국에도 유행이 잠잠해지면 기관에 자주 나가고 외출이 잦아지기 마련이었는데요, 그러면 여지없이 감기 환자가 늘었습니다. 코로나로 어린이집 시작을 미뤘거나 가끔씩 나갔다가, 2022년 봄부터 본격적으로 기관에 다니기 시작한 아이들도 잔병치레가 갑자기 늘어난 경우가 많았습니다.

잔병치레 과정을 2년 정도 겪을 수 있어요

아이의 잔병치레를 미리 준비하면 좋지만, 아프기 전에 먼저 예측하기는 어렵습니다. 코로나가 유행하는 시기에는 더 그랬던 것 같습니다. 하지만 아이가 봄 환절기 또는 겨울 감기철 한 시즌 동안 많이 아팠다면, 이제 다음 시즌을 준비해야 합니다. 아이의 잔병치레는 짧으면 1년, 길면 3~4년까지 지속될 수 있습니다. 초등학교 초반까지는 감기에 걸려 종종 병원에 갈 수 있는 시기입니다. 혹시 한의원에서 면역력을 보강할 계획이 있으시다면 다음 페이지의 내용을 참고해 준비해보세요.

> **면역력 3단계 포인트**
> - 잔병치레가 가장 많은 시기.
> - 체질에 맞게 면역력을 관리하자.
> - 건강한 기초 면역력을 만들자.

6 | 면역력 4단계 : 만성 비염이 시작돼요

잔병치레가 줄고 만성 비염이 시작되는 시기입니다.

이전보다 감기에 덜 걸리고 빨리 나아요

단체 생활을 시작한 지 2~3년이 지나면 기초 면역력이 어느 정도 만들어져 잔병치레가 줄어듭니다. 보통 어린이집 3~4년 차 또는 유치원을 다니는 시기인데요, 두 달에 한 번 정도 아프고, 한번 감기에 걸리면 낫는 데 7~10일가량 소요됩니다. 이전보다 열이 덜 나고 중이염도 줄어듭니다. 부모님도 처음만큼 당황하지 않고 좀 더 침착하게 대처하실 수 있습니다.

만성 비염이 시작되는 시기예요

면역력 4단계의 포인트는 비염입니다. 환절기나 겨울이 되면 콧물, 코막힘과 같은 코 증상이 오래 지속되는 아이들이 있습니다. 감기는 아닌 것 같은데 코 증상이 계속 있는 상태죠. 감기에 걸릴 때만 코 증상이 있고, 평소에는 괜찮다면 만성 비염이 아닙니다. 만성 비염은 면역력 4단계에서 가벼운 증상으로 시작해 초등학교 시기까지 차츰 심해지면서 진행될 수 있습니다.

모든 아이가 비염을 걱정해야 하는 건 아닙니다. 흔한 질환인 만큼 감기를 비염으로 잘못 알고 있는 경우도 많습니다. 면역력 3단계 이전, 즉 단체 생활 1~2년 차 시기에 자주 코 증상을 보이는 아이는 만성 비염이 아닌 잦은 감기일 수 있습니다. 감기에 자주 걸려 콧물이 낫지 않고 오래 지속되는 상태인 겁니다. 면역력이 좋아져 감기에 덜 걸리면 코 증상이 차츰 줄어듭니다. 만약 감기가 줄어도 여전히 코 증상이 지속된다면 만성 비염을 의심해야 합니다. 그 시기가 바로 면역력 4단계입니다. 빠르면 유치원, 늦으면 초등학교나 중학교 시기에 비염이 시작됩니다.

비염은 걱정해야 하는 질환인가요?

혹시 우리 아이에게 만성 비염이 있더라도 너무 걱정하지 마세요. 키 성장과 두뇌 발달을 방해한다는 걱정스러운 이야기도 들리지만, 정말 심한 비염이 아니라면 그렇지는 않습니다. 비염은 완치가 되지 않아 평생 코 증상으로 고생하지 않을까 우려스럽지만, 꼭 그런 것도 아닙니다. 평생 지속되는 건 비염 체질이고 비염 증상은 아닙니다. 우리 아이에게 비염이 있더라도 평소 건강을 잘 관리하면 비염 증상 없이 건강하게 지낼 수 있습니다. 특히, 어릴 때 튼튼한 기초 면역력을 잘 만들어두는 게 중요합니다.

잔병치레와 비염이 함께 나타나는 아이

기관을 만 3~4세 이후에 유치원부터 늦게 다니기 시작하면 잔병치레와 비염이 함께 진행될 수 있습니다. 코로나가 유행하는 동안 어린이집에 보내는 걸 미뤘다가 2021년 가을 또는 2022년 봄부터 다니기 시작한 아이들이 많았는데요, 이때 잔병치레가 늘어 감기에 자주 걸리고, 꽃구경과 외출이 잦았던 봄에는 알레르기성 비염이 함께 나타나는 경우가 꽤 있었습니다.

잔병치레와 비염이 함께 나타나면, 비염 진단이 살짝 까다롭습니다. 치료 방

면역력 4단계 포인트

- 만성 비염이 시작되는 시기.
- 잔병치레가 많이 줄어요.
- 만성 비염이 시작될 수 있어요.

향도 잘 잡아야 합니다. 잔병치레는 면역력 보강이 필요하고 만성 비염은 염증 치료가 우선입니다. 비염 관리는 12장에서 자세히 살펴보겠습니다.

7 | 면역력 5단계 : 면역력이 자리 잡아요

초등학교에 입학하고, 면역력이 차츰 자리 잡는 시기입니다.

잔병치레가 많이 줄어들어요

초등학교는 바깥 환경이 넓어지는 마지막 단계입니다. 어린이집, 유치원보다 훨씬 많은 아이들이 함께 모여 생활하게 되죠. 외부 노출이 많기 때문에 독감과 결막염과 같은 유행성 질환을 조심해야 합니다. 매년 가을에는 잊지 말고 꼭 독감 주사를 맞히길 권합니다. 아직까지 면역력이 약한 아이라면 이전보다 감기에 한두 번 더 걸리기도 합니다. 초등학교 저학년까지는 면역력 기초를 단단하게 다져줘야 하는 시기입니다.

이렇게 아이의 면역력이 넓어진 환경에 적응하면서 차츰 자리 잡습니다. 잔병치레가 이전보다 많이 줄어 병원에 갈 일도 줄어듭니다. 환절기에 두세 번 정도 감기에 걸리고 일주일에서 열흘이면 낫습니다. 이전보다 증상이 가벼워 병원에 가지 않기도 합니다.

비염은 더 심해지는 시기예요

하지만 만성 비염이 심해지는 아이도 있습니다. 유치원 시기에 시작한 비염은 초등학교 초반에 증상이 더 심해질 수 있습니다. 이 시기에 비염이 처음 시작되는 아이도 있습니다. 꽃가루가 날리는 1학기 봄 환절기가 되면 눈과 코를 자주 비비고 재채기를 많이 하거나, 2학기 가을 겨울이 되면 콧물과 코막힘이 더 심해집니다. 비염 증상으로 일상생활이 불편할 수 있고, 보통 이 시기에 비염 치료를 시작합니다.

코로나 유행이 조금 잠잠해지면서 2022년에는 전면 등교가 일상화되고 봄 외출이 많이 늘었는데요, 그러면서 비염 증상이 이전보다 심해지거나 또는 처음 경험하는 초등학교 1~2학년 아이들이 많았습니다. 비염이 심해지는 시기인 데다 외부 노출이 늘면서 비염 증상이 갑자기 심해진 거죠. 이러한 아이들은 앞으로 2~3년 동안 비염의 진행 경과를 관찰하고 도움이 되는 치료를 받으면 좋습니다.

아이의 체력과 마음을 관리하세요

학교 생활을 시작하면 체력 관리의 중요성이 커집니다. 1학년은 수업이 많지 않아 체력이 그다지 달리지는 않습니다. 유치원 시작 때보다는 체력 적응이 수월한 것 같습니다. 물론 아이의 스케줄 변화에 따라 학원 수업이 많이 늘어나는 경우에는 조금 피곤해할 수 있습니다. 1학기 또는 학년 후반이 되면 체력이 바닥나서 힘든 아이들이 꽤 있습니다.

코로나가 많이 유행했던 2020년에는 학교 등교를 거의 못 했죠? 2021년부터 학교를 처음 나가는 1학년과 2학년 아이들은 체력이 조금 달렸던 것 같습니다. 2022년에는 전면 등교와 함께 학원 스케줄도 이전처럼 다시 늘면서 체력 저하로 힘든 아이들이 많았습니다.

초등학교 생활을 시작하기 전 2월에 체력과 면역력을 보강해두면 좋습니다.

체력이 약한 아이는 가을에 한 번 더 체력을 보강해주세요. 체력 관리는 106페이지의 내용을 참고하시길 바랍니다.

아이에게 초등학교 적응은 체력보다 마음이 힘들 수 있습니다. 학교는 이전과 달리 해야 할 학습량이 늘고, 지켜야 할 규칙과 신경 써야 할 인간관계가 조금 복잡해지거든요. 그래서 배가 아프고, 머리가 아프고, 체하거나, 틱 증상이 생기는 아이들이 많습니다. 마음 관리는 18장에서 자세히 살펴보겠습니다.

면역력 5단계 포인트

- 면역력이 자리 잡는 시기.
- 비염이 더 심해져요.
- 체력과 마음 관리가 필요해요.

---

8 | 면역력 6단계 : 면역력이 완성돼요

사춘기가 시작되고, 어른의 면역력으로 완성되는 시기입니다.

어른의 면역력으로 완성돼요

돌 즈음부터 시작된 긴 면역력 성장의 흐름이 이제 어른의 면역력으로 완성됩니다. 초등학교 고학년에서 중학생까지의 시기인데, 이제는 면역력이 어른만큼 성장해 잔병치레가 거의 없습니다. 1년에 두세 번 정도 아프고 일주일 안에 낫습니다.

만성 비염과 기침, 아토피가 있는 아이는 사춘기가 끝나기 전, 어른의 면역력으로 완성되기 전에 관리해두면 좋습니다. 아직 면역력이 성장하는 시기에 바로잡아 줘야 치료가 조금 더 수월하기 때문입니다.

키가 자라는 마지막 급성장기

이 시기의 건강 관리 포인트는 면역력보다는 성장입니다. 완성된 면역력을 바탕으로 사춘기 동안 아프지 않고 쑥쑥 키가 잘 커야 하는 시기인 거죠. 아이의 약한 체질과 건강은 사춘기가 시작되기 전에 미리 관리해주세요.

이제부터는 체력 관리가 포인트예요

고학년은 아무래도 학습량이 늘어나는 시기입니다. 요즘 아이들은 이전보다 학습 부담이 더 크지 않나 싶습니다. 수면 시간이 부족해서 늘 피곤한 아이들이 많습니다. 학업 스트레스로 소화불량이나 복통이 생기고, 괜찮았던 비염이 심해지는 아이들도 있습니다. 체력이 달리면서 아이의 약한 체질이 불편한 증상으로 나오는 거죠. 꾸준한 체력 보강과 함께 약한 체질과 면역력을 함께 관리해주면 좋습니다.

> **면역력 6단계 포인트**
> - 면역력이 완성되는 시기.
> - 사춘기에 키가 쑥쑥 자라요.
> - 학업에 집중하기 위해 체력 관리가 필요해요.

9 | 우리 아이의 면역력은 몇 단계인가요?

지금까지 살펴보았던 면역력 성장 6단계를 정리하고, 면역력에 도움이 되는 건강차를 소개해보려고 합니다.

아이의 면역력이 성장하는 데는 10년이 필요해요

이제 막 단체 생활을 시작해 많이 아픈 아이를 보면 빨리 면역력을 건강하게 키워주고 싶지만, 아이의 면역력이 완성되려면 10년 이상의 긴 시간이 필요합니다. 면역력 2단계에서 연습하고, 3단계에서 기초 면역력을 만든 후, 4단계에서 비염 관리를 신경 쓰고, 5단계에서 차츰 자리 잡다가, 드디어 6단계에서 완성됩니다.

우리 아이의 면역력은 지금 어디쯤 있나요? 2단계에 막 들어선 아이가 있고, 중간쯤 진행되는 아이도 있을 거예요. 아이의 면역력 단계에 맞게 포인트를 잡고, 긴 흐름 속에서 여유를 가지고 관리해주어야 합니다.

아이마다 면역력 성장의 속도가 달라요

면역력이 발달하는 속도는 아이마다 다릅니다. 단체 생활을 시작해도 많이 아프지 않는 아이가 있고, 초등학교 시기까지 잔병치레를 달고 사는 아이가 있습니다. 면역력 성장이 조금 느려도 괜찮습니다. 누구나 면역력 6단계를 거치면서 어른의 면역력으로 성장합니다. 천천히 아이의 속도에 맞춰가면 됩니다. 조금 빠르더라도 어른에 비해서는 여전히 약하기 때문에 면역력 관리는 필요

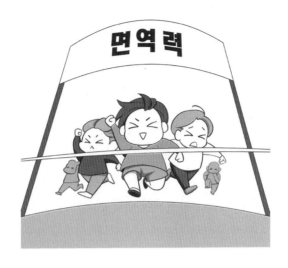

합니다. 우리 아이의 체질에 맞춰 부족한 면역력을 꾸준히 관리해주세요.

면역력을 보강하는 대표 한약재, 황기

황기는 면역력과 기력 보강의 효과가 좋은 한약재입니다. 2장 땀 체질에서 황기를 소개했었죠?(107페이지) 면역력이 약해 잔병치레가 많은 체질, 기운이 허약해 땀이 많은 체질, 체력이 달려 늘 피곤한 체질에 도움이 됩니다. 실제로 황기는 한의원에서 아이들이 복용하는 보약 처방에 자주 사용하는 한약재입니다. 최근 많이 광고하는 키 성장에 도움을 준다는 기능성 식품에도 황기가 들어갑니다.

열이 많은 체질은 황기가 맞지 않아요

황기는 따뜻한 성질의 한약재입니다. 그래서 열이 많은 체질의 아이에게는 잘 맞지 않습니다. 열이 많은 체질이라면 황기와 함께 시원한 성질의 지황 또는 맥문동을 사용하면 좋습니다. 지황은 열(fever)이 자주 나는 체질, 맥문동은 기관지가 약한 체질의 아이에게 도움이 됩니다. 열이 정말 많은 체질이라면 황기를 쓰지 않고 지황 또는 맥문동만 사용합니다. 특히, 아토피가 심하거나 코피가 자주 나고, 두드러기가 자주 생기는 아이는 주의해야 합니다.

황기를 사용해 건강차를 만드는 방법

황기는 요리에도 자주 쓰이는 한약재라 대형 마트에서 쉽게 구할 수 있습니다. 황기를 구매하면 얇게 썰어서 건조한 상태일 텐데, 7cm 정도의 큰 조각이 있고, 5cm보다 작은 조각도 있습니다. 큰 조각이면 한 개, 작은 조각이면 두 개를 물 2~3ℓ에 넣고 30분 동안 끓여주세요. 저울로 잰 무게가 3g 정도면 됩니다.

여기에 다른 한약재를 함께 넣어 10g 정도의 맞춤건강차를 만들 수 있습니다. 면역력이 약한 체질은 황기+맥문동 또는 황기+지황에 구체적인 면역력 체질에 따라 다른 한약재를 추가합니다. 우리 아이는 아래의 빈칸에 어떤 한약재가 들어가면 좋을까요? 다음 장부터 살펴보는 구체적인 면역력 체질에서 찾아보세요.

- 황기 + 맥문동 or 지황 + ☐

---

10 | 면역력 보강 한약, 언제 복용해야 하나요?

아이의 면역력을 보강하는 한약은 언제 복용하면 좋을까요?

한약을 복용하는 시기는?

아이가 아프고 나서 관리하는 것보다 아프기 전에 미리 준비하면 더 좋습니다. 대부분 3월에 단체 생활을 시작하니 2월에 미리 면역력을 보강해주세요. 가을 감기철을 대비해 8월에 준비하는 것도 잊지 마시고요. 8월 후반에는 날씨가 여전히 덥고 여름 동안 덜 아파서 가을 감기철 준비를 놓치기 쉽습니다. 8월 중순, 늦어도 8월 말에는 면역력 보강을 시작해야 가을 감기철이 되기 전에 준비를 마칠 수 있습니다. 감기철이 시작되면 빈번하게 병원을 다니느라 보강할 타이밍을 잡기 어렵습니다. 한약 복용을 시작하더라도 아프면서 쭉 이어 복용하지 못하고 중단되는 경우가 많습니다.

잔병치레가 줄어드는 면역력 4단계가 되면 봄, 가을 초반에 한약을 복용하면 좋습니다. 비염의 진행과 아이의 체력 상태를 보면서 복용 시기를 정하게 되죠. 면역력이 성장해 잔병치레가 덜하면 1년에 한 차례로 줄일 수 있습니다. 초등학교를 입학하는 시기에는 2월 중순에 미리 체력과 면역력을 보강하면 좋습니다.

한약이 면역력에 효과가 있을까요?

서양의학은 증상을 빠르게 완화하는 효과가 좋습니다. 예를 들어 열이 높을 때 해열제, 알레르기 증상이 심할 때 항히스타민제를 복용하면 도움이 됩니다. 한의학은 부족한 건강을 보충하는 효과가 좋습니다. 기력이 저하되어 피곤할 때, 면역력이 약해져 자주 아플 때, 소화력이 약해 소화가 안 될 때 체력과 체질에 맞춰 부족한 건강을 더해줍니다. 최근에는 한약 치료가 아이의 감기 빈도와 증상을 줄인다는 연구 결과가 많이 발표되었습니다. 한의학과 서양의학의 장점을 적절하게 잘 이용하면 우리 아이의 건강을 더 잘 관리할 수 있습니다.

한약은 언제부터 복용할 수 있나요?

아이가 이유식을 시작했다면 한약 복용이 가능합니다. 물론 아이의 건강에 걱정되는 부분이 없다면 한약을 복용할 필요는 없습니다. 하지만 면역력이 약한 체질이거나, 소화력 발달이 느려 식생활이 어렵다거나, 자다가 자주 깨고 울어서 수면의 질이 떨어진다거나, 아토피와 같은 질환으로 일상생활이 힘들다면 어린 아기라도 한약 치료를 할 수 있습니다.

이전에는 돌 즈음에 맞춰 보약을 복용하기도 했는데요, 요즘에는 꼭 필요하진 않습니다. 아이가 잘 먹고 잘 자고 잘 크고 있으면서 건강상에 걱정할 만한 문제가 없다면, 저도 돌 한약을 꼭 권유하지는 않습니다. 무엇보다 어린 아기에게 쓴 한약을 먹이기가 쉽지 않거든요. 하지만 기관에 다니기 시작했거나, 조만간 시작할 예정이거나, 건강상에 걱정되는 부분이 있다면, 한약 복용을 고려해볼 수 있습니다.

한약과 홍삼은 어떤 차이가 있나요?

홍삼과 인삼은 면역력 보강에 많이 사용하는 한약재입니다. 시중에서 판매되는 홍삼 제품은 홍삼이 주원료인 제품이고, 한약은 아이의 연령과 체질에 맞춰 진찰 후에 아이마다 따로 만드는 처방입니다. 홍삼은 평소에 가볍게 복용할 수 있는 장점이 있고, 한약 처방은 더 진한 농도로 체질에 맞춰 만드는 장점이 있습니다. 그래서 아이들에게 먹이기에 홍삼이 한약보다는 좀 더 수월한 것 같습니다.

홍삼은 이미 만들어진 제품이라 홍삼이 잘 맞지 않는 체질, 특히 열이 많은 체질의 아이에게는 권하지 않습니다. 면역력 시작 단계인 어린 아이의 한약 처방에는, 인삼은 약간만 넣거나 사용하지 않고, 지황이나 맥문동을 더 많이 사용합니다. 저는 진료실에서 아이를 진맥한 후 홍삼이 맞지 않는 체질의 아이에게는 따로 말해주고, 체질에 잘 맞는 아이에게는 한약을 복용하지 않는 시기에 홍삼을 종종 챙겨줘도 괜찮다고 설명합니다.

11 | 추운 겨울철 도움이 되는 밥상 관리

잔병치레가 많아지는 추운 겨울철의 밥상 관리를 알아보겠습니다.

몸이 따뜻해지는 음식을 챙겨주세요

추운 겨울에는 몸이 따뜻해지는 음식을 챙겨 먹으면 좋습니다. 몸을 따뜻하게 하는 기장을 밥에 조금 섞으세요. 손발을 따뜻하게 순환시키고 면역력을 보강하는 파 뿌리를 국에 넣어 기본 국물로 사용해도 좋습니다. 생강은 면역력과 소화력을 모두 튼튼하게 하는 작용이 있습니다. 생강가루를 조미료처럼 조금씩 반찬에 뿌려주면 좋습니다.

- 기장 : 추위를 많이 타고 몸이 찬 체질
- 파 뿌리 : 손발이 차갑고 감기에 자주 걸리는 체질
- 생강 : 밥을 잘 안 먹고 감기에 자주 걸리는 체질

열이 많은 체질은 한겨울에도 시원한 물과 아이스크림을 찾습니다. 하지만 추운 겨울철에는 당연히 피해야 합니다. 면역력이 약한 아이는 아이스크림을 먹으면 바로 감기에 걸리기도 합니다. 시원한 음식을 먹지 않도록 주의하고 감

기에 걸리면 찬 음식은 꼭 피해주세요.

검은콩을 챙겨주세요

면역력이 약한 아이, 특히 면역력 3~4단계의 아이한테는 검은콩을 챙겨주면 좋습니다. 검은콩은 조금 시원한 성질이지만, 다른 따뜻한 성질의 음식으로 보완해주면 문제없습니다. 이렇게 검은콩을 섭취하면 차가운 성질의 단점은 줄이고 면역력을 보강하는 장점은 취할 수 있습니다. 검은콩은 더운 여름철 밥상에도 들어갔죠? 여름과 겨울에 모두 다른 방향으로 도움이 됩니다. 여름에는 몸을 시원하게 하고 순환을 원활하게 하는 작용을 하고, 겨울에는 면역력을 보강해 잔병을 잘 이겨내도록 도와줍니다.

콩을 많이 먹으면 성조숙증에 걸릴 수 있다는 우려가 있기도 합니다. 하지만 현재까지 콩이 성조숙증을 일으킨다는 명확한 연구 결과는 없습니다. 콩에는 여성호르몬과 유사한 물질이 들어 있지만, 다른 물질도 함께 포함되어 복합적으로 작용하기 때문에 꼭 여성호르몬과 같은 작용을 하지는 않습니다.

코감기인지, 기침감기인지?

아이가 자주 아픈 체질에 따라 평소 먹는 음식을 조절할 수 있습니다. 코감기에 자주 걸리는 체질은 박하차를 연하게 끓여 물처럼 마시게 해주세요. 기침감기에 자주 걸리는 체질은 도라지차를 끓여 마시면 좋습니다.

- 박하 : 코감기에 자주 걸리는 체질
- 도라지 : 기침감기에 자주 걸리는 체질

제철 과일을 챙겨주세요

과일은 서양의학이든 한의학이든 아이의 면역력에 도움이 되는 음식으로 강조합니다. 과일에 함유된 피토케미컬 성분이 염증을 줄이고 병균을 이겨내도록 도와줍니다. 특히, 한의학에서 배와 감은 기침과 가래에 도움이 되고, 귤은 순환과 소화에 좋습니다. 저녁을 먹고 나면 제철 과일을 꼭 후식으로 챙겨주세요.

목을 따뜻하게 보호해주세요

목은 병균이 우리 몸으로 침입하는 입구입니다. 추운 겨울철에 목을 따뜻하게 관리하면 병균으로부터 우리 몸을 잘 보호할 수 있습니다. 외출할 때는 목도리나 스카프를 챙겨주고 집 안에서도 가벼운 손수건을 목 주위에 둘러주면 좋습니다.

12 | 아이마다 다른 면역력 체질

본격적인 면역력 체질에 들어가기에 앞서, 감기에 대한 기본 지식을 알아볼까 합니다.

감기 관리를 위한 기본 지식

다음 장부터 본격적으로 구체적인 면역력 체질에 따른 관리 방법을 살펴볼텐데요, 그 전에 먼저 감기에 대한 기본 지식을 알아보는 게 좋을 것 같습니다.

감기는 평생 동안 가장 많이 앓는 질환이고, 대부분 소아 시기에 걸립니다. 아이가 겪는 잔병치레의 대부분은 감기입니다. 그래서 면역력 관리의 출발이 감기라고 해도 과언이 아닙니다. 어릴 때 걸린 감기를 잘 관리하고 이겨내면서 아이는 튼튼한 면역력의 기초를 다집니다.

감기 증상, 아이에 따라 달라요

감기 증상은 다양합니다. 열, 콧물, 코막힘, 기침이 기본 증상이고, 때로 부비동염, 중이염, 기관지염, 폐렴과 같은 합병증을 동반하기도 합니다. 아이마다 자주 겪는 감기 증상과 합병증이 다릅니다. 여기서 아이의 면역력 체질이 출발합니다. 어렵지 않죠? 아이가 자주 아픈 모습에서 체질을 파악하고 면역력을 관리하면 됩니다.

- **아플 때마다 매번 고열이 오르는 체질(5장)**
- **감기가 항상 목부터 시작되는 체질(6장)**
- **열이 오르면 열성경련을 하지 않을까 걱정되는 체질(7장)**
- **늘 코감기에 걸리고 콧물을 줄줄 흘리는 체질(8장)**
- **코가 꽉 막혀 콧물은 적은 대신 코막힘이 심한 체질(9장)**
- **기침을 자주 하고, 기관지염이나 폐렴이 걱정되는 체질(10장)**
- **코감기에 걸리면 늘 중이염이 동반되는 체질(11장)**

우리 아이의 면역력 체질은 어디에 해당하나요? 자주 걸리는 감기 유형에 따라 면역력 관리의 포인트를 잡으면 됩니다. 각 장에서 자세한 관리 방법을 알아보겠습니다.

아이는 감기로 평균 2주를 앓아요

어른의 감기는 일주일이면 낫지만, 아이의 감기는 2주일이 걸립니다. 아직 면역력이 약해서 그렇습니다. 평균 2주일이니까 때로 3~4주까지 지속되기도 합니다. 한 달에 한 번씩 감기에 걸리면, 한 달에 일주일을 제외하고 감기에 걸려 있는 것입니다. 막 기관에 다니기 시작한 면역력 3단계에서 자주 보이는 모습입니다. 면역력이 성장하면서 차츰 2주에서 일주일로 줄어듭니다. 감기가 일주일 만에 나으려면 적어도 초등학생은 되어야 합니다.

어린 아이일수록 아직 면역력이 약해서 감기 증상도 더 심합니다. 흔히 고열이 오르죠. 코 증상과 기침도 심하고, 중이염, 기관지염, 폐렴 같은 합병증으로 진행되는 경우도 많습니다. 아이의 열이 안 떨어져 잠을 못 이루고 밤을 새워본 부모님이 많이 계실 거예요. 수도꼭지를 튼 것처럼 콧물이 줄줄 흐르고, 기침하면서 깨느라 잠을 못 자고, 축농증과 중이염으로 항생제를 오래 복용하고, 기관지염과 폐렴으로 몇 차례 입원을 하는 아이도 있습니다. 역시 면역력이 성장하면서 차츰 감기 증상이 심하지 않고 가볍게 지나갑니다.

감기 시작, 열이 나고 목이 부어요

열은 감기가 시작될 때 납니다. 어린 아이들은 2~3일 정도 열이 오르락내리락할 수 있습니다. 열이 나면서 또는 열이 나지 않더라도 감기 초기에 목이 붓는 아이들이 많습니다. 아이들은 편도가 크고 잘 붓습니다.

코감기로 시작하면 맑은 콧물부터 훌쩍거리다가 콧물의 양이 점차 늘어납니다. 재채기와 눈코 가려움을 동반하는 경우도 있습니다. 기침감기는 캑캑 기침부터 살짝 시작하는 경우가 있고, 처음부터 콜록콜록 기침이 심한 경우도 많습니다.

감기 증상은 일주일째가 가장 심해요

어른은 일주일이면 감기가 낫지만, 아이는 7일째에도 감기 증상이 여전히 심합니다. 열이 떨어지면 콧물과 기침이 심해지는 경우가 많습니다. 콧물이 노랗게 진해지고, 기침 소리가 강합니다. 4~7일째에는 코 증상과 기침이 심해서 잠을 못 자기도 합니다.

감기에 걸려 병원에서 3~4일 치 약을 처방받아 복용해도 감기 증상이 더 심해질 수 있습니다. 감기약이 효과가 없어서가 아니라, 아이들의 감기는 7일까지 더 심해지면서 진행되기 때문입니다. 감기약이 듣지 않는다고 생각하면 다음 약이 강해지지만, 자연스러운 경과로 보면 조금 더 기다릴 수 있습니다. 물론 중이염, 기관지염, 폐렴으로 진행되는지 잘 확인해야 합니다. 각각의 질환들은 해당 파트에서 자세히 살펴보겠습니다.

일주일이 지나면 감기 증상이 차츰 좋아져요

감기가 시작된 지 일주일 정도가 지나면 심한 증상이 차츰 꺾입니다. 완전히 좋아지는 데 다시 일주일이 걸립니다. 진득한 콧물이 묽어지고, 심한 코막힘이 줄어들고, 콜록 기침이 캑캑 잔기침으로 바뀝니다. 시간이 걸리더라도 차츰 좋아지고 있으면 괜찮습니다. 아이들의 감기는 낫는 데 시간이 좀 더 걸립니다.

어린 아이들은 감기가 완전히 낫지 않았는데 또는 며칠 동안 잠깐 괜찮다가 새로운 감기에 걸리기도 합니다. 그럼 다시 2주의 흐름을 처음부터 시작해야 합니다. 합병증으로 심해진 상태일 수도 있지만, 새로운 감기에 걸리는 경우가 조금 더 많습니다. 두 가지를 잘 구별해야 치료 방향을 제대로 잡을 수 있습니다.

감기를 이겨내면서 면역력이 성장해요

　아이의 면역력이 약해서 아직 감기가 힘들 수 있습니다. 하지만 약한 면역력이라도 감기 정도는 거뜬히 이겨낼 수 있습니다. 많은 아이들이 그래왔고, 우리 아이도 이렇게 면역력이 성장해나갈 겁니다. 이 과정을 우리 아이의 체질에 맞춰 더 효과적으로 관리할 수 있습니다. 자, 그럼 면역력 체질에 대한 본격적인 이야기로 넘어가볼까요?

5장

열이 자주 나는 체질

- 아프면 매번 고열이 오르는 아이
- 열이 한번 오르면 며칠씩 안 떨어지는 아이
- 외출을 하고 나면 꼭 열이 오르는 아이
- 기관에 다니기 시작하고 나서 열이 자주 나는 아이
- 열이 오르면 오한이 심한 아이

고열이 자주 오르는 아이

열은 무섭습니다. 아이들은 갑자기 고열이 오르고, 며칠씩 열이 잡히지 않기도 합니다. 그러면 혹시나 아이에게 큰일이 나지는 않을까 걱정이 많이 됩니다. 아이들은 크면서 고열을 수차례 경험합니다. 특히, 열이 자주 나는 체질이 있습니다. 한 달에 한 번 이상 열이 오르고 종종 응급실에 가기도 합니다. 익숙

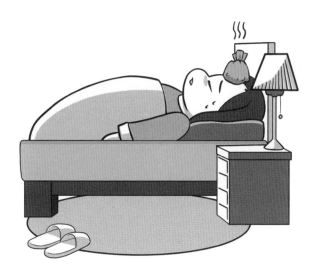

해질 법도 하지만 열이 오르면 여전히 무섭고 불안합니다.

이번 장에서는 열이 자주 나는 아이의 면역력을 관리하는 방법을 알아보겠습니다. 열은 면역력과 감기 관리의 출발입니다. 꼭 열이 자주 나는 체질이 아니라도 열에 대한 기본 지식은 기억해두면 좋습니다.

왜 이렇게 열이 자주 나는 걸까요?

아직 면역력이 약하기 때문입니다. 열은 아이의 면역력이 무기를 총동원해 병균과 힘껏 싸우는 모습입니다. 열(熱)이 많고 음(陰)이 약한 체질에서 열(fever)이 많이 납니다. 아이가 자라면서 면역력이 성장하면 열(fever)은 차츰 줄어듭니다. 아이의 체질에 맞춰 관리하면 면역력 성장에 더 도움이 됩니다.

기관에 다니고부터 열이 많이 나요

열은 기관을 이제 막 시작한 1~2년 차 아이에게 많이 납니다. 안 아프던 아이가 갑자기 고열이 오르면 부모님은 많이 놀라시게 되죠. 앞으로 몇 년 동안은 열이 자주 날 수 있습니다. 아이는 잔병치레와 열을 잘 이겨내면서 면역력이 차츰 성장합니다. 다음 해에는 열이 줄고, 그다음 해에는 더 줄어들 거예요. 이 과정에서 아이가 힘들지 않도록 도울 수 있는 좋은 방법들이 있습니다. 조금 뒤에 자세히 살펴보겠습니다.

둘째 아이는 첫째보다 열이 많이 날 수 있어요

둘째 아이는 기관을 다니는 첫째 아이에게 병균을 전달받아 더 일찍 아프니다. 첫째보다 어린 나이에 아프다 보니 열이 자주 나죠. 돌 이전에 이미 열이 몇 차례 오르고 항생제도 일찍 복용할 수 있습니다. 첫째를 키워봐서 수월할 것 같지만 둘째의 면역력 관리는 보통 첫째보다 어렵습니다. 아이의 열을 제대로 관리하는 방법, 이번 장에서 알아보겠습니다.

초등학생인데 열이 자주 나요

초등학교 시기까지 열이 자주 나는 아이는 또래보다 면역력이 약한 체질일 수 있습니다. 때로 파파증후군에 해당해서 열이 주기적으로 반복되는 아이도 있습니다. 이러한 아이들은 한의원에서 정확한 진찰을 받고 면역력 관리를 받아보세요. 약한 체질과 면역력을 보강해주는 치료 방법으로 도움이 될 수 있습니다.

2 | 열, 정확히 알고 준비해보세요

먼저 열에 대한 기초 지식을 쌓아봅시다. 정확히 알면 열에 대한 걱정을 줄이고 제대로 대처할 수 있으니까요.

열, 두려움을 줄여보세요

인터넷을 찾아보면 열에 대한 걱정이 가득합니다. 열은 분명 부모님에게 가장 두려운 증상 중 하나입니다. 당연히 그럴 수 있습니다. 다행히 열에 대한 최신 연구와 전문가 견해는 걱정을 조금이나마 덜 수 있는 방향으로 업데이트가 되고 있습니다. 하지만 많은 인터넷 정보들이 20년 전 그대로입니다. 부끄럽지만 아직 업데이트가 안 된 의료인도 있습니다.

서양의학에서는 열을 생리적인 반응으로 보고 열에 대한 걱정과 지나친 해열제 의존을 줄이라고 말합니다. 한방이 아닌 서양의학의 진료 지침입니다. 저역시 이러한 가이드를 바탕으로 아이들의 발열을 진료합니다. 살펴볼 내용들은 UpToDate, 미국소아과학회, 영국국립임상연구원에서 제공하는 최신 연구와 전문가 의견을 참고했습니다. 열은 중요한 증상이고 의외의 논란도 있어 자세히 살펴보려고 합니다.

열은 병균과 싸우는 무기

열이 나는 원인은 보통 병균 감염 때문입니다. 예를 들어 감기나 독감에 걸려 열이 나는 거죠. 그런데 열이 꼭 병균의 나쁜 작용만은 아닙니다. 사실 나쁜 병균과 싸우기 위한 중요한 무기이기도 하거든요. 여기에서부터 출발해볼게요. 미국소아과학회에서는 이렇게 이야기합니다.

"열은 아이가 감염과 싸우도록 돕는 중요한 역할을 한다. 열 자체가 질환은 아니다. 오히려 아픈 증상 중 하나이다. 실제로 열은 보통 몸이 병균과 싸우고 있다는 긍정적인 증상이다."

보통 열은 잡아야 할 치료 대상으로 여깁니다. 결과적으로 병균을 치료해서 열을 떨어트려야 합니다. 하지만 열 자체가 치료의 목적은 아닙니다. 사실 열은 지금 아이에게 필요한 면역 작용입니다. 그래서 미열이 오르면 바로 해열제로 없애기보다는 발열을 적절히 이용해도 괜찮습니다.

여기서 몇 가지 의문이 들 수 있습니다. 고열로 머리에 이상이 생기면 어떡하지? 열이 오르면서 경련을 하면 큰일인데? 같은 것들이죠. 그럼 지금부터 하나씩 자세히 살펴보겠습니다.

열은 계속 오르나요?

아이들의 일반적인 감염 질환, 즉 잔병치레에서는 그렇지 않습니다. 열이 오르는 기전은 보일러와 비슷합니다. 병균이 침입하면, 열을 조절하는 뇌의 시상하부에서 설정 체온(set-point)을 올립니다. 평소에는 36.5~37℃가 정상 체온이면, 38~40℃ 정도로 올리는 거죠. 그럼 몸에서는 여러 작용으로 열의 생산을 늘리고 손실은 줄여 체온을 높입니다. 설정 체온에 도달하면 더 오르지 않고 유지됩니다.

일반적인 감염 질환에서 41℃를 넘는 경우는 드뭅니다. 신경학적으로 정상인 소아의 경우, 극심한 고온 환경, 악성 고열, 갑상샘항진증을 제외하면 치사 온도인 42℃를 넘을 가능성은 없습니다.

열은 병균과 싸우기 위해 아이의 몸이 필요한 만큼 올린다고 생각합니다. 자신에게 해를 끼칠 정도로 계속 올리진 않습니다. 적어도 현재까지는 전문가들이 이렇게 합의하고 있고, 의사 선생님들이 학교에서 배우는 교과서에도 아래와 같이 나옵니다.

"드물게 발생하는 열성 간질 지속증이나 열사병을 제외하고 고열이 뇌 손상 등을 초래한다는 걱정을 뒷받침하는 근거는 없다."

그래서 일반적인 감염 질환에서 열이 계속 올라 뇌 손상이 생기진 않습니다. 실제로 뇌 손상을 일으키는 건 열이 아닌 특정 병균입니다. 예를 들어 소아마비나 뇌수막염 병균이죠. 다행히 예방접종으로 소아마비는 완전히 사라졌고, 세균성 뇌수막염의 사례는 매우 적습니다. 드물게 걸리더라도 치료 약물이 있습니다.

열이 안 떨어지면 어떡하죠?

열은 떨어집니다. 아이의 면역력이 병균을 이겨내면 열은 자연스럽게 내려갑니다. 간혹 고열이 오래 지속되면 강한 병균이 원인일 수 있어 항생제나 다른 치료약의 도움을 받기도 합니다. 그래서 열이 나면 일단 병원에 가야 합니다. 열의 원인을 파악하기 위해서입니다. 아이 혼자서 이겨낼 만하면 해열제로 관리하고, 강한 병균이면 다른 약물을 함께 사용합니다. 한없이 열이 지속되거나 머리에 문제가 생기진 않습니다. 열은 필요한 만큼 나고 결국 떨어집니다.

열 때문에 손상이 생기진 않나요?

40℃가 넘으면 부작용이 조금씩 생깁니다. 바로 열로 인해 세포에 손상이 생기기 시작하는 거죠. 41℃가 넘으면 죽는 세포가 생기고, 42℃가 넘으면 효소가 변형되고 대사 작용이 망가집니다.

그렇다고 40℃가 딱 넘자마자 단백질과 효소가 변성되고 돌이킬 수 없는 상태가 되는 건 아닙니다. 아이들 중에 고열이 41℃ 가까이 오르는 경우가 간혹 있습니다. 그래도 전문가들은 아이들의 감염 질환에서 발열로 인해 걱정할 만한 뇌 손상은 생기지 않는다고 봅니다.

열사병은 다릅니다

열사병은 열 생산이 너무 많아, 열이 설정 체온을 넘어 계속 오르는 질환을 말합니다. 뜨거운 햇볕, 무더운 날씨에 오래 노출되면 열사병이 생길 수 있습니다. 앞에서 말한 체온 보일러의 조절 장치가 고장 난 상태입니다. 체온이 지나치게 오르면 장기가 손상되고 사망에 이를 수 있습니다.

그렇다고 아이가 놀이터에서 뛰어노는 것 정도로 열사병이 생기진 않습니다. 실제로 우리나라에서는 많지 않지만, 뜨거운 여름날 공사장이나 논밭에서 일을 하다가 열사병으로 쓰러지는 경우들이 있습니다. 너무 안타까운 일이지만, 더운 여름날 차 안에 아이를 깜빡 잊고 놔둬 열사병으로 사망한 뉴스도 드물게 볼 수 있습니다.

열이 올라 경련을 하면 어떡하죠?

열이 오르면서 경련을 하는 경우가 있습니다. 그래서 해열제를 미리 복용하기도 합니다. 그런데 현재까지의 연구 결과에 따르면 해열제가 열성경련을 예방하지는 않습니다. 이상하죠? 열이 오르지 않게 하면 경련을 안 해야 하는데, 실제로는 그렇지 않으니까요. 아마도 해열제의 작용 기전이 열의 생산이 아닌 소실을 늘리기 때문이라고 전문가들은 생각합니다.

"해열제는 열성경련을 예방하지 않고, 열성경련을 예방할 목적으로 해열제를 사용하지 말아야 한다."

영국국립임상연구원은 이렇게 말합니다. 미국소아과학회, UpToDate도 같은 의견입니다. 사실 이렇게 바뀐 지 10년이 넘었습니다.

가능하면 아이가 열성경련을 경험하지 않아야겠지만, 현실적으로 예방은 어렵습니다. 전체 아이들의 2~4% 정도가 크면서 열성경련을 경험하니까 적지는 않죠. 하지만 정말 다행히도 연구 결과에 따르면 열성경련을 한두 번 하더라도 후유증은 거의 없고 두뇌와 지능 발달에도 영향을 주지 않는다고 합니다. 그래도 자주 경련을 하고 뇌전증이 걱정되는 아이라면 도움이 되는 약물치료를 받아야 합니다. 여기까지가 현재 의학이 가능한 부분입니다.

실제로 아이의 열성경련을 한 번이라도 경험한 부모님은 당연히 아이에게 해열제를 자주 주시게 될 거예요. 의학적인 견해에서는 도움이 안 되지만, 막상 열이 오를 때 해줄 수 있는 별다른 방법이 없기 때문이죠. 그래서 저는 진료를 할 때 너무 의존하지 말라는 정도로만 부모님들에게 말씀드립니다. 경련에 대한 자세한 내용은 7장에서 살펴볼 예정입니다.

그럼 열이 괜찮다는 말인가요?

아이가 아프니 괜찮은 건 아닙니다. 해열제를 절대 쓰지 말라는 얘기도 아닙니다. 다만, 열을 너무 두려워하지 말라는 거죠. 열은 한없이 오르진 않고, 열 때문에 머리에 이상이 생기지도 않으며, 간혹 열성경련을 할 수 있지만 아이에게 별다른 문제가 없다면, 그래도 걱정을 조금은 줄일 수 있습니다.

아이의 열이 두려운 건 부모님의 당연한 마음입니다. 그런데 무슨 질환이든, 특히 아이의 건강에 있어서는 두려움이 앞서면 불필요한 치료가 늘어납니다. 정확히 알면 좀 더 영리하게 대처할 수 있습니다. 열이 나면 병원에서 정확한 진찰을 받고, 필요한 치료와 함께 해열제를 적절히 사용하세요. 그리고 제 의견도 참고해 열을 관리해보세요. 건강한 면역력 관리는 바로 열 관리에서부터 시작됩니다.

| 3 | 기초체온은 몇 도인가요? | |

열을 제대로 관리하려면, 먼저 정상 체온부터 알아야겠죠?

아이의 정상 체온은 37℃ 초반입니다

평소 아이의 체온을 재보면, 36.8℃에서 37.5℃ 사이가 나옵니다. 이전에 알고 있던 36.5℃보다 높죠? 아이들의 체온이 오른 건 아니고, 측정 방법이 바뀌어서 그렇습니다.

예전에는 겨드랑이 사이에 수은 체온계를 넣어서 측정했어요. 그런데 겨드랑이 체온은 정확도가 낮고, 수은 체온계는 수은의 위험성 때문에 요즘은 잘 쓰지 않습니다. 그래서 최근엔 적외선 체온계로 고막 체온을 측정합니다. 다들 집에 하나씩 있을 거예요. 고막 체온은 우리 몸의 중심 체온과 가까워서, 0.5℃ 정도 높게 나옵니다. 그래서 37℃ 초반대가 나옵니다.

그런데 고막 체온계로 열을 재보면, 체온이 매번 다르게 나오는 걸 경험하셨을 겁니다. 체온계의 끝이 고막을 향해야 하는데, 보이지 않는 귀 안에 넣다 보니 제대로 집어넣기 어렵거든요. 사실 가장 정확한 방법은 항문 체온입니다. 이건 좀 번거롭겠죠? 그래서 현실적으로 고막 체온계를 사용합니다. 제대로 사용하면 꽤 정확한 체온을 측정할 수 있습니다.

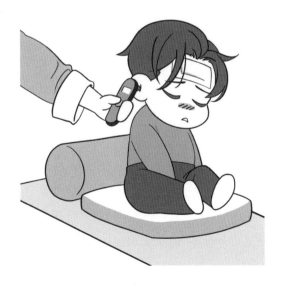

아이의 체온은 어른보다 높아요

아이는 신진대사가 활발해서 기초체온이 어른보다 높습니다. 어른은 36.5~37.2℃ 정도이고, 아이는 36.8~37.5℃까지 나옵니다. 신생아는 체온이 조금 더 높아서 37.5~38℃까지 정상으로 봅니다.

아이가 클수록 기초체온은 조금씩 내려갑니다. 잔병치레로 병원에 자주 가는 초등학교 저학년까지는 37℃ 초반이 나올 수 있습니다. 아이가 커서 아픈 횟수가 줄면 자연스레 체온을 덜 재게 되는데, 사춘기가 지나고 어른이 되면 체온은 점점 내려갑니다.

체온은 1장에서 살펴본 열(熱) 체질과 관련이 있습니다. 아이는 열이 많은 체질이어서 기초체온이 조금 높을 수 있습니다. 열이 줄어들면 기초체온이 조금씩 낮아집니다.

우리 아이 체온이 조금 낮은가요?

기초체온이 37℃ 정도가 아니라 36℃ 초중반인 아이들도 있습니다. 기초체온은 아이의 체질마다 다릅니다. 조금 높은 아이가 있고 낮은 아이도 있죠. 조금 낮다고 해서 문제가 되진 않습니다. 아이의 기초체온이 낮으면, 기준을 조금 낮게 잡고 열을 관리하면 됩니다. 다시 말해 다른 아이들은 정상 또는 미열로 생각할 수 있는 체온도 열이 나는 상태일 수 있습니다.

간혹 고막 체온계의 측정 방법이 잘못돼서 체온이 낮게 나오는 경우가 있습니다. 적외선 체온계는 체온계의 끝이 고막을 향해야 체온이 정확하게 측정됩니다. 만약 고막이 아닌 고막 주변의 피부를 가리키면 체온이 낮게 측정되는데요, 체온이 조금 낮게 나오는 건 대부분 이러한 경우입니다. 어린 아기들은 귓구멍의 크기가 작아 체온이 부정확하게 측정되기 쉽습니다. 조금 뒤에 측정 방법을 살펴보도록 하겠습니다.

만약 기초체온이 항상 조금 낮으면서 몸이 종종 차갑고 추위를 많이 타는 아이라면, 1장에서 살펴본 한(寒) 체질에 해당하므로 몸을 따뜻하게 만드는 체질 밥상과 한방 치료가 도움이 될 수 있습니다.

체온은 하루 중에도 변해요

체온은 아침엔 낮고 저녁엔 높습니다. 하루 동안 0.5℃ 정도의 차이가 납니다. 아침에는 36.7℃였는데, 저녁에는 37.2℃일 수 있습니다. 막 자다 일어난 몸은 신진대사가 아직 활발하지 않아 체온이 조금 낮고, 낮에는 신진대사가 활발해져 체온이 조금 오르는 거죠. 그래서 저녁에 꼭 미열이 오르는 건 아닙니다. 열이 오르면 체온 변화는 더 커집니다. 하루 동안 1℃까지 변화가 생깁니다. 여기에 해열제를 복용하면 변화의 폭이 더 커질 수 있습니다.

100년 전보다 체온이 낮아졌어요

현대인의 체온은 과거보다 낮아졌습니다. 얼마 전 발표된 연구에 따르면, 최근 100년 사이 평균 기초체온이 37℃에서 36.3~36.5℃ 정도로 내려갔습니다. 아마도 현대인은 이전처럼 신체 활동을 많이 하지 않고, 감염 질환이 많이 줄어서 열이 잘 나지 않기 때문이라고 생각합니다.

어른이 연구 대상이었기 때문에 아이들의 체온도 내려갔는지는 정확히 모릅니다. 아마도 아이들의 체온은 비슷하지 않을까 싶습니다. 아이들은 이전처럼 활동적으로 잘 뛰어놀고, 면역력이 약해서 여전히 열이 나는 잔병치레가 잦으니까요. 아이들의 생활 패턴이 차츰 정적으로 바뀌고, 의학 기술의 발달로 감염 질환이 더 줄면, 체온도 지금보다 내려갈지 모르겠습니다.

낮은 체온을 올리면 면역력이 올라간다고 이야기하는 건강 기사가 요즘 종종 눈에 띕니다. 이건 체온이 점점 내려가는 추세와 관련이 있지 않나 싶습니다. 그렇다면 반대로 기초체온이 조금 높은 아이들은 어른보다 면역력이 더 건강한 걸까요? 꼭 그렇진 않은 것 같습니다. 실제로 보일러 눈금을 올리듯 체온을 올리는 방법이 있지도 않습니다. 규칙적인 운동으로 신체 활동을 늘리고 건강한 식생활을 꾸준히 지속하면, 전체적인 면역력과 건강 상태가 좋아지면서 낮아진 체온이 조금은 더 오를 수 있습니다. 면역력은 체온 하나만이 아닌 전체적인 건강관리의 결과입니다.

우리 아이의 기초체온은 얼마인가요?

같은 시간, 같은 방법으로 측정한 아이의 체온을 기억하세요. 아이마다 기초체온이 다릅니다. 우리 아이의 기초체온을 기준으로 발열을 판단하면 됩니다. 열이 나서 소아과에 방문하면 기초체온을 이야기해주세요. 지금 측정한 체온이 37.8℃라면, 평소 기초체온이 37.2℃인 아이에게는 미열이지만, 36.5℃인 아이에게는 높은 발열입니다. 아이의 기초체온이 조금 낮거나 높다고 해서 문제가 있는 건 아닙니다. 우리 아이의 건강과 체질에 맞춰 관리하면 됩니다.

| 4 | 정확한 체온을 측정하는 세 가지 팁 | |

자, 이제 아이의 체온을 측정해볼까요.

보통 귀 체온계를 사용해요

앞에서 설명한 것처럼 요즘은 적외선 체온계로 고막의 온도를 측정합니다. 그런데 적외선 체온계는 측정 방법의 영향을 많이 받습니다. 측정할 때마다 체온이 다르고, 또 좌우의 체온도 같지 않아 헷갈립니다. 그래서 여러 번 측정하여 가장 높은 온도를 아이의 체온으로 보면 됩니다.

고막을 향해서 집어넣어야 해요

적외선 체온계의 끝이 귓구멍 안의 고막을 향해야 합니다. 고막 바깥의 벽을 향하면 체온이 낮게 측정될 수 있습니다. 아이의 체온을 측정하다 보면 35℃에서 36℃ 초반으로 나와 혹시 저체온이 아닌가 싶기도 한데요, 이렇게 낮게 측정되는 체온은 대부분 측정 방법이 잘못된 경우가 많습니다.

얼굴이 아니라 귓구멍을 보면서 측정하세요. 그래야 체온계의 끝이 고막을 향해서 정확히 측정됩니다. 고막은 귓구멍에서 살짝 위, 뒤쪽에 위치합니다. 아이의 귀를 살짝 위와 뒤쪽으로 당기면서 측정하면 더 정확히 잴 수 있습니다.

귀지가 많으면 한 번씩 제거해주세요

고막 앞에 귀지가 많아 가로막으면 체온 측정이 부정확할 수 있습니다. 그래서 다니는 병원에서 귀지를 한 번씩 제거해주면 좋습니다. 자주 할 필요는 없어요. 귀 안에 있는 적당량의 귀지는 몸을 지키는 방어 작용을 하거든요. 보통 감기에 걸려 소아과나 이비인후과에 가면 중이염을 확인하면서 귀지를 빼줄 거예요. 아이가 다칠 수 있으니 집에서 하기보다 가능하면 병원에서 제거해주세요.

6개월 이하는 펜 타입 체온계

6개월 이하의 어린 아기는 조그마한 귀 안으로 적외선 체온계를 정확히 넣기 어렵습니다. 그래서 펜 타입 체온계로 항문 체온을 측정하는 게 좋습니다. 펜 타입 체온계를 찬물로 깨끗이 씻은 뒤, 바셀린을 묻혀서 아기의 항문에 1~2cm 정도 살살 넣어 체온을 재면 됩니다. 펜 타입 체온계는 가격이 저렴해 적외선 체온계와 함께 구매해두면 좋습니다.

비접촉 체온계는 정확도가 떨어져요

코로나가 유행하는 시기에는 비접촉 체온계를 많이 사용했습니다. 이마나 손목에 대면 바로 체온이 측정되어 매우 간편하다는 장점이 있습니다. 하지만 바깥 피부의 온도를 측정하는 데다 땀을 조금만 흘려도 정확도가 떨어지는 단점이 있습니다. 발열 여부를 판단하는 목적으로는 빠르고 간편하고 위생적이지만, 집에서는 정확도가 높은 고막 체온계를 사용하길 권해드립니다.

---

5 | 몇 °C부터 열이 나는 건가요?

기초체온과 체온 측정 방법을 알았으면, 다음은 발열의 기준에 대해 알아보겠습니다.

몇 ℃부터 열이 나는 건가요?

아이의 평소 정상 기초체온보다 오르면 열이 난다고 보는데, 대체로 38℃ 이상을 발열로 봅니다. 이 기준이 모두에게 해당하지는 않습니다. 앞에서 살펴본 아이의 평소 기초체온에 따라 다릅니다. 기초체온이 높은 아이는 기준을 조금 높게, 낮은 아이는 발열 기준을 조금 낮게 잡으세요.

미열은 몇 ℃인가요?

미열의 기준은 조금 애매합니다. 의학적 정의가 따로 있진 않거든요. 정상 체온보다 높지만 발열이라고 보기에는 낮은 정도를 미열이라고 볼 수 있는데요, 37.5℃까지를 정상 체온으로 본다면, 37.5℃에서 38℃ 사이를 미열로 보면 되지 않을까 싶습니다.

37.5℃부터 미열, 38℃부터 발열, 이렇게 딱 칼로 무 자르듯 구분하진 않습니다. 편의상 이렇게 보는 거죠. 해열제를 사용하는 기준도 체온만으로 보진 않습니다. 열이 오르는 흐름과 전체적인 컨디션을 함께 살펴봐야 합니다. 조금 뒤에 자세히 살펴볼게요.

미열이 오르면 어떻게 해야 하죠?

저녁때 미열이 살짝 오르면, 밤새 열이 더 오르진 않는지, 며칠 동안 콧물을 흘리거나 기침을 하지 않는지 주의 깊게 살펴봐야 합니다. 미열은 감기가 시작되는 첫 증상일 수 있거든요.

뭔가 약을 먹이고 싶어 해열제를 주기도 합니다. 해열제를 복용하면 미열이 떨어질 수 있지만, 병균이 없어지진 않습니다. 오히려 병균과 싸우기 위한 열을 꺼버리는 작용을 할 수 있습니다.

저는 미열이 나는 아이에게 감기 한약을 추천합니다. 감기 한약은 감기의 진행 과정에 따라서 치료 방법이 달라집니다. 미열이 오르는 초기에는 감기 병균과 싸우는 면역력을 강화해서 병균을 쫓아내는 치료를 합니다. 한의학에서는 '발산(發散)'이라고 부르는 치료 작용입니다. 가벼운 감기가 시작될 때는 이렇게 한방 치료를 활용하면 좋습니다. 상비약으로 미리 준비해두고 사용해보세요.

6개월 미만, 더 주의 깊게 보세요

6개월 미만의 아기는 열을 더 주의 깊게 봐야 하고, 발열의 기준도 다릅니다. 보통 열이 잘 나지 않는 시기라서 조금 더 걱정해야 하는 상황일 수 있거든요. 3개월 미만은 38℃, 6개월 미만은 39℃가 넘으면, 밤중이라도 응급실에 가서 정확한 진찰을 받아봐야 합니다. 자세한 검사와 관리를 위해 입원을 할 수도 있으니 간단한 채비를 해가면 좋습니다.

6 | 열, 이렇게 날 수 있어요

열이 나는 아이의 구체적인 모습들을 알아보겠습니다.

열은 병균 감염의 시작입니다

열은 보통 감기 초반 1~3일 사이에 납니다. 편도가 부으면서 열이 나는 경우가 많습니다. 열이 떨어져도 콧물과 기침은 더 지속될 수 있습니다. 열부터 시작해 콧물, 기침이 완전히 낫기까지 평균 2주가 걸립니다.

열이 오르면 손발이 차가워져요

우리 몸은 체온을 올리기 위해 손발로 혈액을 덜 보냅니다. 그래서 머리와 몸은 뜨거운데 손발은 차갑습니다. 때로 손발이 파란빛, 보랏빛으로 변하기도 합니다. 열이 나는데 손발이 차갑다면 열이 더 오를 수 있다는 신호입니다.

열이 다 오르면 손발은 다시 따뜻해집니다. 열이 몸 안에 갇혀 있거나 체한 상태는 아닙니다. 열이 오르면서 자연스럽게 나타나는 몸의 반응입니다. 그래서 꼭 손발을 주무를 필요는 없지만, 아이가 편안해한다면 조물조물 마사지를 해주세요. 혈액순환을 돕고 몸살기로 인한 근육통에 도움이 될 수 있습니다.

열이 오르는 초기에는 추울 수 있어요

열이 오르는 초기에는 오한을 느끼기도 합니다. 추워하고 오들오들 몸을 떨기도 하죠. 열이 다 오르면 오한이 없어집니다. 아이가 추워하면 얇은 이불을 덮어주세요. 이불을 덮는다고 체온이 더 오르지는 않습니다. 체온은 두뇌에서 정해놓은 설정 체온까지만 올라갑니다. 단, 너무 따뜻하게 꽁꽁 싸매지 않도록 주의하세요. 오한을 느끼고 열이 오르는 단계에서는 땀이 나지 않습니다. 열이 내리는 단계에서는 땀이 날 수 있습니다. 해열제를 복용할 때도 땀이 나면서 열이 내려갑니다.

열은 오르락내리락해요

낮에는 열이 떨어지고 밤에 다시 오르는 모습이 며칠 동안 반복될 수 있습니다. 오전에 열이 떨어지고 밤에도 다시 오르지 않아야 완전히 떨어진 상태입니다. 그래서 아침에 열이 떨어졌다고 바로 어린이집과 학교에 보내기보다는 저녁까지 기다리면서 아이의 상태를 살펴보면 좋습니다.

열은 며칠 동안 날 수 있어요

아이들은 2~3일에서 길게는 일주일까지 열이 날 수 있습니다. 면역력이 약해서 병균을 이겨내는 데 시간이 필요합니다. 고열이 오래 지속되면 일반적인 감기가 아닌 다른 질환일 수 있기 때문에 병원에서 다시 한번 정확한 진찰을 받아보세요.

열이 나면 입맛이 없어요

열이 오르면 소화기계의 기능이 함께 저하되어 입맛이 없을 수 있습니다. 배가 아프거나 구토 또는 설사를 하는 경우도 있고요. 어린 아이일수록 위장관 증상을 함께 동반하는 경우가 많습니다. 아이가 먹기 싫어하면 억지로 주지 말고 부드러운 음식을 챙겨주세요. 참, 밥은 덜 먹더라도 탈수 예방을 위해 물은 충분히 마셔야 합니다.

해열제의 사용 방법과 몇 가지 관리 방법을 알아보겠습니다.

해열제, 열로 힘든 아이를 편하게 해줘요

해열제는 열을 내리게 하는 약입니다. 앞에서 설명한 뇌의 설정 체온(set-point)을 낮춰서 체온을 내립니다. 해열제로 열이 떨어지면 조금은 안심이 됩니다. 하지만 해열제가 열의 원인 질환을 치료하지는 않습니다. 감기를 빨리 낫게 하고, 중이염과 편도염, 폐렴으로 진행하는 과정에 영향을 미치진 않는다는 얘기입니다. 열을 잠시 내리는 작용을 할 뿐이죠. 그래서 약효가 떨어지면 다시 열이 오를 수 있습니다.

해열제는 사실 진통 작용이 더 중요합니다. 해열제로 사용하는 타이레놀은 두통과 생리통 같은 통증에 많이 쓰이죠? 해열제는 열이 올라 불편하고 힘든 아이를 진통 작용으로 조금은 편하게 만듭니다. 아이에게 실질적으로 도움이 되는 작용입니다. 그래서 현재 의학 전문가들은 이러한 진통 작용을 더 중요하게 생각합니다. 열만 내리려는 목적이 아니라, 아이의 컨디션을 함께 살펴봐야 합니다.

딱 몇 ℃가 넘으면 해열제를 복용하라는 기준이 있진 않습니다. 38℃라도 아이가 힘들지 않고 평소 컨디션과 같다면 꼭 해열제를 복용할 필요는 없습니다. 미리 해열제를 복용해도 고열을 예방하지는 않습니다. 반대로 38℃에서 힘들어하고 처지고 편도가 부어 아파하면 해열제가 도움이 됩니다. 39℃인데 힘들지 않다면 꼭 해열제를 복용하지 않아도 되지만, 실제로는 복용이 도움이 되는 경우가 있습니다. 그럼, 지금부터 구체적인 적용 방법을 살펴보도록 하죠.

해열제, 이렇게 사용하세요

단계 1 저녁쯤 열이 오르면?

열은 꼭 병원에 가기 힘든 저녁에 주로 오릅니다. 저녁 무렵 열이 살짝 오르기 시작하는데 아이가 힘들어하지 않으면 아직은 해열제를 복용하지 않아도 됩니다. 저녁때 이미 열이 많이 올라 아이가 힘들어하고 처지면 해열제를 먹이세요.

단계 2 자기 전에 열이 오르면?

밤이 되면 저녁보다 열이 더 오릅니다. 39℃가 넘고 아이가 힘들어하면 해열제를 먹이세요. 아이가 많이 힘들어하지 않더라도 열이 39℃ 가까이 오르면 자기 전에 해열제를 먹이는 게 도움이 됩니다. 자는 동안 열이 더 오를 수 있고, 해열제의 진통 효과로 잠을 푹 잘 수 있기 때문입니다.

단계 3 자는 동안 열이 다시 오르면?

해열제를 복용하고 4~6시간 후 약효가 떨어지면 열이 다시 오릅니다. 이때 열이 높지 않고 아이가 잘 자면 굳이 깨워서 먹이지 않아도 됩니다. 부모님도 자는 도중에 누가 깨우면 다음 날 컨디션이 안 좋죠? 아이도 마찬가지입니다. 푹 자야 감기를 잘 이겨낼 수 있습니다. 만약 해열제를 먹여도 여전히 고열이고 아이가 힘들어하면 시간 간격에 맞춰 해열제를 주세요.

단계 4 낮에 열이 떨어지면?

낮에는 보통 체온이 조금 내려갑니다. 체온이 높지 않고 아이가 힘들어하지 않으면 해열제를 주지 않아도 됩니다. 저녁에 다시 오를 수 있으니 주의 깊게 체온을 살펴보세요. 만약 체온이 내려가지 않고 여전히 고열이면 시간 간격에 맞춰 해열제를 복용하게 하세요.

해열제 교차 복용은 어떤가요?

해열제에는 타이레놀 계열과 부루펜 계열의 두 가지 종류가 있습니다. 두 종류의 해열제를 2시간 간격으로 사용하는 방법을 교차 복용이라고 합니다. 전문가들은 대체로 교차 복용을 추천하지 않습니다. 미국소아과학회에서는 교차 복용이 열에 대한 두려움을 키울 수 있다고 말합니다. 열이 걱정돼서 교차 복용을 하는 건데 순서가 바뀐 느낌이죠? 열에 대한 두려움을 조금 줄이고 해열제에 지나치게 의존하지 말라는 의미입니다. 물론 쉽지는 않습니다. 인터넷을 찾아보면 열에 대한 무서운 이야기들과 교차 복용을 추천하는 의견들이 많습니다.

영국국립임상연구원(NICE)에서는 아이가 많이 힘들어하면 교차 복용을 고려하라고 제안합니다. 여기서도 체온이 기준은 아니에요. 해열제는 열을 기필코 떨어뜨리기 위해서가 아니라, 열로 힘든 아이의 불편을 덜어주기 위해 사용합니다.

아이가 열이 오르면 바로 교차 복용을 하기보다 다음과 같이 해보세요. 타이레놀 계열을 먼저 먹이고, 열과 컨디션 변화를 관찰한 다음 효과가 있으면 계속 타이레놀 계열을 사용하세요. 효과가 적으면 4시간 후에 부루펜 계열로 바꿔 써보세요. 둘 중에 효과가 더 좋은 계열을 골라서 쓰면 됩니다. 타이레놀 계열을 먼저 추천하는 이유는 상대적으로 부작용이 적고 안전하다고 알려져 있기 때문입니다. 물론 아이마다 해열제에 대한 반응이 다를 수 있습니다. 우리 아이는 평소에 부루펜 계열이 잘 맞는다면 그걸 먼저 써도 괜찮습니다.

아이의 옷을 벗겨야 하나요?

아이의 옷은 평소처럼 입혀주세요. 시원하게 입혀도 체온이 내려가지는 않습니다. 오히려 오한이 들어 추워하는 경우가 많습니다. 평소처럼 입히고 혹시 추워하면 얇은 이불을 하나 더 덮어줘도 됩니다. 땀이 나면서 더워하면 조금 시원하게 입혀도 됩니다. 아이를 편하게 해주는 게 포인트입니다.

미온수 마사지는 이제 그만!

열이 조금이라도 빨리 떨어지게 하기 위해 밤새 미온수 마사지를 해줬던 경험이 있으신가요? 아이가 마사지를 싫어해서 꼭 해줘야 하는지 고민이 되기도 합니다. 그런데 최근 몇 년 사이에 지침이 바뀌었습니다. 소아과 교과서에서는 "미지근한 물에 목욕을 시키거나 냉각 담요를 사용하는 것은 해열을 시키는 데 효과적이지 않다"라고 말합니다.

그래서 이제는 미온수 마사지를 하지 않아도 됩니다. 실제로 미온수 마사지로 체온이 내려가는 효과는 미미합니다. 그에 비해 아이의 불편감은 큽니다. 아이를 힘들게 할 뿐 체온은 별로 내려가지 않는다면, 아이에게 도움이 되지 않겠죠? 예외적으로 열사병 또는 신경학적 장애가 있어 정상적인 체온 조절이 어려운 경우에는 미온수 마사지가 도움이 되지만, 대부분의 아이에게는 해당하지 않습니다.

아이 목욕은 어떻게 시켜야 하나요?

열이 나는 동안은 목욕을 하지 않는 게 좋습니다. 가뜩이나 열 때문에 컨디션이 안 좋은데, 목욕으로 아이가 더 힘들 수 있거든요. 열이 오르락내리락하면서 땀이 나면 몸에서 냄새가 날 수 있는데, 물수건으로 가볍게 닦아주는 정도로 관리하고, 열이 떨어지면 몸을 씻겨주세요. 열이 떨어지고 콧물이나 코막힘이 심해진 상태에서는 목욕이 코 증상 관리에 도움이 될 수 있습니다.

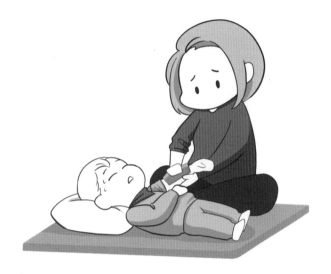

열이 나는 아이의 관리 방법

현실적으로 열이 나는 아이에게 해줄 수 있는 건 많지 않습니다. 최근 전문가 견해는 해열제를 덜 주고, 미온수 마사지도 하지 말라면서, 오히려 개입할 수 있는 방법을 더 줄였습니다. 그렇다고 가만히 지켜보기만 하라는 건 아닙니다.

일단 열이 나면 병원에 가야 합니다. 원인 질환이 무엇인지, 걱정할 상태인지 정확한 진찰을 받아야 하니까요. 일반적인 열 감기이면 해열제를 복용하면서, 또는 상태에 따라 항생제나 다른 약물을 복용하면서 열이 떨어지길 기다립니다. 걱정할 증상이 보이면 약이 남았어도 바로 병원에 가야 합니다. 아래에 언제 응급실에 가야 하는지에 대해 언급해놓았으니 참고하세요.

또 한 가지 팁. 열이 나는 아이에게 사용할 수 있는 한약이 있습니다. 병균으로 인한 염증을 줄이고, 아이가 힘들지 않게, 열과 감염 증상이 빨리 지나가도록 돕는 작용을 합니다. 금은화, 연교, 포공영, 생지황, 승마, 수우각과 같은 한약재를 사용한 한약 처방입니다. 보통 소아 전문 한의원에서는 열 한약을 따로 만들어 준비해두고 있기 때문에 필요한 만큼 처방받아 바로 가져가실 수 있습니다. 해열제와 같이 복용해도 괜찮습니다. 열이 자주 나는 체질은 열 한약도 함께 사용해보세요.

8 | 응급실에는 언제 가야 하나요?

열이 나는 아이를 응급실에 데려가야 하는지는 눈, 코, 입의 상태로 확인하세요.

열이 나는 아이, 응급실에 가야 할까요?

열은 꼭 밤에 오릅니다. 그럼 응급실에 가야 할지 말아야 할지 고민이 됩니다. 인터넷을 검색하면 응급실에 가서 오히려 아이를 더 힘들게 했다는 경험담들이 있어 망설여집니다. 밤중에 열이 나는 아이, 응급실에 데리고 가야 할까요?

일단 심호흡을 하고 마음을 조금 안정시키세요

열이 나서 응급실에 가야 하는 경우는 많지 않습니다. 대부분 감기, 장염, 독감과 같은 병균 감염에 의해 열이 나기 때문에 응급실에 가야 할 정도로 심각한 경우는 적습니다. 자는 아이를 깨워 응급실에 가는 것보다 오늘 밤은 아이가 푹 자면서 쉬는 게 더 도움이 됩니다.

그렇다고 무조건 응급실에 갈 필요가 없는 건 아닙니다. 어떤 경우에 응급실에 가야 하는지 체온, 눈, 코, 입의 4단계로 나눠 살펴보겠습니다.

체온, 눈, 코, 입, 4단계 확인법

단계 1 **체온이 높아요**

해열제를 복용해도 계속 40℃가 넘으면 응급실에 가서 아이의 정확한 상태를 확인해보세요. 고열이 지속되면 폐렴, 요로감염, 독감과 같은 질환일 수 있습니다. 그런데 고열이라고 무조건 폐렴, 독감과 같은 걱정해야 하는 질환에 걸린 건 아닙니다. 면역력 단계가 낮은 어린 아이들은 일반적인 감기에 걸려도 고열이 나는 경우가 많습니다. 만약 심각한 질환이 아니라면 조금은 걱정을 줄이고 열을 관리하면서 떨어지기를 기다리면 됩니다. 단, 3개월 미만은 38℃, 6개월 미만은 39℃가 넘으면 응급실에 가는 게 좋습니다.

단계 2 **엄마의 눈, 아이의 모습을 확인하세요**

아이가 심하게 처지고 불러도 반응하지 않거나, 피부색이 평소와 다르게 창백, 얼룩덜룩, 잿빛으로 변하거나, 열성경련을 하는 등의 모습을 보인다면 응급실에 가서 정확한 진찰을 받으세요. 이외에도 엄마의 직감으로 심각한 상태라고 느껴지면 응급실에 가보세요. 만약 조금 처지고 끙끙 앓더라도 잘 자고 있다면 그대로 집에서 푹 재우는 것이 더 좋습니다.

단계 3 아이의 코, 호흡을 확인하세요

분당 호흡수가 60회 이상으로 빨라질 때, 아이가 호흡하는 게 힘들어 보일 때는 응급실에 가보세요. 아이가 폐렴에 걸리면 호흡이 힘들 수 있습니다. 꼭 폐렴이 아니더라도 숨 쉬는 걸 힘들어하면 당연히 빨리 응급실에 가야 합니다. 만약 코가 막혀서 숨 쉬기 답답해하거나 기침이 심해서 자꾸 깬다면 어떻게 해야 할까요? 이때도 호흡이 힘들지 않으면 응급실에 가지 않아도 됩니다.

단계 4 아이의 입, 탈수를 확인하세요

고열이 나고 물을 잘 안 마시면 탈수의 위험이 있습니다. 탈수 증상이 보이면 바로 응급실에 가 필요한 처치를 받아야 합니다. 물을 어느 정도 마시는 아이에게 탈수는 잘 생기지 않습니다. 하지만 열이 나면 편도가 부어 목이 아파서 물을 잘 안 마실 수 있습니다. 생각날 때마다 물을 권해주면서 조금씩이라도 자주 마시게 해주세요.

탈수는 모세혈관 충혈 시간으로 확인합니다. 아이의 손가락 끝을 부모님의 손톱으로 5초간 꾹 눌렀다가 떼보세요. 그럼 하얗게 변한 피부가 다시 붉게 돌아옵니다. 이렇게 돌아오는 시간이 3초가 넘으면 탈수를 의심합니다. 부모님의 손가락을 함께 눌러보며 비교하세요. 체중이 갑자기 줄지 않았는지 소변을 잘 보는지도 확인해야 합니다. 만약 탈수가 의심되면 밤중이라도 응급실에 가서 필요한 처치를 받아야 합니다.

응급실에 가야 할 경우는 많지 않습니다

이렇게 심각한 증상들을 쭉 나열해보니 응급실에 가야 할 경우가 많아 보이는데요, 실제로 밤중에 열이 나는 아이를 응급실에 데리고 가야 할 경우는 많지 않습니다. 위의 사항에 해당하지 않는다면 오늘 밤은 아이가 푹 자면서 쉬게 해주세요. 잠을 푹 자야 병균과 싸워 잘 이겨낼 수 있습니다.

응급실에 가지 않아도 된다고 해서 병원에 갈 필요가 없다는 의미는 아닙니다. 지금 바로 응급한 처치가 필요하지 않다는 거죠. 다음 날 오전에는 병원에 가서 정확한 진찰을 받아보세요. 오전에 열이 조금 떨어져 괜찮아 보이더라도 밤이 되면 열이 다시 오를 수 있습니다. 열은 초기 증상이고 점차 기침, 콧물로 진행되기도 합니다.

9 │ 파파증후군, 열이 주기적으로 나는 아이

열이 주기적으로 자주 나는 질환을 파파증후군이라고 부릅니다.

파파증후군이 뭔가요?

파파증후군은 아프타성 구내염, 인두염, 경부 림프절염과 같이 나타나는 주기적 발열 증후군을 말합니다. 38.5℃에서 41℃까지 고열이 평균 4일 정도 지속되고, 2~8주 간격으로 열이 납니다.

아프타성 구내염과 인두염, 경부 림프절염도 다소 생소한 이름일 텐데요, 발열과 함께 나타나는 염증 부위를 가리킵니다. 구내염은 입안, 인두염은 목 안, 림프절염은 목 바깥쪽입니다. 일반적인 감기 질환이 아닌 자가 염증 질환으로 여겨지고 있습니다.

유전자의 차이? 체질의 차이?

아직까지 파파증후군의 원인은 정확히 모릅니다. 아마도 유전자의 차이로 생각되지만 그렇다고 돌연변이는 아닙니다. 왜인지 아이의 면역력이 무언가에 민감하게 반응해 발열 증상으로 나타나는 모습입니다.

서양의학에서는 이렇게 특정한 모습을 나타내는 그룹을 '증후군'이라 부르고, 한의학에서는 '체질'이라고 말합니다. 열이 자주 나는 아이, 비염이 심한 아이, 기침 가래가 심한 아이들이 있는 것처럼 체질마다 강하게 나타나는 면역 반응, 즉 증상이 다른 거죠. 아이가 타고난 체질에 따라 건강의 모습이 다르고, 결국 치료 방법도 달라집니다. 그래서 파파증후군이 있는 아이들에게 체질의 관점에서 한의학 치료가 도움이 될 수 있지 않을까 싶습니다.

변증열, 32일마다 주기적으로 나는 발열

한의학 교과서를 보면 변증열(變蒸熱)이라는 개념이 있습니다. 어린 아기가 크면서 32일마다 나는 열을 변증(變蒸)이라고 합니다. 학생 시절에는 너무 틀에 맞춘 느낌이라 옛날 한의학 서적 속의 이야기 정도로 생각했고, 최근 편찬된 한의학 대사전에서도 과학성이 없다고 지적합니다. 그런데 지금 보니 파파증후군과 많이 닮았습니다. 물론 구체적인 내용에서는 이해하기 힘든 부분들도 있지만, 한편으로 한약 치료의 아이디어를 얻을 수 있는 내용들도 있습니다. 한의학에서 변증열은 기혈 순환을 풀어주는 가벼운 처방으로 치료합니다.

시간이 지나면 차츰 좋아져요

열은 나는 것만으로도 걱정인데 주기적으로 반복되기까지 하면 부모님은 더 근심이 많아집니다. 다행히 아이가 크면서 저절로 좋아집니다. 빠르면 6개월 사이에 좋아지기도 하지만, 보통 4~8년 정도 지속됩니다. 아마도 아이의 면역력이 성장하는 데 필요한 시간이 아닌가 싶습니다. 차츰 크면서 열의 정도가 줄고 주기가 길어집니다. 연구 결과에 따르면 별다른 문제와 후유증 없이 아이는 건강하게 잘 자랍니다.

파파증후군의 한의원 치료

아마도 아이가 열이 오르면 소아과에서 처방받은 스테로이드를 복용할 거예요. 열이 나지 않는 시기에는 한방 치료를 병행할 수 있습니다. 아이의 면역력이 충분히 성장하기까지 몇 년간 긴 흐름으로 관리하게 됩니다. 때로 짧은 한약 복용으로 바로 좋아지는 아이가 있지만, 대체로 몇 년 정도의 관리가 필요합니다. 그렇다고 몇 년 동안 계속 한약을 복용하라는 얘기는 아니고, 6개월 간격으로 한 달가량 한약을 복용하면서 면역력을 꾸준히 키워주는 방향으로 관리합니다. 면역력이 조금이라도 더 빨리 성장하도록 도와주는 거죠.

아마 편도 절제 수술을 고려하는 아이들도 있을 텐데요, 열은 보통 어린 나이에 시작되기 때문에 바로 수술을 하기에는 이른 데다가 전신마취를 하는 수술 자체도 부모님은 고민이 되실 수 있습니다. 수술이 이르거나 조심스러운 아이는 먼저 한방 치료를 시작해볼 수 있습니다.

아이가 열이 오를 때는 앞에서 설명한 열 한약을 함께 사용할 수 있습니다. 상비 한약으로 미리 준비해두면 좋습니다. 바로 뒤에 소개하는 체질 밥상도 함께 활용해보세요.

어릴 적 기억, 고열로 잠 못 들던 밤

돌이켜보면 저는 초등학교 3~4학년 때까지 고열이 자주 났습니다. 갑자기 열이 올라 밤새 끙끙 앓으며 몽롱한 정신으로 잠든 기억이 많습니다. 아마도 타고난 면역력이 약했고, 기관에 늦게 다니기 시작했기 때문에 외부 노출의 충격이 컸던 것 같습니다. 매번 편도가 부어 음식을 삼키기 힘들었고, 구내염으로 입안이 자주 헐어 쓰디쓴 약을 발랐는데요, 돌이켜보면 파파증후군의 증상과 딱 맞는 것 같습니다.

그래서 저의 경험을 바탕으로 열에 대한 이야기를 더 자세하게 풀어봤습니다. 저와 비슷한 모습으로 고민하는 부모님과 아이들에게 조금이나마 도움이 되길 바랍니다. 다행히 저는 지금 건강합니다. 어린 시절 양약부터 한약까지 이런저런 관리를 꾸준히 해왔고, 지금도 건강한 식생활과 생활 패턴을 가능한 한 지키려고 노력하고 있습니다. 지금은 부모님에게 여러 가지 고민이 많이 떠오르겠지만, 부모님의 작은 노력 하나하나가 우리 아이 면역력 성장의 밑바탕이 되어 우리 아이도 분명 앞으로 건강하게 잘 자랄 거라고 생각합니다.

10 │ 열이 자주 나는 아이에게 도움이 되는 체질 밥상

먼저 현재 열이 나고 있는 아이의 밥상을 알아보고, 그다음 열이 자주 나는 아이의 체질 밥상을 알아보겠습니다.

입맛이 없으면 죽이나 미음을 주세요

열이 오르면 입맛이 떨어지고 목이 아파서 밥을 씹고 삼키기 힘들 수 있습니다. 밥을 먹기 힘들어하면 죽이나 미음을 챙겨주세요. 시원한 성질의 녹두를 넣은 녹두죽도 좋습니다. 혹시 죽을 싫어하는 아이 또는 입맛이 떨어지지 않은 아이는 평소 먹는 밥으로 줘도 됩니다.

기름진 음식은 줄이세요

지금 아이의 몸은 병균과 싸우고 있어 염증이 많은 상태입니다. 기름진 음식은 오히려 염증을 늘릴 수 있습니다. 고기 반찬보다는 생선이나 두부 반찬이 좋습니다. 고기 반찬을 찾으면 소고기보다는 시원한 성질의 돼지고기를 기름기가 적은 부위로 챙겨주세요.

채소와 과일을 충분히 챙겨주세요

채소와 과일에 풍부한 피토케미컬은 아이가 병균과 잘 싸우도록 도와줍니다. 시원한 성질의 무, 배추, 오이, 숙주나물, 연근을 챙겨주세요. 잘 먹는 채소와 과일 위주로 줘도 괜찮습니다. 컨디션도 안 좋은데 싫어하는 채소를 억지로 먹기는 더 힘들 거예요. 과일은 미리 실온에 꺼내놓아 차갑지 않은 상태로 주세요.

물을 많이 마시게 해주세요

열이 오르면 몸에는 수분이 부족해집니다. 그래서 물을 충분히 마셔줘야 합니다. 밥은 잘 안 먹어도 물은 수시로 마시도록 챙겨주세요. 목이 아파 삼키기 힘들면 조금씩 자주 마시게 해주세요. 목의 염증을 줄이는 민들레차를 끓여 수시로 마시게 하면 도움이 됩니다.

열이 자주 나는 체질을 위한 건강차

잔병치레가 많고 아플 때마다 열이 나는 체질의 아이에게는 평소에 지황+황기+귤피차를 챙겨주세요. 모두 앞에서 한 번씩 살펴봤죠? 지황은 음(陰) 체질을 보강해 열이 자주 나는 아이에게 도움이 되고, 황기는 호흡기계 면역력을 보강해 잔병치레가 잦은 아이에게 좋습니다. 귤피는 순환을 원활하게 만들어주는 작용이 있습니다. 감기에 걸리지 않은 평소에는 지황+황기+귤피차, 열이 오를 때는 민들레차를 마시면 됩니다.

① 지황과 황기, 귤피를 3g씩 섞어 다시백에 넣어주세요.

② ①을 물 2~3ℓ에 넣고 30분 동안 끓여줍니다.

③ ②를 냉장 보관하고 수시로 아이에게 챙겨줍니다.

구기자와 검은깨, 검은콩을 챙겨주세요

모두 앞에서 소개한 음식이죠? 구기자와 검은깨는 음(陰) 체질과 기초 건강, 검은콩은 면역력과 순환에 도움이 되는 음식입니다. 평소에 세 가지 음식을 꾸준히 챙겨주면 좋습니다. 열이 많은 체질의 아이는 1장에서 소개한 체질 밥상도 함께 활용해보세요. (67페이지)

뽕잎차도 한 번씩 끓여주세요

뽕잎은 한의학에서 감기를 치료하는 한약으로 많이 사용합니다. 저는 열이 자주 나고 목이 많이 붓는 아이들의 보약 처방에 뽕잎을 조금 넣습니다. 연하게 끓여 물처럼 마시면 됩니다. 잘 마시는 보리차와 함께 섞어 끓여도 됩니다. 눈에도 좋은 효능이 있어 눈 알레르기가 있는 아이에게도 도움이 됩니다.

열이 자주 나는 아이를 위한 한의원 관리

이제 막 기관에 다니기 시작한 어린 아이들 중에 열 위주로 아픈 체질이 많습니다. 또는 아이가 크면서 일시적으로 면역력이 약해져 한동안 나지 않던 열이 자주 나는 경우도 있습니다. 이러한 체질은 면역력 보강, 특히 음 체질의 보강에 포인트를 두고 위에서 살펴본 지황을 주 한약재로 사용합니다. 그리고 과도한 열을 약간 줄이기 위해 현삼, 시호, 지모와 같은 약재를 같이 넣습니다.

면역력이 일시적으로 약해진 아이들은 치료 효과가 빠른 편이고, 이제 면역력 성장이 시작되는 어린 아이들은 약한 면역력을 채우기 위한 시간이 여유 있게 필요합니다. 그렇다고 몇 개월 동안 계속 한약을 먹이라는 건 아니에요. 6개월 간격으로 감기철이 시작되기 전에 미리 면역력을 보강해 관리하면 좋습니다. 이렇게 준비해두면 아이가 몇 차례 열 감기를 스스로 이겨내면서 기초 면역력을 채워가게 됩니다.

지황은 기초 건강을 보강하는 작용이 있다고 했죠? 그래서 때로 소화력이 함께 채워져 식생활이 개선되는 아이들도 있습니다. 이러한 아이는 한약 처방에 소화력을 개선하는 사인, 백두구, 맥아와 같은 한약재를 함께 넣기도 합니다. 소화력에 대해서는 14장에서 자세히 살펴보겠습니다.

6장

목이 자주 붓는 체질

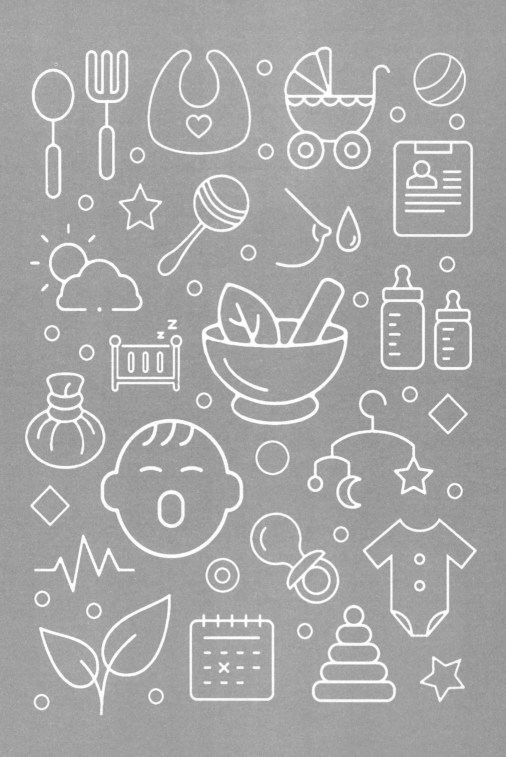

- 감기에 걸리면 항상 목부터 붓는 아이
- 목이 부으면서 꼭 열이 오르는 아이
- 병원에서 늘 편도가 크다고 말하는 아이
- 편도가 자주 부어 수술을 고민하는 아이

우리 아이는 늘 감기가 목부터 시작해요

감기에 걸리면 항상 목부터 아프기 시작하는 아이가 있습니다. 딱 우리 아이인데? 이렇게 생각하시는 부모님들이 많이 계실 텐데요, 우리 아이만 그렇진 않습니다. 아이들은 감기에 걸리면 대부분 목이 잘 붓습니다. 우리 아이가 평균 정도인지 아니면 다른 아이보다 목이 많이 붓는 체질인지 구별해야 합니다. 이번 장에서는 목이 약한 체질의 면역력 관리에 대해 알아보겠습니다.

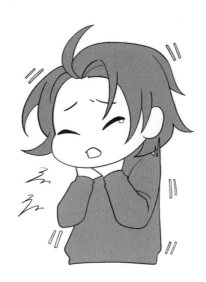

목이 약한 아이는 어떤 체질인가요?

한의학에서 목이 잘 붓는 체질은 5장에서 살펴본 열이 자주 나는 체질과 비슷합니다. 열(熱)이 많고 음(陰)이 약한 체질입니다. 여기에 편도가 약한 체질이 함께 더해집니다. 실제로 편도염과 고열이 같이 나타나 힘든 아이들이 많이 있습니다. 자, 그럼 이런 아이들은 어떻게 관리해야 하는지 자세히 살펴볼까요?

아이의 편도가 큰 편인가요?

아이의 편도가 크다는 이야기를 종종 들었나요? 아이들은 보통 편도가 크고 잘 붓습니다. 남들만큼 큰 편인지, 유독 큰 편인지 구별해야 합니다. 물론 편도가 크다고 해서 자주 아픈 건 아닙니다. 최근에는 편도의 면역 기능을 이전보다 중요하게 생각하는 추세입니다. 조금 뒤에 편도에 대해 자세히 알아보겠습니다.

편도가 크고 많이 부으면 절제해야 할까요?

편도 수술로 고민하고 있는 아이들도 있을 텐데요, 편도가 너무 크거나 편도에 세균성 감염이 자주 생기거나 또는 아데노이드가 함께 커서 코골이가 심한 아이는 절제 수술을 고려할 수 있습니다. 그렇게 수술이 도움이 되는 아이들도 분명 있지만, 부모님의 입장에서는 신중해지기 마련입니다. 이럴 때 한방 치료는 어떻게 도움을 줄 수 있는지 알아보겠습니다.

병원에 가면 늘 듣는 목이 부었다는 이야기, 어떤 의미일까요?

여기서 목은 편도를 의미해요

목은 해부학적으로 여러 부위를 함께 일컫습니다. 편도, 인두, 후두가 모두 목에 포함됩니다. 병원에서 부었다고 말하는 목은 편도입니다. 편도는 입에서 목으로 넘어가는 목의 입구 양쪽에 두 개가 있습니다. 아이의 입을 크게 벌리게 한 다음 불을 비추면 편도를 볼 수 있습니다.

그래서 편도가 부으면 음식을 삼킬 때 목이 아픕니다. 약간 부은 상태에서는 별로 불편하지 않습니다. 하지만 편도가 많이 부으면 물을 마시고 침만 삼켜도 목이 불편하고 아픕니다. 심한 편도염에 걸리면 밥을 못 먹어 체중이 빠지기도 합니다.

편도는 우리 몸을 지키는 면역 기관입니다

편도는 우리 몸의 면역 기관입니다. 입에서 목으로 넘어가는 몸의 입구에서 아이의 몸을 지키는 중요한 파수꾼의 역할을 하죠. 편도에는 백혈구가 많아 침입한 병균들과 잘 싸울 수 있고, 염증을 편도에 국한해 병균이 몸으로 퍼지지 않게 합니다. 즉 편도의 염증은 아이를 아프게 하지만, 동시에 아이의 몸을 지키는 면역 작용이기도 합니다. 앞에서 살펴본 발열과 비슷하죠?

병원에 가면 항상 목이 부었다고 해요

감기에 걸려 병원에 가면 꼭 목 상태를 진찰합니다. 편도가 부어 크기가 커졌는지, 편도 위에 하얀 염증이 생겼는지 확인합니다. 편도가 붓고 하얀 염증이 있으면 열이 오를 가능성이 있습니다.

보통 감기 초반 1~3일에 목이 붓고 열이 오를 수 있습니다. 병원에서는 목이 부었다고 했지만, 아이에게 불편함이 없고 컨디션이 좋다면 열이 오를 가능성은 조금 낮습니다. 그래도 감기 초반에는 목이 더 붓고 열이 오를 수 있기 때문에 주의 깊게 살펴봐야 합니다.

편도가 부어서 열이 나나요?

편도 염증이 열의 원인은 아닙니다. 열이 나는 이유는 병균입니다. 감기나 독감과 같은 병균에 감염되어 목이 붓고 열도 나는 거죠. 편도가 붓고 열이 나는 증상 모두 병균과 싸우기 위한 면역 작용입니다. 병균이 원인이고 열과 편도 염증은 결과로 나타나는 증상입니다. 실제로 편도 염증과 열은 함께 나타나는 경우가 많습니다.

편도 염증을 열의 원인으로 보면, 편도를 없애서 열이 나지 않도록 치료하는 방법을 생각할 수 있습니다. 실제로 이러한 관점에서 한때 편도 수술이 유행하기도 했습니다. 그런데 편도와 열을 모두 면역 반응으로 본다면 접근이 달라집니다. 편도를 제거하기보다 편도의 면역력을 이용하고 아이의 면역력을 보강하는 방법이 더 도움이 될 수 있습니다.

우리 아이는 목이 잘 붓는 체질일까요?

목이 약간 부었는데 아파하지 않고 열이 자주 나지 않는다면, 일반적인 감기 증상으로 목이 약한 체질은 아닙니다. 목보다는 콧물이나 기침이 더 중요한 체질일 수 있습니다. 목이 많이 부으면서 아파하고, 고름 또는 하얀 분비물이 편도 표면에 보이고, 열이 자주 나는 편이라면, 목이 잘 붓고 약한 체질입니다.

목이 자주 붓는다고 알고 있는 아이가 실제로는 약간 붓는 정도에 해당하는 경우들이 많습니다. 앞에서 설명한 것처럼 아이들은 대부분 감기에 걸리면 목이 잘 붓거든요. 병원에서 약간 부었다고 듣는 정도는 괜찮습니다. 목이 약한 체질은 아니라는 거죠. 목과 편도가 신경 쓰이는 아이라면, 편도가 어느 정도 붓는지, 염증이 어느 정도인지, 불편하고 아픈지를 구체적으로 파악해보세요. 이렇게 우리 아이의 면역력 체질을 자세히 알아갈 수 있습니다.

어른이 되어도 목이 자주 부을까요?

아이의 면역력이 성장하게 되면 편도가 작아지고 목이 덜 붓습니다. 편도가 붓지 않아도 병균을 잘 이겨낼 수 있는 거죠. 하지만 목 면역력이 약한 체질은 어른이 된 후에도 면역력이 저하되면 목이 붓고 아픕니다. 건강이 나빠지면 언제든지 체질의 약한 부분이 불편한 증상으로 나타날 수 있습니다. 아마 부모님 중에도 감기에 걸리거나 컨디션이 나쁘면 늘 목이 붓는 체질인 분이 계실 거예요. 이러한 체질은 어릴 때부터 목 면역력을 꾸준히 신경 써 관리해주면 좋습니다.

입을 벌리고 자면 편도염이 잘 생기나요?

입을 벌리고 자는 아이는 호흡기계의 병균 감염에 조금 더 취약해질 수 있습니다. 입을 늘 벌리고 있으면 목 점막이 건조해져서 병균을 방어하는 면역력이 약해집니다. 코가 아닌 입으로 숨을 쉬면, 코점막의 면역 작용을 거치지 않고 공기가 바로 목과 기관지로 들어가게 됩니다. 그래서 입을 다물고 코로 숨을 쉬는 습관이 면역력에 더 도움이 됩니다.

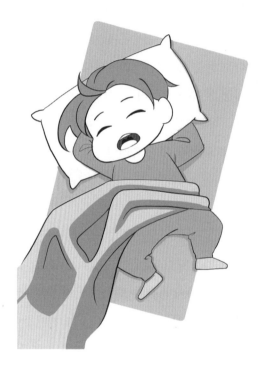

그런데 습관이 아니라 치료가 필요한 상태일 수 있습니다. 아이는 코로 숨 쉬기가 힘들어 입을 벌리고 숨을 쉬는 것일 수 있습니다. 만성 비염이 있거나 아데노이드 비대증이 있는 아이에게 나타나는 모습입니다. 이런 아이들은 원인 질환을 치료하는 게 우선이겠죠? 자세한 내용은 12장에서 살펴볼 예정입니다.

> 3 | ## 우리 아이는 편도가 큰 편인가요?

편도에 대해서 더 자세히 알아보겠습니다.

아이는 모두 편도가 커요

병원에서 진찰을 받으면 편도가 크다는 이야기를 종종 듣게 되실 거예요. 우리 아이는 편도가 큰 편일까요? 꼭 그렇진 않습니다. 아이들은 모두 편도가 크거든요. 태어나서 4~5세까지 편도가 점차 커지고 11세까지는 큰 상태를 유지하다가 이후에 차츰 작아집니다. 이 시기의 아이는 입을 벌려 목을 들여다보면 편도를 쉽게 눈으로 확인할 수 있습니다. 반대로 부모님은 편도가 이미 작아진 상태라 보이지 않을 가능성이 큽니다.

편도가 큰 시기는 유치원과 초등학교를 다니는 연령대입니다. 잔병치레가 많은 시기죠. 면역력이 약하고 많이 아픈 시기에 편도가 큰 이유는 아마도 편도의 면역 작용이 필요해서가 아닐까 싶습니다. 아이가 자라면서 면역력이 강해지면 편도의 면역 작용이 없어도 병균과 잘 싸울 수 있어 편도의 크기가 줄어듭니다.

편도가 어느 정도면 큰 편일까요?

다음 페이지의 그림을 참고하면 편도의 크기를 판단할 수 있습니다. 어른의 편도는 0에서 1 정도입니다. 아이는 보통 2 정도이고요, 아이의 편도가 3 이상이면 큰 편이라고 볼 수 있습니다. 실제로 아이들을 진료하는 병원에서는 이렇게 구체적으로 판단하기가 어려울 수 있을 거예요. 병원마다 다르겠지만, 보통 2~3 정도는 편도가 큰 편, 4 이상은 많이 크다고 설명하는 것 같습니다. 많이 큰 아이는 대학병원에서 진찰을 받아보라고 권유하기도 합니다.

한 가지 주의할 점이 있습니다. 보통 병원에서 편도 상태를 확인하는 경우는 아이가 아플 때일 텐데요, 감기나 편도염이 있으면 평소보다 편도가 부어서 더 커집니다. 편도의 크기는 아이가 아프지 않은 평소 상태를 판단해야 합니다. 편도가 커서 신경이 쓰인다면 감기가 다 낫고 나서 병원에 방문해 다시 한번 확인해보세요. 집에서 부모님이 직접 확인해도 됩니다. 스마트폰의 손전등으로 입안을 비춰 편도 상태를 볼 수 있습니다.

아프면 편도가 더 커진다고 했죠? 이렇게 변하는 편도의 상대적인 크기도 중요합니다. 병균이 침입하면 면역 작용으로 편도가 붓습니다. 이때 편도의 크기를 고려해 감염 질환의 정도와 진행을 판단합니다. 편도가 많이 부어 평소보다 크면 염증이 심한 상태일 수 있습니다. 편도염이 좋아지면 편도의 크기가 차츰 평소 상태로 돌아옵니다. 병원을 자주 바꾸면 이러한 변화를 꼼꼼히 체크할 수 없습니다. 우리 아이의 편도가 원래 큰지 아파서 커진 건지, 처음 방문한 병원에서는 알기 어렵습니다. 가능하면 우리 아이와 잘 맞는 병원에서 쭉 관리하는 게 좋다는 이야기입니다.

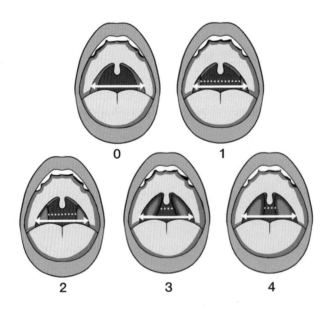

편도가 크면 안 좋나요?

큰 편도가 꼭 나쁜 건 아닙니다. 앞에서 설명한 것처럼 아이는 보통 편도가 큽니다. 편도가 커서 자주 아픈 것도 아니고요. 편도가 큰 아이가 반드시 목 면역력이 약한 체질인 것도 아니에요. 아이가 크면서 면역력이 성장하면 잔병치레가 줄고 편도의 크기도 작아진답니다.

편도의 크기보다는 아이가 불편해하고 아픈 모습이 더 중요합니다. 다음 세 가지 경우에 해당하는지 살펴보세요.

- 편도가 너무 커서 음식을 삼키기 힘든 경우
- 세균 감염으로 편도에 염증이 자주 생기는 경우
- 아데노이드가 함께 커서 코골이가 심한 경우

편도가 너무 커서 음식을 삼키기 힘든 아이

편도가 많이 큰 아이는 음식을 삼키기 힘들 수 있습니다. 앞의 그림에서 1과 4를 비교하면, 4는 편도가 목구멍을 거의 막고 있어서 음식이 통과하기 어려워 보이죠? 실제로 편도 제거 수술을 하고 나서 이전보다 잘 먹는 아이들이 있습니다.

안 먹는 아이의 부모님에게는 솔깃한 이야기일 텐데요, 모든 아이들에게 적용되지는 않습니다. 편도가 정말 큰데 밥을 잘 먹고 꿀꺽꿀꺽 잘 삼키는 아이도 있습니다. 반대로 아이가 안 먹는 이유가 큰 편도와는 관련이 없을 수 있습니다. 편도보다 소화력에 원인이 있을 가능성이 높습니다. 안 먹는 아이의 부모님은 이런저런 고민이 많으실 거예요. 아이의 편도가 많이 큰 편이라면 병원에서 자세한 상담을 받아보세요. 소화력은 14장에서 자세히 다루려고 합니다.

세균 감염으로 편도에 염증이 자주 생기는 아이

편도염이 자주 생겨 힘든 아이라면 편도 제거 수술을 고려할 수 있습니다. 편도의 크기보다 편도염의 빈도가 중요합니다. 편도가 많이 약해 세균 감염이 빈번하게 생기고 아이의 일상생활이 많이 불편하면, 편도를 제거하는 수술이 아이에게 도움이 될 수 있습니다.

그런데 여기서 포인트가 있습니다. 편도의 부은 상태가 꼭 수술이 필요한 세균성 편도염을 의미하지는 않습니다. 아이들은 아프면 목이 잘 붓는다고 했죠? 보통은 바이러스성 편도염이 많습니다. 세균성 편도염은 일부입니다. 그래서 단순히 목이 부은 상태만이 아니라, 편도에 염증이 어느 정도 있는지 아이의 목 상태를 자세히 확인해야 합니다.

그리고 최근에는 편도의 면역 기능을 과거보다 더 중요하게 생각하고, 편도 절제 수술에서도 이러한 부분을 함께 고려합니다. 1950~1970년대 미국에서는 편도를 염증이 생겨 아프게 만드는 골칫거리로 생각했고, 편도 제거 수술이 일종의 만병통치약으로 유행하기도 했습니다. 요즘 미국과 영국에서는 예전과 비교해 편도 수술이 현저하게 줄었습니다. 편도에 대한 관점이 바뀌었기 때문이죠.

이를 뒷받침하는 관련 연구들도 나오고 있습니다. 얼마 전에는 편도 제거 수술이 아이의 면역력에 장기적인 영향을 준다는 연구 결과가 발표되었습니다. 편도를 제거하면 편도의 세균성 감염은 줄어들지만, 전체적인 호흡기계 감염 질환의 빈도는 늘어날 수 있습니다.

그렇다고 수술이 무조건 나쁘다는 의미는 아닙니다. 연구 결과는 숫자이고, 아이의 건강은 현실입니다. 실제로 수술로 도움을 받는 아이들이 많이 있습니다. 장점과 단점을 고려해서 우리 아이에게 최선의 치료 방법을 선택해주세요. 수술을 하기에 조금 애매하거나 수술이 망설여지는 부모님은 조금 뒤에 소개하는 한의원 치료를 고려해보세요.

아데노이드가 함께 커서 코골이가 심한 아이

편도는 입에서 목으로 넘어가는 입구에 있는 면역 기관입니다. 코에서 목으로 넘어가는 입구에 있는 면역 기관은 아데노이드입니다. 아데노이드가 너무 크면 숨길을 막아 코로 숨 쉬기 힘듭니다. 자면서 코를 심하게 골고, 한 번씩 숨을 멈추는 무호흡 증상이 나타나기도 합니다. 편도가 큰 아이들은 아데노이드가 함께 큰 경우가 많습니다. 이런 아이들은 수술이 필요할 수 있겠죠? 아데노이드는 비염 증상과 더 관련이 있기 때문에 12장에서 자세히 살펴보겠습니다.

목이 부으면 항생제를 써야 하나요?

편도염은 대부분 바이러스가 원인이라 보통 항생제가 필요하지 않습니다. 항생제는 세균성 감염에 사용합니다. 최근에 발표된 영국국립임상연구원의 진료 지침에서도 목이 부을 때 항생제 남용을 줄이라고 강조합니다. 전 세계적으로 많은 의료인들이 아이들의 잔병치레에 불필요한 항생제 사용을 줄이기 위해 노력하고 있습니다.

가능하면 항생제를 적게 처방하는 병원에서 관리해보세요. 한의원에서도 아이의 편도염을 관리할 수 있습니다. 열이 나고 목이 부었을 때 한의원에서 아이의 상태를 정확하게 파악하고, 열 감기 한약 또는 목감기 한약을 처방받아 복용하며, 3~4일에 한 번씩 진찰을 받고 경과를 관찰하면서 치료합니다. 소아과 관리와 비슷하죠? 그리고 한의원 치료가 무조건 항생제 복용을 배제하진 않습니다. 경과를 관찰하면서 항생제 복용이 필요하면 말씀해주실 거예요. 한의원과 소아과 치료를 적절히 활용하면 아이의 면역력 관리에 더 도움이 될 수 있습니다.

목이 약한 체질인지 잘 구별하세요

다시 한번 강조합니다. 가볍게 목이 붓는 상태와 심하게 목이 붓는 상태를 구별해야 합니다. 가볍게 목이 부은 상태를 심한 편도염으로 오해하지 말아야 합니다. 아이들은 쉽게 목이 부을 수 있는데, 가벼운 염증을 심한 편도염으로 잘못 생각하면 치료가 강해집니다. 한방과 양방 치료 모두 마찬가지입니다. 목이 잘 붓는다고 생각했던 아이가 목이 약한 체질이 아닐 수 있습니다. 아이의 상태와 체질을 정확히 판단해야 불필요한 치료는 줄이고 도움이 되는 관리 방향을 잡을 수 있습니다.

---

4 | 목이 약한 아이에게 도움이 되는 체질 밥상

편도염으로 목이 부어 아플 때의 관리 방법과 목이 약한 체질을 위한 건강차를 소개하겠습니다.

목이 많이 부으면 아이가 아주 힘들어요

저는 어릴 적 고열과 함께 편도가 많이 부어 참 힘들었습니다. 가만히 누워 있어도 목이 아파서 불편하고, 입맛이 없는 데다 삼키기 힘들어 죽도 제대로 못 먹었죠. 여기에 열까지 오르면 밤새 끙끙 앓으며 힘든 밤을 보내야 했습니다. 제 경험을 바탕으로 편도가 부어 힘든 아이에게 조금이나마 도움이 되는 방법을 알려드릴게요.

목을 따뜻하게 보호해주세요

편도는 목 안쪽에 있습니다. 목은 근육과 지방이 적어 보호 작용이 약합니다. 옷은 보통 목 아래부터 입기 때문에 차가운 공기에 그대로 노출됩니다. 그래서 목이 붓고 아플 때는 꼭 목을 따뜻하게 보호해주세요. 터틀넥, 스카프, 목도리 등을 활용하면 되겠죠? 아이가 싫어하면 가벼운 손수건만이라도 둘러주세요. 아마 한두 시간이면 땀이 차서 젖을 텐데, 아이 곁에서 상태를 확인하고 바꿔주시면 좋습니다. 추운 겨울에는 꼭 감기에 걸리지 않았어도 평소에 목도리나 스카프로 목을 따뜻하게 보호해주면 좋습니다.

소금물 가글을 하면 좋아요

소금물로 가글을 하면 편도의 불편함이 조금 줄어듭니다. 소독이 아닌 불편함을 조금 편하게 만드는 작용입니다. 소금물은 물 250ml에 소금 1/4~1/2티스푼을 넣어 만들면 됩니다. 어린 아이는 소금물을 삼킬 수 있으니 주의하세요. 보통 유치원생, 초등학생 정도는 돼야 할 수 있습니다.

찬물과 아이스크림을 먹어도 되나요?

감기에 걸리면 찬 음식은 피해야 합니다. 하지만 목이 부어 많이 아프면 조금씩 사용할 수 있습니다. 아이스크림을 한두 입 먹게 하거나 작은 얼음을 천천히 빨아 먹으면 목의 불편함이 다소 줄어듭니다. 물론 이 방법은 일시적으로 불편함을 줄이는 것이지 편도염을 치료하는 건 아닙니다. 아이가 목이 많이 아파서 힘들어할 때 한 번씩 활용해보세요.

민들레차를 주세요

민들레는 한의학에서 목이 부었을 때 사용하는 한약재입니다. 염증을 줄이는 효과가 좋아 열이 나고 편도가 부었을 때 많이 사용합니다. 최근에는 서양의학의 생리학적 관점에서도 항염증 효과가 있다는 연구 결과가 발표되었습니다. 민들레차는 인터넷을 검색하면 쉽게 찾을 수 있습니다. 민들레는 꽃과 함께 줄기, 뿌리까지 모두 약으로 사용됩니다. 꽃차가 아닌 민들레 전체를 말린 차가 좋습니다. 민들레차는 집에 상비약으로 구비해두고 아이가 열이 나거나 목이 부었을 때 물처럼 수시로 마시게 하면 좋습니다.

도라지+감초+꿀을 차로 만들어 마시게 하세요

도라지와 감초를 함께 끓이면 편도염을 치료하는 훌륭한 감기약이 됩니다. 오래전부터 한의학에서 사용하는 감기 처방이거든요. 도라지와 감초는 모두 대형 마트에서 쉽게 구할 수 있습니다. 도라지 5g과 감초 3g을 섞어 20~30분 동안 끓여주세요. 여기에 꿀을 어른 숟가락으로 한 스푼 넣어서 주면 됩니다.

진통제를 사용하세요

아이가 목이 많이 아프다고 하면 집에 있는 해열제를 주세요. 해열제가 진통제라는 사실, 알고 계시죠? 목이 부어 통증이 심할 때 해열제를 복용하면 진통 효과로 도움이 됩니다. 열이 나지 않아도 사용할 수 있습니다.

목이 약한 체질을 위한 지황+황기+도라지차

목 면역력이 약해서 목이 자주 붓고 잔병치레가 잦은 아이는 지황+황기+도라지차를 평소에 물처럼 마시게 해주세요. 지황은 기초 건강, 황기는 면역력을 더하는 효과가 있었죠? 도라지차는 목 면역력을 튼튼하게 하는 작용을 합니다. 열이 자주 나는 체질에서 사용하는 지황+황기+귤피차에서 귤피를 도라지로 바꾸면 됩니다. 면역력 보강을 기본으로 목 면역력이 약한 체질을 고려해 도라지를 사용한 건강차입니다.

① 지황과 황기, 도라지를 3g씩 섞어 다시백에 넣어주세요.

② ①을 물 2~3ℓ에 넣고 30분 동안 끓여줍니다.

③ ②를 냉장 보관하고 수시로 아이에게 챙겨줍니다.

감기에 걸리지 않은 평소에는 지황+황기+도라지차, 목이 부어 아플 때는 민들레차를 마시면 됩니다. 그리고 열이 자주 나는 체질에서 소개했던 구기자, 검은깨, 검은콩, 뽕잎차도 함께 챙겨주면 좋습니다.

목 면역력이 약한 체질을 위한 한의원 관리

먼저 목과 편도가 약한 체질인지 정확히 판별해야 합니다. 앞에서 설명한 것처럼 평균 정도로 목이 붓는 체질일 수 있거든요. 이러한 아이는 기본 면역력 보강과 함께 기침이나 콧물, 코막힘과 같은 다른 면역력 체질에 포인트를 맞춰야 합니다.

정말 목이 자주 붓고 편도가 약한 체질은 지황과 황기가 들어간 기본 면역력을 보강하는 처방에, 편도에 도움이 되는 도라지, 선퇴, 우방자, 사간과 같은 한약재를 추가합니다. 편도가 많이 큰 아이는, 어혈(瘀血)을 줄이는 데 중점을 두고 단삼, 적작약과 같은 한약재를 추가하기도 합니다. 이렇게 아이의 약한 면역력을 체질에 맞게 보강해 목이 덜 붓고 편도염이 줄어들도록 치료합니다.

편도염은 보통 목 안이 약간 아픈 걸로 시작합니다. 대부분 저녁때 증상이 나타나고, 때로 갑자기 열이 오르기도 합니다. 그래서 목감기에 쓰는 상비 한약을 미리 준비해두면 좋습니다. 저녁에 신호가 보이면 우선 목감기 한약을 먹이고, 다음 날 병원에서 진찰을 받는 거죠. 소아 한의원에는 보통 목감기 한약이 항상 준비되어 있습니다. 한의원마다 따로 만들어놓은 목감기 한약이 있거나 은교산 또는 연교패독산이라는 이름의 한약을 목감기에 많이 사용합니다.

7장

열성경련을 하는 체질

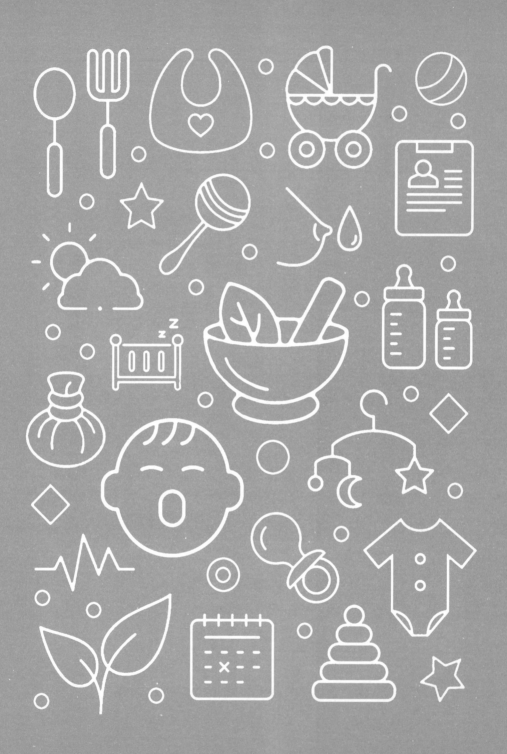

1 | 열이 나면 경련이 걱정돼요

- 열이 오르면 경련을 하지 않을까 걱정되는 아이
- 열이 오르면서 열성경련을 했던 경험이 한두 번 있는 아이
- 열이 오르면 자주 경련을 하는 아이

아이가 열성경련을 경험했나요?

열도 걱정이지만 경련은 걱정이 더 많이 됩니다. 아이가 열성경련을 하면 큰 문제가 생기지 않을까 두렵습니다. 아마도 아이를 키우면서 가장 걱정되는 모습 중의 하나일 텐데요, 열성경련을 경험했던 아이의 부모님은 짧은 경련이 마치 몇 년의 긴 시간처럼 느껴지셨을 거예요. 병원에서 괜찮다는 말을 들어도 놀란 마음이 쉽사리 진정되지 않으셨을 겁니다.

다행히도 열성경련은 걱정만큼 아이에게 문제를 일으키지 않습니다. 이번 장에서는 아이가 열성경련을 할 때의 대처 방법과 열성경련을 경험했던 아이에게 도움이 되는 체질 관리 방법을 알아보겠습니다.

열이 오르면 경련을 걱정해야 하나요?

열성경련을 경험하지 않았던 아이도 고열이 오르면 혹시 경련을 하지 않을까 걱정이 되곤 하죠. 열성경련은 올바른 대처가 중요합니다. 아이가 열성경련을 경험하지 말아야겠지만, 만약을 대비해 정확한 지식을 갖고 준비해야 합니다. 열성경련은 제대로 대처하면 아이에게 별다른 문제가 생기지 않습니다.

열성경련을 하면 큰 문제가 생기나요?

경련을 하면 혹시 아이의 머리에 문제가 생기지 않을까 걱정이 되실 거예요. 하지만 그렇진 않습니다. 열성경련은 뇌 손상을 일으키거나 지능 발달에 영향을 주지 않습니다. 경련을 하는 순간에는 힘들고 놀랄 수 있지만, 아이에게 후유증을 남기지는 않습니다. 그러니 경련에 대한 걱정을 조금 내려놓으셔도 괜찮습니다.

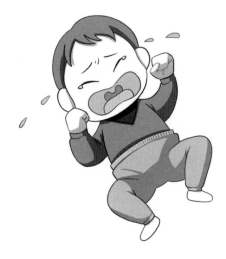

2 | 열성경련에 대한 기본 지식

열성경련, 정확히 알아야 걱정을 줄이고 제대로 대처할 수 있습니다.

열성경련이 뭔가요?

열이 오르면서 경련을 일으키는 모습을 열성경련이라고 합니다. 경련은 뇌에서 평소와 다른 비정상적인 뇌파가 발생하는 상태입니다. 의식을 잃거나 손발을 떨면서 뻣뻣해집니다. 보통 열이 갑자기 오르면서 경련을 하는데 몇 분 이내에 멈추고 평소 상태로 돌아옵니다.

생각보다 흔하고 걱정만큼 문제되지 않습니다

전체 아이의 2~4%가 자라면서 열성경련을 경험합니다. 초등학교로 치면 한두 반에 한 명 정도는 어릴 때 열성경련을 했을 수 있습니다. 열성경련이 생각보다 흔한 편이죠?

그리고 혹시 우리 아이가 열성경련을 경험했더라도 걱정할 만한 문제가 생기지는 않습니다. 열성경련은 아이에게 해롭지 않고 뇌 손상을 일으키지 않거든요. 다른 친구들과 똑같이 건강하게 자랍니다.

열성경련은 왜 하는 걸까요?

열성경련을 하는 정확한 이유는 아직 모릅니다. 아마도 아이가 어려서 신경계가 미숙하기 때문이 아닐까 생각됩니다. 한의학에서는 간(肝)이 약하고 열(熱)이 많은 체질에서 경련이 자주 나타날 수 있다고 봅니다. 그래서 간의 작용을 부드럽게 조절하고 과도한 열을 줄이는 방향으로 관리합니다.

열성경련을 하면 뇌전증이 되나요?

뇌전증(간질)은 경련이 반복되고 지속되는 상태입니다. 열성경련은 뇌전증과 다릅니다. 열성경련을 한 아이는 크면서 몇 차례 경련을 반복할 수 있지만,

보통 만 5세가 지나면 좋아집니다. 아이의 열성경련이 반드시 뇌전증으로 이어지지는 않습니다. 그래서 대부분 별다른 치료 없이 지켜보는 편입니다. 만약 아이가 많이 어리거나, 부모님에게 비슷한 과거력이 있거나, 열이 낮았거나, 열과 경련 사이의 간격이 짧았으면, 이후에 다시 경련을 일으킬 가능성이 조금 높습니다.

드물게 열성경련이, 뇌전증이 시작되는 모습일 수도 있습니다. 단순 열성경련과 복합 열성경련을 구별해야 하는데요, 일반적인 단순 열성경련은 이후에 뇌전증으로 진행하는 비율이 1~2%가량으로, 경련을 하지 않은 아이보다 약간 높은 정도입니다. 만약 복합 열성경련이면, 즉 15분 이상 또는 전신이 아닌 신체 일부만 경련을 한다든가 24시간 이내에 다시 경련을 하면, 뇌전증의 위험도가 훨씬 높아집니다. 물론 처음 한 경련의 모습만으로 판단할 수는 없습니다. 아이의 모습을 정확히 기록하여 의사 선생님과 자세한 상담을 나누고 관리해 보세요. 필요하면 한방 치료의 도움을 받을 수 있습니다.

해열제로 미리 예방하면 되지 않을까요?

열이 오르지 않게 해열제를 미리 복용하면 열성경련을 예방할 수 있지 않을까 생각하실지도 모르겠습니다. 그런데 실제로 그렇지는 않습니다. 연구에서 열성경련을 한 아이를 1~2년 동안 관찰한 결과, 해열제를 복용한 아이는 23%, 해열제를 복용하지 않은 아이는 24%에서 열성경련이 재발했습니다. 즉 해열제가 열성경련을 예방하지는 않는다는 말입니다. 해열제는 열이 오르는 기전에서 열의 발산을 촉진하고 열의 상승이나 경련 발생의 임계 온도를 낮추지는 않기 때문입니다.

이러한 의학 지식이 있더라도 아이가 열성경련을 겪고 나면 자연히 해열제 사용이 많아지기 마련입니다. 열이 오르는 아이를 가만히 지켜보기는 어려운 일이죠. 그렇다면 가능한 한 해열제에 지나치게 의존하지 않도록만 주의해주세요. 저도 진료실에서 이렇게 말씀드립니다. 37.5℃에서 미리 복용하고 교차 투여를 하더라도 열성경련이 예방되지는 않습니다. 오히려 지나친 해열제 복용으로 부작용이 생길 수도 있습니다.

3 | 경련과 비슷하게 보이는 모습들

때로 아이가 경련을 하지 않았나 걱정되는 경우가 있습니다. 지금부터는 경련처럼 보이는 몇 가지 모습들을 알아보겠습니다.

추워서 몸을 떨 수 있어요

으슬으슬 오한이 나면 어른도 몸을 바들바들 떱니다. 아이도 마찬가지인데요, 의사 표현을 할 수 있는 아이라면 구별이 어렵지 않습니다. 그런데 어린 아기는 조금 헷갈릴 수 있죠. 오한으로 떠는 모습은 경련과 달리 의식을 잃지 않습니다. 양쪽을 같이 떨고 부모님이 손으로 잡으면 억제할 수 있습니다. 하지만 경련은 꽉 잡아도 억제되지 않습니다. 그리고 아이가 잠들면서 체온이 살짝 내려가면 오한을 느껴 몸을 떠는 경우도 있습니다.

한 가지 더 염두에 둘 건 돌 이전, 특히 신생아 시기의 어린 아기는 오한으로 몸을 떨지 않습니다. 몸을 따뜻하게 만드는 갈색 지방이 많기 때문입니다. 혹시 어린 아기가 몸을 떨면 다음과 같은 이유가 아닌지 확인해보세요.

모로반사일 수 있어요

모로반사라고 들어보셨죠? 신생아 시기의 어린 아기는 머리 위치가 바뀌거나 깜짝 놀라면, 팔다리를 쭉 펴고 등을 뒤로 활처럼 굽혔다가, 다시 껴안듯이 팔다리를 움츠리는 모습의 모로반사가 나타납니다. 아기의 수면을 방해하는 요인으로 많이 언급되고, 속싸개로 아이를 감싸 팔다리를 고정시키면 모로반사가 줄어듭니다.

그런데 이 모로반사가 때로 경련처럼 보이기도 합니다. 몇 가지 구별하는 방법을 알아볼까요? 모로반사는 정상적인 반사 반응이고, 생후 3~6개월이 되면 자연스럽게 없어집니다. 보통 깜짝 놀라게 하는 외부 요인에 반응해서 팔다리를 쭉 폈다가 움츠리는 모습이 한 번만 나타납니다.

만약 열이 오르면서 경련을 하면 열성경련일 가능성이 높겠죠? 돌 이전에는 드물지만, 영아 연축(infantile spasm)이라는 경련도 생길 수 있습니다. 모로반사가 줄어드는 3~7개월 사이에 가장 심합니다. 놀라게 하는 외부 요인 없이 갑자기 경련을 여러 번 반복해서 합니다. 드물게 나타나는 경련이라 모로반사와 비교하는 정도로만 살펴볼게요. 혹시 의심되는 모습이 아이에게 보인다면, 영상을 찍은 뒤 병원에 가서 정확한 진찰을 받아보세요.

낮에 또는 자면서 몸을 떠는 아기

신생아 시기에는 모로반사가 아니어도 몸을 떠는 경우들이 있습니다. 신생아 떨림(jitterness)은 신체 접촉이나 소리에 반응해 몸을 떠는 모습입니다. 건강한 신생아에게 흔하게 나타나고, 갑자기 몸을 떠는 모습이 수유나 일상생활에 살짝 영향을 주기도 합니다.

자면서 몸을 떠는 경우도 있습니다. 어린 아기는 깊은 잠을 자는 수면 단계에서 팔다리 근육을 움찔거리는 모습을 종종 보입니다. 갑자기 몸을 경련하듯 떨어서 걱정이 되지만, 경련과는 다릅니다. 깨어 있을 때는 움찔거리지 않고, 생후 2~3개월 이후에 저절로 없어집니다. 'Benign neonatal sleep myoclonus'라고 부르는 모습입니다. 이름 그대로 신생아 시기에 별다른 문제 없이 자면서 나타나는 경련입니다.

두 가지 모두 신생아 시기에 나타나 크면서 자연스레 사라집니다. 아마도 아기의 미숙한 신경이 발달하는 과정에서 나타나는 모습이 아닌가 싶습니다.

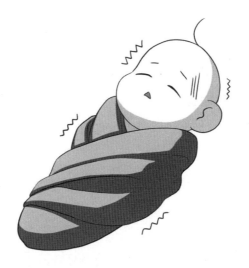

경련인지 아닌지 어떻게 구별할까요?

위에서 설명한 것처럼 경련 같아 보이는 몇 가지 모습이 딱 쉽게 구별되지는 않습니다. 혹시 경련이 의심된다면 다음 방법으로 확인해보세요.

경련은 손으로 잡아서 억제되지 않습니다. 다른 모습들은 손으로 부드럽게 잡으면 진정되고 멈추게 됩니다. 양쪽 팔다리를 대칭적으로 함께 움직이면서 의식을 잃지 않으면 경련의 가능성이 적습니다. 경련을 하면 의식을 잃고, 얼굴 표정에 변화가 있으며, 눈동자가 돌아가는 모습을 보이기도 합니다. 그리고 경련은 깜짝 놀라거나 자세와 움직임의 변화로 유발되지 않습니다.

이렇게 경련과 비슷한 모습들은 대부분 백일 이전 신생아 시기에 나타납니다. 열성경련은 보통 6개월 이후에 발열과 함께 나타나죠. 일단 집에서는 이렇게 확인해보고, 가능하면 영상을 찍어 병원에 가지고 가서 정확한 진찰을 받아보세요.

> **열성경련을 구별하는 포인트**
>
> - 열이 오르면서 경련을 합니다.
> - 몸이 뻣뻣해지면서 팔다리 또는 머리를 떱니다.
> - 손으로 잡아도 억제되지 않습니다.
> - 눈을 계속 뜨고 있고 눈동자가 한쪽으로 돌아갑니다.
> - 의식을 잃고 부모님의 말에 반응하지 않습니다.

4 | 열성경련, 이렇게 관리하세요

아이가 열성경련을 할 때, 대처 방법을 알아보겠습니다.

열성경련, 정확한 대처가 중요해요

해열제를 미리 복용해도 열성경련이 예방되지 않는다면 어떻게 관리해야 할까요? 해줄 게 없다면 그냥 지켜봐야 할까요? 그렇지 않습니다. 부모님의 정확한 대처가 중요합니다. 혹시라도 아이가 열성경련을 하면 이 페이지를 다시 펴서 읽고 침착하게 관리해주세요.

단계 1 **정신을 바짝 차리세요**

부모님은 당연히 놀라게 됩니다. 그래도 침착해야 합니다. 열성경련을 멈출 수는 없습니다. 가능하면 정확히 관찰해서 병원에 전달해야 합니다. 무엇보다 아이가 다치지 않도록 주변 환경을 확인하세요.

단계 2 **아이를 가만히 놔두세요**

경련하는 아이를 진정시키려 붙잡지 마세요. 아이를 편평한 바닥이나 침대에 눕히고, 주변에 다칠 만한 물건이 없는지 살펴본 뒤 있다면 치워주세요. 혹시 침이나 토사물이 기도를 막지 않도록 고개를 살짝 옆으로 돌려주세요. 경련을 멈추려고 청심환, 기응환, 해열제와 같은 약물을 아이의 입에 넣지 마세요. 손끝을 따줄 필요도 없습니다.

단계 3 **열성경련을 정확히 관찰하세요**

병원에 가면 경련이 이미 끝난 상태인 경우가 대부분입니다. 그래서 부모님이 정확히 관찰해서 전달해야 합니다. 먼저 시간을 확인하세요. 대부분 경련은 1분 안에 끝납니다. 10분 이상이면 조금 더 걱정해야 합니다. 가능하면 스마트폰으로 영상을 찍으세요. 부모님의 설명을 병원에서 정확히 이해하긴 어렵습니다. 영상을 보여주면 상태를 정확히 파악할 수 있습니다.

경련을 하면 병원에 가야 합니다. 밤중이라도 응급실에 가서 정확한 진찰을 받아보세요. 병원에 가는 이유는 열성경련인지, 아니면 다른 걱정을 해야 하는 상태인지를 확인하기 위해서입니다. 만약 열성경련이라면 걱정을 조금 내려놓으셔도 됩니다. 단순한 열성경련은 아이에게 문제가 되지 않고 병원에서도 별다른 치료를 하지 않습니다. 드물지만 뇌전증, 패혈증, 뇌수막염과 같은 걱정되는 상태라면 병원의 지시에 따라 필요한 치료를 받으세요.

5 | 열성경련에 도움이 되는 체질 밥상

열성경련을 경험한 아이에게 도움이 되는 체질 밥상을 알아보겠습니다.

치자가루를 반찬에 조금씩 사용해보세요

치자가루는 손발에 땀이 많은 체질 파트에서 소개했죠? 열을 풀고 밖으로 빼주는 치자의 작용은 열성경련을 자주 하는 체질에 도움이 됩니다. 실제로 열성경련을 자주 하는 아이의 한약 처방에는 치자를 많이 사용합니다. 치자가루를 아이가 잘 먹는 반찬에 조금씩 뿌려주고, 치자 단무지와 치자 피클을 챙겨주세요. 치자를 밥에 조금 넣어 치자밥을 만들어도 좋습니다.

녹두와 검은콩을 밥에 넣어보세요

녹두와 검은콩은 열 체질에 도움이 됩니다. 녹두와 검은콩은 모두 열을 줄이고 밖으로 빼주는 작용을 해서, 열성경련을 자주 하는 체질에 좋습니다. 밥을 안칠 때 조금 넣어 함께 먹게 해주세요. 많이 넣으면 아이가 거부할 수 있으니 처음에는 조금만 섞는 게 좋습니다. 녹두전, 숙주나물무침, 검은콩조림을 반찬으로 챙겨줘도 됩니다.

구기자를 간식으로 챙겨주세요

구기자는 기초 건강과 음(陰) 체질을 보강하는 음식입니다. 기초 건강이 튼튼하면 잔병치레가 줄고, 음 체질을 보강하면 과도한 열이 줄어듭니다. 그래서 구기자는 열성경련을 자주 하는 체질에 도움이 됩니다. 생 구기자 또는 말린 구기자를 간식으로 주거나, 구기자를 물에 넣고 끓여 수시로 마시게 하면 좋습니다.

열성경련 체질을 위한 지황+작약+결명자차

열성경련을 자주 하는 아이는 평소에 지황+작약+결명자차를 마시면 좋습니다. 지황은 기초 건강과 음(陰) 체질을 보강해 열이 자주 나는 아이에게 도움이 됩니다. 작약과 결명자는 간(肝)의 작용을 부드럽게 만드는 효과가 좋습니다.

① 지황과 작약, 도라지를 3g씩 섞어 다시백에 넣어주세요.

② ①을 물 2~3ℓ에 넣고 30분 동안 끓여줍니다.

③ ②를 냉장 보관하고 수시로 아이에게 챙겨줍니다.

열성경련을 했던 아이를 위한 한의원 관리

한의원에서는 아이의 약한 체질을 보강해, 가능하면 열성경련이 재발하지 않도록 관리합니다. 기본 건강과 음(陰) 체질을 보강하면서 과도한 열이 조금 줄어들도록 한약 처방을 만드는데, 열성경련에 도움이 되는 조구등, 영양각, 백강잠과 같은 한약재가 들어갑니다. 최근 한약 치료가 열성경련의 재발에 효과가 있다는 연구 결과들이 발표되었습니다. 이러한 연구를 바탕으로 도움이 되는 한약 처방을 만듭니다.

열성경련은 보통 만 5세 이전의 면역력 2단계와 3단계 시기에 나타납니다. 잔병치레가 많은 시기죠. 그래서 아이의 면역력 성장을 함께 신경 써서 관리해야 합니다. 면역력이 건강해져 열이 덜 나면, 열성경련의 유발 요인이 줄어듭니다. 여기에 열성경련 체질을 개선해 경련이 재발하지 않도록 치료합니다. 면

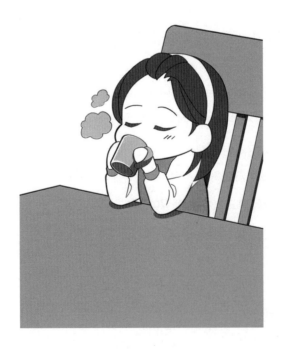

역력 보강은 체질 개선의 보다 근본적인 관리가 될 수 있습니다.

면역력이 건강해지고 신경계가 충분히 발달하기 위해서는 앞으로 몇 년의 시간이 필요합니다. 보통 환절기가 시작되기 전, 6개월에 한 차례 정도 한약을 복용하며 면역력을 관리하면 좋습니다. 기관을 다니기 시작하거나 바뀌는 시기에는 특히 더 신경을 써서 관리해야 합니다. 차츰 잔병치레가 줄고 열성경련을 하지 않는 시기가 1~2년 이상 길어지면, 한약 처방에서 열성경련의 비율을 줄입니다. 아이가 크면서 생기는 다른 고민들, 비염과 체력, 성장으로 포인트를 바꿔서 건강을 관리하게 됩니다.

8장

콧물이 자주 나는 체질

- 열 감기에 걸리면 코안에 콧물이 가득한 아이
- 환절기가 되면 콧물을 자주 훌쩍이는 아이
- 어린이집을 다니고부터 콧물을 달고 지내는 아이
- 축농증으로 자주 항생제를 복용하는 아이

우리 아이는 콧물을 자주 흘려요

콧물은 아이들에게 가장 흔한 증상입니다. 감기에 걸리면 콧물을 훌쩍이는 아이들이 참 많습니다. 환절기가 되면 감기가 아니더라도 종종 코를 훌쩍입니다. 아이는 어린이집과 유치원을 졸업한 뒤에도 수없이 코감기에 걸릴 겁니다. 그래서 콧물 관리는 아이 면역력에서 가장 기본이 되는 관리입니다. 이번 장에서는 아이의 콧물을 관리하는 방법을 자세히 알아보겠습니다.

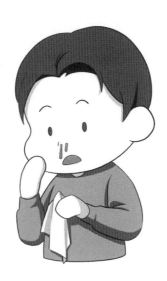

콧물이 자주 나는 아이, 면역력이 약한 건가요?

코감기에 자주 걸려 콧물을 달고 지내는 아이는 코 면역력이 약한 체질입니다. 어린 아이들이 어린이집을 다니면 보통 1~2년은 콧물을 달고 사는 경우가 많습니다. 이렇게 콧물이 자주 나는 아이는 기본 면역력을 보강하면서 코 면역력을 더 신경 써서 관리해야 합니다.

콧물을 자주 훌쩍이면 비염일까요?

아이가 콧물이 자주 난다고 해서 꼭 비염은 아닙니다. 아이의 면역력 단계에 따라 다릅니다. 면역력 2~3단계 아이의 콧물은 잦은 감기로 인한 것일 수 있습니다. 면역력이 성장해 감기에 덜 걸리면 콧물이 함께 줄어듭니다. 그런데 면역력 4~5단계의 아이가 콧물을 많이 흘리면 만성 비염일 수 있으니 주의하세요. 비염은 감기가 아닌데 콧물이 오래 지속되는 상태를 말합니다. 이렇게 콧물은 원인에 따라 관리 방향이 달라집니다. 코감기는 이번 장에서, 비염은 12장에서 살펴보겠습니다.

코안에 콧물이 가득해 보이는데 막상 빼면 많지 않아요

코안은 그렁그렁 답답해 보이는데 코 세척을 해도 콧물이 잘 나오지 않으면, 콧물이 아닌 코점막이 부어서 생긴 코막힘일 수 있습니다. 코막힘은 콧물이 가득 차 숨길을 막거나 또는 코점막이 부어 숨길이 좁아져 생깁니다. 전자는 콧물 체질이고, 후자는 코막힘 체질입니다. 코 면역력이 약한 체질은 두 가지 세부 체질로 구별하고 관리 방법이 조금 다릅니다. 이번 장에서는 콧물 체질에 대해 알아보고, 코막힘 체질은 다음 장에서 살펴보도록 하겠습니다.

2 | 맑은 콧물 → 노란 콧물 → 맑은 콧물

아이의 코감기를 관리할 때 꼭 기억해야 할 기초 지식입니다.

맑은 콧물 → 노란 콧물 → 맑은 콧물

- 코감기 초기 처음 며칠 동안은 맑은 콧물을 훌쩍이고 콧물이 주르륵 흐르기도 합니다.
- 코감기 중기 콧물이 점점 많아지면서 진해집니다. 4~7일째는 노란색 또는 연두색 콧물이 됩니다. 진득해져 풀기 어렵고 코막힘이 생길 수 있습니다.
- 코감기 후기 일주일이 지나면 콧물이 점차 맑아지면서 줄어들고 2주가 되면 깨끗이 낫습니다.

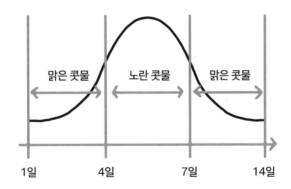

콧물 색깔은 면역 물질의 변화

콧물은 우리 몸에 침입한 병균에 대한 면역반응입니다. 콧물에는 병균으로

부터 우리 몸을 지키는 면역 물질이 들어 있습니다. 면역 물질의 양이 많아지고 줄면서 콧물 색깔이 바뀝니다. 진해진 콧물은 병균이 아니라 면역 물질이 늘어난 상태입니다. 여기에 포인트를 두고 코감기의 진행을 더 자세히 살펴보도록 하겠습니다.

코감기가 시작되면 콧물을 조금 훌쩍입니다. 처음에는 맑은 콧물을 조금 훌쩍이고 콧구멍 앞에 맺혀 있거나 재채기와 함께 콧물이 주르륵 흐르기도 합니다. 코감기 초반에는 열이 나거나 목이 함께 부을 수 있고, 때로 눈에도 염증이 생겨 눈이 살짝 가렵고 충혈되기도 합니다.

병균과의 싸움이 진행되면서 콧물 안의 면역 물질이 많아지면 맑은 콧물이 노란색으로 진해집니다. 연두색이나 벽돌색, 또는 하얗고 불투명한 색깔로 나타나기도 합니다. 콧물이 진해지면 끈적해져 바깥으로 흘러나오지 않습니다. 코안에 꽉 뭉쳐 있어서 코막힘이 생기고, 따라서 답답한 나머지 며칠은 잠을 설치기도 합니다. 병원에 가서 빼주거나 집에서 도구를 사용해 콧물을 빼면, 진득한 콧물이 한가득 나옵니다. 코감기 중기까지는 중이염으로 진행되지 않는지 주의 깊게 살펴봐야 합니다.

면역력이 병균과의 싸움을 잘 이겨내면 코감기는 후반부로 진행됩니다. 면역 물질이 조금씩 줄어들면서 콧물의 양도 줄고 농도가 옅어집니다. 안에서 꽉 막혔던 콧물이 묽어져 밖으로 흘러나오기 시작하죠. 콧물의 양이 점차 줄면서 훌쩍이는 정도로 바뀌고 2주째에는 콧물이 거의 없어집니다.

2주 동안 콧물 색깔이 바뀌면서 나아져요

이렇게 콧물 색깔의 변화는 우리 몸의 면역력과 병균 사이의 싸움이 진행하는 경과를 나타냅니다. 콧물 색깔은 2주에 걸쳐 다채롭게 바뀝니다. 어른은 병원을 다녀와 사나흘 처방약을 복용할 즈음이면 심한 증상이 조금 줄어들지만, 아이는 콧물이 더 진해지고 많아집니다. 어른은 일주일이면 감기가 나을 시기이지만, 아이는 노란 콧물이 한참 심할 시기입니다. 일주일이 지나고 노란 콧물이 다시 맑은 색으로 변하면 이제 감기가 나아질 타이밍입니다.

맑은 콧물 → 노란 콧물 → 맑은 콧물

코감기의 진행에 따른 콧물 색깔의 변화를 꼭 기억해두세요. 아이가 앓는 감기의 진행 과정을 파악하면 걱정과 불필요한 약물은 조금 줄이고 여유롭게 감기를 관리할 수 있습니다.

---

3 │ 노란 콧물은 축농증인가요?

노란 콧물이 꼭 축농증을 의미하진 않습니다.

노란 콧물, 혹시 축농증이 아닐까요?

다시 얘기하지만 노란 콧물은 코감기의 자연스러운 변화입니다. 이렇게 알고 있어도 아이의 노란 콧물을 보면 혹시 축농증이 아닐까 걱정이 되실 텐데요, 노란 콧물과 축농증에 대해 조금 더 이야기해보겠습니다.

노란 콧물로 축농증을 판단하진 않아요

노란 콧물이 항생제를 복용해야 하는 세균성 축농증을 의미하지는 않습니다. 아이들의 감기에서 세균성 축농증이 합병증으로 나타나는 경우는 6~9%에 불과합니다. 생각보다 적죠? 노란 콧물은 대부분 축농증이 아닌 일반적인 코감기의 증상입니다.

세균성 축농증은 콧물의 색깔만이 아닌 전체 증상과 경과를 종합해서 판단합니다. 의과대학에서 소아과 교과서로 사용하는 《홍창의 소아과학》에서도 콧물의 색깔과 점도의 변화는 감기의 일반적인 증상일 뿐 부비동염 또는 세균 중복 감염을 의미하지 않는다고 언급합니다. 노란 콧물이 반드시 축농증은 아니라는 이야기입니다.

최근 전 세계 의학계는 코감기에서 불필요한 항생제 복용을 줄이기 위해 노력하고 있습니다. 그래서 축농증을 더 신중하게 진단합니다. 노란 콧물만으로 축농증을 판단하지 않습니다. 만약 다니는 병원에서 노란 콧물에 자주 항생제를 처방하면, 항생제를 적게 처방하는 다른 병원을 찾아보는 것이 좋습니다. 네이버에 '항생제 처방률'이라고 검색하면 다니는 병원에서 항생제를 얼마나 자주 처방하는지 알 수 있습니다.

노란 콧물은 저절로 나을까요?

노란 콧물은 왠지 항생제를 복용해야 나을 것 같지만 꼭 그렇진 않습니다. 대부분의 노란 콧물은 시간이 지나면 자연스럽게 좋아집니다. 노란 콧물은 평범한 코감기의 증상일 확률이 90% 이상이거든요. 감기는 저절로 낫는 질환입니다. 그래서 노란 콧물을 흘린다고 꼭 항생제를 복용할 필요는 없습니다.

그런데 막상 약을 줄이려면 쉽지 않습니다. 약을 먹이지 않으면 더 심해지지 않을까 걱정이 되니까요. 처음에는 병원의 도움을 받아 신중하게 조금씩 줄여보세요. 항생제를 적게 처방하는 병원을 찾거나, 다니는 병원의 의사 선생님에게 항생제를 줄이고 싶다는 말 한마디만 전해도 도움이 됩니다. 한의원에서 한방 감기 치료로 관리하는 방법도 있습니다.

- '노란 콧물엔 항생제'라는 생각을 바꿔보세요.
- 네이버에 '항생제 처방률'을 검색해 항생제를 적게 처방하는 병원을 찾아보세요.
- 다니는 병원의 의사 선생님에게 항생제를 줄이고 싶다고 말씀해보세요.
- 한의원에서 코감기를 치료받거나 한의원 치료를 병행해 관리해보세요.

우리 아이, 감기인가요?

코감기에 걸렸을 때 항생제를 줄일 수 있는 한 가지 팁을 알려드릴게요. 병원 진료실을 나올 때, 이것 하나만 꼭 물어보세요.

"우리 아이가 지금 감기에 걸린 건가요?"

만약 병원에서 감기라고 했는데 항생제를 처방받았다면 고민해봐야 합니다. 감기 약으로는 항생제를 사용하지 않거든요. 항생제는 세균을 치료하는 약이고, 감기 바이러스에는 어떤 작용도 하지 않습니다. 오히려 걱정되는 부작용을 일으킬 수 있습니다.

그래서 진료실을 나오기 전에 우리 아이가 감기에 걸린 건지 아닌지 확인해보세요. 만약 감기가 맞다면 걱정을 조금 줄일 수 있습니다. 감기는 시간이 지나면 저절로 낫기 때문입니다. 간단한 의학 지식은 병원을 판단하는 기준으로도 활용할 수 있습니다. '우리 아이가 지금 감기에 걸린 건가요?' 질문 하나면 충분합니다.

정말 축농증이면 어떡하죠?

아이의 노란 콧물이 정말 축농증인 경우도 있습니다. 이때는 항생제를 복용하면 됩니다. 병원에서 꼼꼼히 진찰한 뒤 세균성 축농증으로 생각되면 항생제를 처방해줄 거예요. 2~3일에 한 번씩 병원 진찰을 받으면 늦지 않게 항생제를 사용할 수 있습니다. 갑자기 열이 나거나 콧물이 더 심해지면 감기약이 남아 있어도 병원에서 다시 정확한 진찰을 받아보세요.

"노란 콧물이 날 때 또는 처음부터 항생제를 복용하면 축농증을 예방할 수 있지 않을까요?" 하고 물어보시는 부모님이 계십니다. 하지만 그렇진 않습니다. 연구 결과에 따르면 미리 복용하는 항생제가 축농증과 합병증의 진행 경과에 영향을 주지는 않습니다. 오히려 잦은 항생제 복용으로 내성이 생기면, 정말 항생제가 필요할 때 약이 안 들을 수 있습니다. 항생제는 꼭 필요할 때만 잘 사용해야 합니다. 우리 아이의 감기에 필요한 약은 아닙니다.

4 | 아이의 축농증, 정확한 진단에 대한 고민

지금부터는 축농증의 정확한 진단에 대해 자세히 살펴보겠습니다.

축농증, 모호한 진단명일 수 있어요

저는 축농증이라는 이름을 선호하지 않습니다. 모호한 진단명이고, 걱정만 하게 만들기 때문입니다. 최근에는 축농증이란 말 대신 '코부비동염'이라 바꿔 부르는 추세지만, 여전히 두 가지 이름을 혼재해서 사용하고 있습니다. 잘못된 진단은 불필요한 치료로 이어질 수 있어, 정확한 용어 사용과 진단이 필요합니다. 아이의 축농증으로 고민하고 계신 부모님은 다음의 내용을 꼼꼼히 읽어보시면 도움이 될 겁니다.

축농증은 부비동에 생긴 염증

콧구멍의 양쪽 옆에는 부비동이라는 몇 개의 빈 동굴 같은 공간들이 있습니다. 코에 염증이 생기면 보통 바로 옆에 있는 부비동에도 자연스레 염증이 동반됩니다. 연구에 따르면, 감기에 걸린 아이의 부비동을 영상으로 촬영하면 60~80%에서 염증이 있는 것으로 나옵니다. 쉽게 말해 감기에 걸린 아이들의 상당수가 부비동에 농이 차 있다는 거죠.

이렇게 코와 부비동의 염증은 같이 생기기 때문에 요즘은 비염+부비동염, 즉 비부비동염 또는 코부비동염이라고 부릅니다. 그래서 축농증이 꼭 감기가 심해진 상태는 아닌 겁니다. 꽤 많은 코감기에서 축농증, 즉 부비동염이 자연스럽게 동반됩니다.

급성과 만성, 바이러스성과 세균성

코부비동염을 더 자세히 분류해볼게요. 먼저 급성과 만성은 염증이 지속되는 기간으로 구별합니다. 4주 이내에 좋아지면 급성 코부비동염이고, 12주 이상 지속되면 만성 코부비동염입니다. 한 달 이내에 낫는 급성 코부비동염은 앞에서 살펴본 코감기입니다. 축농증이 한두 달이 넘게 낫지 않아 고생하는 아이도 있을 텐데, 이런 아이는 만성 코부비동염일 수 있고, 보통 만성 비염이라 부릅니다.

코부비동염의 원인 병균은 두 가지 범주로 나뉩니다. 항생제가 필요 없는 바이러스와 항생제 치료가 필요한 세균입니다. 바이러스성 코부비동염은 일반적인 감기를 의미합니다. 세균성 코부비동염은 전체의 6~9% 정도입니다. 즉 축농증의 대부분은 항생제가 필요 없는 바이러스성입니다.

그럼 이 중에서 뭐가 축농증인가요?

질환의 정의에 따르면 코부비동염은 모두 축농증입니다. 그런데 실제 사용하는 의미는 병원과 자료마다 다릅니다. 질환 정의 그대로 코부비동염 전체를 의미하기도 하지만, 급성 세균성 코부비동염만으로 제한하기도 하고, 때로는 만성 세균성 코부비동염을 가리키기도 합니다.

치료에서도 혼동이 있어 보입니다. 모든 코부비동염을 축농증으로 보면 항생제가 반드시 필요하진 않습니다. 세균성으로 제한하면 항생제를 복용해야 합니다. 우리나라에서 권위 있는 몇 개의 의학 자료를 살펴보면, 코부비동염의 구별은 바이러스성과 세균성 코부비동염을 모두 포함하는데, 치료는 항생제만 제안합니다.

현대 의학에서 가장 권위 있고 최신 지견을 제안하는 하버드 의과대학과 코크란 라이브러리에서는, 코부비동염 치료에서 항생제를 줄이라고 권유합니다. 연구에 따르면 80%가 저절로 낫기 때문이죠. 위에서 항생제 치료가 필요한 급성 세균성 코부비동염은 10% 미만이라고 했죠? 대부분의 코부비동염은 바이러스성이고 항생제가 도움이 되지 않습니다.

노란 콧물을 흘린다고 세균성 코부비동염에 걸린 건 아니에요

우리나라에서는 코부비동염의 진단을 넓은 의미로 보고, 좁은 범주에 적용해야 할 치료를 넓은 범주 모두에 적용하는 경향이 있습니다. 쉽게 말해 진득하고 노란 콧물을 흘리면 축농증으로 보고 항생제를 처방하는 거죠.

코감기의 진행 순서를 보면 자연스레 콧물 색깔이 노랗게 변한다고 했죠? 그리고 코감기에서 꽤 많은 경우 부비동에 농이 찰 수 있습니다. 다시 말해 감기에서 노란 콧물과 부비동염은 흔하게 나타납니다. 10% 미만으로 생기는 급성 세균성 코부비동염을 잘 구별하는 게 포인트입니다. 노란 콧물만으로 세균성 코부비동염이라 판단하고 항생제를 복용해서는 안 됩니다.

그럼 어떻게 구별해야 할까요?

사실 이렇게 바뀐 지는 꽤 오래되었습니다. 이제는 노란 콧물이 아니라 다른 증상과 경과를 함께 살펴봅니다. 여기에 대한 전문가들의 연구와 논의가 많이 이루어졌고, 다음 세 가지 경우에서 급성 세균성 코부비동염을 의심합니다. 미국소아과학회, 미국감염학회, UpToDate에서 모두 동의한 진료 지침입니다.

- 10일 이상 호전 없이 계속 콧물이나 기침이 심할 때
- 39℃ 이상의 고열을 동반할 때
- 콧물이 좋아지다 다시 심해질 때

여기에 노란 콧물은 없죠? 콧물의 색깔보다는 질환의 경과가 중요합니다. 특히, 기관 1~2년 차의 어린 아이들은 반복해서 감기에 걸리는 경우가 많아, 경과를 주의 깊게 살펴보고 판단해야 합니다.

축농증, 열흘의 법칙을 기억하세요

특히, 10일이 중요합니다. 저는 '열흘의 법칙'이라고 부릅니다. 아이들의 감기는 4~7일째 심하고, 일주일이 지나면 회복기로 진행됩니다. 10일째까지 여전히 좋아지는 흐름이 없고, 코 증상과 기침이 계속 심하면 급성 세균성 코부비동염을 의심합니다.

열은 감기 초반에 납니다. 코감기가 여전히 진행되고 있는데, 중간에 열이 나면 새로운 병균에 감염됐을 가능성이 높습니다. 그래서 감기의 합병증으로 급성 세균성 코부비동염이 생겼다고 의심합니다. 콧물이 좋아지다가 다시 심해지는 경우도 비슷합니다. 새로운 병균 감염의 합병증으로 코부비동염이 생겼다고 보는 거죠.

이 정도면 꽤 엄격한 기준입니다. 일주일을 기다리는 것도 쉽지 않은데 열흘이라니, 부모님의 입장에서는 참 어려운 일입니다. 그럼에도 이렇게 진단한 급성 코부비동염의 3분의 1이 세균이 아닌 바이러스가 원인이라고 합니다. 다시 말해 이 정도면 세균성 코부비동염을 놓치지 않고 제때 치료할 수 있다는 거죠.

전 세계적으로 코부비동염에서 항생제 치료를 줄이는 경향이 있습니다. 얼마 전 하버드 의과대학의 칼럼에서도 "Inflamed sinuses: It's best to watch and wait", 즉 부비동의 염증은 일단 기다리는 게 최선이라고 언급했습니다. 이제는 노란 콧물이 난다고 해서 바로 항생제 복용을 고려하지 않아도 괜찮습니다.

축농증, 조금 기다릴 수 있어요

축농증에 대한 조금 어려운 이야기를 해보았습니다. 이렇게 자세히 살펴본 이유는 의학의 발전과 실제 진료실의 모습, 부모님이 알고 있는 정보들이 다르기 때문입니다. 인터넷에 정보가 넘치면서 서로 다른 이야기들이 혼재하고, 제가 읽기에도 헷갈리는 정보들이 많습니다.

축농증은 과거에 사용하던 용어입니다. 축농증은 노란 콧물, 감기의 합병증, 항생제 치료로 연결되는 개념입니다. 최근에는 코부비동염이라는 용어로 바꾸면서 감기와 축농증을 같이 나타나는 질환으로 보고, 항생제 복용을 줄이고 있습니다.

사실 가장 좋은 방법은 믿을 수 있는 병원에 아이의 건강을 맡기고 관리하는 겁니다. 굳이 이렇게 자세한 내용을 공부할 것 없이, 필요할 때만 항생제를 처방받아 복용하면 되니까요. 그런데 아이의 건강을 관리하다 보면 왠지 항생제가 필요하지 않을까 고민되는 순간들이 있기 마련입니다. 콧물이 진득해지면 항생제로 빨리 잡고 싶습니다. 이러한 부모님의 고민을 쉽게 풀어주는 병원들도 있습니다. 저는 가능하면 아이와 잘 맞고 약을 신중하게 처방하는 병원에서 꾸준히 관리하는 방향을 추천합니다. 그리고 부모님의 고민을 덜어주기 위해서 이러한 의학 지식들도 조금은 필요하지 않나 싶습니다.

5 | 약간 훌쩍이는 콧물, 기다림의 지혜

콧물을 조금 훌쩍거리는 아이는 어떻게 관리해야 할까요?

콧물을 훌쩍이는 이유가 뭘까요?

아침저녁이면 콧물이 조금 맺혀 있고 흡흡 훌쩍이는 소리가 들리는 경우가 종종 있습니다. 심하진 않지만 부모님은 역시 신경이 쓰일 수밖에 없죠. 코감기의 초기 증상일 수 있고, 환절기 날씨나 미세먼지에 반응해 훌쩍일 수도 있으며, 비염이 시작되는 모습일지도 모르니까요. 감기가 심해질지, 면역력이 약한 건지, 혹시 비염은 아닌지, 여러 가지 생각이 드실 겁니다.

어떤 이유이든 두 가지 사실은 분명합니다. 지금 아이에게 코의 면역반응이 필요하고, 우리 아이는 코가 조금 약한 체질일 수 있다는 것입니다. 병균과 싸우기 위해, 또는 건조하고 차가운 공기나 미세먼지로부터 호흡기계를 보호하기 위해, 콧물의 면역 작용이 필요해 코를 조금 훌쩍일 수 있습니다. 그리고 약간의 자극에도 코가 바로 반응하는 모습은 코의 면역력이 약한 상태를 의미하기도 합니다.

면역력이 약한 아이는 심해질 수 있어요

면역력 4~5단계의 아이는 코감기가 약하게 지나가거나 또는 가벼운 비염 증상일 수 있습니다. 면역력이 많이 성장했고, 지금까지 여러 번 아프면서 관리했던 요령이 있어 바로 병원에 가지 않아도 괜찮을 수 있습니다.

하지만 면역력 2~3단계의 아이는 코감기가 시작되는 모습일 가능성이 높습니다. 앞에서 설명한 것처럼 콧물이 점점 많아지고 진해지면서 심해질 수 있습니다. 그래서 콧물이 살짝 나오기 시작하면 그냥 놔두기가 조심스럽습니다.

언제 병원에 데려가야 할까요?

미국소아과학회에서 병원에 가도록 권고하는 경우를 살펴보겠습니다.

- 아이가 숨을 쉬는 모습이 힘들어 보일 때
- 입술이나 손톱이 파란색으로 변할 때
- 콧물 흘리는 증상이 낫지 않고 10일 이상 지속될 때
- 기침이 일주일 이상 낫지 않고 계속될 때
- 귀가 아프다고 통증을 호소할 때
- 체온이 38.9℃ 이상 올라갈 때
- 아이가 너무 졸려 하거나 짜증을 심하게 낼 때

어떤가요? 미국은 병원에 데려가야 하는 기준이 꽤 까다롭죠? 병원에 가도 감기약을 잘 처방하지 않습니다. 만 6세 미만의 어린 아이에게는 해열제를 제외하고 감기약을 주지 말라고 권고하거든요. 감기는 저절로 낫는 질환이고, 감기약을 주지 않는다면 병원에서 해줄 수 있는 건 아이가 감기라서 괜찮으니 잘 관리하면서 기다리라는 말 정도일 겁니다. 단지 이 정도 말을 듣기 위해 비싼 진료비를 낼 필요는 없을 것 같습니다.

우리나라의 정서나 의료 환경과는 사뭇 다릅니다. 우리나라는 병원이 가까워 쉽게 갈 수 있고 진료 비용이 저렴합니다. 그래서 저는 이렇게까지 기다릴 필요는 없다고 생각합니다. 병원에 가서 아이가 괜찮다는 말을 듣는 것만으로도 의미가 있고 부모님은 안심이 되니까요. 처음에는 병원 진료를 받으면 좋습니다. 소아과 또는 한의원에서 진료를 받아보세요. 아이가 어떤 상태인지, 감기라면 어떻게 진행될 것인지, 관리는 어떻게 하는지 설명을 듣고 오면 도움이 됩니다. 가능하면 아이의 상태를 천천히 진료하고 약을 가볍게 처방하고 자세히 설명해주는 병원에서 관리해보세요. 비슷한 과정을 몇 번 겪다 보면 바로 병원에 가지 않고 관리하는 부모님만의 요령이 차츰 생기게 됩니다.

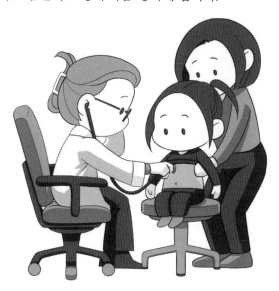

그럼 콧물은 어떻게 관리해야 하나요?

처음으로 돌아가볼게요. 아이는 코 면역력이 약한 체질이고, 지금 코의 면역 작용이 필요한 상태입니다. 그렇다면 코의 면역 작용을 최대한 활용하면서 아이의 약한 면역력이 병균과 잘 싸우도록 도와줘야겠죠? 소아과 감기약, 한의원 감기 한약, 집에서 할 수 있는 방법, 이렇게 세 가지 방법으로 관리할 수 있습니다.

● 소아과 감기약은 증상이 심할 때

먼저 소아과 감기약은 힘든 감기 증상을 완화하는 데 좋습니다. 너무 많이 나오는 콧물을 덜 나오게 만들고, 꽉 막힌 코점막의 부기를 뚫어줍니다. 아이가 콧물로 힘들지 않은, 가벼운 코 증상에서는 꼭 필요하진 않습니다. 오히려 필요한 면역 작용까지 없애버릴지도 모릅니다. 코감기가 진행되면서 4~7일째 증상이 심해져 불편할 때, 병원에서 처방을 받아 활용하면 좋습니다.

● 한의원 감기 한약은 초기 단계에서

한의원 감기 한약은 면역력을 더해서 감기와 잘 싸우도록 도와줍니다. 그래서 감기가 시작되는 초기에 복용하면 도움이 됩니다. 감기가 더 심하게 진행되지 않도록 도와주는 거죠. 면역력 4~5단계의 아이들은 초기 감기 한약으로 가벼운 감기 증상이 잘 관리됩니다. 하지만 면역력 2~3단계는 아직 면역력이 약해서 감기가 진행되는 경우가 많습니다. 그럼 감기 한약의 복용이 많아질 수 있어, 코 증상이 심할 때만 소아과 감기약과 병행해서 치료하는 방법을 쓰기도 합니다.

• 집에서는 코 세척을 잘 활용할 것

집에서 부모님이 직접 해줄 수 있는 관리 방법도 효과가 좋습니다. 특히, 코 세척을 잘 활용해야 합니다. 코 세척은 잘 활용하면 약보다 더 효과가 빠릅니다. 물 마시기와 가습, 건강차도 활용하면 좋습니다. 조금 뒤에 자세한 방법을 알아볼게요.

가벼운 콧물, 기다림의 지혜가 필요해요

아이가 콧물을 조금 훌쩍이면 심해지기 전에 빨리 잡고 싶은 게 부모님의 마음입니다. 하지만 생각처럼 콧물이 바로 좋아지진 않습니다. 어린 아이는 아직 면역력이 약해 감기를 이겨내는 데 시간이 걸립니다. 아이의 약한 면역력이 스스로 이겨낼 수 있도록 기회를 주는 것도 필요합니다. 아이가 조금이라도 덜 힘들게 감기를 잘 이겨내도록 도와줄 수 있는 좋은 방법들이 있습니다. 이렇게 감기를 이겨내면서 아이의 면역력이 한 단계씩 성장합니다. 이 과정을 부모님이 곁에서 지켜봐주고 응원해주는 기다림의 지혜가 필요합니다.

6 | 한의원에서 감기 치료하기

한의원의 감기 한약을 활용하는 방법을 알려드리겠습니다.

한의원에서 감기를 치료해보세요

한의학에서는 오래전부터 감기를 연구하고 치료해왔습니다. 우리나라를 포함한 동양에서도 예전부터 감기는 흔한 질환이었거든요. 2천 년 전에 쓰인《상한론(傷寒論)》은 감기 치료를 증상과 경과에 따라 세부적으로 구별해 실용적인 치료 방법을 제안해놓은 책입니다. 여기에 시간이 흐르면서 치료 경험이 누적되어 새로운 한약 처방들이 만들어졌고, 지금은 과학적 진단과 의학 지식을 함께 사용해 관리합니다.

감기에 걸려 한의원에 가면 진맥과 함께 청진으로 기관지 상태를 확인하고, 목과 코, 귀 상태를 진찰합니다. 최근에는 과학적 연구 방법을 통해 한방 치료가 감기 관리에 도움이 된다는 연구 결과들이 많이 발표되고 있습니다.

감기 한약은 어떻게 작용하나요?

한의원의 감기 한약은 소아과의 감기약과 조금 다릅니다. 소아과 감기약은 증상을 빨리 줄이는 데 효과가 좋습니다. 해열제로 열을 떨어뜨리고 콧물 약으로 콧물을 줄이고 코막힘 약으로 숨길을 열어줍니다. 한의원의 감기 한약은 감기를 이겨내는 면역력을 더합니다. 감기와 더 잘 싸우도록 만들어 감기 증상을 줄여주고 빨리 낫게 합니다. 한의원의 감기약은 증상과 경과에 따라 달라집니다. 콧물, 기침, 열에 복용하는 감기 한약이 있고, 같은 콧물이라도 초기와 중기, 후반부에 복용하는 약이 다릅니다. 저도 한의원에 꽤 다양한 종류의 감기 한약을 준비해놓고 있답니다.

처음에는 초기 감기 한약으로 시작해보세요

감기 초기에 증상이 심하지 않아 병원에 가기 고민될 때 초기 감기 한약을 먹여보세요. 감기와 싸우는 면역력을 더해줘, 감기가 더 심해지지 않도록 돕는 효과가 있습니다. 초기 감기 한약을 상비약으로 집에 준비해두면 좋습니다. 감기가 시작되는 신호는 꼭 저녁이나 주말에 보입니다. 이때 초기 감기 한약을 미리 먹이면 도움이 됩니다.

만약 하루 이틀 후에 감기가 심해지면 병원에서 정확한 진찰을 받고 도움이 되는 감기약 또는 감기 한약을 처방받아 관리하세요. 콧물, 기침, 중이염이 자주 반복되는 아이는 한의원에서 면역력을 보강하는 근본적인 치료가 도움이 될 수 있습니다.

한의원에서 감기 한약 처방받기

감기 한약은 필요한 만큼 처방받을 수 있습니다. 소아과와 비슷하게 진찰한 후에 3~4일 정도의 감기 한약을 처방합니다. 감기 한약은 미리 조제해 한의원에 항상 준비해두기 때문에 진료를 받고 바로 가져가실 수 있습니다. 건강보험이 적용되어 가격 부담이 적은 감기 한약도 있습니다. 주변 한의원에 미리 문의하고 방문해보세요. 건강보험이 적용되지 않는 감기 한약은 한의원에 따라 가격 차이가 있습니다.

건강보험이 적용되고 많이 활용하는 감기 한약을 몇 개 소개해드릴게요. 가루 형태의 한약과 빨아 먹는 형태의 한약이 있습니다. 어린 아이들은 체중에 맞춰 한 봉지의 한약을 나누어 복용합니다.

- **인삼패독산** 가장 많이 사용하는 감기 한약이에요. 여러 가지 감기 증상에 다양하게 활용할 수 있고, 특히 부모님들의 몸살감기에 효과가 좋은 감기 한약입니다.
- **형개연교탕** 콧물 감기에 많이 사용하는 감기 한약입니다. 진한 콧물을 줄줄 흘리는 코감기에 자주 걸리는 아이는 상비 한약으로 준비해보세요.
- **연교패독산** 기침감기와 인후통에 많이 사용하는 감기 한약입니다. 목이 간질간질하거

나, 침을 삼키면 목이 아프거나, 콜록콜록 기침을 하는 감기일 때 사용해보세요.

- 행소탕 코막힘과 캑캑 기침에 사용하는 감기 한약입니다. 콧물보다 코막힘 위주의 감기
일 때 사용하면 좋습니다.
- 소청룡탕 맑은 콧물이 흐르는 코감기와 알레르기성 비염에 사용하는 한약입니다. 재
채기를 하면서 눈과 코가 가렵고 맑은 콧물이 주르륵 흐를 때 복용하면 도움이 됩니다.

7 | 코 세척을 하는 세 가지 방법

아이의 코감기에 활용하는 코 세척 방법을 알아보겠습니다.

코 세척, 잘 활용하면 약보다 효과가 좋아요

코 세척은 식염수를 사용해 코안을 씻어주는 방법입니다. 코에 직접 작용해
효과가 빠르고, 식염수를 사용해서 부작용이 적습니다. 그래서 최신 진료 지침
을 제공하는 UpToDate에서는 감기약보다 코 세척을 먼저 활용하라고 권유합
니다. 코 세척은 다음과 같은 세 가지 효과가 있습니다.

- 코안에 수분을 공급해줍니다.
- 가득 찬 콧물과 코딱지를 빼줍니다.
- 부어 있는 점막의 부기를 줄여줍니다.

만 3~4세 미만의 어린 아기는 코를 잘 풀지 못합니다. 콧물이 코안에 머무르
고 쌓여 코막힘이 더 심해지죠. 코 세척을 하면 콧물이 묽어져 밖으로 더 쉽게
흘러나옵니다. 세수나 샤워를 할 때 코를 풀기 쉬운 것과 같은 원리입니다. 그

리고 식염수가 코점막에 닿으면 점막이 순간 수축해서 부기가 빠지는데, 그러면 코막힘이 줄고 코가 시원해집니다. 찬바람을 맞으면 코막힘이 순간 확 뚫리는 것과 비슷합니다. 이렇게 코 세척을 잘 활용하면 약보다 더 빠르게 효과가 나타나고 아이의 불편했던 코가 편해집니다.

그런데 어린 아이는 코 세척이 무서울 수 있습니다. 일단 코안에 뭐가 들어가는 게 무섭고, 식염수를 넣으면 깜짝 놀라기도 합니다. 아이의 연령에 따라 다음 세 가지 방법을 적절히 활용해보세요.

● 식염수 떨어뜨리기

어린 아기에게 사용하는 방법입니다. 아이의 코에 식염수를 한두 방울 떨어뜨리면 코안의 콧물과 코딱지가 묽어져 바깥으로 잘 흘러나옵니다. 약국에서 코 세척용 식염수를 구입해 시럽 병으로 한두 방울 조심히 떨어뜨리거나 흘려 넣어주세요. 차갑지 않도록 실온 상태에 놔둔 후에 사용하면 아이가 덜 놀랍니다. 인터넷을 검색하면 모유를 코에 넣어보라는 이야기도 있는데요, 모유보다 식염수를 사용하는 게 더 안전합니다.

● 식염수 스프레이

아기가 조금 더 자라면 코안에 식염수를 분사하는 스프레이를 사용할 수 있습니다. 식염수 스프레이는 보통 약국에서 구매할 수 있는데, 분사력의 강도가 구분되어 나오는 제품도 있습니다. 한의원에서는 코에 도움이 되는 한약 성분이 포함된 스프레이를 처방합니다. 약간의 한약 향이 날 수 있고, 코안이 조금 더 시원해지는 효과와 함께 코점막을 튼튼하게 만드는 작용을 합니다. 소아과에서는 치료 약물이 들어가 있는 스프레이를 처방합니다. 우리 아이에게 가장 잘 맞고 도움이 되는 제품으로 선택해 활용해보세요.

• 식염수 코 세척

한쪽 코에 식염수를 넣고 다른 쪽 코로 나오게 하는 방법입니다. 식염수가 코안을 통과하면서 안에 있는 콧물이 빠져나오고, 코점막이 일시적으로 수축해 코가 시원해집니다. 세 가지 방법 중에 가장 효과가 좋지만, 난이도가 높아 만 4~5세는 되어야 할 수 있습니다. 시중에 판매하는 노즈스위퍼, 노즈비데와 같은 제품을 사용하면 됩니다. 식염수가 목으로 잘못 넘어가면 수영장에서 코에 물이 들어갔을 때처럼 매운 느낌이 들 수 있는데, 식염수를 넣는 콧구멍을 위쪽으로, 식염수가 나오는 콧구멍을 아래쪽으로 향하도록 고개를 옆으로 숙이고, 코안으로 식염수를 넣을 때 '아~' 소리를 내면 목으로 넘어가지 않고 쾌적하게 코 세척을 할 수 있습니다.

코 세척, 필요할 때 적절히 활용하세요

코 세척은 효과가 좋은 유용한 방법이지만 과도하게 사용하면 부작용도 있습니다. 한 연구에 따르면 반복되는 만성 축농증에서 매일 코 세척을 장기간 하는 경우 급성 축농증이 생길 가능성이 60% 증가합니다. 코 세척으로 코안의 면역 물질이 제거되기 때문입니다. 잦은 코 세척은 코점막을 자극해 코피를 유발하기도 합니다. 실제로 코 세척을 힘들어하고 싫어하는 아이들도 있습니다.

코 세척은 감기를 빨리 낫게 하진 않습니다. 코 증상으로 힘들 때 불편을 조금 줄이는 방법이지요. 코안에는 콧물이 적당량 있는 게 좋습니다. 콧물에는 병균과 싸울 수 있는 면역 물질이 들어 있으니까요. 콧물을 싹 빼주고 대신 들어가는 식염수에는 어떤 면역 물질도 들어 있지 않습니다. 그래서 코 세척을 너무 과도하게 하지는 말아야 합니다. 아이가 콧물과 코막힘으로 불편해하고 힘들어할 때 적절히 활용하세요. 코 세척은 잘 사용하면 불필요한 약물의 사용을 줄이고 불편한 코 증상을 잘 조절할 수 있는 좋은 방법입니다.

8 | 코 면역력에 도움이 되는 관리법

코 면역력이 약한 체질에 도움이 되는 체질 밥상과 건강차, 그리고 한의원 관리를 알아보겠습니다.

가습으로 습도를 높여주세요

공기가 건조하면 코점막이 예민해져 코 증상이 심해집니다. 가습으로 공기가 건조하지 않게 해주세요. 습도는 50~60% 정도면 됩니다. 가습기를 사용하거나 또는 젖은 수건이나 빨래, 화분을 활용해도 됩니다. 우리나라는 환절기와 겨울철 공기가 많이 건조해 가습에 신경 써야 합니다.

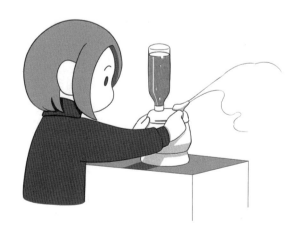

외출할 때는 꼭 마스크 쓰기

차고 건조한 바깥 공기는 코점막을 자극해 코 증상이 더 심해지게 합니다. 요즘은 미세먼지도 코점막을 자극합니다. 그래서 외출할 때는 마스크를 꼭 챙겨야 합니다. 마스크는 차고 건조한 바깥 공기가 코안으로 직접 들어오지 않도록 보호합니다. 코로나 유행으로 마스크를 잘 쓰던 시기에는 확실히 아이들의 감기와 비염 증상이 이전보다 덜했습니다. 코로나 유행이 잠잠해지면서 점차 마스크를 덜 쓰게 되었고, 그러자 코 증상이 이전보다 심해졌습니다. 늘 활동적으로 뛰어노는 아이들에게 마스크가 답답하긴 할 거예요. 그래도 코가 약한 체질의 아이들은 마스크를 꼭 챙겨주면 좋습니다.

밥에는 생강, 국에는 파 뿌리

생강과 파 뿌리는 모두 감기 치료에 도움이 됩니다. 생강과 파 뿌리는 몸을 따뜻하게 해주고 감기를 이겨내는 면역력을 더해줍니다. 밥에 생강가루나 생강채를 조금 넣어보세요. 생강은 차로 마시면 향이 맵고 강하지만, 밥에 넣으면 매운 향이 줄어듭니다. 대파는 뿌리를 버리지 말고 흙을 꼼꼼히 씻어내 아이가 잘 먹는 국을 끓일 때 함께 넣어보세요. 생강과 파 뿌리는 초기에 맑은 콧물이 주르륵 흐를 때 더 도움이 됩니다. 따뜻한 성질이라, 열이 나는 경우에는 사용하지 않는 게 좋습니다.

물과 박하차 마시기

아이가 감기에 걸렸을 때 가장 중요하고 기본이 되는 관리가 물을 많이 마시는 것입니다. 물을 충분히 마시면 민감했던 코점막이 촉촉해져 진정됩니다. 콧물을 묽게 만들어 아이가 코를 풀기 쉽게 만드는 효과도 있습니다.

아이가 마시는 물에 박하를 추가해 마시면 더 좋습니다. 박하는 페퍼민트와 비슷한 종류의 허브입니다. 병균을 밖으로 쫓아내는 코 면역력을 더해줘 콧물을 줄이는 효과가 좋은 한약재입니다. 인터넷에서 박하차를 검색하면 쉽게 찾을 수 있습니다. 박하차를 만드는 몇 가지 요령을 알려드릴게요.

포인트 1 오래 끓이지 마세요

박하차는 오래 끓이면 약효 성분이 날아갑니다. 박하는 향을 내는 정유 성분에 약효가 있거든요. 5분 정도만 끓이거나 끓는 물에 박하를 넣고 불을 꺼주세요. 녹차처럼 거름망에 조금 넣고 뜨거운 물을 부어 5분 정도 우려내도 됩니다.

포인트 2 너무 많이 넣으면 향이 강해요

박하를 너무 많이 넣어 차를 만들면 향이 강해 아이가 잘 안 먹지 않습니다. 2~3티스푼 정도의 박하잎을 2~3l의 물에 넣어 차를 만드세요. 아이가 잘 안 마시면 평소에 잘 먹는 보리차에 섞어 만들어도 됩니다.

포인트 3 저녁에 환기를 하고 박하차를 끓이세요

저녁에 환기를 하고 나서 박하차를 한소끔 끓여주세요. 집에서 물을 끓이면 창문에 김이 서릴 정도로 실내 습도가 올라갑니다. 여기에 박하향이 실내에 퍼지면서 코가 시원해지는 효과도 있습니다.

포인트 4 콧물이 정말 많이 나는 아이는?

수도꼭지를 튼 것처럼 콧물이 줄줄 흐르는 아이들이 있습니다. 이러한 아이는 율무를 함께 넣어 차를 만드세요. 율무는 순환을 원활하게 해 콧물을 줄이는 효과가 있습니다. 율무를 먼저 20~30분 끓인 후에 박하잎을 넣은 다음 불을 끄고 5분 정도 더 우리면 됩니다. 율무를 밥에 넣거나 율무 뻥튀기를 간식으로 챙겨줘도 좋습니다.

코 면역력이 약한 체질은 황기+맥문동+박하차

평소에 코감기에 자주 걸리는 체질은 황기+맥문동+박하차를 마시면 면역력 관리에 도움이 됩니다. 황기는 잔병치레가 잦은 체질에 도움이 되는 한약재였죠? 맥문동은 호흡기계의 면역력을 보강하는 효과가 좋습니다. 황기는 성질이 따뜻하고 맥문동은 시원해 두 가지를 함께 사용하면 균형이 잘 잡힙니다. 여기에 코 면역력을 튼튼하게 해주는 박하를 더하면 코 면역력이 약한 체질을 위한 건강차가 완성됩니다.

① 황기와 맥문동을 3g씩 섞어 다시백에 넣어주세요.

② ①을 물 2~3ℓ에 넣고 20~30분 동안 끓여주세요.

③ 다시백에 박하를 2~3티스푼 정도 넣은 후 그걸 ②에 담그세요.

④ ③을 5~10분 정도 더 우린 뒤 다시백을 꺼냅니다.

감기에 걸려 콧물이 심할 때는 박하차를 마시고, 콧물이 없고 감기에 안 걸렸을 때는 황기+맥문동+박하차를 챙겨주세요.

코 면역력이 약한 체질을 위한 한의원 관리

한의원에서 가장 많이 만나는 체질이 바로 코 면역력이 약한 체질입니다. 코감기에 자주 걸리는 아이, 평소에 자주 코를 훌쩍이는 아이, 혹시 나중에 비염이 될까 걱정되는 아이들이죠. 지금 아이의 면역력 단계에 맞춘 한약 처방에, 코 면역력에 도움이 되는 신이화, 박하, 창이자와 같은 한약재가 들어가는 약재를 처방합니다. 매번 수도꼭지를 튼 것처럼 콧물이 줄줄 흐르는 아이는 창출, 의이인 같은 순환에 도움이 되는 한약재를 더 넣습니다.

코 면역력이 약한 체질은 먼저 잦은 감기인지 비염인지 구별해야 합니다. 비염으로 생각했는데 잦은 감기라서 면역력 보강이 필요한 아이들이 꽤 많거든요. 보통 면역력 3단계의 어린이집 1~2년 차의 아이들입니다. 면역력이 차츰 채워지면 감기에 걸리는 빈도가 줄어들면서 코 상태도 함께 좋아집니다. 아직 면역력이 약해서 환절기에는 약한 코 증상이 종종 생길 수 있습니다. 코 상태를 완전히 깨끗하게 만드는 것을 목표로 한약을 길게 복용하기보다, 감기에 걸리는 빈도를 줄이고 코 증상으로 일상생활이 불편하지 않을 정도를 목표로 관리하는 게 좋습니다.

어린이집에서 유치원, 초등학교로 올라가면 병균 노출이 많아져 코감기에 걸리는 빈도가 늘 수 있습니다. 따라서 미리 면역력을 보강해 준비해두시길 권합니다. 코로나가 유행하는 몇 년 동안 아이들의 기관 노출이 많아지면 어김없이 잔병치레가 늘어나는 경향이 있었습니다. 아프기 전에 미리 준비하는 게 최선입니다.

초등학교 고학년이 되면 면역력이 성장해 감기에 잘 걸리지 않습니다. 그래도 환절기 날씨와 컨디션에 반응해 코 상태가 종종 나빠질 수 있습니다. 어릴 때부터 코 면역력이 약한 체질은 꾸준히 코를 신경 써서 관리하면 좋습니다. 이렇게 긴 흐름 속에서 가능하면 만성 비염으로 진행되지 않도록 아이의 면역력을 잘 관리해야 합니다.

연달아 걸리는 감기를 분리해서 관리해야 합니다.

잦은 감기로 인한 콧물

기관에 다니기 시작한 1~2년 차에는 콧물을 한 달 넘게 달고 지내는 아이가 많습니다. 아직 면역력이 약하기 때문입니다. 이전 감기가 낫자마자 또는 완전히 낫기 전에 새로운 감기에 걸려 콧물이 심해지는 거죠. 아이가 감기에 걸려 있는 기간이 평균 2주였던 것 기억하시나요? 2주짜리 감기가 두세 번 겹쳐 진행되면 한 달이 넘게 콧물이 낫지 않고 지속될 수 있습니다.

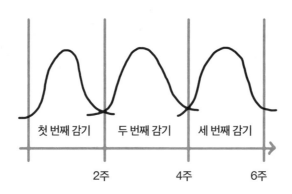

관리 포인트, 감기를 분리해서 보기

감기에 연달아 걸리는 아이는 감기를 분리해서 관리해야 합니다. 한 달 동안 감기가 낫지 않는다고 생각하면 약이 많아지고 강해집니다. 정확히는 감기가 안 낫는 게 아니라, 낫는 과정에서 다시 새로운 감기에 걸려 심해진 상태입니다.

무슨 차이냐고요? 먼저 감기가 다시 심해진 이유는 약이 듣지 않아서 또는 부모님이 잘못 관리해서가 아닙니다. 새로운 감기 병균이 들어왔기 때문입니다. 아직 아이의 면역력이 약해서 그럴 수 있습니다. 우리 아이만 그런 게 아닙니다.

약이 듣지 않는다고 생각하면 약이 강해집니다. 새로운 감기 병균으로 생각하면, 깊은 한숨을 쉬고 나서 다시 감기 초기부터 시작해 관리하면 됩니다. 열이 나고 목이 붓지 않는지 며칠 동안 주의 깊게 살펴봐야 하고, 일주일 동안은 코 증상이 다시 심해질 수 있습니다. 중간에 감기 증상이 가벼운 초기와 후기에는 감기약의 복용을 줄이면 좋습니다. 저도 한의원에서 심하지 않은 감기 증상은 감기 한약을 처방하지 않고 관리합니다. 대신 코 세척이나 박하차를 활용합니다. 현실적으로 아직 면역력이 약해서 단기간에 코 증상을 깨끗이 잡기는 어렵습니다. 지금은 아이가 불편하지 않도록 힘든 증상을 줄여주는 정도면 충분합니다. 감기약, 감기 한약, 코 세척까지 여러 가지 방법들을 적절하게 활용해보세요.

혹시 콧물을 깨끗하게 잡지 않아 비염이 되는 건 아닐까 걱정되실지도 모르겠는데요, 그렇진 않습니다. 오히려 어린 나이에 항생제 복용이 많아질수록 비염으로 진행될 가능성이 높아집니다. 감기는 시간이 지나면 깨끗이 낫습니다. 코로나가 유행하는 시기에도 기관을 안 나가면서 코 증상 없이 무사히 지낸 아이들이 많았습니다. 기관에 나가면 병균 노출이 늘어 감기에 연달아 걸리지만, 다음 해 봄과 겨울이 되면 올해보다 분명 감기가 줄고 빨리 낫습니다. 한 해 한 해 면역력이 성장해나가는 거죠. 이 시기 동안 아이가 감기를 잘 이겨내면서 튼튼한 면역력이 성장하도록 방향을 잘 잡아주는 게 중요합니다.

그러려면 잦은 감기를 분리해서 관리해야 합니다. 부모님은 걱정을 줄이시고, 아이는 필요할 때만 약을 복용하면서 더 영리하게 아이의 감기와 면역력을 관리할 수 있습니다.

아이의 약한 면역력을 보강하세요

감기에 덜 걸리도록 면역력을 보강하면 더 근본적인 관리가 됩니다. 시간이 지남에 따라 분명 아이의 면역력은 성장하지만, 더 빨리 성장하도록 함으로써 미리 준비가 되게 면역력을 보강해주는 거죠. 앞에서 소개한 건강차 또는 한의원 치료를 활용해보세요.

잔병치레가 잦은 아이는 한약을 복용할 타이밍을 잡기 어렵습니다. 자주 아프기 때문이죠. 이럴 땐 한약 복용과 감기 치료를 번갈아가며 관리합니다. 감기 증상이 가벼우면 보약을 복용하고, 심하면 감기 치료를 합니다. 가능하면 감기철이 시작되기 전에 미리 보약을 먹이면 가장 좋습니다. 봄 환절기가 시작되기 전 2월에, 가을 환절기가 시작되기 전 8월에 미리 면역력을 보강해 준비해주세요.

만성 비염으로 콧물을 달고 사는 아이

잦은 감기가 아니라 만성 비염으로 한 달 넘게 콧물이 낫지 않는 아이도 있습니다. 잔병치레 과정을 이미 겪은 면역력 4~5단계의 아이는 만성 비염일 가능성이 높습니다. 코로나 유행 시기에 기관 시작이 늦어진 아이는 잔병치레와 비염이 같이 진행되는 경우도 더러 있었습니다. 비염은 잦은 감기와 관리 방향이 다릅니다. 면역력 보강보다 비염 증상의 치료에 더 포인트를 두게 되죠. 비염에 대한 자세한 내용은 12장에서 이어가겠습니다.

9장

코가 자주 막히는 체질

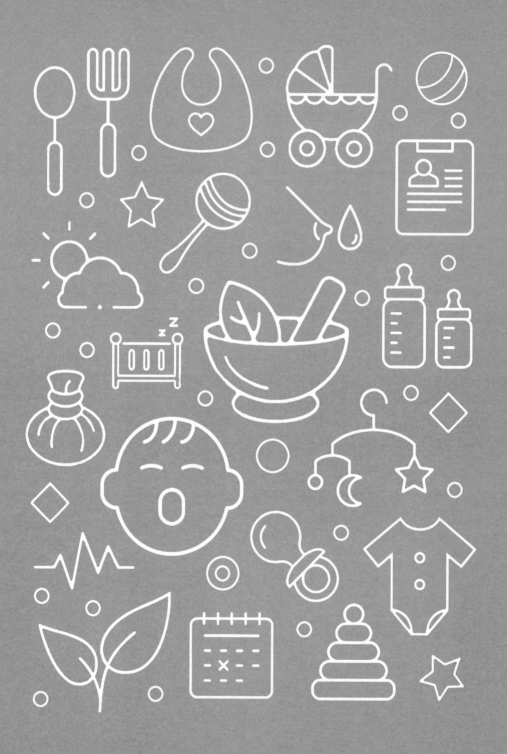

1 | 콧물과 코막힘을 구별하세요

- 감기에 걸리면 늘 코가 막혀 힘든 아이
- 코막힘이 심해 잠을 못 자고 깨는 아이
- 코를 풀어도 콧물이 잘 안 나오고 콧속이 답답한 아이
- 환절기가 되면 코를 흡흡거리고 코가 막히는 아이
- 콧물은 적고 코안이 늘 건조하며 불편한 아이

콧물과 코막힘 체질을 구별하세요

콧물과 코막힘은 다릅니다. 콧물은 코점막 밖으로 분비물이 흘러나오는 증상이고, 코막힘은 코점막이 부어 숨길이 좁아짐으로써 분비물이 밖으로 나오지 않는 증상입니다. 두 가지를 구별하면 코 증상을 더 효과적으로 관리할 수 있습니다. 감기에서 콧물보다 코막힘 위주로 나타나는 아이는 코 면역력과 함께 순환을 신경 써야 하는 체질입니다.

코가 답답해 보이는데 콧물은 많이 나오지 않아요

코가 맹맹하고 답답해서 콧물이 차 있는 것 같아 보이지만, 실제로 코안에 콧물은 많지 않은 상태입니다. 콧물이 아닌 코점막이 부어 숨길이 좁아져 생기는 코막힘이기 때문입니다. 콧물 체질과 다르게 코안이 말라 있고 건조한 느낌이 들 수 있습니다. 이러한 체질은 콧물보다 코막힘에 더 포인트를 두고 관리해야 합니다.

평소에 코를 흡흡거리고 답답해 보일 때가 있어요

병원에 갈 정도는 아닌데 코가 답답해 보여 신경 쓰일 때가 종종 있습니다. 비염이 아닌가 걱정되기도 합니다. 아이들은 코안의 공간이 좁아 코가 더 쉽게 막히고 답답한 숨소리를 냅니다. 그런데 아이는 생각보다 불편해하지 않고 평소처럼 잘 노는 경우가 많습니다. 그럼 괜찮습니다. 집에서 간단히 할 수 있는 몇 가지 생활 관리 방법으로 아이의 코를 조금 더 편하게 해줄 수 있으니 참고하세요.

코가 자주 막히는 아이, 나중에 비염이 될까요?

그렇진 않습니다. 감기로 코가 자주 막힌다고 해서 그것이 비염 증상이거나 나중에 비염이 되는 건 아닙니다. 아이의 면역력 단계에 따라 원인과 관리 방향이 달라집니다. 특히, 감기와 비염을 잘 구별해야 합니다. 때로 코를 흡흡하는 모습이 틱처럼 보이는 경우도 있습니다. 어떻게 판단하고 관리해야 하는지 조금 뒤에 자세히 살펴보겠습니다.

2 | 코막힘은 왜 생기나요?

코막힘의 원리를 이해하면 체질을 더 잘 파악할 수 있습니다.

코막힘은 왜 생기나요?

코가 막히는 이유는 감기와 더 잘 싸우기 위해서입니다. 코막힘으로 코점막의 면역 물질과 공기가 닿는 접촉이 늘어나면 면역 작용이 더 효과적으로 이루어집니다. 콧물이 차고 숨길이 좁아지면 몸 안으로 따뜻하고 촉촉한 공기가 들어와 감기를 더 잘 이겨낼 수 있거든요.

하지만 코막힘이 심하면 불편합니다. 앞에서 살펴본 열도 마찬가지였죠? 면역 작용이라 해도 지나쳐서 일상생활이 불편하면 조금 덜어줘야 합니다. 특히, 잠이 중요합니다. 어린 아이는 숨길이 좁아 코막힘으로 잠을 못 자는 경우가 많습니다. 그래서 코막힘으로 힘들지 않게 잠을 푹 자도록 해주는 게 코막힘 관리의 포인트입니다.

콧물 체질일까요? 코막힘 체질일까요?

코가 막히는 기전은 두 가지입니다. 콧물이 많이 나와서 코가 막히거나, 코점막이 부어서 코가 막히거나 하는 거죠. 두 가지 모두 염증의 결과로 분비물이 많이 생긴 상태입니다. 전자는 코점막 밖으로 흘러넘치고, 후자는 코점막 안에 꽉 차 있는 모습입니다.

전자는 8장에서 살펴본 콧물 체질입니다. 콧물 체질은 코를 풀거나 코 세척을 하면 콧물이 한가득 나옵니다. 병원에서 내시경으로 보면 코안에 콧물이 가득 차 있습니다. 코를 풀거나 코 세척으로 콧물을 제거하면 코막힘이 줄어듭니다. 그래서 콧물 관리가 포인트입니다.

후자는 콧물이 아닌 코막힘 체질입니다. 코를 풀어도 콧물이 안 나옵니다. 코를 못 풀어서 그런가 싶지만, 도구를 사용해 콧물을 빼줘도 많이 나오지 않습니다. 병원에서 내시경으로 코안을 들여다보면 점막이 탱탱 부어 숨길이 막혀 있다고 합니다. 코막힘 체질은 바로 이러한 유형입니다.

둘 다 코가 약한 체질이고 비슷한 면역반응인데 기전은 다릅니다. 하나는 물이 많아 넘치고, 다른 하나는 물은 많은데 건조합니다. 콧물 체질은 코안에 물이 가득하고 축축한데, 코막힘 체질은 코안이 마르고 건조한 느낌이 듭니다. 그래서 관리 방향도 조금 달라집니다.

우리 아이는 어떤 체질에 가깝나요? 두 가지가 칼로 무 자르듯 구별되지 않을 수 있습니다. 그래도 둘 중에 조금 더 뚜렷한 체질이 있을 거예요. 콧물이 차고 코점막도 붓는데, 한 가지 방향으로 조금 더 치우치는 거죠. 우리 아이에게 더 명확하게 나타나는 코 증상으로 체질을 파악하면 됩니다.

어린 아이는 코가 더 잘 막혀요

아이들은 두 가지 이유로 어른보다 코막힘이 더 심합니다. 먼저 코안의 공간이 좁습니다. 어린 아기는 딱 봐도 코가 너무 앙증맞고 작습니다. 그래서 코안에 조금만 콧물이 차고 점막이 부어도 코막힘이 심해집니다. 여기에 어린 아이는 아직 코를 풀 줄 모릅니다. 초기의 맑은 콧물 단계에서는 콧물이 저절로 흘러내리지만 진득한 콧물로 변하면 콧물이 흐르지 않고 쌓여 코가 더 답답해집니다.

다행히 두 가지 원인은 아이가 자라면서 차츰 없어집니다. 아이가 자라면서 체구가 커지면 코안의 숨길이 넓어져 코막힘이 함께 줄어듭니다. 어릴 적에는 감기에 걸릴 때마다 코막힘으로 힘들었지만, 자라면서 줄어드는 경우가 많습니다. 만 3~4세가 되면 아이는 코를 푸는 방법을 배웁니다. 스스로 코를 풀어 콧물을 제거해 코막힘을 줄일 수 있습니다. 아이가 크면서 면역력이 성장해 코 증상이 줄어드는 영향도 있습니다.

반대로 아직 어린 아이는 코안의 공간이 좁고 코를 못 풀고 면역력이 약해서 코막힘이 더 심합니다. 몇 가지 구체적인 모습들을 살펴보겠습니다.

- 코막힘으로 잠을 못 자는 아이

- 코막힘과 함께 중이염이 자주 동반되는 아이

- 코가 막히면서 캑캑 마른기침을 자주 하는 아이

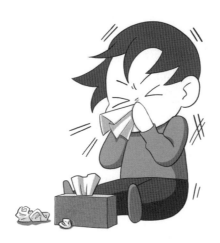

감기에 걸리면 코가 막혀 며칠씩 잠을 잘 못 자요

코가 막히면 숨을 쉬기 힘듭니다. 밤이 되어 자려고 누우면 코점막이 더 붓습니다. 그래서 잠을 자기 힘듭니다. 조금 막혔을 때는 잠들면서 불편해하고, 좀 더 막히면 짜증을 내고, 많이 막히면 자는 도중에 깨고 보챕니다. 그래서 콧물보다 코막힘이 아이에게 조금 더 힘들 수 있습니다. 잠시 뒤에 수면에 도움이 되는 코막힘 관리 방법을 알아보겠습니다.

코가 막히면서 늘 중이염으로 진행돼요

코감기에 걸리면 자주 중이염을 같이 앓는 아이들이 있습니다. 콧물보다 코막힘 체질에서 중이염이 잘 나타나는 편입니다. 코안의 점막이 부으면 코에서 귀로 연결된 관이 함께 부어 좁아질 수 있기 때문입니다. 연결관이 좁아지면 귀 안의 물이 잘 빠지지 않아 중이염으로 진행됩니다. 그래서 코막힘과 중이염은 함께 나타나는 경향이 있습니다. 중이염의 관리 방법은 11장에서 자세히 살펴보도록 하겠습니다.

코가 막히면서 캑캑 기침을 동반해요

코막힘과 함께 캑캑 기침을 동반하는 아이가 많습니다. 콧물이 목 뒤로 넘어가서 기침을 할 수 있고, 목 점막에 약간의 염증을 동반할 수 있습니다. 콜록콜록 심한 기침은 아니고 캑캑 마른기침을 합니다. 역시 마르고 건조한 느낌이 듭니다. 가래 소리가 많이 들리진 않아, 혹시 틱 증상이 아닌가 걱정이 되기도 합니다. 이렇게 기침을 동반하는 아이는 코만이 아니라 기관지를 함께 신경 써서 관리해야 합니다. 기관지 면역력은 10장에서 살펴보겠습니다.

코막힘 체질은 순환 관리가 중요합니다

코막힘 체질은 코 면역력과 함께 순환이 약한 체질입니다. 코점막 안에 분비물이 가득 차 있지만, 순환이 약해 바깥으로 흘러나오지 못하고 정체된 상태이거든요. 그래서 원활한 기혈 순환을 함께 신경 써서 관리해야 합니다.

코막힘 체질은 마르고 섬세한 기질의 아이에게 잘 보입니다. 코안이 마르고 건조하게 느껴지는 것처럼, 살이 없고 마른 체형은 어딘가 물이 부족하고 건조한 느낌이 듭니다. 그래서 촉촉하게 물(水)을 보충해주는 건강 관리가 도움이 됩니다. 이제 관리 방법을 말씀드리겠습니다.

3 | 코막힘 관리 방법, 이렇게 해주세요

아이의 코막힘을 관리하는 여러 가지 방법을 정리해보겠습니다.

머리와 상체를 올려 재우세요

코막힘은 자려고 누우면 심해집니다. 이때 머리와 상체를 올려 코의 위치가 높아지면, 코점막에 몰린 혈액이 빠져나가 코막힘이 줄어듭니다. 아마 부모님도 누우면 코가 막히고 일어나면 코가 시원해지는 경험을 해보셨을 거예요. 그러니까 아이가 잠들 때 머리와 상체 아래 큰 베개나 쿠션, 이불을 받쳐주세요. 코가 막히면 일부러 높은 베개를 찾아서 자는 아이도 있습니다. 이렇게 머리가 살짝 올라오면 코막힘이 줄어 잠을 자기 편해집니다.

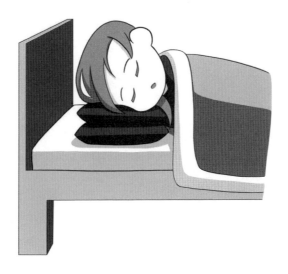

머리맡에 양파를 놔두세요

양파의 매운 향은 코막힘을 줄여줍니다. 양파에 포함된 황화합물 성분에는 항균 작용이, 케르세틴이라는 성분에는 항산화 작용이 들어 있어 감기 치료에 도움이 됩니다. 우리나라뿐만이 아니라 중국, 인도, 그리스, 인디언들까지 오래전부터 사용했던 민간요법입니다.

한의학에서는 양파와 같은 매운맛을 감기 치료에 사용합니다. 다섯 가지의 맛, 즉 오미(五味) 중에서 매운맛에 해당하는 신미(辛味)는 나쁜 병균을 몸의 바깥으로 몰아내는 작용을 합니다. 한의학에서 사용하는 많은 감기 치료약은 이러한 매운맛을 활용합니다. 양파뿐만 아니라 앞에서 소개한 생강과 파 뿌리도 매운맛이 강한 음식입니다. 따라서 코막힘에 함께 활용할 수 있습니다. 코막힘에 도움이 되는 몇 가지 방법을 알아볼까요?

- 아이가 잘 먹는 국이나 반찬에 양파를 조금 넣으세요. 생강과 파도 함께 넣으면 좋습니다.
- 양파 반 개를 듬성듬성 썰어 머리맡에 두세요. 너무 잘게 썰면 냄새가 강합니다. 양파의 매운 향이 아이의 눈과 코를 자극해 더 불편할 수 있으니 반응을 살펴보고 양을 조절하세요.
- 그릇에는 망을 씌우세요. 머리맡에 두다 보니 아이가 잠투정할 때 양파가 피부에 닿아 트러블이 생기는 경우가 있습니다. 그릇에 망을 씌우거나 랩을 덮고 구멍을 송송 뚫어 매운 향의 정도를 조절하면 됩니다.
- 아이가 잠들면 치워도 됩니다. 사실 양파는 냄새가 강해 부모님도 견디기 힘듭니다. 보통 코막힘은 잠들기 전에 가장 심하기 때문에 잠든 후에는 치워도 괜찮습니다.

코 스프레이 제품을 활용하세요

8장에서 식염수 스프레이를 소개했던 걸 기억하실 거예요. 한의원에서 처방하는 코 스프레이는 코를 시원하게 만드는 한약 성분이 함께 들어 있습니다. 잠들기 전 코막힘으로 답답해하는 아이에게 칙칙 뿌려주면 좋습니다. 시원한 정유 성분이 들어 있는 오일 제품도 활용하면 도움이 됩니다.

코막힘이 많이 심하면 비충혈완화제 약물이 들어 있는 스프레이를 사용할 수 있습니다. 비충혈완화제는 코점막의 부기를 줄여 코막힘을 빠르게 해소해 줍니다. 약국에서 쉽게 구매할 수 있는 오트리빈과 같은 약물입니다. 오트리빈 0.1%와 0.05%에는 비충혈완화제 약물이 들어 있고, 오트리빈 베이비 내추럴은 코 세척에 사용하는 식염수 제품입니다. 비충혈완화제는 만 2세 이상에서 사용해야 합니다.

비충혈완화제는 3일 이상 사용하면 안 됩니다. 장기간 사용하면 우리 몸은

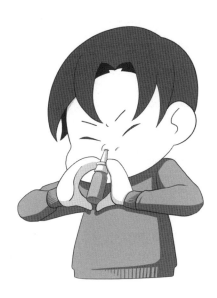

반발 작용으로 코의 점막을 더 붓게 만들어 코막힘이 심해지는 부작용이 나타 납니다. 보통 아이의 코감기로 인한 코막힘은 2~3일 정도가 심한데, 이때 적절 히 사용하면 도움이 됩니다. 앞에서 설명한 여러 방법을 사용해도 아이가 잠을 못 자고 힘들어하면 그때 약물을 사용해보세요.

코막힘 관리, 이렇게 해주세요

지금까지 살펴본 코막힘 관리 방법을 종합해서 정리해보겠습니다.

단계 1 **아침과 낮에 코가 답답해 보이면**
- 낮에 박하차를 마시게 해주세요.
- 저녁식사 때 먹을 국에 양파, 생강, 대파를 넣어주세요.
- 목욕하면서 스팀을 충분히 쐬게 해주세요.
- 환기를 하고 나서 박하차를 한소끔 끓여주세요.

단계 2 **저녁에 코막힘이 심하고 잠들기 힘들면**
- 식염수로 코 세척을 해주세요.
- 박하차의 스팀을 들이마시게 하세요.
- 양파를 머리맡에 놔두세요.
- 베개는 평소보다 조금 높게 베도록 해주세요.

단계 3 **그래도 아이가 많이 힘들어하면**
- 오트리빈을 사흘 이내로 사용하세요(심한 코막힘은 2~3일 사이에 좋아집니다).

심한 코막힘은 2~3일 사이에 좋아집니다

보통 감기가 시작된 지 4~6일째가 되면 코막힘이 심해집니다. 코감기가 진행되는 중인데 오늘 밤 특히 코막힘이 많이 심하다면 앞으로 2~3일은 계속 고생할 수 있습니다. 며칠 동안은 코막힘으로 힘들지 않도록 신경 써서 관리해야 합니다.

심한 코막힘은 보통 2~3일이면 사그라듭니다. 코감기 후기의 회복기로 넘어가면 코막힘이 차츰 줄어들거든요. 며칠 사이에 깨끗이 없어지진 않지만, 그래도 깨지 않고 잠을 잘 정도는 됩니다. 감기가 회복기로 넘어가고 일주일 정도가 지나면 코막힘이 거의 없어집니다.

일주일이 지나도 코막힘 증상이 가라앉지 않으면?

감기로 생기는 심한 코막힘은 2~3일이면 나아집니다. 만약 일주일 이상 심한 코막힘이 지속되고 나아지지 않으면 합병증으로 세균성 코부비동염이 생겼을 수 있습니다. 한 달이 지나도 코 증상이 깨끗이 낫지 않고 반복된다면 만성 비염일 가능성이 있고요. 두 가지 모두 병원에서 정확한 진찰을 받아보셔야 합니다. 세균성 코부비동염은 246페이지, 비염은 12장을 찾아보세요.

4 | 코를 흡흡거리는, 조금 답답해 보이는 아이

가벼운 코막힘은 면역력 단계에 따라 원인과 관리 방향이 달라집니다.

코를 흡흡하는 아이, 혹시 비염일까요?

코막힘이 심하진 않지만 아이가 코를 자주 흡흡거리고 코안이 답답해 보일 때가 있습니다. 심하지 않아 병원에 가기에는 망설여지는데, 그렇다고 깨끗이 잡히지는 않아서 신경이 쓰입니다. 뚜렷한 비염 증상은 아닌 것 같아 혹시 틱 증상이 아닌가 고민되기도 합니다. 이런 아이의 경우 면역력 단계에 따라 원인과 관리 방향을 정리해볼 수 있겠습니다.

면역력 1~2단계, 집에서 지내는 어린 아기

어린 아기는 코의 숨길이 좁아 조금만 콧물이 차거나 점막이 부으면 답답한 숨소리가 들립니다. 외출을 하고 바깥 공기를 쐬고 오면 어김없이 코를 흡흡거리고 답답해 보이는 모습을 합니다. 이건 부모님이 잘 관리해주는 안전한 온실 안에서 지내다가, 새로운 환경을 만나 나타나는 건강한 면역 작용입니다.

약간 들리는 숨소리 정도의 코막힘은 아이가 별로 불편해하지 않습니다. 코막힘이 심하면 숨 쉬기가 불편해 아이는 분명 힘들어하고 짜증을 냅니다. 아이가 불편해 보이지 않고 평소처럼 잘 먹고 잘 놀고 잘 자면 괜찮습니다. 혹시 심해지면 그때 병원에 가시면 됩니다. 온도와 습도를 다시 확인하고, 박하차를 연하게 끓여 마시게 하고, 양파, 생강, 파 뿌리를 음식에 조금씩 넣어주세요.

사실 아이의 코보다 엄마의 마음이 더 불편할 수 있습니다. 어린 아기가 벌써 비염에 걸린 건 아닌지, 나중에 비염이 되지 않을지 걱정되기 때문이죠. 지금 시기에 비염을 진단하지는 않습니다. 비염은 적어도 만 3세는 지나야 진단합니다. 무엇보다 이 정도에 놀라면 안 됩니다. 앞으로 아이는 지금과 같은 코막힘보다 더 심한 잔병치레를 많이 겪을 테니까요. 지금은 연습 삼아 아이의 코막힘을 관리해보세요. 아이가 불편해하지 않으면 괜찮습니다.

면역력 3단계, 단체 생활을 시작한 아이

기관을 다닌 지 1~2년은 잔병치레가 많습니다. 면역력이 약해 감기에 자주 걸리고 코 증상이 깨끗이 낫지 않습니다. 코막힘 체질은 점막이 쉽게 부어 코가 더 자주 답답할 수 있습니다.

하지만 너무 걱정하지 마세요. 아이가 크면서 좋아집니다. 면역력이 성장하면서 잔병치레가 줄고 체구가 커지면서 숨길이 넓어집니다. 그러면 코막힘은 자연스레 줄어듭니다. 앞으로 2~3년은 걸릴 거예요. 그동안 코 면역력을 더 신경 써서 관리해주세요. 조금 뒤에 소개하는 건강차를 활용하면 도움이 됩니다.

가벼운 코막힘은 대수롭지 않게 넘겨야 합니다. 코막힘을 완전히 잡으려고 하면 감기약 복용이 많아집니다. 아직은 아이의 면역력이 약해서 코막힘을 깨끗이 없애기는 어렵습니다. 코 증상이 심하고 불편할 때는 감기약이나 감기 한약을 복용하고, 가벼운 코막힘은 책에서 소개하는 여러 가지 방법을 활용해보세요. 연속해서 걸리는 감기를 분리해서 관리하면 도움이 됩니다. 277페이지의 내용을 다시 한번 살펴보세요.

면역력 4단계, 만성 비염이 시작되는 시기

감기가 이전보다 줄어든 기관 3~4년 차 아이, 즉 유치원을 다니는 시기의 아이들이 해당합니다. 만성 비염이 시작되는 시기이지만, 비염이 아닌 다른 원인일 수도 있습니다. 네 가지 경우로 살펴보겠습니다.

먼저 가벼운 코감기입니다. 면역력이 많이 성장해 이전보다 감기가 가볍게 지나가는 모습일 수 있습니다. 가벼운 코 증상이나 기침이 일주일이면 지나갑니다. 뚜렷한 감기처럼 보이지 않아 비염이 아닐까 고민되기도 합니다.

두 번째는 만성 비염의 초기 증상입니다. 콧물과 코막힘이 깨끗이 낫지 않고 한 달 이상 지속됩니다. 비염 초기라서 아직 증상이 심하지는 않습니다. 비염은 앞으로 더 진행되고 심해질 수 있어 경과를 살펴보면서 관리합니다.

세 번째로 잔병치레와 비염이 함께 나타날 수 있습니다. 코로나가 유행하는 시기에 기관 시작을 미뤄 만 4~5세에 처음 기관을 다니는 아이들이 꽤 있었는데요, 잔병치레가 갑자기 늘면서 동시에 만성 비염이 시작되는 경우들이 다수였습니다. 아이의 상태에 따라 면역력 보강과 비염 치료 중 무엇을 우선할지 결정합니다.

마지막으로 틱 증상일 수 있습니다. 순수한 틱 증상으로만 코를 흡흡거리는 아이도 있지만, 실제로는 비염과 틱이 함께 나타나는 아이들이 많습니다. 틱 증상은 19장에서 자세히 살펴보도록 하겠습니다.

- 코감기가 가볍게 지나가는 모습
- 만성 비염이 가볍게 시작되는 모습
- 잔병치레와 만성 비염이 함께 진행되는 모습
- 틱 증상과 만성 비염이 함께 나타나는 모습

가볍게 코를 흡흡하는 모습인데 원인은 참 다양하죠? 실제로 이 시기 아이들은 진료실에서도 구별이 조금 까다롭습니다. 아이의 체질과 면역력이 성장해 온 과정을 자세히 살펴봐야 하기 때문이죠. 부모님이 판단하시기에는 어려울 수 있습니다. 병원에서 정확한 진찰을 받아보세요.

면역력 5~6단계, 만성 비염이 진행되는 시기

면역력이 꽤 성장한 초등학교 시기에는 잔병치레보다 비염일 가능성이 높습니다. 초등학교 초반에는 비염이 시작되는 모습일 수 있고, 이미 비염이 수년 전 시작된 아이는 면역력이 성장하거나 또는 치료를 통해서 비염 증상이 가볍게 줄어든 상태일 수 있습니다. 어떤 상태이든 만성 비염이 있다면, 코를 꾸준히 신경 써서 면역력을 관리해야 합니다. 12장에서 관리 방법을 자세히 살펴볼까 합니다.

5 | 코막힘 체질을 위한 건강차

코막힘 체질의 아이에게 도움이 되는 건강 관리법을 알아보겠습니다.

콧물 체질과 관리 방향은 비슷해요

코 면역력이 약한 체질이라 콧물 체질과 기본 관리 방향은 비슷합니다. 262페이지에서 소개한 박하차를 자주 활용하면 좋습니다. 아이에게 코막힘 증상이 있으면 박하차를 챙겨주세요. 가벼운 코막힘 증상은 박하차로 잘 관리할 수 있습니다. 코 증상이 심하면 박하차와 함께 감기약이나 감기 한약을 복용하면 됩니다.

코막힘 체질에 도움이 되는, 황기+맥문동+자소엽차

코막힘 체질에 도움이 되는 건강차를 알아볼까요. 콧물 체질에서는 황기+맥문동+박하차를 활용했습니다. 여기서 박하를 자소엽으로 바꾸면 코막힘 체질에 도움이 되는 건강차가 됩니다.

자소엽은 감기 치료에 많이 사용하는 한약재이고, 정체된 순환을 원활하게 풀어주는 효과가 좋습니다. 마르고 섬세한 기질의 아이는 순환이 약해서 코막힘과 마른기침 위주로 감기 증상이 나타날 수 있습니다. 둘 중에 코막힘이 더 심한 편이면, 황기+맥문동+자소엽차를 만들어 챙겨주세요. 자소엽은 코 순환을 원활하게 만들어 코막힘 체질에 도움이 됩니다. 기침은 10장에서 살펴보겠습니다.

자소엽은 깻잎처럼 생긴 보라색 약재입니다. 자소엽을 우리면 예쁜 보라색 차가 만들어집니다. 인터넷을 검색하면 쉽게 찾을 수 있습니다. 자소엽은 박하와 비슷해서 오래 끓이면 안 됩니다. 황기와 맥문동을 미리 끓이고 나서 자소엽을 넣고 불을 끈 후 5~10분 정도 더 놔두면 됩니다.

① 황기와 맥문동을 3g씩 섞어 다시백에 넣어주세요.

② ①을 물 2~3ℓ에 넣고 20~30분 동안 끓여주세요.

③ 자소엽을 2~3티스푼 정도 따로 담은 다시백을 ②에 넣으세요.

④ ③을 5~10분 정도 우리고 나서 다시백을 꺼냅니다.

코막힘 체질의 아이를 위한 한의원 관리

한의학에서는 순환이 약하면 잘 막힌다고 얘기합니다. 코막힘도 코의 순환이 약해 숨길이 막힌 상태입니다. 그래서 코막힘 체질의 한약 처방에는 순환을 원활하게 만드는 자소엽, 박하, 방풍, 백지와 같은 한약재가 들어갑니다. 코 면역력이 약한 체질에서 다시 콧물인지 코막힘인지에 따라 조금씩 한약 처방이 달라지는 거죠. 순환이 약한 체질의 아이에게는 복통, 체, 틱, 코피와 같은 증상이 동반되기도 합니다. 동반되는 증상에 따라 도움이 되는 한약재가 추가되어 우리 아이만을 위한 한약 처방이 만들어집니다.

코막힘이 심한 감기에는 콧물과 다른 감기 한약을 사용합니다. 257페이지에서 콧물에는 형개연교탕, 코막힘에는 행소탕을 활용한다고 소개했던 걸 기억하실 거예요. 한의원에서 처방하는 감기 한약은 이렇게 증상에 따라 세분화해서 치료하는 장점이 있습니다. 저도 한의원에 콧물 한약과 코막힘 한약을 따로 만들어 준비해두고 있습니다.

코막힘 체질은 감기와 비슷하게 비염에도 그대로 적용됩니다. 비염에도 콧물이 줄줄 흐르는 유형과 콧물은 적고 코가 꽉 막히는 유형이 있습니다. 코막힘 체질이 나중에 비염으로 진행되는 것처럼 역시 코막힘 유형이 비염이 될 수 있습니다. 하지만 비염에는 알레르기라는 요인이 하나 더 있어서 조금 더 복잡합니다. 비염은 12장에서 자세히 살펴보겠습니다.

10장

기침을 많이 하는 체질

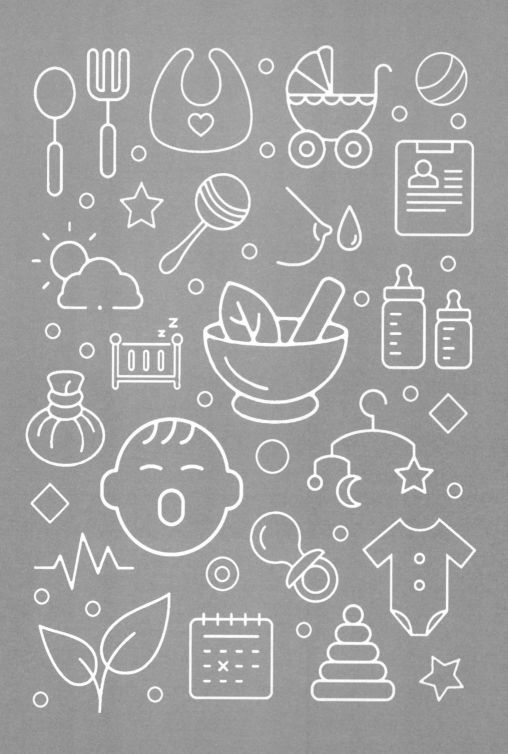

- 감기에 걸리면 기침을 많이 하는 아이
- 기관지염에 자주 걸리는 아이
- 폐렴으로 몇 차례 입원한 경험이 있는 아이
- 환절기에 잔기침을 자주 하는 아이
- 평소에 가래가 걸걸한 아이

우리 아이는 기관지가 약한 체질인가요?

감기에 걸리면 기침을 많이 하는 아이는 기관지가 약한 체질입니다. 기관지염과 폐렴으로 고생하는 아이들도 있습니다. 기침을 자주 하면 혹시 천식이 아닐지 걱정되기도 합니다. 이번 장에서는 기관지를 어떻게 관리해야 면역력을 키울 수 있는지 자세히 알아보겠습니다.

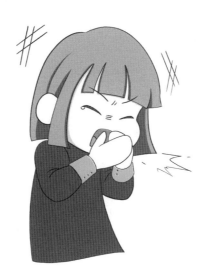

기침이 심하면 잠을 못 자기도 해요

기침은 누우면 심해집니다. 기침이 심해 잠에서 깨기도 합니다. 기침을 여러 번 하다 보면 토하는 경우도 있습니다. 어떡해야 할까요? 이렇게 힘든 기침을 조금이나마 편하게 하도록 도와줄 수 있는 좋은 방법들이 있습니다. 기침 관리의 포인트는 기침을 멈추게 하는 게 아니라 편하게 하도록 도와주는 것입니다. 조금 뒤에 자세히 설명하겠습니다.

기관지염이나 폐렴에 자주 걸려 걱정이에요

기관지염과 폐렴은 병균이 감기보다 더 깊이 침입한 질환입니다. 폐는 호흡을 담당하는 중요한 장기이기 때문에 입원을 하기도 합니다. 다행히 폐렴은 잘 낫습니다. 필요하면 항생제를 복용하기도 합니다. 예전처럼 폐렴으로 큰일이 생기는 경우는 거의 없습니다. 만약 아이가 기관지염과 폐렴에 자주 걸리는 편이라면 기관지 면역력이 조금 더 약한 체질입니다. 한의원에서 정확한 진찰을 받고 약한 면역력을 보강해주세요.

기침을 많이 하면 천식기가 있는 건가요?

기침이 오래 낫지 않으면 천식을 의심합니다. 하지만 기침을 많이 한다고 해서 반드시 천식은 아닙니다. 콧물이 오래 지속되면 비염을 의심하지만, 어린 아이는 잦은 감기일 수 있다고 했죠? 기관지 면역력이 약해 기침감기에 자주 걸리는 아이는 천식이 아닌 잦은 감기가 원인입니다. 아직 면역력이 약한 면역력 2~3단계의 아이는 잦은 감기일 가능성이 더 큽니다. 면역력 4~5단계의 아이는 목과 기관지 점막의 염증이 오래 지속돼 만성 기침으로 진행되는 경우도 있습니다.

2 | 기침은 왜 하는 건가요?

힘들게 기침하는 아이를 보면 안쓰럽습니다. 도대체 기침을 하는 이유는 무엇일까요?

기침은 우리 몸을 보호하는 면역 작용이에요

우리 몸은 목과 기관지의 숨길을 막는 방해물을 기침을 통해 제거합니다. 감기에 걸리면 가래가 많아져 기침을 하고, 음식물이 기도로 잘못 넘어가 사레에 걸리면 심하게 기침을 합니다. 어린 아기가 이것저것 손으로 만지다 입에 넣어 기도로 넘어가는 바람에 기침을 하는 경우도 있습니다. 목에 뭔가 불편한 느낌이 들면 의식적으로 콜록콜록 기침을 할 수도 있습니다. 꼭 아픈 상태가 아니더라도 아이들은 자기도 모르게 하루 평균 11.3회의 기침을 합니다.

기침은 가래를 제거하는 작용을 해요

기침의 원인은 대부분 가래입니다. 평소에도 목과 기관지에는 적당량의 가래가 늘 있습니다. 가래에는 병균과 나쁜 물질로부터 우리 몸을 지키는 면역 물질이 들어 있고, 바깥의 공기에서 들어온 병균이나 미세먼지를 걸러내는 작용을 하기도 합니다. 콧물과 비슷하죠? 평소에는 가래 양이 많지 않아 저절로 식도로 넘어가거나 무의식적으로 삼키고, 때로 큼큼 가벼운 기침으로 제거하기도 합니다.

가래가 평소보다 많아지면 기침을 해야 합니다. 가만히 놔두면 가래가 기도를 막고 폐와 기관지로 흘러내려갈 테니까요. 이건 꽤 큰일입니다. 우리 몸에서는 이런 일이 절대 생기지 않도록 자동 반사적으로 기침을 해서 가래를 제거합니다. 이렇게 기침은 우리 몸을 지키는 꽤 강력한 방어 작용입니다.

염증이 생기는 부위는 목 면역력이 약한 체질에서 말하는 목과는 다릅니다. 목이 붓는 부위는 편도이고, 기침을 하는 목 부위는 인두와 후두입니다. 편도가 부으면 음식을 삼킬 때 부은 느낌과 통증이 있고, 인두와 후두에 염증이 생기면 목 안쪽이 까끌까끌한 불편함이 있습니다. 기관지가 약한 체질은 인두와 후두, 기관지에 염증이 생겨 기침을 자주 합니다.

병균 ➡ 염증 ➡ 가래 ➡ 기침

가래가 늘어나는 가장 흔한 이유는 기침감기입니다. 병균에 감염되어 목과 기관지 점막에 염증이 생기면 가래가 평소보다 더 많이 늘어 기침을 합니다. 때로 미세먼지나 알레르기 물질, 차갑고 건조한 공기에 반응해서 가래가 늘어나기도 합니다. 이 흐름을 기억해두세요. 기침 관리에서 가장 기본이 되는 개념입니다.

기침 치료의 포인트는 병균과 염증

위의 흐름을 보면 자연스레 기침 치료의 방향이 잡힙니다. 기침과 가래는 원인이 아닌 결과입니다. 기침을 치료하려면 병균과 염증을 없애야 합니다. 그럼 많은 가래가 다시 평소대로 줄어들어 기침을 안 하게 됩니다. 더 근본적으로는 병균 감염에 쉽게 반응하는 약한 기관지 면역력이 치료 대상이 됩니다.

병균이 기침의 출발이지만, 실제로 병균을 치료하는 약은 아직 많지 않습니다. 세균성 폐렴에서는 병균을 없애는 항생제 약물이 있습니다. 바이러스 질환인 감기, 후두염, 모세기관지염은 병균을 치료하는 약물이 없습니다. 최근에 유행한 코로나 바이러스도 아직 병균 자체를 없애는 약물이 개발되진 않았습니다. 그래서 현실적으로 염증 관리가 기침 치료의 포인트가 됩니다. 서양의학과 한의학 모두 염증을 줄이는 데 도움이 되는 약들이 많이 있습니다.

가래를 묽게 만드는 거담제도 많이 복용하죠? 거담제는 힘든 기침을 편하게 만드는 효과가 있지만, 병균과 염증을 치료하는 약물은 아닙니다. 때로 병원에 가서 답답한 가래를 한번에 쫙 뽑아내고 싶기도 합니다. 그런데 가래를 콧물처럼 병원에서 빼주지는 않습니다. 아이가 힘들기도 하고, 그럴 필요가 없기 때문입니다. 가래를 제거해도 염증이 그대로 있다면 가래는 다시 생기니까요.

기침을 억제하는 진해제는 최근에 소아에게 복용이 금지되었습니다. 치료효과가 분명하지 않고, 부작용의 가능성이 있기 때문입니다. 병원에서 처방하는 전문의약품과 약국에서 구매하는 일반의약품 사이에 성분 차이가 있긴 한데요, 미국소아과학회와 UpToDate에서는 모두 아이들에게 먹이지 말기를 권유합니다. 꼭 약물 자체의 부작용 때문이 아니더라도, 기침을 잠시 억제하는 방법이 기침을 근본적으로 치료하는 접근은 아니겠지요.

기침을 잘해야 한다?

병원에 가면 종종 기침을 잘해야 한다는 설명을 듣습니다. 도대체 이게 무슨 말인가 싶죠? 빨리 기침이 멈추도록 강한 약을 주면 좋겠는데 말이죠.

위에서 살펴본 기침의 기전을 적용해보면 이해가 됩니다. 기침을 잘하라는 말은 가래를 잘 뱉어내 병균이 더 깊숙이 들어가지 않게 하라는 의미입니다. 지금 아이의 몸에는 병균과 싸우기 위해 기침과 가래가 필요합니다. 가래에는 면역 물질이 들어 있고, 기침을 함으로써 병균과 가래를 몸 바깥으로 내보냅니다. 지금 기침과 가래는 아이에게 필요한 면역 작용입니다. 그래서 기침을 잘해야 한다고 설명하는 거죠.

때로 힘들게 기침하는 아이를 보면서 기침을 그만하라고 말하고 싶을 때가 있습니다. 하지만 기침을 안 할 수는 없습니다. 기침은 잘해야 합니다. 어떻게 해야 잘할 수 있을까요? 부모님이 도와줄 수 있는 좋은 방법들이 있습니다. 그 전에 먼저 아이가 힘들게 기침을 하는 이유에 대해 알아보겠습니다.

3 | 어린 아이는 기침을 잘 못 해요

아이가 기침을 잘하는 요령을 배우려면 시간이 필요합니다.

아이가 일부러 기침하는 건 아니에요

기침은 가래를 제거하는 작용이라고 했죠? 아이는 기침을 해본 경험이 적어서 효율적으로 가래를 제거하지 못합니다. 그래서 기침을 더 힘들게 합니다.

기침은 우리 몸의 본능적인 반사작용이지만, 그래도 나름의 요령이 필요합니다. 기침을 많이 해본 어른은 콜록콜록 기침 몇 번이면 가래를 잘 뱉고, 때로는 기침을 하지 않고 가래만 쏙 빼서 뱉거나 삼킬 수 있습니다. 하지만 아이는 아직 경험이 적어 이러한 기침 테크닉이 없습니다. 그래서 어른은 두세 번의 기침으로 제거하는 가래를, 어린 아이는 열 번에서 스무 번까지 기침을 해야 합니다. 일부러 기침을 많이 하는 건 아닙니다. 답답한 건 부모님의 마음만이 아닙니다. 아이도 기침을 하느라 정말 힘이 듭니다.

기침을 억지로 참을 수는 없어요

간혹 아이가 억지로 심하게 기침을 하는 것처럼 보일 때가 있습니다. 그래서 아이에게 기침을 하지 말라고 이야기하기도 합니다. 하지만 기침을 잠깐 참을 수는 있다 해도 그러면 목에 가래가 차서 더 불편합니다. 이렇게 억지로 기침을 멈출 수는 없습니다. 기침을 멈추려면 염증을 치료해야 합니다. 지금은 기침을 잘해야 합니다.

아이가 크면서 기침하는 요령을 배워가요

기침 테크닉을 말로 설명해주긴 어렵습니다. 코를 흥 푸는 요령과 비슷합니다. 어린 아이는 아무리 설명해줘도 코를 시원하게 잘 못 풀죠? 코를 풀고 기침을 잘하는 방법은 모두 아이가 앞으로 크면서 스스로 배워나가게 됩니다.

그러려면 안타깝지만 기침감기에 여러 번 걸려봐야 합니다. 기침을 많이 해보면서 쉽게 하는 요령을 터득하는 거죠. 적어도 초등학생은 돼야 기침을 잘하고 가래를 뱉을 수 있습니다. 코 풀기보다 기침 요령은 배우는 데 시간이 조금 더 걸리는 편입니다.

기침을 하다 토할 수도 있어요

기침을 열 번에서 스무 번씩 힘들게 하다 보면 아이가 구토를 하는 경우가 있습니다. 그럼 부모님은 깜짝 놀라게 되죠. 응급실에 가야 하나 고민하기도 합니다. 하지만 크게 걱정할 모습은 아닙니다. 기침을 하면서 배 안의 압력이 올라가 위장의 내용물이 역류해 토하는 것입니다. 아직 기침을 잘 못하기 때문에 그럴 수 있습니다.

기침과 구토가 그치고 난 뒤 평소처럼 호흡을 잘하면 괜찮습니다. 만약 기침을 하지 않아도 구토를 계속하면 감기가 아닌 다른 질환이 원인일 수 있습니다. 다음 날 병원에 가서 정확한 진찰을 받아보세요.

간혹 구토 내용물이 기도로 넘어가면 걱정할 상황이 됩니다. 기도가 막혀 숨을 제대로 못 쉬고, 심하게 기침을 하거나, 몸이 파랗게 변하는 청색증이 생길 수 있습니다. 따로 확인하지 않아도 이런 모습은 바로 눈에  띕니다. 자주 있는 모습은 아니니 크게 걱정하지 않으셔도 되지만, 만약을 대비해 하임리히법은 한 번쯤 봐두면 좋습니다. 인터넷에서 '하임리히법 영아 편'을 검색해보세요.

기침을 편하게 하도록 도와주세요

앞의 내용을 다시 한번 정리해보겠습니다. 기침은 필요한 면역 작용이라 잘해야 하는데, 아이는 요령을 몰라서 기침을 힘들게 합니다. 그럼 지금 힘든 아이에게 어떻게 해줘야 할까요? 기침 관리의 포인트는 기침을 멈추게 하는 것이 아니라, 기침을 편하게 하도록 도와주는 것입니다. 힘든 기침을 조금은 수월하게 만드는 좋은 방법들이 있습니다. 잘 활용하면 약보다 더 효과적입니다. 바로 이어서 관리 방법을 살펴보겠습니다.

| 4 | 기침을 편하게 하기 위한 방법 | |

아이의 기침을 관리하는 방법을 알아보겠습니다.

기침 편하게 하기

기침 관리의 포인트는 힘든 기침을 편하게 하도록 도와주는 것입니다. 힘들게 열 번을 해야 할 기침을 다섯 번에 끝나도록 도와주는 거죠. 이것만으로도 기침이 많이 편해집니다. 그럼 어떻게 해야 하는지 방법을 살펴볼까요.

물을 많이 마시게 하세요

물 마시기는 가장 기본이 되는 관리입니다. 가래가 묽어지면 기침이 편해집니다. 가래가 진하면 목과 기관지 점막에 찰싹 달라붙어 기침으로 뱉어내기 어렵습니다. 물을 마시면 진득한 가래가 묽어져 기침이 조금 편해집니다.

가습도 도움이 됩니다. 공기가 건조하면 목의 까끌까끌한 자극감이 심해져 기침을 더 많이 합니다. 우리나라의 가을과 겨울철 실내 공기는 많이 건조합니다. 실내 습도가 50~60% 정도가 되도록 가습을 해주세요. 젖은 빨래, 수건, 화분을 활용해도 좋습니다.

기침할 때 등을 두드려주세요

등을 통통 두드리면 목과 기관지에 찰싹 달라붙은 가래가 잘 떨어집니다. 그럼 아이는 기침을 편하게 할 수 있습니다. 몇 가지 요령을 알려드리겠습니다.

요령 1 손을 컵 모양으로 오므리세요

주먹이나 손바닥이 아니라, 손을 컵 모양으로 오므려 두드리면 가래가 더 잘 떨어집니다. 인터넷을 찾아보면 등을 두드릴 때 사용하는 컵처럼 생긴 도구도 있습니다.

요령 2 목 뒤와 등의 윗부분을 두드리세요

기침감기에서 가래가 붙어 있는 부위는 목과 등 위쪽 부분입니다. 등을 두드리는 목적은 가래를 떼어내어 쉽게 기침을 하기 위해서입니다. 그래서 지금 가래가 많은 부위를 두드려야 효과적입니다. 기관지염과 폐렴일 때는 가래가 좀 더 깊숙이 있어 등 중간 부분도 함께 두드리면 좋습니다.

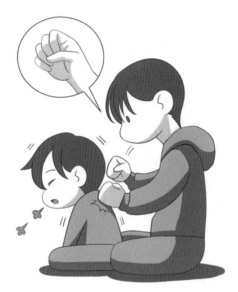

요령 3 세게 두드리지 않아도 돼요

너무 세게 두드리면 오히려 아이는 더 불편합니다. 메슥거려 토하기도 하죠. 힘의 세기보다 타이밍이 더 중요합니다. 아이가 기침하는 타이밍에 맞춰 통통 두드리면 더 효과적입니다.

요령 4 기침을 멈추라고 하는 건 아니에요

다시 한번 얘기하지만, 기침을 멈추게 하려는 게 아니라 기침을 덜 힘들게 하고, 가래를 쉽게 뱉어내는 게 목표입니다.

요령 5 기침을 안 하면 두드리지 않아도 괜찮아요

아이가 기침을 안 하면 등을 두드리지 않아도 됩니다. 미리 등을 두드린다고 가래가 덜 생기고 기침이 빨리 낫진 않습니다.

꿀물을 챙겨주세요

꿀은 기침에 도움이 됩니다. 오래전부터 한의학에서는 꿀을 기침 치료에 사용해왔습니다. 꿀은 목 점막을 부드럽게 만들어 기침을 편하게 하도록 돕습니다. 서양의학의 연구 결과에서도 꿀은 기침의 횟수, 강도, 불편감을 약간 줄이는 효과가 있음이 입증되었습니다. 아래 방법을 활용해보세요.

방법 1 물 한 컵에 어른 숟가락 하나 분량의 꿀을 섞으세요

어른 숟가락 하나만큼의 꿀을 섞으면 물이 살짝 걸쭉해진 느낌이 듭니다. 따뜻한 물이 좋지만, 미지근한 물에 타줘도 괜찮습니다. 차가운 물은 피해주세요.

방법 2 조금씩 홀짝홀짝 마시게 해주세요

꿀물은 목을 통과하면서 목과 기관지 점막을 부드럽게 진정시키는 작용을 합니다. 그래서 한 번에 꿀꺽꿀꺽 마시기보다 조금씩 홀짝홀짝 삼키는 게 좋습니다.

방법 3 잠들기 30분 전에 주세요

기침은 잠을 자려고 누우면 더 심해집니다. 그래서 잠자기 30분 전부터 꿀물을 조금씩 마시게 해주세요. 꿀물을 전부 마시지 말고 조금 남겨두세요.

방법 4 자다가 기침하면 남겨둔 꿀물을 주세요

기침이 심하면 자다가 깨기도 합니다. 기침이 진정되면 남겨둔 꿀물을 한 모금 마시게 해주세요. 목 안의 칼칼한 자극감이 줄어들어 아이의 목이 편해집니다.

.방법 5 도라지와 배를 우린 물에 꿀을 타주세요

도라지와 배 역시 기침에 도움이 되는 음식입니다. 도라지와 배를 한소끔 끓인 물을 조금 식힌 후에 꿀을 타주면 더 좋습니다.

방법 6 심하지 않으면 꿀물을 안 줘도 됩니다

수면을 방해하지 않는 가벼운 기침은 꼭 꿀물을 주지 않아도 됩니다. 꿀물을 자주 마시면 충치의 위험이 커집니다. 기침이 심한 밤에 2~3일 정도 사용하면 적당합니다.

방법 7 돌 이전의 아이에게는 주면 안 돼요!

드물기는 하지만 꿀은 보툴리눔이라는 독소의 위험 때문에 돌 이전의 아이에게는 주면 안 됩니다. 몇 년 전 일본에서 꿀을 탄 이유식을 먹던 아이가 사망한 경우가 있었습니다. 돌 이후의 아이에게는 안전하게 사용할 수 있습니다.

머리와 상체를 올려주세요

코막힘에서 설명한 방법입니다. 코막힘처럼 기침도 누우면 더 심해지거든요. 기침을 하느라 잠들기 힘들고 자다가 깨기도 합니다. 자려고 누운 자세에서는 가래가 목 뒤에 고여 기침 반사를 더 유도하고, 기침을 효과적으로 하기 더욱 어렵습니다. 코감기를 동반하면 목 뒤로 넘어가는 콧물이 기침을 더 심하게 할 수 있습니다.

이때 머리의 높이가 조금 올라가면 도움이 됩니다. 잠자리의 머리 부분에 쿠션이나 베개를 평소보다 높게 받쳐주세요. 그럼 머리와 상체가 비스듬하게 올라온 자세가 만들어져 기침이 조금 줄어듭니다. 만약 아이가 자다가 기침으로 깨면 일단 앉혀서 기침을 편하게 하도록 도와주세요. 기침이 너무 심해 잠들기 힘든 밤에는 하루 정도 유모차나 카시트에서 재워도 괜찮습니다.

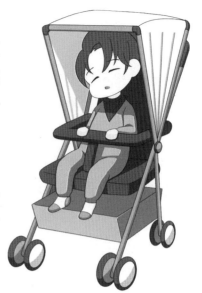

잘 시간에 기침을 하면 이렇게 해주세요

방금 살펴본 방법들을 종합해서 정리해보겠습니다.

① 먼저 가습을 충분히 하고,

② 잠들기 30분 전에 꿀물을 먹이세요. 이때 홀짝홀짝 마시게 하는 게 포인트입니다.

③ 남은 꿀물은 머리맡에 두고,

④ 아이가 자다가 기침 때문에 깨면,

⑤ 먼저 아이를 일으켜 앉힌 뒤,

⑥ 기침을 할 때 등을 통통 두드리고,

⑦ 진정되면 꿀물을 한 모금 삼키게 한 후,

⑧ 다시 재워주세요.

⑨ 기침이 심하면 상체를 올려서 재우세요.

⑩ 다음 날 아침에는 양치에 더 신경 써주셔야 합니다.

힘든 기침은 3~4일이면 가라앉아요

아이가 잠을 자기 힘들 정도의 심한 기침은 3~4일이면 줄어듭니다. 힘들게 기침하는 아이를 보면 안쓰럽고 걱정이 많이 되는데요, 아이는 지금 힘껏 기침을 하면서 병균과 열심히 싸우고 있는 상태입니다. 앞에서 알려드린 방법을 사용해 기침을 편하게 하도록 도와주면서 아이를 응원해주세요. 우리 아이는 분명 잘 이겨낼 수 있습니다. 이렇게 아이의 면역력은 한층 더 성장합니다.

아이의 호흡이 힘든지 확인하세요

아이의 기침을 관리할 때 혹시 호흡이 힘든 건 아닌지 유심히 관찰해봐야 합니다. 기관지와 폐에 염증이 생기면 호흡이 힘들 수 있거든요. 숨을 가쁘게 빨리 쉬고, 어깨를 들썩들썩 움직이고, 가슴이 옴폭옴폭 들어가면서 힘들게 호흡을 한다면, 약이 남아 있어도 다음 날 병원에 가서 다시 진찰을 받아봐야 합니다. 기관지염이나 폐렴으로 진행되지 않았는지 청진을 하고 필요하면 엑스레이로 영상 검사도 해야 하니까요. 만약 아이의 호흡이 많이 힘들어 보이면 빨리 응급실에 가서 필요한 처치를 받아보세요.

---

5 | 콧물이 넘어가서 기침을 하나요?

기침의 원인이 꼭 코에서 넘어가는 콧물 때문은 아닙니다.

가래는 어디서 만들어지나요?

가래는 코에서 만들어지는 콧물과, 목과 기관지에서 생성되는 분비물이 함께 모여 생깁니다. 코부터 기관지까지 모든 호흡기 점막에서 분비물이 생기는데, 실제로 콧물이 넘어가서 가래가 차는 느낌과 까끌까끌한 목 점막에서 가래가 생기는 느낌은 다릅니다. 두 가지 이유를 잘 구별해야 합니다.

콧물이나 가래가 목 뒤로 넘어가면 기침을 해요

진료실에서 정말 많이 듣는 이야기인데요, 이 설명은 다소 감기의 염증 부위를 코로 국한하는 느낌이 듭니다. 감기로 코의 염증이 생겨 훌쩍거리다, 콧물이 많아지면 목 뒤로 넘어가 기침을 한다는 거죠. 분명 콧물이 넘어가 기침을 하는 아이들이 있습니다. 특히, 어린 아이는 코를 잘 풀지 못해 목으로 넘어가 기침을 하는 경우가 많습니다.

하지만 감기는 코만이 아닌 목에도 염증을 만듭니다. 목의 염증으로 가래가 생기면 기침을 할 수 있습니다. 그래서 꼭 넘어가는 콧물 때문이 아니라 목에도 함께 원인이 있는 겁니다. 감기가 진행되면서 목 점막의 염증이 심해져 가래가 많아지면 기침을 할 수 있습니다. 체질에 따라 콧물보다는 이렇게 생기는 가래가 더 중요한 아이들이 있습니다.

코인지 목인지 어떻게 구별할까요?

병원에 가면 아~ 하고 입을 벌려, 코에서 목 점막으로 흘러내리는 후비루를 확인하잖아요. 코가 원인이라면, 자세에 따라 콧물이 코 앞으로 흘러내리거나,

아이가 코를 흡흡거리고, 코가 답답한 증상이 함께 있습니다. 자려고 누우면 콧물이 목 뒤로 흘러 넘어가 기침이 더 심해질 수 있고요.

반면에 목이 원인이면 병원에서 인두 점막의 염증을 확인할 수 있습니다. 목 안쪽에서 까끌까끌한 불편한 느낌이 들고, 콜록콜록 목이 아플 것 같은 기침 소리를 냅니다. 콧물이 넘어가 기침을 하고 목에 염증이 적다면 칼칼한 소리보다 걸걸한 소리를 내거나 캑캑 기침을 할 수 있습니다.

구별하는 이유는 치료가 다르기 때문입니다

기침의 원인에 따라 치료가 달라집니다. 콧물이 코 앞으로 흐르면 코가 치료 대상이 되지만, 기침의 경우는 원인이 코인지 목인지 구별해야 합니다. 서양의학 치료에서 콧물에는 항히스타민제, 기침은 거담제를 사용합니다. 한의학 치료도 콧물에는 소청룡탕이나 형개연교탕, 기침에는 연교패독산이나 은교산을 쓰는데요, 이처럼 치료 한약이 다릅니다. 기침을 넘어가는 콧물로 판단해서 코 치료에 집중하면 효과가 적을 수 있습니다. 가래의 원인을 정확히 파악해야 효과적으로 약을 쓰고 관리할 수 있으니까요.

> **6** | **기침 소리의 특징 : 콜록, 캑캑, 걸걸**

기침이 콜록콜록, 캑캑, 걸걸한 것 중 어느 소리에 해당하는지 확인해보세요.

기침 소리의 특징을 알아봐요

아이의 기침 소리만을 듣고 원인 질환을 진단하기는 어렵습니다. 그래도 몇 가지 단서를 찾을 수는 있습니다. 하루 종일 아이의 기침 소리를 듣고 있는 부모님에게는 조금이나마 도움이 되지 않을까 싶습니다.

칼칼한 기침과 걸걸한 기침

기본적인 기침 소리는 콜록콜록입니다. 여기에서부터 출발해보겠습니다. 목 점막에 염증이 생겨 목이 아플 것 같은 칼칼한 소리가 들리고, 염증으로 가래가 많아져 걸걸한 소리가 들립니다. 기침감기 초반에는 염증과 가래가 모두 많아서 칼칼한 콜록콜록 기침을 할 수 있습니다. 기침감기 후반에는 염증이 줄면서 칼칼한 느낌이 적어지고 가래가 낀 듯한 걸걸한 소리로 바뀝니다.

걸걸한 기침과 캑캑 기침

가래가 많으면 걸걸한 기침 소리가 납니다. 마른기침은 가래가 없어 보여서 아이가 일부러 기침하는 것처럼 느껴지기도 하지만, 실제로 가래가 있습니다. 가래가 조금 있기 때문에 마른기침의 캑캑 소리가 나는 거죠.

목 점막에는 아프지 않아도 가래가 항상 있습니다. 평소에 늘 있는 가래는 저절로 넘어가거나 자연스레 삼키게 되고, 약간 늘면 캑캑 기침, 많이 늘면 걸걸한 기침을 하는 거죠. 어른은 가래를 뱉고 삼키는 요령이 있어 약간의 가래 정도는 기침을 하지 않고 처리할 수 있습니다. 사회적 매너이기도 합니다. 그런데 어린 아이는 아직 가래를 삼키는 요령을 모르기 때문에 캑캑 기침을 해야 합니다. 일부러 그러는 게 아니라 아이 입장에서는 나름의 이유가 있는 겁니다.

캑캑 기침, 혹시 틱이 아닐까요?

억지로 기침을 한다는 추측은 혹시 틱이 아닐까 하는 걱정으로 이어집니다. 물론 틱 증상일 수도 있습니다. 실제로 캑캑 기침으로 틱 증상이 나타나는 경우가 꽤 있거든요. 틱은 가래와 같은 별다른 불편함이 없는데 무의식적으로 큭 큭, 캑캑 소리를 반복합니다. 기침도 무의식적인 반사작용이지만, 목 점막에 가래가 걸려 있는 까끌까끌한 불편감에서 출발합니다. 틱 증상은 19장에서 살펴보겠습니다.

감기가 진행되면서 바뀌는 기침 소리

아이가 기침감기에 걸리면 처음에는 칼칼한 기침을 하다가 염증이 줄면 걸걸한 기침, 가래가 줄면 캑캑 기침으로 바뀝니다. 기침감기의 일반적인 진행과정이니까 참고해보세요.

칼칼한 기침 → 걸걸한 기침 → 캑캑 기침

기침감기가 시작되는 초기에는 염증이 많아 칼칼한 기침을 합니다. 가래가 많으면 콜록콜록 기침을 하고, 가래가 많지 않으면 캑캑, 컥컥 소리가 납니다. 염증의 정도 또는 체질에 따라 가래의 양이 다릅니다. 콧물이 적게 생기는 체질처럼 가래도 조금만 생기는 체질이 있습니다.

칼칼한 기침이 걸걸한 기침으로 바뀌면 가래 소리가 많이 들려 심해진 느낌이 들기도 합니다. 하지만 실제로는 기침이 조금 좋아진 상태입니다. 염증과 가래가 조금 나아져 기침 횟수가 줄고, 가래가 많이 쌓일 때마다 한 번씩 기침을 하는 거죠. 특히, 아침에 일어나면 유독 걸걸한 기침 소리가 들립니다. 밤 동안 쌓인 가래를 아침에 한꺼번에 제거하는 기침입니다. 가래가 줄어들어 잘 때는 기침을 덜 하고 아침에만 걸걸한 기침을 합니다. 만약 가래가 더 많으면 자는 도중에도 기침을 해야 합니다. 가래와 염증이 더 줄면 걸걸한 소리가 차츰 캑캑 소리로 바뀌게 됩니다. 캑캑 기침은 서서히 좋아지면서 1~2주 이상 지속되기도 합니다.

컹컹 기침, 후두염에 걸렸을 때 나는 기침 소리

아이가 기침감기에 걸리면 종종 컹컹 기침을 하기도 합니다. 후두염에 걸리면 들리는 기침 소리입니다. 왜 컹컹 소리를 내나 싶지만, 들으면 바로 알 수 있습니다. 개가 짖는 듯한 소리, 금속성의 쨍쨍한 소리처럼 느껴지기도 합니다.

목 안쪽은 위에서부터 인두, 후두, 기관지로 이어집니다. 일반적인 기침감기는 주로 인두에 염증이 생긴 것이고, 후두염은 인두보다 염증이 좀 더 깊은 곳에 생긴 겁니다. 가래의 위치가 감기에 걸렸을 때보다 더 깊기 때문에, 기침 소리가 조금 달라져 컹컹 소리가 나는 것입니다.

힘들게 가슴에서 끌어올리는 기침

아이들은 가끔 가슴에서 끌어올리는 기침을 할 때가 있습니다. 이처럼 힘들게 기침하는 아이를 보면 더 안쓰럽습니다. 폐렴이 아닐까 걱정되기도 하고요. 그런데 깊은 곳에서 끌어올리는 기침이 반드시 폐렴은 아닙니다.

기침 소리는 보통 목에서 들리지만, 기침에 필요한 압력을 만들기 위해 가슴과 배를 함께 사용합니다. 흉압과 복압을 올려 한 번에 기침으로 공기를 확 내보내는 거죠. 그래서 가슴과 배에서 끌어올리는 건 가래가 아니라, 가래를 기침으로 내보내기 위한 압력입니다. 가래가 조금 깊숙이 있거나 목 점막에 끈적한 가래가 찰싹 달라붙어 있으면, 가래를 떼어내기 위해 더 깊은 기침을 합니다.

정확한 상태는 병원에서 진찰을 받아보시길 권해드립니다. 집에서는 앞에서 설명한 여러 가지 방법을 활용해 힘든 기침을 조금이라도 편하게 하도록 도와주면 됩니다.

7 | 기침이 한 달 넘게 낫지 않아요

오래 지속되는 만성 기침은 여러 가지 원인을 고려해야 합니다.

낫고 있는 감기일 수 있어요

앞에서 아이의 감기는 낫는 데까지 평균 2주가 걸린다고 얘기했었습니다. 평균이기 때문에 길면 3주까지도 걸립니다. 여기에 기침감기는 조금 더 걸리기도 합니다. 아직 가래를 잘 뱉지 못해서 캑캑 기침을 해야 하기 때문입니다. 그래서 기침감기가 완전히 낫는 데 3~4주까지 걸릴 수 있습니다. 걸걸한 기침 소리가 캑캑 잔기침이 되면서 횟수가 조금씩 줄어듭니다. 시간이 걸려도 기침이 조금씩 줄고 있다면 괜찮습니다.

기관지염이나 폐렴일 수 있어요

기관지염과 폐렴은 감기보다 병균이 더 깊이 침투한 질환입니다. 그래서 기침을 더 오래 할 수 있습니다. 폐렴은 종종 항생제를 복용하고 입원을 하기도 합니다. 기관지염과 폐렴에 자주 걸리는 아이는 기관지 면역력이 약한 체질입니다. 조금 뒤에 소개하는 체질 밥상을 활용해 관리해주세요. 한의원에서 정확한 진찰을 받고 약한 면역력을 보강하는 방법도 도움이 됩니다.

두세 번 겹쳐서 진행되는 감기

한 달 이상 낫지 않는 콧물은 두세 번 겹쳐서 진행되는 감기인 경우가 많다고 했었죠? 기침도 마찬가지입니다. 기침감기에 자주 걸리는 체질은 감기가 나을 듯하면 새로운 감기에 걸려 기침이 다시 심해집니다. 기관에 다니기 시작한 면역력 3단계의 아이들에게 많이 나타나는 모습입니다.

이러한 기침은 좋아지다 심해지다 하는 경과를 반복합니다. 며칠 동안 콜록콜록 기침을 심하게 하다가 잔기침으로 줄어들고 다시 기침이 심해지면서 때로 열이 나기도 합니다. 감기를 분리해서 관리하고 가벼운 잔기침을 할 때는 감기약을 줄이면 좋습니다.

아침에 캑캑 기침을 몇 번씩 하는 아이

환절기나 겨울이 되면 아침에 몇 번씩 캑캑 기침을 하는 아이들이 있습니다. 일교차가 커지고 공기가 건조해지면, 코와 목의 점막에서는 분비물을 평소보다 더 많이 만듭니다. 외부 공기로부터 우리 몸을 보호하기 위한 면역 작용입니다. 코가 약한 체질은 코 증상으로, 기관지가 약한 체질은 가래와 기침으로 나타납니다. 아이는 아직 면역력이 약해 증상이 조금 더 심할 수 있습니다.

가벼운 기침은 꼭 치료가 필요하진 않습니다. 기침에 도움이 되는 체질 밥상을 활용해보세요. 기침이 조금 심해지면 감기약이나 감기 한약을 며칠씩 복용하면서 관리하세요. 한의원에서 아이의 기관지가 튼튼해지도록 면역력을 보강하는 방법도 도움이 됩니다.

목의 염증이 오래 지속되는 아이

만성 비염과 비슷합니다. 코의 만성 염증이 비염이라면, 목과 기관지의 만성 염증은 만성 기침입니다. 콜록콜록 또는 캑캑 기침을 아침저녁으로 여러 번 반복하거나 하루 종일 기침을 많이 하는 아이가 있고, 잠을 자다가 깰 정도로 기침을 심하게 하는 경우도 있습니다. 증상의 기복이 조금 있지만 감기처럼 1~2주 사이에 낫는다든가 하는 빠른 변화가 있진 않고, 한두 달 이상 비슷한 정도로 기침을 계속합니다. 비염처럼 면역력 4~5단계의 아이들에게서 자주 보이는 모습입니다.

병원에서는 염증의 부위에 따라 만성 인후두염이나 만성 기관지염 또는 천식기가 있다고 표현하기도 합니다. 비염의 범주에 포함해 설명하는 경우도 있습니다. 만성 기침은 하나로 통일되지 않고 여러 가지 이름으로 부르는 것 같습니다.

기침이 이렇게 한두 달 이상 오래 지속되면 치료가 필요합니다. 소아과 또는 한의원에서 정확한 진찰을 받아보세요. 한의학에는 만성 기침을 치료하는 여러 종류의 한약 처방이 있습니다. 이제 막 시작된 기침과 오래 지속되는 기침은 치료 한약이 다릅니다. 아이의 약한 면역력도 기침이 오래가는 원인이기 때문에, 기침 치료와 함께 면역력 보강을 같이 진행합니다. 치료 초반에는 기침 증상의 치료에 집중하고, 기침이 좋아지면 치료 후반에 면역력 보강으로 마무리합니다. 최근에는 만성 기침에 한약 치료가 좋은 효과를 낸다는 연구 결과들이 많이 발표되었습니다. 만성 기침으로 고민하는 아이는 한방 치료를 고려해보세요.

혹시 천식이 있는 건 아닐까요?

천식은 갑자기 쌕쌕 숨소리가 나면서 숨을 쉬기 힘든 호흡곤란 증상이 나타나는 게 특징입니다. 하지만 이러한 호흡 증상 없이 기침만 하는 천식도 있습니다. 그래서 아이가 기침을 오래 하면 천식을 의심합니다.

천식의 기침은 감기와는 조금 다릅니다. 병균 감염이 아닌 알레르기가 원인이기 때문이죠. 걸걸한 가래 낀 기침보다는 캑캑 마른기침을 합니다. 찬 공기를 쐬거나 운동을 하고 나서 기침이 심해지는 경우가 많습니다. 병원 알레르기 검사에서 확인하는 특정 유발 물질에 반응하기도 합니다. 감기와 비염의 콧물이 서로 다른 것과 비슷한데요, 때로 기침을 자주 하는 아이를 포괄적으로 천식기가 있다고 표현하기도 합니다. 천식은 조금 뒤에 자세히 살펴보겠습니다.

틱 증상으로 기침을 하는 아이

틱 증상이라면 아이의 목은 불편하지 않을 겁니다. 아이는 긴장을 해소하기 위해 무의식적으로 캑캑 기침을 반복해서 하는 거니까요. 염증으로 인한 기침은 아침저녁에 더 심할 수 있고, 틱으로 인한 기침은 스트레스가 많거나 긴장된 상황 또는 집중하는 상황에서 더 심해집니다. 걸걸한 가래 소리가 들린다면 틱 증상보다는 염증이 원인일 수 있습니다. 틱은 19장에서 자세히 알아보겠습니다.

역류성 식도염으로 기침을 하는 아이

2010년 전후에는 위식도 역류 질환을 소아 만성 기침의 원인으로 보았던 경향이 일부 있었습니다. 하지만 최신 연구 결과에 따르면 아이들의 만성 기침에서 위식도 역류 질환이 원인인 경우는 드뭅니다. 물론 여기에 해당하는 아이들도 있을 텐데요, 필요한 경우 검사를 통해 확인하고 도움이 되는 약물치료를 받으면 됩니다.

만성 기침의 원인은 다양합니다

아이가 기침을 하는 모습과 지금까지의 진행 경과, 면역력 단계를 참고해 원인을 판단합니다. 부모님이 판단하시기는 어려울 수 있습니다. 위의 내용을 참고해 병원에서 정확한 진찰을 받아보세요.

때로 두 가지 원인이 함께 있기도 합니다. 만성 염증으로 기침을 하는데 종종 기침감기에 걸렸다거나, 만성 기침과 틱 증상이 함께 있는 경우도 있습니다. 참 복잡하죠? 아이의 체질마다 다른 원인을 정확히 판별해 가장 도움이 되는 치료를 결정합니다. 원인을 정확히 알기 어려운 경우에는 치료에 대한 반응을 보면서 처방을 조절해 관리합니다.

---

8 | 천식기가 있어 기침을 자주 하는 걸까요?

기침을 자주 하면 병원에서 천식기가 있다고 설명하기도 합니다. 그렇다면 천식기란 정확이 뭘까요?

천식은 쌕쌕 숨을 쉬는 질환이에요

천식(喘息), 이름 그대로 헐떡거리며 숨 쉬는 증상입니다. Asthma, 영어의 어원을 봐도 힘들게 숨 쉬는 모습을 말합니다. 주요 증상을 그대로 질환의 이름으로 사용한 것이죠. 이름에서 알 수 있듯이 호흡 증상이 중요합니다. 영화나 드라마를 보다 보면 간혹 천식으로 갑자기 헉헉대며 숨을 쉬다 약물을 흡입하는 장면이 나오죠? 이렇게 호흡이 힘들 정도로 심한 천식이 있고, 숨이 조금 가쁘거나 쌕쌕 숨소리가 들리는 정도로 나타나기도 합니다. 여기에 만성 기침을 함께

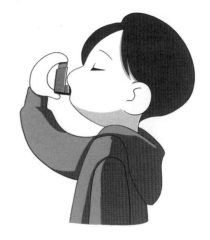

동반하는 천식도 있습니다. 쌕쌕 숨소리와 기침이 오래 지속되면 천식을 의심하고, 병원에서 정확한 검사를 받아보세요.

천식은 기관지가 염증으로 좁아지는 질환이에요

천식은 기관지가 중요합니다. 기관지에 염증이 생겨 부으면 숨길이 좁아져 쌕쌕 숨 쉬는 소리가 들리고 심하면 숨을 쉬기 힘듭니다. 기관지 염증으로 분비물이 늘어나면 가래가 쌓여 기침을 할 수 있습니다.

천식은 기관지가 민감하게 반응해 생기는 질환입니다. 정확한 원인은 모릅니다. 유전적 요인, 환경적 요인, 알레르기, 약물, 병균, 식생활 등 여러 가지 요인이 영향을 줘서 기관지가 과민한 상태가 될 수 있습니다. 한의학에서는 기관지가 예민한 체질로 보고, 기관지를 튼튼하게 만들어 과민한 반응을 줄이는 것을 목표로 관리합니다.

어린 아이들은 천식 진단이 어려워요

천식의 80%는 만 5세 이전에 시작됩니다. 천식의 중요한 증상은 쌕쌕 숨소리와 기침이었죠? 그런데 쌕쌕 숨소리가 천식에서만 나타나지는 않습니다. 모세기관지염 같은 질환에서도 기관지의 염증으로 쌕쌕 숨소리가 들립니다. 그리고 만성 기침의 원인 질환은 꽤 다양합니다. 거기다 어린 아이들은 천식 검사를 제대로 하기 쉽지 않습니다.

그래서 어린 아이는 천식을 신중하게 진단합니다. 천식이 시작되는 모습일 수도 있지만, 천식이 아닐 수도 있으니까요. 이에 대해 전문가들이 많은 논의를 통해서 반응성 기도 질환, 천명성 기관지염, 모세기관지염, 천식성 기관지염, 천명과 관련된 호흡기계 질환, 감염 이후 기관지 과민성 등의 이런저런 이름을 붙였습니다. 아직 정확히 모른다는 의미입니다. 우리나라에서는 어렵게 표현하지 않고, '천식기'라고 말하는 것 같습니다.

천식기가 꼭 천식을 의미하진 않습니다

병원에서 말하는 우리 아이의 '천식기'는 위에서 말한 것 같은 배경이 있습니다. 그런데 자세히 설명해주지 않다 보니 부모님은 지금 우리 아이가 천식에 걸린 건지, 나중에 천식이 되는 건지 걱정이 됩니다.

연구 결과들에 따르면, 어릴 때 종종 쌕쌕 숨소리를 낸다고 해서 나중에 꼭 천식이 되는 건 아닙니다. 어린 아이는 아직 숨길이 좁아서 쌕쌕 숨소리가 쉽게 들릴 수 있습니다. 코와 비교하면 이해하기 쉽습니다. 어린 아기는 콧구멍이 정말 작죠? 코감기에 걸려 코안의 점막이 부으면 숨길이 쉽게 좁아져 코가 막힌 숨소리가 들립니다. 마찬가지로 어린 아기는 기관지의 크기가 작기 때문에 모세기관지염에 걸리면 기관지가 쉽게 좁아져 가슴에서 쌕쌕 숨소리가 들립니다. 앞으로 아이가 자라면서 숨길이 넓어지면 쌕쌕 숨소리가 차츰 들리지 않게 됩니다.

더구나 쌕쌕 숨소리 없이 기침만으로 천식을 말하는 건 주의해야 합니다. 기침은 다른 원인 질환들이 많거든요. 기침감기에 자주 걸리는 아이에게 천식기가 있다고 표현하는 경우도 있는데, 감기와 천식은 다른 질환이기 때문에 혼동해서는 안 됩니다.

그래서 병원으로부터 아이에게 '천식기'가 있다고 들었더라도, 일단 너무 걱정하지는 마세요. 천식이 맞는지 다시 한번 물어보고, 큰 병원에서 진찰을 받을 필요가 있는지도 확인해보세요. 정말 천식에 가까운 상태라면 대학병원 진료를 먼저 권유할 거예요. 심하지 않은 '천식기'라면, 앞에서 설명한 상태로 생각하시면 됩니다. 한의학에서는 기관지가 약한 체질로 판단하며, 앞으로 기관지 면역력이 튼튼하게 잘 성장하도록 관리해주면 됩니다.

모세기관지염에 세 번 걸리면 천식?

인터넷 정보 중에 모세기관지염에 세 번 걸리면 천식이 된다는 이야기가 있습니다. 하지만 그렇진 않습니다. 사실 아직 정확히 모릅니다. 단순한 선후 관계인지, 영향을 주는 원인인지 명확하지 않습니다. 모세기관지염에 걸리면 쌕쌕 숨소리가 들릴 수 있다고 했죠? 크면서 좋아지는 아이가 있고, 쌕쌕 숨소리가 계속 들리는 아이가 있습니다. 혹시 천식으로 진행되더라도 모세기관지염이 천식에 영향을 줘서인지, 아니면 원래 천식 체질이었는데 모세기관지염에 자주 걸리는 건지 정확히 알기 어렵습니다.

그럼 어떻게 해야 할까요? 두 돌 이전에 모세기관지염에 자주 걸려 걱정되는 아이들이 참 많습니다. 일단 지금 천식을 진단하기에는 성급한 측면이 없지 않으니 너무 걱정하지 마세요. 아마도 지금 모세기관지염만이 아니라, 아이의 면역력이 약해서 이런저런 잔병치레가 많은 걸 거예요. 지금은 감기와 모세기관지염을 잘 이겨내면서 면역력의 기초를 단단히 다져나가는 게 최선입니다. 많은 아이들이 크면서 쌕쌕 숨소리가 좋아집니다. 지금은 아이의 약한 면역력을 보강해주고, 기관지를 특별히 신경 써서 관리해주세요. 조금 뒤에 기관지 면역력에 도움이 되는 체질 밥상을 알아보겠습니다.

정말 천식이 있다면?

천식은 만성질환입니다. 기침도 힘들지만 쌕쌕 숨소리와 호흡 증상은 더 힘듭니다. 날씨, 운동, 스트레스, 알레르기, 병균 감염까지 이런저런 요인들이 천식 증상에 영향을 줍니다. 힘들게 하는 악화 요인은 피하고, 천식 증상이 심해지면 바로 사용할 수 있는 약물을 늘 준비하고, 장기적으로 아이의 면역력과 컨디션 상태가 좋도록 관리해줘야 합니다.

서양의학에서는 천식 치료에 대한 경험과 연구가 꽤 많이 축적되어 있습니다. 그래서 심한 천식 증상으로 힘들지 않도록 잘 관리할 수 있습니다. 한의학에서도 오래전부터 천식 증상을 연구하고 치료해왔습니다. 약한 면역력을 보강하고 기관지를 튼튼하게 만드는 치료가 장점입니다. 가능하면 심한 증상이 호전되게 하고, 약물을 사용하는 빈도를 줄이는 것을 목표로 관리합니다. 마황, 행인, 선복화와 같은 한약재로 기관지를 튼튼하게 만들고, 황기, 맥문동, 사삼과 같은 한약재로 호흡기계 면역력을 보강하는 방향으로 한약 처방을 구성합니다. 한방과 양방 치료를 병행하면 천식 증상을 더 잘 관리할 수 있습니다.

가래에 대해서 몇 가지를 더 살펴보겠습니다.

목에는 늘 가래가 있어요

앞에서 가래에 대해 여러 번 언급했던 걸 기억하실 거예요. 다시 한번 간단히 정리해보겠습니다. 가래는 기침을 하는 이유입니다. 아프지 않은 평소에도 목과 기관지에서는 가래가 만들어집니다. 어른은 하루에 1.5l의 가래를 무의식적으로 삼킨다고 해요. 생각보다 많죠? 감기나 기관지염에 걸리면 가래가 더 많이 생깁니다. 아이는 이렇게 많은 가래를 쉽게 처리하지 못합니다. 다시 말해 가래를 뱉고 삼키고 기침을 통해 잘 제거하지 못하는 거죠. 그래서 아이들은 종종 가래로 인해 신경 쓰이는 모습을 보이곤 합니다. 하나씩 살펴보겠습니다.

가래를 삼켜도 괜찮을까요?

아이의 목에서 걸걸한 가래 소리가 들리면 어떤 마음이 드세요? 아마 아이가 가래를 뱉으면 좋겠는데 꿀꺽 삼켜버리니 속상하실 거예요. 그러다 혹시 미세먼지나 병균이 몸속으로 들어가지 않을까 걱정도 되고요 하지만 안심하세요. 삼켜도 괜찮습니다. 위장관의 위산과 효소의 작용이 강력하거든요. 몸에 해로운 작용을 하지 않도록 완전하게 분해합니다.

우리 어른도 평소에 가래를 늘 삼키잖아요. 어른들은 아이처럼 꿀꺽 소리를 내지 않고 다른 사람의 눈에 띄지 않게 자연스레 가래를 삼킬 수 있죠. 수십 년 동안 정말 많이 해봤기 때문에 식은 죽 먹기입니다. 하지만 아이는 아직 경험이 적어서 부모님 눈에 더 띄게 됩니다.

가래를 삼키면 면역력에 도움이 된다는 전문가 의견도 있습니다. 바이러스 병균을 삼키면 장에서 병균과 싸우는 항체를 만들어 면역력에 도움이 된다는 거죠. 그렇다고 억지로 많은 병균을 삼킬 필요는 없지만, 가래를 삼키는 것 정도는 별다른 문제가 없고, 오히려 아이 면역력에 도움이 될 수도 있습니다.

가래를 놔두면 폐렴이 될까요?

가래가 오래 지속되면 혹시 기관지와 폐로 흘러들어가 폐렴이 되는 건 아닐까 걱정하시는 부모님도 계실 겁니다. 하지만 그렇진 않습니다. 오히려 가래는 병균이 기관지와 폐에 침입하지 않도록 우리 몸을 지키는 면역 작용을 합니다. 그리고 우리 몸은 가래가 폐까지 흘러가지 않게 강력한 방어 수단을 가지고 있습니다. 보통 사레에 걸렸다고 표현하는데, 목 아래 기관지로 조금이라도 뭐가 들어가면 심하게 기침을 해서 바깥으로 내보냅니다. 이러한 방어 작용이 제대로 작동하는 일반적인 아이들은 가래 때문에 폐렴에 걸리지는 않습니다. 지금은 가래와 염증이 빨리 좋아지도록 적절한 치료를 하고, 힘든 기침은 편하게 하도록 잘 관리해주면 된답니다.

돌 이전의 아기에게 들리는 그렁그렁 가래 소리

어린 아기가 누워 있는데 목에서 그렁그렁 가래 소리가 들릴 때가 있습니다. 감기에 걸렸거나, 외출을 하고 나서 또는 별다른 이유 없이 그럴 때가 있죠. 아직 아기가 어려 숨길이 좁고 가래를 잘 삼키지 못해서 그렇습니다. 가래가 많이 쌓이면 한 번씩 기침을 캑캑 하면서 가래를 제거하고 삼키는 거죠. 숨길이 정말 작아서 약간의 가래에도 공기가 통과하면서 그렁그렁 소리가 들릴 수 있습니다. 아기는 아마도 이 정도 가래 갖고는 별로 불편해하지 않고 평소처럼 지내는 것 같습니다. 누운 자세에서 가래 소리가 조금 더 들리지 않나 싶기도 합니다.

그렁그렁한 가래를 확 빼주고 싶지만 이건 어렵습니다. 가래는 아기가 스스로 제거할 수 있습니다. 어른처럼 능숙하지 않은 것뿐이죠. 혹시 모르니 병원에 가서 청진으로 기관지 상태를 확인해보세요. 가래 소리가 목에서 들리는지, 기관지나 폐의 염증으로 생기는지 구별해야 합니다. 가래가 많은 날에는 이유식에 배, 무, 도라지를 넣어서 만들어주세요. 가습도 함께 신경 써주면 아기가 가래를 삼키는 게 조금 더 수월해집니다.

기침감기에 걸리면 가슴에서 들리는 가래 소리

기침감기에 걸리면 가슴과 목에서 가래 소리가 한 번씩 들리는 아이가 있습니다. 가만히 있어도 가래 소리가 들리거나 가슴 가까이 귀를 대보면 들리는 아이도 있습니다. 가래가 쌓이면서 숨길이 좁아져 한 번씩 숨소리가 들리는 것입니다. 보통 기침을 하고 나면 기도를 막는 가래가 없어져 숨소리가 사라집니다. 기도가 다른 아이보다 좁거나, 가래가 잘 생기는 체질이라 그럴 수 있습니다.

가슴에서 소리가 들리면 일단 병원에서 꼭 진찰을 받아보세요. 기관지염이나 폐렴인지 청진으로 확인해야 합니다. 가래 소리가 자주 들리는 천식일 가능성도 있고요. 밖에서 귀로 듣는 소리만으로는 구별이 어렵습니다. 병원에서 원인을 파악하고 아이의 상태에 도움이 되는 약을 처방해줄 거예요. 만약 기관지 상태가 별다른 문제 없이 괜찮다면, 아이가 기침을 잘하도록 도와주고, 가래가 빨리 나아지도록 도움이 되는 음식들을 잘 챙겨주세요.

아침에 일어나면 늘 가래가 그렁그렁한 아이

자는 동안에는 가래가 목 안에 쌓입니다. 그래서 아침에 일어나면 밤새 모인 가래가 그렁그렁 들리고, 기침을 한두 번 하기도 합니다. 아이만 그런 게 아니라 어른도 비슷합니다. 아침에 물을 마시면서 가래를 삼키고, 양치를 하면서 가래를 뱉습니다. 앞에서 설명한 이유로 아이는 가래 소리가 조금 더 들릴 수 있습니다.

유독 아침에 가래가 많은 아이는 목과 기관지가 조금 약해서 가래가 많이 생기는 체질일 수 있습니다. 자는 동안 공기가 건조하지 않게 습도를 잘 조절해 주고, 목 주변에 가벼운 손수건을 둘러주면 좋습니다. 평소에는 기관지 면역력에 좋은 음식을 꾸준히 챙겨주세요.

밥을 먹고 나면 가래가 많이 생기는 아이

음식은 가래의 중요한 원인은 아닙니다. 우리 몸에 필요한 음식에 면역력이 반응해서 가래가 많이 생기면 안 되겠죠. 그래도 음식이 식도로 내려가는 과정에서 거치는 인두를 보호하기 위해 약간의 가래가 생길 수 있습니다. 유독 가래가 더 많이 생겨서 불편한 아이들도 있는 것 같습니다. 다음 사항들을 확인해보세요.

• 너무 빨리 먹지 않나요?

밥을 급하게 빨리 먹는 아이들이 있습니다. 충분히 씹지 않은 채 서둘러 음식을 삼킵니다. 큰 음식 덩어리를 바로 삼키면 목 점막에는 조금 더 자극이 될 수 있습니다. 많이 씹고 침과 섞인 상태에서 삼키면, 자극이 줄고 가래가 덜 생깁니다.

• 식사량이 많지 않나요?

식사 시간이 매번 1시간 정도 걸리고, 아이가 종종 우웩 하고 토하기도 한다면, 아이에게 식사량이 조금 많은 것일 수 있습니다. 위에 음식이 가득 차 있어 목까지 역류를 해 구역질 증상이 나타나고, 이때 목 점막을 자극해 가래가 더 생길 수 있습니다. 이런 아이는 식사량을 조금 줄여야 합니다. 아마 안 먹는 아이일 가능성이 크고, 1시간 동안 먹는 양이 결코 많지는 않을 겁니다. 소화력 파트를 참고하시면 좋습니다.

• 특정 음식에 민감할 수 있어요

알레르기 반응까지는 아니더라도, 특정 음식에 목 점막이 조금 민감하게 반응해서 가래가 더 생길 수 있습니다. 특히, 유제품, 매운 음식, 시큼한 과일을 먹고 가래가 많아지는지 유심히 관찰해보세요.

• 위식도 역류 질환일 수 있어요

아이들에게 있어 어른만큼 흔한 질환은 아니지만, 위식도 역류 질환일 가능성도 있습니다. 가래보다는 속이 타는 듯한 속쓰림 증상이 더 중요합니다.

10 | 기관지를 튼튼하게 만드는 체질 밥상

지금부터는 기관지가 약한 아이를 위한 체질 밥상과 한의원 관리를 알아보겠습니다.

국에 무와 도라지를 넣어주세요

무와 도라지는 기침과 가래에 좋습니다. 도라지는 까끌까끌한 목을 부드럽게 하고 가래를 없애줍니다. 무는 순환이 원활해지도록 도와 가래를 줄입니다. 무는 국물에 많이 사용하는 재료죠? 도라지는 나물로 만들면 맛있지만, 아이에게는 난이도가 높은 반찬입니다. 도라지 한두 뿌리를 아이가 잘 먹는 국에 넣어 국물로 우려서 먹게 해주세요.

배와 감을 간식으로 챙겨주세요

배와 감은 기침에 좋은 과일입니다. 콜록콜록 기침을 자주 하는 아이에게 간식으로 챙겨주면 좋습니다. 시원한 성질의 배와 감은 목과 기관지의 염증을 줄여 기침과 가래에 도움이 됩니다. 냉장고에 보관했던 과일이라면 미리 꺼내 실온에 충분히 놔뒀다가 차갑지 않은 상태로 주세요.

배도라지즙도 좋습니다. 아이들이 많이 챙겨 먹는 음료입니다. 배와 도라지는 궁합이 잘 맞는 음식입니다. 둘 다 기관지 면역력과 가래에 좋은 음식이고, 도라지의 순환 작용이 부담되지 않도록 배의 촉촉한 보강 작용이 보완해줍니다. 이렇게 두 가지 약을 함께 써서 치료 효과는 키우고 부작용은 줄이는 거죠. 한약 처방을 만들 때 사용하는 중요한 기본 원리입니다.

기침이 심할 때는 배+도라지+생강+꿀차

아이가 기침을 심하게 할 때 배숙을 끓여주면 좋습니다. 방법은 간단합니다. 배를 썰어 물과 함께 넣고 끓이면 됩니다. 여기에 도라지와 생강을 함께 넣어주세요.

생강은 너무 많이 넣으면 매운 향이 강해서 아이가 안 먹을 수 있기 때문에 조금만 넣으세요. 마지막으로 꿀을 넣어 섞어주면 기침감기에 좋은 배숙이 완성됩니다. 따뜻하게 마시면 좋지만, 미지근하게 식혀 수시로 물처럼 마셔도 됩니다.

마른기침에는 꿀, 걸걸한 가래에는 율무

아이의 면역력 체질에 따라 도움이 되는 음식을 조절하면 좋습니다. 마른기침을 자주 하는 아이에게는 꿀, 도라지, 마가 좋습니다. 모두 기침에 도움이 되는 음식이고, 꿀과 마는 기관지를 촉촉하게 만드는 작용을 합니다. 반대로 늘 걸걸한 가래 기침을 하는 아이에게는 율무와 무를 챙겨주세요. 모두 순환을 원활하게 만들어 걸걸한 가래를 줄이는 효과가 뛰어납니다.

- 꿀, 도라지, 마 : **마른기침을 하는 아이**
- 율무, 무 : **걸걸한 기침을 하는 아이**

기침이 안 나으면 오미자와 구운 은행

오래 지속되는 잔기침에는 오미자와 은행이 좋습니다. 한의학에서 모두 오래된 기침에 사용하는 한약재입니다. 오미자청을 물에 타서 한 잔씩, 구운 은행을 하루에 한두 알씩 챙겨주세요. 은행은 꼭 볶아서 주고, 너무 많이 먹으면 독성이 생겨 주의해야 합니다.

기관지가 약한 체질은 황기+맥문동+도라지차

기관지 면역력이 약한 체질은 황기+맥문동+도라지차를 만들어 수시로 마시면 좋습니다. 황기와 맥문동은 호흡기계의 면역력을 보강하는 한약재였죠? 황기는 병균의 침입으로부터 우리 몸을 단단하게 지키는, 면역력을 튼튼하게 하는 데 도움이 되는 약재입니다. 맥문동은 기관지와 폐의 면역력을 보강하는 장점이 있고, 특히 기관지 면역력에 좋습니다. 여기에 목과 기관지를 튼튼하게 만드는 도라지를 넣으면 기관지가 약한 체질을 위한 건강차가 완성됩니다.

① 황기와 맥문동, 도라지를 3g씩 섞어 다시백에 넣으세요.

② ①을 물 2~3ℓ에 넣고 20~30분 동안 끓여주세요.

③ ②를 냉장 보관하고 수시로 아이에게 챙겨주세요.

기관지가 약한 체질을 위한 한의원 관리

기침감기 위주로 걸리는 아이, 기관지염이나 폐렴으로 몇 차례 입원했던 경험이 있는 아이, 늘 걸걸한 가래가 차 있는 아이는 기관지 면역력에 포인트를 두고 건강을 관리해야 합니다. 아이의 면역력 단계에 맞는 한약 처방을 기본으로 맥문동과 사삼을 중요하게 사용합니다. 그리고 기관지가 약한 체질에 도움이 되는 전호, 길경, 마황, 행인, 소자와 같은 한약재를 더해 아이의 한약 처방을 만듭니다.

마른기침을 자주 하는 아이에게는 자소엽과 산약, 가래 소리가 유독 더 걸걸한 아이에게는 창출과 의이인, 기관지 점막의 불편감이 특히 예민한 아이는 백강잠, 오매와 같은 한약재를 사용해 처방이 달라집니다. 같은 기침 체질인데도 접근 방향이 다양하죠? 천식으로 장기간 관리해야 하는 아이도 이러한 접근으로 기관지 면역력을 보강할 수 있습니다. 한약을 계속 복용하진 않고 보통 6개월에 한 차례씩 아이의 면역력 성장 과정에 맞춰 관리합니다.

만성 기침이 오래 지속되는 아이는 먼저 기침을 치료해야 합니다. 목과 기관지의 염증을 치료해 가래와 염증이 줄어들도록 한약 처방을 만드는데요, 금은화, 연교, 승마, 과루인, 패모와 같은 한약재가 주로 들어갑니다. 오래된 기침은 약한 면역력을 같이 고려해 치료가 너무 강하지 않도록 조절합니다. 그리고 기침이 어느 정도 좋아진 다음에 본격적으로 면역력을 보강하는 치료에 들어갑니다. 아이의 기침 증상과 면역력 상태에 따라 다르지만, 보통 2~3개월 정도의 치료 기간이 필요합니다.

11 │ 소아 폐렴에 대한 질환 정보

아이의 폐렴에 도움이 되는 정보를 알기 쉽게 정리해보았습니다.

폐렴, 너무 걱정 마세요

폐렴은 호흡기계 감염 질환 가운데 병균이 가장 깊숙이 침투한 질환입니다. 그래서 증상이 조금 심할 수 있습니다. 40℃ 가까운 고열이 오를 수 있고, 열이 오르락내리락 3~7일 반복합니다. 기침하느라 며칠 동안 잠도 못 자고, 아이의 호흡이 불편하기도 합니다.

다행히 폐렴은 잘 치료됩니다. 이전에는 폐렴으로 사망하는 아이들이 많았지만, 항생제가 개발된 이후에는 잘 치료되고 있습니다. 입원한 소아 폐렴 환자의 사망률은 0.1% 미만이고, 대부분의 아이들은 별다른 후유증 없이 깨끗이 낫습니다. 입원을 하든 집에서 치료를 하든, 가장 도움이 되는 최선의 치료를 받을 수 있으니 의사 선생님을 믿고 잘 따라가면 됩니다.

병균 치료와 열&기침 관리의 세 가지 방향

항생제로 병균을 치료하고, 해열제로 열을 조절하고, 기침은 한방 치료를 병행하면 좋습니다. 하나씩 자세히 살펴볼까요.

● 항생제, 폐렴 병균을 치료하는 약물

폐렴은 원인 병균의 치료를 위해 항생제를 복용하는 경우가 많습니다. 적절한 항생제 치료는 폐렴이 빨리 낫도록 돕습니다. 물론 모든 폐렴에서 항생제를 복용하진 않습니다. 즉 세균이 아니라 바이러스가 원인인 폐렴에서는 항생제를 쓰지 않습니다. 항바이러스제를 쓰거나 아직 바이러스 치료약이 없어 병균 치료약을 쓰지 않기도 합니다. 폐렴 초기에는 세균과 바이러스를 정확히 구별하기 어려워, 빠른 치료를 위해 항생제를 복용하기도 합니다. 병원에서 정확히 진찰하고 아이에게 필요한 치료를 해줄 테니 너무 걱정하지 않으셔도 됩니다.

처음부터 강한 약을 복용해서 빨리 낫고 싶은데 병원에서 처방을 안 해주는 경우가 있고, 반면에 병원에서 항생제를 처방해줬는데 부작용이 걱정돼서 복용이 조심스러운 경우가 있습니다. 전자는 불필요한 부작용을 줄이기 위해서, 후자는 부작용보다 치료가 더 중요하기 때문입니다. 항생제의 필요 여부를 부모님이 판단하긴 어렵습니다. 병원에서 신중하게 결정해줄 텐데요, 부모님은 가능하면 항생제를 적게 처방해주는 병원을 찾으면 좋습니다. 대학 병원처럼 큰 병원은 대체로 항생제 처방률이 낮은 편입니다.

● 해열제, 열과 불편함을 줄이는 약물

폐렴은 고열이 오르는 경우가 많습니다. 항생제를 복용하고 해열제를 계속 써도 열이 3~7일까지 오르락내리락 반복할 수 있습니다. 열은 면역력이 병균과 힘껏 싸우는 모습이라고 했죠? 아직 아이의 면역력이 약하고, 처음 만나는 병균과의 싸움이라 열이 많이 날 수 있습니다.

해열제를 적절히 사용하면 열을 조절하고 아이가 힘들지 않게 도와줄 수 있습니다. 그런데 명심할 건 해열제로 열이 잡혀서 폐렴이 빨리 낫지는 않는다는 점입니다. 해열제는 증상을 잠시 줄이는 작용을 하지, 폐렴 병균을 치료하는 약물은 아니니까요. 치료 약물의 도움을 받아 면역력이 병균과의 싸움을 이겨내면, 열은 결국 떨어집니다. 병원에서는 열의 경과를 보면서 치료 약물을 바꾸거나 입원 치료를 권유할 수 있습니다.

● 심한 기침, 한방 치료를 병행해보세요

열을 떨어뜨리는 해열제와 다르게, 기침을 멈추는 진해제는 쓰지 않습니다. 진해제의 효과가 명확하지 않고, 부작용의 위험이 있기 때문입니다. 기침 역시 열처럼 폐렴의 증상입니다. 기침을 멈추게 해 폐렴을 치료하는 게 아니라, 병균과 염증이 없어지면 기침도 자연스레 줄어듭니다.

기침이 심하면 한방 치료를 병행할 수 있습니다. 한의학에는 폐렴에 걸렸을 때 염증을 줄이고 기침 치료에 도움이 되는 한약 처방들이 있습니다. 최근에는 관련 논문들이 많이 발표되고 있고, 코로나 감염에서도 한약 치료를 병행해 도움이 된 경우들이 많이 있었습니다. 연교패독산, 은교산과 같은 기침 한약을 활용합니다.

폐렴의 진행 경과

처음에는 고열이 며칠 날 수 있습니다. 미열이 빨리 내리기도 하지만, 고열이 5~7일까지 지속되기도 합니다. 열이 높으면 보통 입원 치료를 합니다. 열이 언제 잡히나 부모님은 걱정이 많이 되실 거예요. 열은 분명 잡히니까 병원 치료를 믿고 잘 따라가면 됩니다.

열은 낮에는 떨어지고 밤에 오르거나, 해열제 복용에 따라 오르락내리락합니다. 매일 최고 체온의 흐름을 보면서 열의 경과를 파악하면 좋습니다. 힘들게 쌕쌕 빠른 숨을 쉬는 호흡 증상이 나타나는 경우도 있습니다. 아이가 입원 중이라면 병원에서 도움이 되는 처치를 해줄 테고, 집에 있다면 응급실 진료를 고민해보세요.

기침은 차츰 심해질 수 있습니다. 처음부터 심하거나 며칠 동안 점점 심해지는 경우도 있습니다. 기침이 심하면 자다가 기침하며 깨고, 연달아 기침을 하다 토하기도 합니다. 보통 열이 잡힌 후에도 기침은 더 지속될 수 있습니다.

일주일이 지나면 심한 기침이 차츰 회복세로 넘어가고, 2주에서 4주에 걸쳐 서서히 좋아집니다. 처음에는 칼칼하고 목이 아픈 기침을 하고, 목 점막의 염증이 줄어들면 차츰 가래가 차 있는 걸걸한 기침 소리를 내다가, 가래가 점차 줄면서 마른기침으로 바뀝니다.

폐렴, 꼭 입원해서 치료해야 하나요?

폐렴은 호흡기계 질환 중 상대적으로 증상이 심한 병이라 입원을 하는 경우가 많습니다. 입원을 하면 혈관으로 직접 약물을 투여할 수 있을 뿐만 아니라, 반응을 보면서 최선의 치료를 선택하고, 증상이 심할 때 빠른 처치를 할 수 있는 장점이 있거든요. 하지만 어린 아기가 집이 아닌 다른 환경에서 며칠 밤을 보내는 게 쉽지 않아 고민이 되기도 합니다. 특히, 수면이 힘들고 까다로운 기질의 아기는 입원 치료가 더 어려울 겁니다. 그렇다면 어떤 경우에 입원 치료를 하는 게 좋을까요?

- 호흡이 힘들다.

- 고열이 안 잡힌다.

- 혈액의 산소 포화도가 낮다.

- 탈수의 위험이 있다.

- 너무 처지고 힘들어 보인다.

- 합병증이 있다.

- 기저 질환이 있다.

- 아기가 너무 어리다.

의사 선생님이 잘 판단해서 꼭 필요한 경우에 입원을 권할 거예요. 그래도 부모님에게 걱정되는 부분이 있다면 충분히 이야기를 나누고 결정해보세요.

집에서의 폐렴 관리, 주의 깊게 봐야 할 점

● 호흡을 주의 깊게 보세요

호흡은 생명 유지를 위한 필수 작용입니다. 폐는 호흡을 담당하는 장기이기 때문에 폐렴에 걸렸을 때는 호흡을 주의 깊게 봐야 합니다. 아이가 호흡하는 걸 힘들어하면 바로 병원에 가서 필요한 처치를 받아야 합니다. 물론 일반적인 소아 폐렴에서 생명을 위협할 정도의 호흡 곤란은 잘 생기지 않습니다. 호흡 수가 평소보다 많이 빨라지는지, 코를 벌렁벌렁, 어깨를 들썩들썩, 가슴을 옴폭옴폭 움직이면서 숨을 쉬는지, 그리고 아이가 숨을 쉬는 모습이 많이 힘들어 보이는지 등을 자세히 살펴봐야 합니다.

- 밤이라도 응급실에 가야 하는 경우에는 335페이지를 찾아보세요.

- 해열제를 사용할 때는 328페이지를 참고하세요.

● 기침을 심하게 하는 아이는 298페이지의 관리 방법을 따라해보세요.

감기가 심해지면 폐렴이 되나요?

실제로 감기가 심해져서 폐렴이 되진 않습니다. 폐렴은 보통 폐렴으로 시작합니다. 감기 합병증으로 폐렴이 생기는 경우는 많지 않습니다. 처음에 폐렴이 감기처럼 증상이 약하게 시작해 놓칠 수는 있습니다만, 이건 부모님이 잘못하신 게 아닙니다. 병원에서도 처음에는 구별이 어려울 수 있습니다.

폐렴으로 한번 고생한 경험이 있으면, 심해지기 전에 미리 강한 약을 주고 싶습니다. 그런데 항생제를 미리 복용한다고 해서 폐렴이 예방되지는 않습니다. 애초에 감기 병균과 폐렴 병균은 다르거든요. 물론 약하게 시작하는 초기 폐렴일 수도 있지만, 간혹 걸리는 폐렴을 예방하기 위해 매번 항생제를 복용하는 건 장점보다 부작용이 따르는 일입니다. 그리고 항생제가 도움이 되는 세균성 폐렴은 보통 처음부터 증상이 심한 경우가 많습니다.

감기와 폐렴은 각각 질환 상태에 맞춰서 최선의 관리를 하면 됩니다. 감기를 미리 폐렴으로 전제할 필요는 없습니다. 그러면 불필요한 약물 복용이 많아질 수 있거든요. 병원에서 제때 진찰을 받으면 늦지 않게 폐렴을 잘 치료할 수 있습니다.

폐렴은 전염되는 질환인가요?

폐렴은 수족구병이나 수두처럼 쉽게 전염되는 질환은 아닙니다. 어린이집에서 친구가 폐렴에 걸렸다고 해서 우리 아이도 바로 폐렴에 걸리는 건 아닙니다. 하지만 기침이나 콧물을 통해 병균이 다른 사람에게 전달될 수는 있습니다. 병균에 대한 반응은 아이의 면역력 상태에 따라 다릅니다. 감기 정도로 증상이 가볍게 혹은 안 아프고 넘어가는 아이가 있는 반면, 폐렴에 걸려 고생하는 아이도 있습니다. 그런데 마이코플라즈마 폐렴은 다릅니다. 폐렴은 원인 병균이 참 다양한데요, 그중에 마이코플라즈마 폐렴은 다른 사람에게 쉽게 전염됩니다. 3~5년에 한 번씩 유행하고, 가족 간에 전염률이 90%나 됩니다. 그래서 형제나 부모님, 조부모님에게 옮기지 않도록 주의해야 합니다. 병원에서 마이코플라즈마 폐렴이라는 말을 들으면 이름부터 왠지 무섭기도 해서 놀라실 텐데요, 잘 치료되니까 너무 걱정하진 마세요. 치료 항생제가 달라지는 것 외에 관리 방법은 일반적인 폐렴과 같습니다.

폐렴으로 기침을 오래 하는 아이

종종 폐렴에 걸려 한 달 넘게 기침을 하는 아이들이 있습니다. 회복이 오래 걸리는 아이가 있고, 폐렴이 좋아지다가 다른 기침감기에 걸리는 아이도 있습니다. 두 가지 모두 아이의 약한 면역력이 원인입니다. 면역력이 약해서 폐렴이 낫는 데 오래 걸리고, 새로운 병균에 쉽게 감염되는 거죠. 간혹 폐렴으로 심하게 아픈 후에 기력이 쇠해 처지거나 식은땀이 늘어나는 경우도 있습니다. 이러한 아이들은 한의원에서 약한 면역력과 기력을 보강해주세요.

폐렴에 안 걸리려면 어떻게 해야 하나요?

먼저 예방접종이 있습니다. 폐렴의 원인 병균 중에서 폐렴구균은 2010년부터, B형 헤모필러스 인플루엔자는 2013년부터 국가 예방접종으로 도입되어 아이들의 폐렴이 많이 줄었습니다. 의학 기술의 발전이 참 도움이 많이 됩니다.

하지만 이 병균들 말고도 폐렴을 일으키는 다른 병균이 많이 있어 여전히 폐렴에 심심찮게 걸립니다.

두 번째로, 한방 치료로 면역력을 키워 예방할 수 있습니다. 서양의학과는 다른 접근입니다. 서양의학에서는 병균에 포인트를 맞춘다면, 한의학에서는 아이 몸의 면역력에 집중합니다. 그래서 폐렴 병균 하나가 아닌 잔병치레 전체에 도움이 될 수 있습니다. 실제로 최근에는 한약 치료가 면역력과 폐렴에 도움이 된다는 연구 결과들이 발표되고 있습니다.

12 │ 모세기관지염에 대한 질환 정보

지금부터는 모세기관지염에 대한 질환 정보를 정리해보겠습니다.

모세기관지염, 도대체 무슨 질환인가요?

이름부터 생소합니다. 처음 들어본 부모님도 많이 계실 텐데요, 모세기관지는 기관지의 깊숙한, 가장 안쪽 부분을 말합니다. 바로 여기에 염증이 생긴 질환이 모세기관지염이죠. 보통 감기는 코와 목에 염증이 생기는데, 모세기관지염은 병균이 기관지까지 꽤 깊이 들어간 상태입니다. 그래도 아직 폐까지 들어가진 않았습니다.

만 2세 미만의 어린 아기들이 주로 걸립니다. '모세'라는 글자가 붙었다고 해서 특히 더 심한 기관지염을 의미하진 않습니다. 어린 아기들이 걸리는 기관지염을 보통 모세기관지염이라고 말합니다.

호흡, 열, 기침, 세 가지 증상을 보세요

기관지는 숨 쉬는 공기가 통과하는 숨길입니다. 기관지에 염증이 생겨 붓고 가래가 생기면, 숨길이 좁아져 호흡이 힘들어집니다. 숨을 빨리 쉬고, 쌕쌕 숨소리가 들리고, 코를 벌렁벌렁, 어깨를 들썩들썩, 가슴이 옴폭옴폭 들어가며 힘겹게 숨 쉬는 모습이 보입니다. 혹시 호흡이 힘들 때를 대비해 입원을 하는 경우도 많습니다.

그렇다고 모세기관지염에 걸린 아이들이 모두 호흡이 힘든 건 아닙니다. 한 번씩 쌕쌕 소리가 들리면서 기침을 힘들게 할 수 있지만, 늘 걱정할 정도의 호흡 곤란이 생기진 않습니다. 만약을 대비해 주의 깊게 살펴보고, 다음 증상이 보이면 바로 응급실에 가야 합니다.

- 숨 쉬는 횟수가 점점 더 빨라질 때
- 입술 주위와 손가락이 창백하거나 또는 파랗게 보일 때
- 잠을 자지 못하고 계속 보채거나 끙끙 앓는 소리를 낼 때
- 숨 쉴 때 갈비뼈 아래 가슴 부위가 옴폭옴폭 들어가는 모습이 보일 때
- 배가 고픈 것 같은데 젖병을 빨지 못할 때
- 3개월 미만 아이가 38℃, 6개월 미만 아이가 39℃ 이상일 때
- 탈수가 의심될 때

열은 보통 38.3℃ 미만으로 가볍게 납니다. 고열이 나면 폐렴의 가능성이 있으니 병원에서 정확한 진찰을 받아봐야 합니다. 기침은 평소 감기보다 더 심할 수 있습니다. 가래가 기관지 깊숙이 있어서 그렇습니다. 열과 기침은 앞에서 살펴본 내용들을 참고해 관리하세요.

모세기관지염은 낫는 데 2~4주 정도 걸려요

감기는 낫는 데 평균 2주가 걸린다고 했죠? 기관지염은 감기보다 병균이 더 깊이 들어간 상태라 조금 더 오래 걸립니다. 빠르면 1~2주 사이에 낫지만, 길면 한 달까지 걸릴 수 있습니다. 처음 2~3일은 감기와 비슷하게 미열, 콧물, 기침으로 시작합니다. 그런데 3~5일 사이에 증상이 심해집니다. 기침을 많이 하고 호흡이 힘들 수 있습니다. 보통 이 시기에 입원을 하는 경우가 대다수입니다. 일주일이 지나면 심한 증상이 차츰 좋아지면서 서서히 회복됩니다. 시작되고 나서 며칠 안 돼 갑자기 심해지지만, 회복은 1~3주 동안 천천히 좋아진답니다.

모세기관지염은 감기보다 조금 심할 수는 있어도 다행히 잘 낫습니다. 입원한 아기들의 사망률은 0.1% 미만입니다. 걱정하지 마시고 병원을 믿고 잘 따라가면 됩니다.

만약 증상이 좋아지는 도중에 다시 기침이 심해지고 열이 난다면 새로운 감기의 시작 또는 합병증이 생긴 것일 수 있습니다. 연구에 따르면, 모세기관지염으로 입원한 아이들에게 세균 감염으로 인한 합병증이 생길 가능성은 1.2%, 세균성 폐렴이 생길 가능성은 0.9%입니다. 그나마 폐렴 합병증이 많진 않아 다행이죠?

그래도 폐렴을 걱정하는 이유는 모세기관지염과 폐렴의 구별이 어려워서입니다. 어린 아기일수록 폐렴 증상이 모호하게 나타나 진단이 어렵습니다. 나중에 세균성 폐렴으로 합병증이 생긴 경우도 있지만, 처음부터 폐렴으로 시작했는데 증상이 약하고 모호해 놓칠 수도 있습니다. 그래서 처음부터 항생제를 복용하기도 합니다.

모세기관지염, 아이가 스스로 이겨냅니다

모세기관지염은 감기처럼 약이 아닌 아이 스스로 이겨냅니다. 모세기관지염의 원인 병균인 RSV 바이러스는 아직 치료약이 없거든요. 필요에 따라 증상을 조절하는 약물들을 적절히 처방합니다. 열은 해열제, 호흡이 힘들면 기관지확장제를 사용합니다. 폐렴과 마찬가지로 기침에는 한방 치료를 활용하면 도움이 됩니다.

가장 많이 입원하는 질환이에요

모세기관지염은 어린 아기들이 가장 많이 입원하는 질환입니다. 생소한 질환 이름 때문에도 놀라는데, 입원하라는 이야기를 들으면 부모님은 가슴이 철렁합니다. 하지만 너무 걱정하지 마세요. 큰일 나는 심각한 질환이라 그런 게 아니라, 혹시라도 호흡 곤란이 생길 때 빠르게 대처하기 위해서입니다. 아무래도 병원에 입원해 있으면 상태를 바로 확인하고 빠른 처치를 할 수 있겠죠? 혹시 입원하더라도 대부분의 아기들은 별다른 문제 없이 깨끗이 회복하니 너무 걱정하지 마시고 병원의 지시를 믿고 잘 따라가세요.

13 │ 후두염과 후두개염에 대한 질환 정보

후두염과 후두개염은 다른 질환입니다.

후두염과 크루프는 비슷해요

먼저 용어를 정리해볼게요. 크루프 또는 크루프 증상은 후두염의 부위를 나타내는 용어인데요, 두 개는 거의 동일한 질환입니다. 크루프(croup)의 어원은 영국 스코틀랜드에서 나왔습니다. 쉰 목소리로 우는 모습을 'kropan'이라고 불렀다고 해요. 이전에는 후두라는 해부학적 지식이 없었을 테니, 증상을 보고 질환을 구별했겠죠.

후두는 목의 해부학적 부위입니다. 입을 '아~' 하고 벌리면 입안의 뒤쪽으로 보이는 부위가 인두입니다. 그 아래에 후두가 있고, 더 아래 기관지와 폐로 이어집니다. 보통 기침감기는 인두에 생기는 염증이고, 후두염은 살짝 더 깊이 생긴 염증입니다. 해부학적 부위를 칼로 무 자르듯 딱 나누고, 염증이 특정 부위에만 국한해 생기지는 않습니다. 그래서 인후두염, 후두염, 후두기관지염, 후두기관기관지염, 이렇게 이런저런 이름으로 부릅니다. 일반 감기보다는 염증 부위가 조금 깊고, 기관지염보다는 얕다고 생각하면 됩니다.

후두염, 컹컹 기침과 쉰 목소리

앞에서도 말했다시피 크루프는 쉰 목소리를 의미합니다. 후두에는 목소리를 내는 성대가 있습니다. 그래서 후두에 염증이 생기면 목소리가 쉽니다. 기침이 좋아지고 나서도 쉰 목소리는 조금 더 지속될 수 있습니다. 염증이 생긴 후두의 점막이 완전히 회복하려면 1~3주 정도 걸리기 때문입니다.

소리를 많이 지르면 후두염이 생기기도 합니다. 놀 때면 늘 소리를 크게 질러 평소에도 목소리가 쉰 상태인 아이가 있을 거예요. 소리를 지르지 않았는데 타고난 성대 점막이 약해서 가벼운 자극에도 목소리가 쉽게 허스키해지는 아이도 있고요. 이러한 아이는 도라지+꿀차를 챙겨주면 목 건강에 도움이 됩니다.

또 하나 중요한 특징은 컹컹 기침입니다. 후두에 염증이 생겨 기침을 하면 정말 컹컹 소리를 냅니다. 개가 짖는 소리 같기도 하고 금속성의 챙챙한 기침 소리 같기도 하죠. 말로는 어렵지만 들으면 쉽게 구별됩니다. 후두는 염증이 조금 더 깊어 가래를 제거하기 어렵습니다. 그래서 아래에서 끌어올리는 듯한 컹컹 기침으로 가래를 제거합니다.

후두염, 호흡을 주의 깊게 보세요

후두에서 성대 바로 아래 부위는 연골로 둘러쌓여 있습니다. 연골이어도 뼈이기 때문에 바깥으로 넓혀지지 않고 크기가 고정되어 있습니다. 그래서 연골 안의 점막이 부으면 숨길 내부를 더 막게 되어 호흡 곤란이 생깁니다. 호흡이 힘들면 응급실에 가야 합니다. 꼭 후두염에 국한되지 않습니다. 아이가 기침을 할 때는 늘 호흡하는 걸 주의 깊게 봐야 합니다.

실제로 심한 호흡 곤란은 드뭅니다. 만약을 위한 준비로 생각하고 주의 깊게 살펴보세요. 한 번씩 쌕쌕 숨소리가 들리지만 숨을 편하게 쉬면 다음 날 병원에 가도 됩니다. 아이가 가만히 있어도 쌕쌕 숨을 쉬거나, 코가 벌렁벌렁, 어깨를 들썩들썩, 가슴이 옴폭옴폭 들어가면서 숨을 힘들게 쉬거나, 얼굴색이 파랗게 또는 창백하게 변하면 병원에서 정확한 진찰을 받는 게 좋습니다.

후두염을 관리하는 방법

후두염의 원인 병균을 치료하는 약은 아직 없습니다. 세균이 아닌 바이러스 병균이 원인이라 항생제를 복용하지도 않습니다. 호흡이 힘들면 숨길을 열기 위해 후두 점막의 부기를 줄여주는 스테로이드를 복용할 수 있습니다. 집에서는 아이가 기침을 편하게 하도록 해주는 게 관리 포인트입니다. 어린 아이들은 기침 요령을 몰라서 힘든데, 컹컹 기침은 염증이 깊어 조금 더 힘들 수 있습니다. 298페이지의 내용을 참고해 관리해주세요.

후두개염은 위급한 질환이에요

후두개는 후두가 시작하는 부위에서 기도를 덮는 구조물입니다. 음식을 삼킬 때 기도로 넘어가지 않도록 막는 기능을 합니다. 비슷한 부위이고 이름도 비슷하지만, 후두염과 후두개염은 다릅니다. 후두개염은 후두염처럼 컹컹 기침과 쉰 목소리가 나지 않습니다. 대신 호흡 곤란이 나타납니다. 그래서 위급한 질환입니다.

후두개염, 호흡 곤란이 생겨요

후두개에 염증이 생겨 부으면 기도를 막아 호흡 곤란이 생깁니다. 빠르게 진행되기 때문에 호흡 곤란 증상이 보이면 밤중이라도 응급실에 가야 합니다.

부모님이 아이를 딱 보고 후두개염을 판단하기는 어렵습니다. 하지만 아이가 숨쉬기 힘들어하는 모습은 알 수 있습니다. 호흡이 힘들면, 후두개염이든 아니든 빨리 병원에 가서 필요한 처치를 받아야 합니다. 병원에서 정확한 진찰 후 원인을 파악하고 도움이 되는 치료를 해줄 거예요.

아이는 호흡이 힘들면, 어깨를 들썩거리고 가슴이 옴폭옴폭 움직이며, 목을 일부러 뒤로 젖힌 자세로 고통스럽게 숨을 쉽니다. 호흡 곤란이 생기기 전에 먼저 고열이 오르고 목이 아플 수 있습니다. 또 갑자기 침을 많이 흘리고, 음식을 삼킬 때 아파하며, 목소리가 잠긴 듯 우물우물 말합니다. 후두염 같은 컹컹 기침은 드뭅니다.

후두개염은 드문 질환이에요

무서운 이야기를 먼저 했지만, 다행히도 후두개염은 드문 질환입니다. b형 혜모필러스 인플루엔자라는 병균이 가장 중요한 원인이고, 예방접종 이후에 급감했습니다. 미국에서는 예방접종 도입 이전에 5세 이하 소아에서 10만 명당 5명 정도 발생했는데, 예방접종을 도입한 후에는 10만 명당 0.6~0.8명 정도로 줄었습니다. 많이 줄었죠? 우리나라는 2013년도 이후에 필수 예방접종으로 도입했습니다. 정확한 통계자료는 없지만 이전보다 많이 줄었을 거라 생각됩니다.

실제로 인터넷에서 후두개염에 대한 치료 후기를 찾아보면, 후두염과 크루프, 후두개염을 혼동해 말하는 경우가 많습니다. 먼저 질환의 이름을 명확히 구별하세요. 후두염과 크루프는 같습니다. 후두염은 흔하고 심하지 않지만, 후두개염은 드물고 위급합니다.

11장

다섯 가지 질환과 체질

1 | 흔히 걸리는 다섯 가지 감염 질환

- 코감기에 걸리면 늘 중이염을 동반하는 아이
- 컨디션이 나빠지면 구내염이 생기는 아이
- 눈에 다래끼가 자주 생겨 고민되는 아이
- 겨울마다 장염에 한 번씩 걸려 고생하는 아이
- 목 옆의 림프절이 자주 붓고 통증이 생기는 아이

기본 면역력 체질과 함께 관리하는 질환

아이의 면역력 체질에 따라 자주 걸리는 질환을 함께 신경 써서 관리해주면 좋습니다. 아이의 체질에 따라 감기만큼은 아니더라도 자주 걸리는 질환이 있습니다. 바로 중이염, 구내염, 다래끼, 장염, 경부 림프절염인데요, 이번 장에서는 이 다섯 가지 질환을 살펴보겠습니다. 우리 아이가 특히 자주 걸리는 질환이 있다면, 더 꼼꼼히 읽어보세요. 다른 질환들도 한두 번은 걸릴 수 있어서, 아이가 아플 때 찾아보면 도움이 되실 거예요.

우리 아이는 중이염에 자주 걸려요

코감기에 걸리면 매번 중이염을 동반하는 아이들이 있습니다. 앞에서 설명한 코막힘 체질에서 잘 나타납니다. 중이염에 자주 걸리는 아이는 아무래도 항생제 복용이 많아집니다. 몇 달 동안 물이 빠지지 않으면 수술을 고려하기도 하죠. 최근에는 아이들의 중이염 치료에서 이전보다 항생제를 많이 줄이는 추세입니다. 도움이 되는 관리 팁을 알려드리겠습니다.

구내염에 자주 걸려 입안이 아프다고 해요

입병 혹은 혓바늘이라고 하는 구내염에 자주 걸리는 체질이 있습니다. 피곤하거나 스트레스를 받으면, 입안이나 혀 또는 입술에 염증이 생기고 아픕니다. 여름에 유행하는 수족구병도 구내염의 한 종류입니다. 요즘은 기관 생활이 빨라져 수족구병에 걸리는 아이들이 많습니다. 세 가지 종류의 구내염을 구별해 관리 방법을 알아보겠습니다.

우리 아이는 눈에 다래끼가 자주 생겨요

아이들이 크다 보면 다래끼를 한두 번은 경험합니다. 눈 면역력이 약한 아이는 다래끼가 더 자주 생깁니다. 깨끗하지 않은 손으로 눈을 만지거나 컨디션이 저하되면 다래끼가 생길 수 있습니다. 다래끼는 집에서 따뜻한 찜질을 해주면 빨리 낫습니다. 눈 면역력이 약한 아이는 결명자차가 도움이 되고요.

우리 아이는 장염으로 설사를 자주 해요

장염은 소화기계에 병균이 감염되어 염증이 생긴 질환입니다. 소화기계 면역력이 약한 아이는 장염에 자주 걸립니다. 매번 겨울마다 장염에 걸려 심한 설사나 구토로 힘든 아이들이 있습니다. 이렇게까지 자주는 아니더라도, 장염은 아이들이 크면서 몇 번은 걸리는 질환입니다. 장염 관리 방법을 꼼꼼히 읽어보고 기억해두면 도움이 되실 거예요.

목 옆의 림프절이 부어 콩알처럼 만져져요

아이의 목 옆을 손으로 만져보면 콩알 정도의 크기로 단단하게 뭉친 덩어리가 만져질 때가 있습니다. 경부 림프절염이라고 부르는 질환입니다. 생소한 이름이죠? 고열과 함께 심한 통증이 나타날 수도 있고, 컨디션이 힘들 때마다 살짝 부어올라 만져지는 가벼운 염증인 경우도 있습니다. 어떤 질환인지 자세히 살펴볼게요.

> ## 2 | 중이염에 자주 걸리는 체질

중이염에 자주 걸리는 아이는 항생제를 조금 줄이는 것을 목표로 관리해보세요.

중이염, 무서워하지 마세요

중이염은 어린 아이들이 걸리는 질환이라 부모님은 생소하실지 모르겠습니다. 보이지 않는 귀 속에 물이 차는 질환이어서 더 걱정이 되죠. 저도 전문의 과정에서 처음 중이염을 공부할 때 낯선 두려움이 들었습니다. 그러니 부모님은 당연히 더 그러실 수 있습니다.

하지만 걱정을 조금 줄이셔도 괜찮습니다. 중이염은 잘 낫습니다. 항생제를 쓰지 않고 저절로 낫는 경우도 많습니다. 중이염이 후유증을 남기는 경우는 거의 없습니다. 드물게 생기는 합병증은 병원의 지시에 따라 잘 치료하면 됩니다. 잘 낫고 별다른 문제가 생기지 않는다니, 조금은 안심이 되시죠?

중이염은 귀 안에 생기는 염증이에요

귀지가 생기는 귀의 바깥쪽은 외이입니다. 외이의 가장 안쪽에 소리를 전달하는 고막이 있습니다. 고막의 안쪽 공간이 중이인데요, 바로 여기에 생기는 염증 질환이 중이염입니다. 외이와 중이 사이에는 고막이 완전히 가로막고 있어 목욕이나 수영으로 물이 들어가지는 않습니다. 중이는 더 안쪽에서 코와 연결되어 있습니다. 그래서 중이염은 코에서 시작됩니다. 보통 코감기 초기에 중이염으로 진행되는 경우가 많습니다.

중이염으로 귀 안에 차 있는 물이 완전히 빠지는 데 걸리는 시간은 4~6주입니다. 초기에는 하얀색 또는 노란색의 고름이 가득 차 있고, 열과 통증을 동반할 수 있습니다. 그러다 차츰 맑은색으로 바뀌면서 물이 빠지는데, 빠르면 1~2주에 좋아지고 길면 2~3개월이 걸리기도 합니다. 감기는 평균 2주 만에 낫지만 물이 빠지는 데는 시간이 더 필요합니다.

그런데 면역력이 약한 어린 아이는 물이 완전히 빠지기 전에 새로운 감기에 걸려 중이염이 다시 심해지는 경우가 많습니다. 이렇게 중이염이 몇 개월 동안 지속되면서 항생제 복용 기간도 함께 길어지게 됩니다. 중이염으로 가장 고민되는 경우는 바로 이런 유형의 아이들입니다.

중이염에 잘 걸리는 체질은?

귀와 코 사이에는 안쪽에 연결되는 관이 있습니다. 어린 아기는 이 연결관이 좁고 잘 붓습니다. 연결관이 좁으면 귀에서 생긴 물이 잘 빠지지 않아요. 연결관이 유독 좁고 잘 붓는 체질은 중이염에 걸리기 더 쉬운 거죠. 코막힘 체질은 코점막이 부으면서 연결관도 함께 좁아져 중이염을 자주 동반합니다. 둘째 아이는 잔병치레가 빠른 편이라, 돌 이전에 일찍 중이염에 걸리는 경우가 많습니다. 아직 어리다 보니 체구가 작아서 연결관이 더 좁고 귀의 압력 조절 기능이 미숙해서 그렇습니다.

다행히 아이가 크면서 중이염은 줄어듭니다. 체구가 커지면서 연결관이 넓어져 귀 안의 환기가 잘되고 물이 잘 빠지게 되는 거죠. 아이가 자라면서 면역력이 성장하면 코감기의 빈도가 줄어 중이염도 덜 걸립니다. 보통 유치원에서 초등학교 초반이 되면 중이염에는 잘 걸리지 않습니다.

중이염 체질은 어떻게 관리하나요?

아이들의 감기가 그렇듯이 단번에 중이염이 줄어들지는 않습니다. 좁은 연결관은 물리적인 구조이기 때문에 넓어지기까지 몇 년의 시간이 필요하죠. 세 가지에 포인트를 두고 긴 흐름으로 관리해보세요. 방향을 잘 잡아서 관리하면 중이염은 분명 좋아집니다.

포인트 1 아이의 면역력을 키워주세요

먼저 아이의 면역력을 키워야 합니다. 면역력이 튼튼해져 감기에 덜 걸리면 중이염도 함께 줄어듭니다. 한의원의 면역력 보강 관리를 활용해보세요.

포인트 2 코막힘과 순환을 더 신경 써서 관리해주세요

좁은 연결관이 막히는 상태는 코점막이 잘 붓는 모습과 비슷합니다. 코가 덜 붓고 부기가 빨리 빠지도록 코 면역력과 순환 관리가 중요합니다. 중이염 체질의 아이에게 쓰는 보약은 이 두 가지를 더 신경 써서 만듭니다.

포인트 3 항생제 복용을 조금 줄이세요

이전에는 중이염에 걸리면 무조건 항생제를 썼었는데, 지금은 많이 줄었습니다. 몇 가지 구체적인 팁을 살펴볼게요.

중이염에 걸렸을 때 항생제를 줄이는 방법

중이염은 항생제를 많이 복용하는 질환입니다. 최근에는 전 세계의 많은 의료인들이 중이염 치료 과정에서 항생제 처방을 줄이기 위해 노력하고 있습니다. 연구를 해보니 많은 경우, 항생제를 사용하지 않아도 중이염이 잘 나았거든요. 미국소아과학회에서는 부모님들이 깜짝 놀랄 수도 있다며 이렇게 언급합니다.

"어린 아기들의 심각한 중이염을 제외하고, 일반적인 중이염은 약물과 다른 치료 없이 우리 몸의 면역 작용으로 저절로 낫는다."

그렇다고 병원에서 처방받은 항생제를 부모님이 임의로 안 먹일 수는 없습니다. 항생제를 적게 처방하는 병원을 찾아보세요. 우리 아이의 건강을 잘 아는 병원을 선택해, 신뢰를 바탕으로 많은 대화를 나누면서 관리하면 가장 좋습니다. 다음 세 가지 방법을 활용해보세요.

방법 1 항생제 처방률을 검색해보세요

건강보험심사평가원에서는 병원의 항생제 처방률에 대한 정보를 제공합니다. 인터넷에서 건강보험심사평가원 또는 항생제 처방률을 검색해, 다니는 병원에서 항생제를 얼마나 처방하는지 확인해보세요. 전체적인 항생제 처방률과 별도로, 중이염 항생제 처방률을 따로 확인할 수도 있습니다.

방법 2 상급 종합병원에서 관리해보세요

대학 병원은 항생제를 적게 처방합니다. 동네 병원과 비교해 항생제 처방률이 현저하게 낮죠. 최신 의학 연구의 새로운 변화를 빨리 받아들이기 때문입니다. 주변에 있는 동네 병원의 항생제 처방률이 높다면 가까운 상급 종합병원에서 진료를 받아보세요.

방법 3 한의원에서 함께 관리해보세요

최근 한방 치료가 중이염에 도움이 된다는 연구 결과들이 많이 발표되고 있습니다. 일본과 중국에서는 중이염에 한약을 많이 병행해 치료합니다. 한약 치료는 중이의 물이 잘 빠지도록 도와줍니다. 한의원에서는 아이가 중이염에 덜 걸리도록 면역력 보강 관리도 함께 진행할 수 있습니다.

중이염 관리에 도움이 되는 몇 가지 방법

방법 1 폐렴구균 백신을 맞히세요

폐렴구균 백신을 도입하면서 아이들의 중이염이 많이 줄었습니다. 참 다행스런 일이죠? 미국의 연구에 따르면, 백신 접종 이전에는 중이염에 한 번이라도 걸린 아이들이 3세 미만에서 83%였는데, 백신 접종 이후에는 4세까지 연령을 넓혀도 60%로 줄었습니다. 폐렴구균 백신은 7가에서 지금 13가까지 예방 범주가 더 넓어지고 있어요. 중이염 예방 효과도 더 좋아질 것으로 기대하고 있습니다.

방법 2 모유 수유가 도움이 돼요

모유 수유를 하면 아이의 중이염이 줄어들 수 있습니다. 가능하면 6개월 이상 모유 수유를 하면 좋지만, 여건에 맞게 조금이라도 해주면 도움이 됩니다.

방법 3 **공갈 젖꼭지 사용을 줄이세요**

공갈 젖꼭지가 중이염 빈도를 살짝 늘린다는 연구 결과도 있습니다. 공갈 젖꼭지는 돌 이전의 어린 아기의 수면, 영아산통 예방, 영아돌연사증후군 방지, 빨기 욕구 충족 등에 도움이 됩니다. 아직 어려서 중이염에 자주 걸리는 체질인지 아닌지는 알기 어렵죠. 만약 돌 이전에 중이염에 걸렸거나 또는 첫째가 중이염에 자주 걸렸다면 공갈 젖꼭지 사용을 조금 줄여보는 것도 좋습니다.

방법 4 **흡연은 삼가세요**

가족의 흡연도 줄이면 도움이 됩니다. 가족이 흡연을 하면 아이의 중이염 위험이 1.5배 정도 늘어납니다. 금연이 쉽지 않습니다. 그래도 아이의 면역력과 중이염은 금연을 위한 큰 동기가 될 수 있지 않을까요?

방법 5 **코를 잘 풀도록 도와주세요**

아이가 코를 흡흡 빨아들이면 콧물이 귀로 넘어가지 않을까 걱정되기도 하죠? 하지만 이렇게 콧물이 넘어가지는 않습니다. 중이염 자체가 연결관이 막힌 상태니까요. 넘어가는 콧물보다 귀에서 물이 못 나오는 상태가 원인입니다. 코를 잘 풀면 중이염에 도움이 될까요? 코를 푼다고 귀의 물까지 함께 빠지진 않습니다. 그래도 연결관 앞에 콧물이 가득 차서 막고 있는 상태보다 조금은 도움이 되리라 생각합니다.

방법 6 **일단 해열제를 먹이세요**

귀 통증이 심하면 해열제를 주세요. 해열제에 진통 작용이 있다는 건 알고 계시죠? 아이가 자다 말고 갑자기 귀가 아프다며 우는 경우가 있는데, 당황하지 말고 일단 해열제를 먹이고 다시 재우세요. 그리고 다음 날 병원에서 귀 상태를 확인해보세요. 아마도 급성 중이염이 온 것일 수 있습니다. 가끔 아이가 귀가 아프다고 우는데, 중이염 없이 귀 안이 깨끗한 경우도 있습니다. 이때는 통증이 귀가 아니라, 귀 아래쪽에 있는 경부 림프절에서 생긴 것일 가능성이 있습니다. 경부 림프절염은 조금 뒤에 살펴보겠습니다.

중이염 체질을 한의원에서 관리하는 방법

기본 관리는 코에서 출발합니다. 앞에서 살펴본 코 면역력 관리를 신경 써주세요. 평소에 박하차를 챙겨 마시고, 코막힘 체질을 위한 건강차도 도움이 됩니다. (262, 285페이지)

아이의 중이염 유형에 따라 관리 방향이 달라집니다. 세 가지 유형으로 구분해볼게요. 우리 아이에게 해당하는 유형을 찾아보고 중이염 관리에 참고해보세요.

유형 1 중이염에 가끔 걸리고 빨리 낫는 아이

감기에 걸리면 종종 중이염을 동반하는데, 1~2주 사이에 물이 금세 빠지는 유형입니다. 중이의 물이 잘 빠지는 편이라 항생제를 줄이기 수월하고, 한의원 관리도 잘되는 편입니다. 한의원의 중이염 치료는 2~3일에 한 번씩 내시경으로 중이염의 상태를 확인하면서, 동반한 감기 증상을 함께 관리합니다.

한의원에서 무조건 항생제 복용을 피하는 건 아닙니다. 항생제가 필요하면 말해줄 거예요. 최근 영국과 미국에서 항생제 처방을 줄이기 위해 만든 가이드라인이 있는데, 그에 따르면 심하지 않은 중이염에서는 2~3일까지 항생제를 사용하지 않고 기다려봅니다. 한의원에서도 이런 기준과 최근 한방 치료의 연구 결과들을 바탕으로 관리합니다.

중이염 관리는 코감기와 축농증보다 난이도가 조금 높습니다. 처음에는 가벼운 감기 관리부터 한방 치료를 시작하면 좋습니다. 앞에서 설명한 감기, 노란 콧물, 축농증 관리까지 차근차근 해보세요. 불필요한 약물은 줄이고 필요하면 한방 치료를 병행해도 괜찮습니다. 중이염 치료도 처음에는 한의원 단독 치료가 아니라 병행 치료로 시작할 수 있습니다.

유형 2 중이염에 자주 걸리고 물이 안 빠지는 아이

코감기에 자주 걸리고 매번 중이염을 동반하며, 몇 달째 물이 안 빠지는 아이가 있습니다. 관리가 조금 더 힘든 유형입니다. 앞에서 코감기가 겹쳐서 한 달 넘게 진행되는 경우를 살펴봤죠? 여기에 중이염이 동반되는 상태입니다. 귀 안의 물이 빠지다가 다시 감기에 걸리면서 중이염이 심해져 물이 몇 달째 빠지지 않는 것입니다. 아마 부모님께서도 고민이 많으실 거예요. 항생제 복용 기간이 길어지고, 수술에 대한 이야기도 들을 수 있습니다.

이러한 유형은 한방 치료를 병행해도 중이염이 눈에 띄게 좋아지진 않습니다. 앞으로 1~2년 동안 긴 흐름으로 관리해야 합니다. 중이염이 진행되는 동안에는 한방 치료를 병행해서 회복을 돕고, 감기와 중이염이 줄어드는 여름에는 약한 면역력을 보강해서 감기에 덜 걸리도록 근본적인 치료를 해야 합니다. 가능하면 면역력은 최대한으로 키우고 항생제 복용은 최소화하는 게 관리의 목표입니다.

유형 3 삼출성 중이염으로 물이 안 빠지는 아이

중이염에 한 번 걸렸는데, 물이 빠지는 속도가 느린 아이가 있습니다. 삼출성 중이염이 오래 지속되는 유형입니다. 삼출성 중이염은 보통 4~6주 사이에 회복되는데, 때로 2~3개월까지 걸리기도 합니다. 어린 아이만이 아니라 초등학교 3~4학년 아이들도 삼출성 중이염이 오래 지속되는 경우가 있습니다.

귀 안의 물이 안 빠지면 고막에 구멍을 뚫는 수술 치료를 고려하게 되는데, 수술을 하기 전에 한방 치료를 시도할 수 있습니다. 삼출성 중이염은 한의원에서 잘 관리되는 질환입니다. 최근에는 도움이 되는 연구 결과들도 발표되고 있고요. 급성 중이염은 금은화, 연교와 같은 한약재로 염증 치료에 집중하고, 삼출성 중이염은 목통, 택사, 상백피와 같이 물이 잘 빠지도록 순환을 신경 써서 치료합니다.

> ### 3 | 구내염에 자주 걸리는 체질

피곤하면 구내염에 자주 생기는 체질에 대해 알아보겠습니다.

구내염에는 세 가지 종류가 있어요

구내염의 의미를 먼저 살펴볼까요. 일단 입속에 염증이 생기는 질환은 모두 구내염입니다. 수족구병이 그중 하나이고요. 엔테로바이러스가 원인 병균이죠. 어린 아이들이 가장 많이 걸리는 구내염이라, 수족구병과 구내염을 같은 의미로 사용하기도 합니다. 수족구병 외에도 입술 주위에 생기는 구내염이 있고, 입속에 하얗게 구멍이 생기면서 아픈 구내염도 있습니다. 우리 아이의 구내염은 어디에 해당하나요?

- 수족구병 : 입, 손, 발에 수포가 생기는 구내염
- 헤르페스 구내염 : 입술 주위에 생기는 구내염
- 아프타성 구내염 : 입속에 하얗게 구멍이 생기는 구내염

수족구병은 어떤 질환인가요?

수족구병은 손, 발, 입에 수포가 생기는 질환입니다. 피부에 수포가 생기기 때문에 더 걱정이 됩니다. 아직 치료약과 백신은 없지만, 다행히 1~2주면 흉터 없이 깨끗이 낫습니다. 수족구병은 약을 복용하지 않아도 저절로 낫는 질환입니다. 감기와 비슷하죠?

한데 수족구병은 감기와 다르게 여름에 유행합니다. 매년 여름이면 수족구병이 유행한다는 뉴스를 보게 되죠. 날씨가 더워지면 감기는 줄지만 대신 수족구병이 유행합니다. 2020년과 2021년에는 코로나로 인해 기관 생활이 줄어 수족구병이 유행하지 않았지만, 2022년에는 등원과 외출이 늘면서 수족구병이 다시 유행했습니다.

요즘 아이들은 기관 생활을 빨리 시작해, 크면서 수족구병에 한두 번씩 걸리는 경우가 참 많습니다. 수족구병의 원인 병균인 엔테로바이러스는 종류가 많아 두 번 이상 걸리기도 합니다. 초등학생이 되면 면역력이 성장해 수족구병에 잘 걸리지 않습니다. 전염성이 강한 질환이지만 보통 부모님에게는 전염되지 않습니다.

수족구병을 관리하는 세 가지 방법

수족구병은 저절로 낫는 질환입니다. 면역력이 약해서 걸리지만, 수족구병을 이겨내는 것 또한 아이의 면역력입니다. 그렇다고 아무것도 하지 말라는 건 아니에요. 다음 세 가지 방법을 참고해 관리해주세요.

방법 1 가장 좋은 약은 충분한 휴식

아이의 면역력이 수족구병을 잘 이겨내려면 잘 먹고 푹 쉬어야 합니다. 당연한 사실이지만 가장 기본이 되는 관리법입니다.

방법 2 **필요한 약은 해열제**

입속에 수포가 생기면 아플 수 있습니다. 통증이 심하면 음식을 먹기 힘듭니다. 이때 도움이 되는 약은 해열제입니다. 해열제의 진통 작용으로 통증을 조금 줄일 수 있습니다. 통증이 심하면 얼음을 쪼개서 빨아 먹게 해주세요. 식사는 죽을 식혀서 주면 삼키기가 조금 수월합니다.

방법 3 **물을 잘 마셔야 해요**

입이 아파 물을 안 마시면 탈수가 생길 수 있습니다. 그래서 조금씩이라도 물을 마셔야 합니다. 약간 시원한 물, 좋아하는 음료수를 주면 아이가 좀 더 편하게 마실 수 있습니다.

수족구병, 병원에 가야 할 때는?

병원 진료를 받고 수족구병을 확인한 다음에는 진통제를 적절히 사용하면서 나을 때까지 잘 관리해주면 됩니다. 합병증이 생기는 경우는 드문데, 혹시라도 다음의 증상을 보인다면, 병원에서 정확한 진찰을 다시 받으셔야 합니다.

- 물을 못 마실 때 ➡ 탈수가 생길 수 있어요.
- 피부가 가렵거나 고름이 생길 때 ➡ 수족구병이 아닌 다른 질환일 수 있어요.
- 일주일이 지나도 호전되지 않을 때 ➡ 수족구병이 아닌 다른 질환일 수 있어요.
- 의식과 행동이 이상하거나 경련을 할 때 ➡ 드물게 신경계 합병증이 생길 수 있어요.

헤르페스 구내염, 입술에 생기는 염증

입술에 물집이 생기는 구내염입니다. 부모님도 한두 번 경험해본 적 있으시죠? 피곤하고 컨디션이 안 좋으면 입술에 물집이 생겨 말을 하고 음식을 먹기 불편합니다. 헤르페스바이러스가 그 원인입니다.

헤르페스바이러스에 처음 감염되면 증상이 심합니다. 어린이집과 유치원을 다니는 시기에 헤르페스 구내염에 처음 걸려 고생하는 아이들이 있습니다. 고열이 나고, 잇몸과 입안에 염증이 많이 생겨 음식을 먹기 힘듭니다. 입안의 염증은 수족구병과 비슷한데 조금 더 심하고, 둘 다 병원에서 구내염이라 말해주기도 합니다. 하지만 바이러스 종류는 다릅니다. 수족구병은 약이 없는데, 헤르페스 구내염은 병균을 죽이는 항바이러스제가 있습니다. 관리 방향은 수족구병과 같습니다.

헤르페스 구내염은 나은 후에도 바이러스가 완전히 사라지지 않고 몸 안에 잠복해 있다가 컨디션이 나빠지면 다시 활동해 입 주변에 염증을 만듭니다. 처음처럼 고열이 나고 구내염 증상이 심하진 않습니다. 주로 입술 주변에 물집이

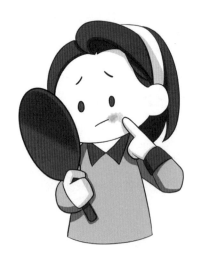

생겨 아프고 불편합니다. 약국에서 연고를 구매해 바르면 도움이 됩니다.

처음 감염된 헤르페스 구내염은 증상이 심하고 전염력이 높아 등교하지 말고 집에 있어야 합니다. 하지만 재발성 헤르페스 구내염은 전염력은 여전히 있으나, 학교에 가지 말아야 할 정도는 아닙니다. 가능하면 마스크를 쓰고 입 주변의 염증 부위를 만지지 말라고 아이에게 얘기해주세요.

아프타성구내염, 입안에 생기는 염증

입의 안쪽에 생기는 아프타성구내염도 있습니다. 입술을 들춰보면 붉은색 잇몸에 하얀색의 동그란 염증이 보입니다. 역시 피곤하고 컨디션이 안 좋으면 생길 수 있습니다. 보통 입안이 헌다고 표현하죠? 아이들도 피곤하면 종종 입안이 허는 체질이 있습니다. 혓바늘도 아프타성구내염입니다.

아프타성구내염의 정확한 원인은 모릅니다. 수족구병과 헤르페스 구내염처럼 병균이 원인도 아닙니다. 그래서 전염은 되지 않습니다. 전염성이 있는 수족구병과 헤르페스 구내염에 처음 걸렸을 때는 어린이집이나 학교에 가지 말아야 하지만, 아프타성구내염은 학교에 가도 괜찮습니다.

아프타성구내염에는 알보칠이라는 약을 염증 부위에 바르기도 합니다. 저도 어릴 적에 종종 사용했는데 아주 쓰라렸던 기억이 있습니다. 우리나라와 인도네시아에서 많이 사용하는 방법이고, 다른 나라에서는 별다른 자료가 없어 보입니다. 병원에서 국소마취제 또는 스테로이드 연고를 처방받아 사용해도 됩니다.

구내염에 자주 걸리는 체질

입안에 염증이 생기는 수족구병을 두 번 이상 앓거나, 컨디션이 저하되고 피곤하면 입술에 물집이 생기거나, 입안에 하얀 입병과 혓바늘이 생기는 아이는 구내염에 자주 걸리는 체질입니다. 수족구병과 첫 번째 헤르페스 구내염은 보통 어린이집과 유치원을 다니는 시기에 걸리고, 아프타성구내염과 재발성 헤르페스 구내염은 성인이 돼서도 생길 수 있습니다.

한의학에서 구내염은 소화기계에 열이 많고 순환이 약해 속열이 뭉쳐 있는 체질이 잘 걸린다고 생각합니다. 속열은 60페이지에서 살펴봤죠? 스트레스도 속열을 더 늘릴 수 있습니다. 아마 부모님 중에도 스트레스를 받으면 꼭 구내염이 생기는 체질인 분이 계실 거예요. 이러한 체질은 평소에 속열을 줄이는 건강 관리가 도움이 됩니다.

앞에서 몇 번 소개한 치자, 기억하시나요? 치자는 몸 안에 뭉친 열을 풀어주고 배출하는 작용이 좋습니다. 특히, 스트레스로 속열이 뭉친 체질에 도움이 되죠. 치자 단무지, 치자 피클을 반찬으로 챙겨주고 잘 먹는 반찬에 치자가루를 조금씩 넣어주세요. 부침개, 달걀말이, 두부부침 등에 활용하면 좋습니다. 밥을 안칠 때 치자를 함께 넣어 치자밥을 만들어도 좋습니다.

한의원에서 보약을 복용하면, 구내염이 자주 생기는 체질에 맞춰 한약 처방을 만듭니다. 속열을 줄이는 치자와 황련, 순환을 원활하게 만드는 향부자, 목통과 같은 한약재를 사용합니다. 구내염이 자주 생기는 체질의 아이는 기력과 면역력을 보강하는 것이 더 근본적인 관리법입니다.

4 | 다래끼가 자주 나는 체질

지금부터는 다래끼의 관리 방법에 대해 알아보겠습니다.

다래끼는 어떤 질환인가요?

다래끼는 눈꺼풀 안의 분비샘에 염증이 생긴 질환입니다. 분비샘 안에 고름이 차서 쌀알 같은 덩어리가 만져집니다. 주로 포도상구균이라는 세균 감염이 원인입니다. 깨끗하지 않은 손으로 눈을 만지면 병균에 감염돼 다래끼가 생길 수 있습니다. 눈 알레르기가 있는 아이는 꽃가루 시즌에 눈을 자주 만지면서 다래끼가 생기는 경우가 많습니다. 그래서 평소에 아이가 손을 깨끗히 잘 씻도록 해야 합니다.

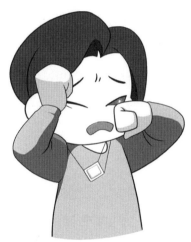

따뜻한 찜질을 하면 빨리 나아요

다래끼는 보통 저절로 낫습니다. 가벼운 다래끼는 꼭 약을 사용하지 않아도 됩니다. 처음 며칠 동안은 염증이 심해져 다래끼가 조금 커질 수 있습니다. 다래끼 안의 고름이 빠져나오면서 크기가 점점 작아지다, 대부분 1~3주면 깨끗이 낫습니다.

다래끼에는 따뜻한 찜질을 하면 도움이 됩니다. 따뜻한 물에 적신 부드러운 수건을 눈 위에 올려 찜질을 해주세요. 한 번에 5분씩 하루에 2~4회 정도 하면 됩니다. 따뜻한 찜질은 다래끼 안의 고름이 분비샘 밖으로 잘 빠져나오게 도와줍니다. 찜질을 하고 나서 다래끼 부위를 부드럽게 마사지하듯 문지르면 고름이 더 잘 나옵니다. 다래끼 관리 시 약보다 먼저 추천하는 방법입니다.

눈을 떴다 감을 때 통증이 있기도 합니다. 통증에는 해열제, 이제 아시죠? 아이가 눈이 많이 아프다고 하면 해열제를 챙겨주세요. 다래끼가 크고 염증이 심하면 항생제 안약을 사용합니다. 먹는 항생제보다 안약이 더 좋습니다. 전신에 영향을 주는 항생제보다 눈에 바로 넣는 안약이 부작용도 적고 효과도 더 좋기 때문입니다. 빈대를 잡으려고 초가삼간을 태울 수는 없으니까요. 간혹 시간이 지나도 다래끼가 가라앉지 않거나 더 단단해지면 절개 시술로 고름 덩어리를 제거하기도 합니다. 알레르기 시즌에는 아이가 눈을 덜 만지도록 알레르기 안약을 미리 넣어주면 좋습니다.

다래끼는 전염이 되나요?

다래끼는 결막염처럼 다른 아이에게 전염되지 않습니다. 그래서 유치원과 학교에 가도 괜찮습니다. 집에서는 아이가 사용하는 수건을 분리해주세요. 아이가 세수를 하고 얼굴을 닦은 수건을 가족이 함께 쓰면 병균이 전달될 수 있습니다. 그리고 다래끼를 집에서 짜지 마세요. 다래끼를 짤 때 나온 고름의 병균이 다른 부위 또는 가족에게 전염될 수 있습니다.

다래끼가 자주 생기는 아이에게는 결명자차

다래끼가 자주 생기는 체질의 아이에게는 결명자를 차로 끓여 마시게 해주세요. 결명자는 눈의 열과 염증을 줄이는 효과가 좋아 한의학에서 눈 질환에 많이 사용하는 한약재입니다. 결명자는 평소 물 대용으로 자주 끓여 먹는 음식이라 익숙하죠? 앞에서 살펴본 건강차에 결명자를 함께 넣으면 됩니다. 5~6알 정도면 적당합니다. 한의원에서는 다래끼가 나거나 결막염에 자주 걸리거나 눈 알레르기가 있는 아이에게 결명자, 목적, 감국과 같은 한약재를 활용해 눈 면역력을 보강하는 방향으로 관리합니다.

만약 아이한테 다래끼가 자주 생긴다면 눈을 수시로 만지는 습관이 있는지 확인해보세요. 깨끗하지 않은 손으로 눈을 만져 다래끼가 자주 생기는 것일 수 있습니다. 혹시 아이에게 알레르기 결막염이 있어 눈이 간지러운지, 시력이 나빠져 잘 보이지 않는지, 눈이 건조해 불편하지 않은지 확인해보세요. 눈을 덜 만지게 하는 것이 더 근본적인 해결 방안이 될 수 있습니다.

- 눈을 자주 만지는 원인이 있다면 해결해주세요.
- 평소에 손을 자주 씻는 습관을 길러주세요.
- 눈 면역력을 키워주는 결명자를 활용해보세요.

5 | 장염에 자주 걸리는 체질

아이가 장염에 걸리면 어떻게 관리하는지 알아봅시다.

장염 걸린 아이, 음식을 잘못 먹었을까요?

장염의 원인은 병균 감염이 음식보다 흔합니다. 로타바이러스와 노로 바이러스, 들어보신 적 있죠? 소아과에 가면 로타바이러스 예방접종이 있고, 겨울이 되면 노로 바이러스가 유행한다는 뉴스가 나옵니다. 장염은 감기처럼 겨울에 유행합니다. 음식으로 인한 식중독 장염은 위생이 좋아져서 예전보다 많이 줄었습니다.

아이가 크면서 장염에 두세 번은 걸립니다. 주로 어린이집 때부터 초등학교 초반까지의 시기입니다. 감기와 비슷하죠? 그래도 감기처럼 자주 걸리지는 않습니다. 물론 매년 겨울마다 심한 장염으로 고생하는 아이가 있습니다. 장염에 걸리면 설사와 구토를 심하게 해서 밥을 못 먹고 살이 쪽 빠져 걱정이 됩니다. 심한 장염은 아닌데 감기에 걸릴 때마다 배가 아프고 대변이 물러지는 아이도 있습니다. 이러한 아이들은 소화기계의 면역력을 더 신경 써서 관리해야 합니다.

장염의 증상은 설사와 구토

장염은 위장관에 염증이 생겨 설사와 구토를 하고 배가 아픕니다. 위장관이 시작되는 위 근처에 염증이 생기면 구토를 하고, 위장관이 끝나는 대장 부위에 염증이 생기면 설사를 합니다. 장염이 강하게 오면 고열을 동반하기도 합니다.

설사를 하면 장염이 분명한데, 구토만 하면 헷갈립니다. 장염일 수도 있고 체한 것일 수도 있으니까요. 일단 다음 방법으로 간단히 구별하고 뒤에서 더 자세히 살펴볼게요. 장염인지 체한 증상인지에 따라 치료 방법이 달라집니다.

- 장염 : 열과 설사를 같이 할 수 있고, 배가 전체적으로 아프고, 만지면 편해요.
- 체 : 윗배가 아프고, 만지면 더 아프고, 급하게 먹고 나서 토할 수 있어요.

장염은 저절로 낫는 질환이에요

다행히 장염은 감기처럼 저절로 낫는 질환입니다. 별다른 약을 먹지 않아도 저절로 낫습니다. 그렇다고 가만히 놔두라는 건 아니에요. 몇 가지 주의할 사항과 도움이 되는 관리 방법들이 있습니다.

심한 설사와 구토는 2~4일이면 좋아지고, 탈수를 조심해야 합니다. 위장관의 염증이 완전히 치료되려면 1~2주가 걸리고, 음식 관리에 신경 써야 합니다.

2주가 걸려 장염이 낫고 나면, 체중이 1~2kg 정도 줄어 있는 아이들이 많습니다. 1kg이 늘려면 몇 개월이 걸리는데, 2주 만에 체중이 확 빠지니 허무하죠. 하지만 걱정하지 마세요. 빠진 체중은 금세 회복될 거랍니다. 약해진 소화력을 신경 써서 잘 관리해주면 됩니다. 자세한 관리 방법을 살펴볼게요.

장염에서 가장 중요한 관리는 물 마시기

장염은 물 마시기가 가장 중요합니다. 탈수를 예방하기 위해서입니다. 물을 잘 마시면 대부분 탈수가 생기지 않습니다. 조금씩 홀짝홀짝이라도 물을 자주 마시도록 챙겨주세요. 몇 가지 방법을 알려드릴게요.

방법 1 설사가 심하면 약국에서 전해질용액을 구매해 먹이세요

전해질용액은 물이 더 잘 흡수되도록 이온 농도가 조절되어 있습니다. 이전에는 가루 형태의 제품을 물에 타 먹었는데, 요즘은 바로 마실 수 있는 형태의 제품도 나와 있습니다.

방법 2 **이온 음료는 주지 마세요**

이전에는 흡수율이 좋다는 이유로 이온 음료를 주기도 했습니다. 하지만 실제로 그렇지는 않습니다. 이온 음료를 마시면 맛이 달죠? 단순 당이 많이 함유되어 있어 설사에 도움이 되지 않습니다. 우유와 다른 음료수도 잠시 중단하세요.

방법 3 **구토가 심하면 물만 마셔도 구토를 합니다**

이럴 때는 숟가락으로 물을 떠서 천천히 마시게 해주세요. 얼음을 쪼개서 빨아 먹는 방법도 괜찮습니다.

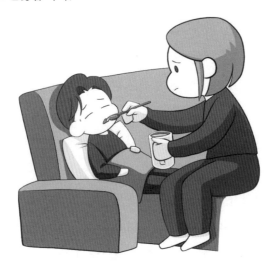

장염은 탈수를 가장 신경 써야 해요

탈수는 우리 몸 안의 물이 부족해진 상태입니다. 드물지만 위험한 상태죠. 아이들의 심한 장염이 탈수의 가장 흔한 원입니다.

탈수는 모세혈관 충혈 시간으로 확인합니다. 아이의 손가락 끝을 부모님의 손톱으로 5초간 꾹 눌렀다가 떼보세요. 그럼 하얗게 변한 피부가 다시 붉게 돌아옵니다. 이렇게 돌아오는 시간이 3초가 넘으면 탈수를 의심합니다. 부모님의 손가락을 함께 눌러보며 비교해보세요.

팔과 다리를 꼬집는 방법으로도 탈수를 확인할 수 있습니다. 팔의 피부를 살짝 꼬집었다 놓으면 바로 원래 상태로 돌아오죠? 탈수로 물이 부족하면 피부 탄력이 떨어져 바로 돌아오지 않습니다. 역시 부모님의 피부와 비교해보세요. 탈수가 더 심하면 피부가 차가워지고 창백해지거나 회색빛으로 바뀌기도 합니다.

소변을 잘 보는지도 확인해보세요. 어린 아기는 6시간 이상, 조금 큰 아이는 8시간 이상 소변을 안 보면 탈수를 의심해야 합니다. 혀나 입술, 입 안쪽을 만져보면 바짝 마른 느낌이 들고, 아기가 울어도 눈물이 안 날 수 있습니다. 그리고 눈과 볼, 머리 위의 천문이 쏙 들어간 느낌이 들 수 있습니다.

이렇게 탈수가 의심되면 한밤중이라도 응급실에 가서 필요한 처치를 받아야 합니다.

설사를 하면 지사제를 복용하나요?

지사제는 설사를 멈추게 하는 약이지, 장염을 치료하지는 않습니다. 해열제와 비슷하죠? 설사는 병균과 독소 물질을 바깥으로 내보내는 면역 작용입니다. 지사제로 설사를 멈추면 나쁜 병균과 물질을 밖으로 내보낼 수 없습니다. 그래서 장염에는 보통 지사제를 사용하지 않습니다.

때로 병원에서 지사제를 처방해주는 경우도 있는데, 이는 흡착성 지사제일 수 있습니다. 위장관 점액과 독소 물질을 흡착해서 위장관 밖으로 내보내고, 수분 손실을 줄이는 작용을 합니다. 미국보다 유럽에서 많이 사용되고, 우리나라에서도 많이 씁니다. 설사 기간이 조금 줄고, 별다른 부작용이 없다는 연구 결과가 있습니다.

장염 치료에 항생제는 보통 쓰지 않습니다. 장염은 거의 바이러스 병균이 원인이라 세균을 치료하는 항생제를 복용할 필요는 없습니다. 세균성 장염이 의심되는 경우에 항생제를 사용합니다.

유산균이 장염에 도움이 되나요?

장염에 걸려 병원에 가면 정장제, 즉 유산균을 처방해줍니다. 나쁜 병균으로 장염이 생겼으니, 좋은 병균을 먹으면 장염 회복에 도움이 된다는 접근 방식이죠. 그런데 이러한 접근 방식에 조금씩 변화가 생기고 있습니다. 몇 년 전까지 학계에서는 유산균을 복용하면 장염이 하루 정도 빨리 낫는다고 봤는데, 최근에는 치료 효과에 대해 신중해진 분위기입니다. 연구를 계속 해보니 치료 효과가 명확하진 않았던 거죠. 반대로 뚜렷한 부작용이 있지도 않습니다. 그래서 유산균 복용에 대해서 크게 우려할 필요는 없습니다. 병원에서 처방해준 유산균은 복용해도 괜찮습니다.

유산균을 연구할수록 커지는 의문은 균의 조합입니다. 유산균은 해열제나 항생제처럼 단일 성분이 아닙니다. 위장관 내에는 수많은 종류의 유산균들이 서로 상호작용을 하며 우리 몸에 영향을 줍니다. 장내세균에 영향을 주려면 유산균 역시 칵테일처럼 조합이 필요한데, 이게 참 복잡한 문제입니다. 조합에는 수많은 선택지가 가능하기 때문이죠. 앞으로 과학이 밝혀내야 할 숙제라고 생각합니다. 유산균에 대해서는 14장에서 좀 더 살펴볼게요.

장염 음식 관리, 이렇게 해주세요

관리 1 평소 식사를 챙겨주세요

예전에는 미음이나 부드러운 음식을 먹였죠? 최근에는 평소 먹던 식사를 주라고 권유합니다. 잘 먹어야 위장관의 염증이 빨리 치료됩니다. 만약 입맛이 없으면 부드러운 죽으로 챙겨주세요. 잘 먹으면 평소 음식대로 주시면 됩니다.

관리 2 기름진 음식은 피하세요

잘 먹어야 한다고 해서 고기 반찬을 많이 주면 안 됩니다. 장염에 걸리면 기름진 음식은 더 소화가 안 됩니다. 지방을 소화하는 기능이 일시적으로 떨어지거든요. 고기 반찬은 기름기가 적은 부위로 챙겨주세요. 소고기 미역국도 소화가 안 될 수 있습니다. 소화가 안 된 지방 성분은 대변에 그대로 나옵니다. 장염에 걸리고 나서 하얀색 대변을 보는 아이들이 있는데, 아이 식사에 기름진 음식이 많아 그럴 수 있습니다.

관리 3 군것질은 줄여야 해요

단순 당이 많이 들어간 달달한 음식은 설사를 더 심하게 만듭니다. 그래서 군것질은 잠시 참아야 합니다.

관리 4 과일은 줘도 괜찮아요

과일은 차갑지 않게, 양도 많지 않게 주세요. 위장관에 부담을 줄 수 있어서, 조금만 적당히 먹는 게 좋습니다.

관리 5 음료수는 모두 줄이세요

우유, 과일 주스, 다른 음료수 모두 잠시 중단하세요. 우유에는 지방이 많아서, 달달한 음료수에는 당분이 많아서 장염에 도움이 되지 않습니다. 생수나 보리차를 연하게 끓여서 마시게 해주세요.

관리 6 칡즙을 챙겨주세요

집에 칡즙이 있으면 아이에게 챙겨주세요. 칡은 한의학에서 갈근이라는 이름으로 불리는 한약재입니다. 심한 설사로 인해 아래로 처진 기운을 위로 끌어 올리는 작용을 하죠. 한방에서는 '설사의 성약'이라고 부를 정도로 설사 치료에 많이 사용합니다.

반면에 칡이 잘 맞지 않는 체질도 있습니다. 칡은 차가운 성질이라 몸이 찬 체질에는 안 맞습니다. 칡즙에 민감하게 반응해 오히려 설사가 심해지는 경우도 있으니까요.

아이들이 평소에 칡즙을 마시는 경우는 많지 않은 것 같아요. 아이보다 어른들이 챙겨 마시는 음료입니다. 집에 칡즙이 있고, 이전에 먹어본 적이 있는데 별다른 문제가 없었다면 아이에게 챙겨주세요. 칡은 감기 한약에 많이 들어가는 성분이라, 칡이 잘 맞는 체질은 감기에도 활용할 수 있습니다.

관리 7 백초 시럽도 괜찮아요

백초 시럽을 상비약으로 가지고 있는 집도 있을 거예요. 백초 시럽은 한약이 주성분입니다. 식욕부진, 복부팽만, 소화불량에 사용한다고 표시되어 있는데, 포함된 한약 성분은 장염에도 좋습니다. 가끔 장염에 걸리는 아이는 백초 시럽을 미리 준비해보세요. 약국에서 구매할 수 있습니다.

관리 8 매실액은 조금만 주세요

매실은 급성 장염보다는 오래된 설사에 더 효과가 좋습니다. 매실을 담글 때 함께 넣는 설탕은 설사에 도움이 되지 않습니다. 매실액은 1~2티스푼 정도만 물에 타서 마시게 해주세요.

장염 상비 한약, 불환금정기산

장염에 자주 걸리는 아이는 상비 한약을 준비해두면 좋습니다. 한의원에서는 불환금정기산이라는 한약을 많이 사용합니다. 아이들의 설사에 좋은 효과가 있습니다. 불환금정기산은 건강보험이 적용되는 한약이라 가격이 저렴합니다. 가루 한약의 형태로 나와 보관 기간도 길고요. 여행할 때마다 설사를 하는 아이도 불환금정기산을 상비약으로 챙겨가면 좋습니다. 저는 해외여행 상비약으로 꼭 불환금정기산을 처방해드립니다.

장염에서 회복한 후의 관리 방법

방법 1 구토 장염은 식사를 천천히 늘리세요

구토가 심한 장염은, 배는 고픈데 메슥거리고 토해서 먹지 못해 힘듭니다. 2~3일 지나 심한 구토가 멈추면 급하게 먹다가 위장관에 부담이 돼서 다시 토하는 경우가 많습니다. 구토가 멈춰도 위장관의 기능이 회복되려면 시간이 필요합니다. 식사량이 많지 않게, 또 급하게 먹지 않게 부모님이 옆에서 조절해주세요.

방법 2 설사 장염은 기름진 음식을 주의하세요

설사가 줄고 정상 대변으로 돌아와도 새로운 장 세포가 완전히 회복되려면 2주가 걸립니다. 이 시기에는 기름진 음식을 많이 먹지 않도록 식생활을 잘 관리해주세요.

방법 3 체중이 빠진 아이는 매실과 마, 대추를 챙겨주세요

매실, 마, 대추는 모두 약해진 소화력을 보강하고, 빠져나간 기운을 모아줘 소화력의 회복을 돕는 음식입니다. 매실액은 장염으로 설사가 심할 때보다 설사가 어느 정도 잡힌 후에 주는 게 좋습니다.

장염에 자주 걸리는 아이를 위한 한의원 관리

장염에 자주 걸리는 아이는 소화기계의 면역력이 약한 체질입니다. 그래서 소화기계 면역력에 도움이 되는 금은화, 황련과 같은 한약재를 활용합니다. 꼭 장염만이 아니라 다른 소화력 기능이 함께 약한 아이들의 소화력 체질에 도움이 되도록 한약 처방을 구성합니다.

심한 장염으로 고생하고 나서 입맛이 없고 체중이 빠진 아이들도 한의원을 통한 관리가 도움이 됩니다. 약해진 소화력을 보강하는 인삼, 백출, 산약, 입맛을 키워주는 사인, 맥아와 같은 한약재를 활용합니다. 소화력이 약해진 상태라 녹용과 같은 강한 한약재는 부담이 될 수 있어 주의해야 합니다.

장내세균총을 튼튼하게 만드는 것도 중요합니다. 위장관 안에 살고 있는 건강한 세균들이 나쁜 병균의 침입을 막는 중요한 면역 작용을 하거든요. 그래서 유산균 제품을 챙겨 먹는 아이들이 많이 있을 텐데요, 그것보다는 평소의 식생활 관리가 더 중요합니다. 소화력 파트에서 더 자세히 살펴보겠습니다.

장염이 아니더라도 종종 설사를 하거나 대변이 무른 아이들이 있을 거예요. 소화력이 약해서 그럴 수 있습니다. 평소 입맛이 없어 잘 안 먹거나, 복통을 자주 호소하거나, 잘 먹는데 살이 잘 안 붙는 아이도 있습니다. 역시 14장과 15장의 소화력 파트에서 살펴보겠습니다.

경부 림프절이 자주 붓는 체질

경부 림프절이 자주 붓는 체질에 대해 알아보겠습니다.

경부 림프절이 뭔가요?

경부 림프절은 목의 양옆, 귀 아래쪽에 있는 림프절입니다. 림프절은 편도와 비슷한 면역 작용을 하는 조직입니다. 병균과 싸우기 위한 무기 저장고로 생각하시면 됩니다. 목 근육 사이사이에 여러 개의 경부 림프절이 있는데요, 편도가 붓는 것과 비슷하게 아이가 아프면 경부 림프절에 염증이 생겨 부은 것일 수 있습니다. 그러면 손으로 목의 양옆을 만져보세요. 콩알처럼 단단한 덩어리를 확인할 수 있을 겁니다. 경부 림프절은 아무래도 부모님에게는 생소한 느낌이 드실 거예요. 다음 두 가지 경우에 해당한다면 경부 림프절에 대해 잘 알아두면 좋습니다.

- 심한 경부 림프절염을 경험한 아이
- 감기에 걸리거나 컨디션이 나쁘면 경부 림프절이 붓는 아이

경부 림프절에 염증이 생길 수 있어요

편도와 비슷하게 병균 감염으로 경부 림프절에 염증이 생길 수 있습니다. 그래서 경부 림프절염이라고 부릅니다. 이름이 생소하지만 심각한 질환은 아닙니다. 경부 림프절에 염증이 생기면 육안으로 목의 림프절 부위가 부어 있는게 보이거나, 만져보면 염증으로 인한 열감이 느껴질 수 있으며, 발열을 동반

하기도 합니다. 감기처럼 가볍게 지나가기도 하는데, 증상이 심하면 항생제를 복용해야 하는 경우도 있습니다.

경부 림프절에 염증이 심하면 주변 목 근육에 영향을 줘 아이가 목을 살짝 옆으로 틀 수 있습니다. 그럼 아이가 잠을 잘못 자서 목이 불편한 게 아닌가 싶어 한의원에 침을 맞으러 가기도 합니다. 하지만 근육이 아니라 경부 림프절이 문제일 수 있습니다. 특히, 열이 나면서 목을 만질 때 열감이 느껴지면 염증의 가능성이 높습니다. 침 치료가 아니라 염증을 줄이는 약물 치료가 필요합니다.

때로 경부 림프절이 부어서 생긴 통증이 귀 안쪽에서 느껴져 중이염으로 생각하는 경우도 있습니다. 일단 아이가 귀가 아프다고 하면 병원에서 내시경으로 귀 상태를 확인해보세요. 만약 귀가 깨끗하면 염증이 귀가 아니라 경부 림프절에 있을 가능성도 있습니다.

가벼운 경부 림프절염은 감기처럼 저절로 낫습니다. 염증이 심하면 병원에서 항생제를 처방해줄 거예요. 잘 낫는 질환이기 때문에 걱정하지 않으셔도 됩니다. 아이가 목 주변을 많이 아파하면 해열제를 챙겨주세요.

컨디션에 반응해 림프절이 부을 수 있어요

아프지 않아도 목 옆을 만져보면 작은 콩알 크기의 덩어리가 만져지는 아이가 있습니다. 또는 감기에 걸리거나 컨디션이 안 좋을 때마다 만져지는 아이도 있습니다.

먼저 편도처럼 경부 림프절이 큰 아이가 있는데, 편도와 비슷하게 아이가 자라면서 초등학교 입학 전후까지 크기가 커지기도 합니다. 양쪽에서 만져지는 아이가 있고 한쪽만 만져지는 아이도 있죠. 편도처럼 앞으로 아이가 자라면서 차츰 크기가 작아지고 만져지지 않습니다.

컨디션에 반응해 경부 림프절이 조금 커지는 아이도 있습니다. 평소에 살짝 만져지는데 아프면 더 커지거나, 컨디션이 안 좋을 때만 커져서 만져질 수 있습니다. 아이의 건강에 문제가 있는 건 아닙니다. 경부 림프절이 컨디션 변화에 민감하게 반응하는 거죠. 컨디션이 나쁘면 콧물을 흘리는 체질이 있는 것처럼 경부 림프절이 붓는 아이도 있습니다.

이런 체질의 아이는 림프절을 만져보고 컨디션을 판단하는 데 참고할 수 있습니다. 저녁에 아이의 컨디션이 살짝 나빠 보이는 데다 경부 림프절이 평소보다 커져 있으면, 감기가 시작되는 초기 증상일 수 있습니다. 한의원의 초기 감기 한약을 복용하면 도움이 되죠. 간(肝)과 순환이 조금 약한 체질에서 잘 보이는 모습이고, 한의원 관리는 이러한 체질을 고려해 한약을 처방합니다.

12장

비염 체질

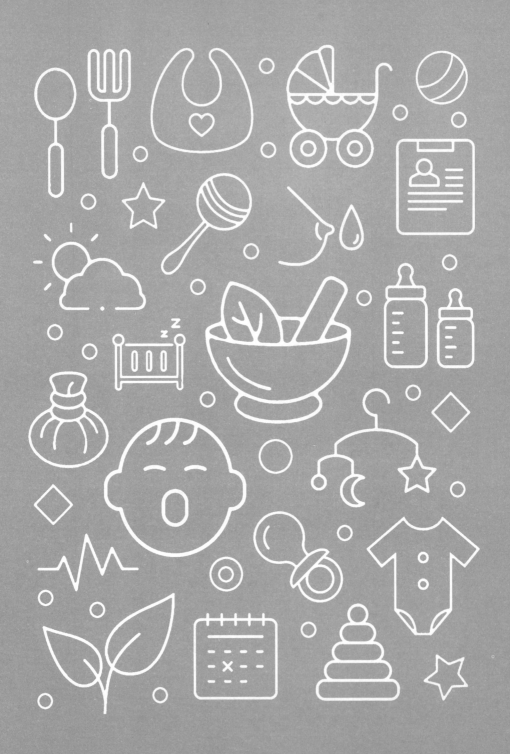

- 아침저녁마다 콧물을 훌쩍이고 코를 자주 푸는 아이
- 코막힘 때문에 잠들기 힘들고 자다가도 깨는 아이
- 눈과 코가 가려워 자주 비비고, 재채기를 많이 하는 아이
- 코가 불편해서 자꾸 만진 탓에 코피가 나는 아이
- 자면서 드르렁 코를 골고 이따금 무호흡 증상이 있는 아이

우리 아이 비염, 제대로 알고 있나요?

비염은 아이들에게 가장 흔한 만성질환입니다. 아이가 콧물을 훌쩍이면 혹시 비염이 아닐까 걱정이 됩니다. 그런데 비염은 흔한 질환인 만큼 잘못 알려진 정보도 많습니다. 비염 관리의 첫 단계는 비염을 제대로 아는 것입니다.

비염 체질을 세분화해서 알아볼게요

비염이 있으면 코 증상이 오래 지속됩니다. 그래서 코 면역력이 중요합니다. 앞에서 살펴본 면역력 체질에서 콧물 체질과 코막힘 체질이 있었죠? 비염도 더 자세하게 체질을 구분합니다. 비염 체질에 따라 치료 방법이 달라지거든요. 우리 아이의 비염은 어떤 유형인지 확인해보세요.

비염일까요? 감기일까요?

잦은 감기를 비염으로 잘못 알고 있는 경우가 많습니다. 자주 콧물을 흘리는 아이가 반드시 비염은 아닙니다. 비염 체질을 알아보기 전에, 먼저 우리 아이가 정말 비염이 맞는지 확인해야 합니다. 비염이 아니고 잦은 감기라면 면역력 보강이 필요합니다. 만성 비염이 맞으면 아이의 비염 체질과 진행 과정에 맞춰 장기적인 흐름으로 관리해야 합니다.

비염 치료는 약을 오래 복용해야 하나요?

꼭 그렇진 않습니다. 가벼운 비염은 건강차와 상비약으로 잘 관리할 수 있습니다. 비염 증상이 심하면 한의원에서 한두 달 정도 한약을 복용하며 치료합니다. 비염은 평소 건강한 식생활로 면역력을 잘 관리하는 게 중요합니다. 앞으로 몇 년 동안 아이의 면역력이 완성될 때까지 긴 흐름으로 비염을 관리해야 하니까요. 자, 그럼 본격적인 이야기를 시작해볼게요.

2 | 우리 아이 정말 비염인가요?

비염이라고 진단받은 우리 아이, 정말 비염이 맞을까요?

우리 아이, 비염이 맞을까요?

비염이 아닌데 잘못 알고 있는 아이들이 많습니다. 저는 진료실에서 꽤 많은 아이에게 비염이 아니라고 설명하고 별다른 치료 없이 돌려보내곤 했습니다. 다음 내용을 살펴보고 아이가 비염인지 아닌지 따져보세요.

만성 비염을 확인하는 방법

아이가 코 증상으로 자주 불편한가요? 그럼 비염일 수 있습니다. 병원에 가면 코 내시경이나 엑스레이 검사로 코와 부비동의 상태를 확인하죠? 검사 결과도 도움이 되지만 증상이 더 중요합니다. 우리 아이가 비염이 맞는지 다음 세 단계로 나눠 확인해보세요.

- 단계 1 **기관에 다니기 시작한 지 2~3년이 지났나요?**
- 단계 2 **감기에 걸리지 않아도 코 증상이 있나요?**
- 단계 3 **코 증상이 한 달 이상 지속되나요?**

아이가 지금 기관 1~2년 차인가요?

올해 기관에 다니기 시작했는데 코감기에 종종 걸리는 아이는 비염이 아닌 잦은 감기일 수 있습니다. 한두 달에 한 번 감기에 걸리고, 깨끗이 낫는 데 2~3주가 걸리는 아이는 코감기일 가능성이 큽니다. 코감기에 자주 걸리지만 감기에 걸렸을 때만 콧물이 있고 평소에는 괜찮다면 비염이 아닙니다.

이런 아이들은 병원에서 종종 비염기가 있다거나, 비염 때문에 코 증상이 있다는 설명을 듣습니다. 코에 염증이 있으면 비염이기 때문에 틀린 설명은 아닙니다. 하지만 코감기는 급성 비염이고, 부모님이 걱정하시는 비염은 만성 비염입니다. 코감기와 만성 비염은 다릅니다.

코안을 들여다보는 내시경만으로 감기와 비염을 구별하긴 쉽지 않습니다.

둘 다 콧물이 차 있고, 코점막이 부어 있거든요. 특히, 심하지 않고 알레르기가 없는 비염은 감기와 잘 구별되지 않습니다. 만약 감기가 낫고 나서 다시 코 상태를 확인했는데 염증이 없고 깨끗하다면 비염이 아닙니다. 비염은 코안의 염증이 좋아지지 않고, 무엇보다 불편한 코 증상이 계속 있습니다. 그래서 내시경으로 확인하는 코 상태와 함께 코 증상과 경과를 꼼꼼하게 확인해서 비염을 판단해야 합니다. 만약 아이가 감기라면 비염 치료가 필요하지 않습니다. 감기는 저절로 낫는 질환이니까요.

기관을 다니기 시작하고 코감기를 달고 지내는 아이

코감기가 나을 만하면 다시 심해지면서 감기를 달고 지내는 아이들이 많습니다. 기관을 막 다니기 시작한 1년 차 아이들에게 많이 보이는 모습입니다. 부모님은 비염이 아닐까 걱정이 되죠. 하지만 비염보다는 잦은 감기일 가능성이 더 큽니다.

코 증상이 한두 달 이상 지속되는 모습이 만성 비염과 비슷하긴 합니다. 하지만 잦은 감기와 만성 비염은 원인이 다릅니다. 그래서 비염 콧물약을 복용해도 콧물이 잘 낫지 않습니다. 콧물약으로 잠시 증상을 가라앉혀도 새로운 감기 바이러스에 걸려 다시 코 증상이 심해집니다. 면역력이 약하기 때문이죠. 이런 아이는 염증을 줄이는 치료가 아니라, 약한 면역력을 보강하는 치료로 감기를 잘 이겨내도록 도와줘야 합니다. 잦은 코감기와 비염은 겉으로 보이는 증상은 비슷하지만 치료 방법이 다릅니다.

그리고 연달아 걸리는 코감기는 깨끗이 치료하는 걸 목표로 삼기보다, 심한 코 증상을 불편하지 않을 정도가 되도록 잘 관리하는 게 중요합니다. 아이의 면역력이 아직 약한 데다 기관 생활을 통한 병균 노출이 많아 코 증상을 완전히 없애기는 어렵습니다. 그러려면 감기를 분리해서 봐야 합니다. 266페이지에서 살펴봤죠? 여기에 약한 면역력을 꾸준히 키워주면서 1~2년의 흐름으로 아이의 감기와 면역력을 관리해야 합니다. 자세한 내용은 8장을 살펴보세요.

기관을 시작하기 전, 코를 훌쩍이는 아이

백일 된 아기와 산책을 하고 집에 왔는데 코를 훌쩍인다면 비염일까요? 매일 놀이터와 공원으로 외출하는 18개월 아이가 종종 아침에 코를 조금 훌쩍인다면 비염일까요?

아직 비염을 판단하기에는 이릅니다. 비염의 만성 염증보다는 코의 면역력이 건강하게 작용하는 모습일 가능성이 큽니다. 백일 된 아기가 바깥 공기를 처음 접하면 자연스럽게 코에서 면역반응이 나타날 수 있습니다. 18개월 된 아이가 매일 외출을 하면서 일교차가 심한 환절기 날씨에 적응하다 보면 코 증상이 살짝 생길 수 있습니다. 이렇게 생기는 코 증상은 아이의 몸을 보호하기 위한 자연스러운 면역 작용입니다.

병원에 가면 보통 만 3세 미만에서 비염을 진단하기는 이르다는 이야기를 들을 겁니다. 실제로 알레르기성 비염은 만 2세 이전에는 잘 생기지 않습니다. 만성 비염은 잔병치레 과정을 1~2년 겪고 난 다음에 판단합니다.

물론 지금 아이가 코 면역력이 조금 약한 체질일 수 있습니다. 그래서 아기 때부터 코를 신경 써서 관리해주면 좋습니다. 262페이지에서 소개한 코 면역력에 도움이 되는 체

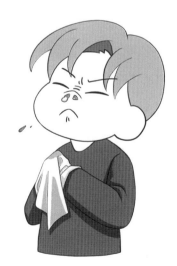

질 밥상과 박하차를 활용해보세요.

면역력 4~5단계에서 코 증상이 지속되는 아이

유치원을 다니는 만 5세 아이가 이전보다 감기에는 덜 걸리는데 자주 콧물을 훌쩍이면 비염이 시작되는 모습일 수 있습니다. 초등학생 아이가 봄가을 환절기에 한 달 이상 코가 막혀 답답해하고 종종 잠들기 힘들어하면 비염일 수 있습니다.

비염은 감기가 줄어드는 시기에 시작됩니다. 기관에 다니기 시작한 지 2~3년이 지난 면역력 4단계 이후입니다. 감기는 아닌 것 같은데 환절기와 겨울에 자주 코를 훌쩍입니다. 처음에는 증상이 가벼워 비염인지 아닌지 헷갈립니다. 한두 해가 지나 유치원과 초등학교에 다니기 시작하면 코 증상이 더 심해집니다. 콧물이 더 늘고 코가 막혀 잠을 못 자기도 합니다. 아이들은 보통 이 시기에 비염 치료를 많이 받습니다.

혹시 비염이 의심되더라도 가벼운 코 증상에서 바로 비염 치료를 시작하진 않습니다. 상비 한약과 건강차, 식생활로 관리하고, 필요하면 면역력을 보강하는 보약 처방을 합니다. 이렇게 관리하다 보면, 아이가 크면서 코 증상이 좋아지는 경우가 많습니다. 반대로 비염 증상이 해가 갈수록 더 심해진다면 본격적인 비염 치료를 시작합니다.

이 시기에 잔병치레와 비염이 함께 진행되는 유형도 있습니다. 코로나 유행으로 기관에 다니는 걸 미루었다가 만 4~5세에 유치원을 처음 다니기 시작한 아이들에게 보이는 비염 유형입니다. 이전에는 외출이 적고 마스크를 잘 쓴 덕분에 아이에게 코 증상이 거의 없었을 거예요. 하지만 기관을 다니기 시작하면서 바깥 환경이 넓어져 잔병치레 과정을 겪게 되는데, 여기에 알레르기성 비염이 같이 진행됩니다. 알레르기성 비염이 나타나는 시기에 기관에 다니기 시작해 두 가지가 같이 나타나는 거죠. 이 유형의 비염은 관리가 조금 까다롭습니다. 아이의 면역력 상태와 비염 증상을 꼼꼼하게 살펴본 다음, 면역력 보강과 비염 치료의 방향을 정합니다.

초등학생이 된 이후로 코감기에 한 번씩 걸리는 아이

1년에 한두 번 코감기에 걸리는데 이걸 비염이라고 알고 있는 아이들이 있습니다. 역시 비염과 감기를 구별해야 합니다. 코감기가 1~2주 안에 깨끗이 낫고, 평소에는 코 증상이 없다면 만성 비염이 아닙니다. 병원에서 비염기가 있다고 들었더라도 비염이 아닐 가능성이 큽니다.

비염기는 모호한 표현입니다. 코 증상이 있으면서 점막에 염증이 보이면 비염기라고 표현하는 것 같습니다. 하지만 감기에 걸려도 똑같이 나타나는 모습입니다. 비염기라고 들었던 아이가 실제로는 코감기에 해당하는 경우가 많습니다. 만약 비염이 아니라면 비염 치료가 필요하지 않겠죠? 코감기에 몇 번 걸린다고 해서 꼭 면역력에 문제가 있는 건 아닙니다. 건강한 아이들도 감기는 종종 걸릴 수 있습니다.

우리 아이는 만성 비염이 맞나요?

아이의 면역력 단계에 따라서 여러 가지 경우들을 살펴봤습니다. 어떤가요? 우리 아이는 비염이 맞나요? 실제로 제가 진료실에서 자주 만나는 아이들의 모습입니다. 아이의 코 증상을 잘 살펴보면 어렵지 않게 비염을 판단할 수 있습니다.

- **단계 1** 비염은 기관에 다니기 시작하고 2~3년이 지난 후에 시작됩니다.
- **단계 2** 감기에 걸리지 않아도 코 증상이 계속 있어야 만성 비염입니다.
- **단계 3** 만성 비염은 적어도 한 달 이상 코 증상이 꾸준히 지속됩니다.

포인트는 감기와의 구별입니다. 잦은 감기와 비염은 치료 방향이 다릅니다. 비염은 만성 염증이 지속되는 상태라 염증을 줄이는 치료를 합니다. 잦은 감기는 감기 바이러스 감염이 반복되는 상태이고, 면역력을 보강하는 치료가 도움이 됩니다. 원인을 정확히 판단해야 우리 아이에게 도움이 되는 치료 방법을 찾을 수 있습니다.

3 | 비염은 평생 지속되나요?

비염에 도움이 되는 몇 가지 질문에 대해 이야기해보겠습니다.

코감기에 자주 걸리면 비염이 되나요?

그렇진 않습니다. 코감기에 자주 걸리는 아이가 나중에 꼭 비염을 앓게 되는 건 아닙니다. 앞에서 아이가 자주 아픈 유형에 따라 여러 가지 면역력 체질이 있었죠? 열이 자주 난다고 해서 아이가 평생 열감기에 걸리는 건 아닙니다. 기침감기에 자주 걸리는 아이가 꼭 천식을 앓게 되는 것도 아니죠. 아이의 면역력이 성장하면 코감기, 열감기, 기침감기는 줄어듭니다.

물론 코 면역력이 약한 체질이기 때문에 코를 더 신경 써서 관리해야 합니다. 아이의 면역력이 튼튼하게 잘 성장하지 못하면 만성 비염으로 진행될 수 있습니다. 만성 비염이 되기 전에 비염으로 진행되지 않도록 아이의 기초 면역력을 튼튼하게 잘 키우는 게 중요합니다. 아이의 면역력 체질에 맞춰 앞에서 설명한 방법들을 활용해 관리해주세요.

부모가 비염이면 아이에게 유전되나요?

비염은 유전됩니다. 비염만이 아니라 아이의 체질에는 유전적 요인이 많습니다. 아이의 체질은 부모님을 닮습니다. 밥을 안 먹어 고민인 아이는 부모님도 어렸을 때 입이 짧았을 수 있습니다. 밤마다 깨서 우는 아이의 부모님도 어릴 때 수면이 힘들었을 수 있습니다. 비염도 마찬가지입니다.

하지만 무조건 비염이 생기는 건 아닙니다. 앞으로 잘 관리하면 됩니다. 누구나 건강에서 약한 부분은 있기 마련입니다. 약한 체질과 유전으로 인해 걱정되는 부분이 있다면, 그것이 우리 아이의 건강을 관리하는 방향이 됩니다. 비염 체질을 어릴 때부터 잘 관리하면 어른이 돼서 면역력이 더 건강해질 수 있습니다.

또 한 가지 팁. 부모님도 아이처럼 비염을 잘못 알고 계신 경우가 있습니다. 코감기에 걸려 병원에 갔는데 비염기가 있다고 들으신 거죠. 위에서 살펴본 이야기를 부모님의 비염에도 그대로 적용해서 정말 비염이 맞는지 판단해보세요.

비염은 평생 지속되나요?

아이는 평생 비염 체질을 가지고 삽니다. 비염은 완치가 되지 않는다고 말하죠. 한데 여기서 중요한 포인트가 있습니다. 평생 지속되는 건 비염 증상이 아닌 비염 체질이라는 겁니다. 아이의 면역력이 건강하면 비염 체질이라 해도 비염 증상이 생기지 않습니다. 면역력과 기력이 약해지면 비염 증상이 나타납니다. 수험 준비로 체력이 부족하고 스트레스가 많을 때나 20~30대에 건강 관리가 소홀하면 비염이 심해질 수 있습니다.

그래서 지금 아이의 면역력 관리가 중요합니다. 어릴 때 평생 면역력의 단단한 기초를 만들어야 하기 때문이죠. 마치 어린 나무의 뿌리가 튼튼히 자리 잡는 것처럼요. 아이의 면역력이 바르게 성장하도록 이끌고, 약한 면역력은 보강하는 관리가 필요합니다. 비염 증상이 시작되는 아이는 더 심해지지 않도록 일찍 관리를 시작하면 좋습니다.

한 가지 더, 비염은 식생활 관리가 중요합니다. 늘 약을 복용할 수는 없으니까요. 평소에는 건강한 식생활로 면역력을 키우고 염증을 일으키는 음식은 줄여야 합니다. 비염 체질에 좋은 음식은 조금 뒤에 살펴보겠습니다.

비염, 잘 치료할 수 있습니다

아이에게 만성 비염이 있더라도 걱정하지 마세요. 치료하면 됩니다. 한의원, 소아과, 이비인후과에서 여러 방법으로 치료할 수 있습니다. 아이들의 비염은 어른과 비교해 잘 관리되는 편입니다. 아직 면역력이 완성되지 않았고, 성장하는 시기이기 때문이죠. 약한 면역력은 보강하고, 틀어진 면역력은 바로잡으면 됩니다. 우리 아이의 비염, 잘 치료할 수 있습니다.

| 4 | 다섯 가지 비염 체질 | |

우리 아이의 비염은 어떤 유형인지 알아보겠습니다.

비염은 콧물과 코막힘, 알레르기가 중요해요

비염을 판단할 때는 두 가지 코 증상이 중요합니다. 바로 콧물과 코막힘입니다. 코감기의 유형과 비슷하죠? 여기에 알레르기까지 더해서, 크게 세 가지 유형으로 구별됩니다.

체질 1 **콧물 위주의 비염**

콧물을 자주 훌쩍이고 코를 푸는 비염입니다. 콧물을 목 뒤로 넘겨 삼키는 아이도 있습니다. 심하면 책상 옆에 티슈를 놔두고 자주 코를 풀어야 합니다. 코를 풀면 시원하지만 금세 콧물이 차서 답답해집니다.

체질 2 **코막힘 위주의 비염**

코를 풀어도 콧물이 많이 나오지 않고 코가 계속 답답합니다. 콧물이 아니라 점막이 부어서 생긴 코막힘이기 때문이죠. 그래서 콧물이 아닌 코막힘에 포인트를 두고 치료합니다. 만약 코를 풀고 시원하다면 콧물 위주의 비염입니다.

우리 아이는 어떤 비염인가요? 칼로 무 자르듯이 딱 구별되진 않습니다. 두 가지 증상이 함께 나타날 수 있거든요. 콧물과 코막힘이 둘 다 있는데, 콧물이 더 많거나 또는 코막힘이 더 심한 비염인 거죠. 이럴 땐 둘 중에 더 심한 증상에 포인트를 두고 관리하면 됩니다.

어렵지 않죠? 여기에 한 가지 체질이 더 있습니다. 바로 알레르기 체질입니다.

체질 3 **알레르기성 비염**

알레르기는 면역력의 과민한 반응에 따른 것입니다. 알레르기 체질을 가진 사람에게는 필요 이상의 과도한 면역반응이 생깁니다. 우유 알레르기가 있어 우유를 못 마시고, 꽃가루 알레르기가 있어 봄철 환절기마다 눈이 가렵고 재채기를 합니다. 이러한 알레르기 반응이 코에 생기면 알레르기성 비염이 됩니다. 코 면역력이 꽃가루에 민감하게 반응하면 맑은 콧물이 줄줄 흐르고 가려움과 재채기가 생깁니다.

모든 비염이 알레르기는 아닙니다. 알레르기 증상이 있어야 합니다. 포인트는 가려움과 재채기입니다. 알레르기가 있으면 가려워서 코를 자주 만집니다. 코를 파는 모습과는 다릅니다. 코막힘 위주의 비염은 코점막이 붓기 때문에 답답해서 코를 팝니다. 깔끔한 성격이라서 또는 습관적으로 코를 파는 아이도 있습니다. 알레르기는 코를 파기보다 손가락으로 코 아래를 문지르고 코를 찡긋찡긋 움직입니다. 여기에 재채기를 자주 하거나 눈이 함께 가려울 수 있습니다.

참고로 두 가지 증상을 더 추가해 알아보겠습니다.

체질 4 코골이가 심한 비염

자면서 코를 심하게 고는 아이가 있습니다. 코 뒤쪽에 있는 아데노이드가 커서 숨길을 막으면 잘 때 코를 골 수 있습니다. 코막힘 위주의 비염에서 생기는 코막힘과는 다릅니다. 코골이가 비염에서 생기는지, 아데노이드 비대증에서 생기는지 정확히 구별해야 합니다. 아데노이드 비대증으로 코골이와 수면무호흡이 심하게 나타나면, 아데노이드를 제거하는 수술이 필요할 수 있습니다.

체질 5 코피가 자주 나는 비염

비염이 있는 아이는 코피가 자주 날 수 있습니다. 코의 염증으로 점막이 민감하기 때문입니다. 코가 불편해 자꾸 만지거나, 코를 풀면서 점막에 자극을 주면 코점막의 혈관이 터져 코피가 납니다. 아이가 자주 만지는 코의 앞쪽 부위는 혈관이 풍부해서 코피가 나기 쉽습니다. 비염이 아닌 다른 이유로 코피가 나기도 합니다. 이 부분은 잠시 뒤에 자세히 알아보겠습니다.

자, 그럼 다시 한번 간단히 정리해볼까요. 우리 아이의 비염은 어떤 모습입니까?

- 콧물 위주의 비염 or 코막힘 위주의 비염
- 알레르기 증상이 있다 or 알레르기 증상이 없다

이렇게 두 가지 기준으로 비염 체질을 구별합니다. 여기에 코골이와 코피가 함께 있는지 살펴보면 우리 아이의 비염 체질을 알 수 있습니다. 어떤 비염 체질인지에 따라 관리와 치료 방법이 달라집니다.

5 | 비염 관리를 위한 일곱 가지 무기

먼저 비염 관리를 위한 무기를 준비해보겠습니다.

무기 1 물을 자주 마시셔야 해요

물은 비염 관리의 기본이자 중요한 무기입니다. 비염이 있는 아이는 물을 자주 마셔야 합니다. 물은 예민한 코점막을 진정시키고 진득한 콧물을 묽게 만듭니다. 스스로 물을 잘 챙겨 마시지 않는 아이라면 부모님이 물을 자주 권해주세요. 한두 모금씩 적은 양이라도 자주 마셔야 합니다.

무기 2 비염 건강차를 만들어보세요

몇 가지 한약재로 비염에 도움이 되는 건강차를 만들어보겠습니다.

먼저 박하입니다. 박하는 코 면역력을 튼튼하게 만드는 한약재라고 말씀드렸죠? 여기에 목련꽃을 함께 사용합니다. 목련꽃은 한의학에서 비염 치료에 많이 사용하는 한약재입니다. 진득하고 노란 콧물이 나는 비염에 좋습니다. 목련꽃은 하얀 꽃잎이 아닌 개화하기 전 꽃봉오리를 채취해 약으로 씁니다. 꽃잎이 아니라 꽃봉오리입니다. 블렌더로 분쇄하거나 손으로 쪼개서 사용하면 약효가 더 잘 우러납니다. 분쇄한 형태로 나오는 제품도 있습니다.

여기에 귤피를 하나 더 추가하면 좋습니다. 귤피는 귤의 껍질을 말려 건조한 것으로, 기혈 순환을 원활하게 만드는 대표적인 한약재입니다. 비염 관리에서도 순환은 중요합니다.

'박하+목련꽃+귤피' 이렇게 세 가지 약재를 준비한 후, 박하는 2티스푼, 목련꽃은 꽃봉오리 1개(분쇄한 형태는 1티스푼 또는 3g 정도), 여기에 귤피 3g을 합쳐서 전체 10g이 넘지 않도록 만든 뒤, 다시백에 넣어 물 2~3l에 10분 정도 끓이면 됩니다. 세 가지 약재 모두 향이 강한 편이라 차를 끓이면 좋은 향이 집 안 가득 퍼질 거예요.

이렇게 만든 비염 건강차를 수시로 물처럼 마시도록 하면 됩니다. 평소 마시는 물과 맛이 달라 잘 안 마시는 아이들도 있을 텐데, 그럴 때는 조금 진하게 만들어 아침저녁에 약처럼 한 잔씩 마시도록 챙겨주세요. 향이 강해서 싫어하면 물을 더 섞어 연하게 만들어주시고요. 차에 대한 거부감 때문에 물을 마시는 전체 양이 줄면 안 됩니다. 아이의 반응을 보면서 잘 마시는 형태로 만들어주세요.

무기 3 습도를 관리하세요

비염이 심해지는 환절기와 겨울철은 공기가 건조합니다. 공기가 건조하면 코점막이 더 민감해져 비염 증상이 심해집니다. 그래서 가습에 신경 써야 합니다. 꼭 가습기가 아니어도 됩니다. 젖은 수건이나 빨래, 화분을 활용해도 좋습니다. 습도는 50~60% 정도면 적당합니다. 가습만으로도 답답한 코가 조금은 시원해집니다.

무기 4 **마스크를 준비하세요**

비염이 있는 아이는 평소에 코를 잘 보호해야 합니다. 마스크는 건조하고 차가운 공기가 코를 자극하지 않도록 보호합니다. 미세먼지가 많거나 일교차가 큰 날, 꽃가루가 날리는 봄 날씨에는 불편한 코 증상이 없어도 미리 마스크를 쓰면 좋습니다.

2022년 봄에는 일상생활을 회복하면서 외출이 늘고 아이들의 비염 증상이 다시 심해졌습니다. 야외에서 마스크를 덜 쓰면서 비염이 심해진 영향도 있죠. 비염이 있는 아이는 코 증상이 심해지기 전에 미리 마스크를 챙겨주세요. 비염은 외부 환경에 대해 코가 민감하게 반응하는 것입니다. 비염을 악화시키는 외부 요인을 먼저 피하는 게 가장 우선되는 관리입니다.

무기 5 **코 세척 도구를 준비하세요**

식염수 코 세척은 진득한 콧물을 없애고 답답한 코막힘을 빠르게 해소하는 좋은 방법입니다. 코 세척은 말 그대로 코안을 시원하게 씻어줍니다. 시중에 판매하는 노즈스위퍼, 노즈비데 같은 제품과 약국에서 코 세척용 식염수를 구매해 사용하세요. 만성 비염으로 코 증상이 심한 아이들은 보통 코를 어느 정도 풀 수 있습니다. 그래도 아직은 시원하게 못 푸는 아이들이 있을 텐데, 이런 아이들은 코 세척을 활용하면 좋습니다.

코 세척은 코를 풀어도 안 나오는 코막힘 유형의 비염에서 더 유용합니다. 코막힘이 심한 비염은 매일 밤 잠이 들기가 참 힘듭니다. 이럴 때 코 세척을 하면 코막힘이 줄어 잠들기가 좀 더 수월해집니다. 식염수가 코안을 씻으면서 부어 있는 코점막이 순간 수축해 코막힘이 줄어드는 거죠.

꼭 기억할 사실이 있습니다. 코 세척은 비염 증상을 줄이지만 비염을 치료하지는 않는다는 겁니다. 무슨 말이냐고요? 코 세척은 콧물을 없애는 방법이지,

염증을 치료하지는 않습니다. 염증이 그대로이면 줄어든 콧물과 코막힘은 금세 다시 생깁니다. 일시적으로 증상을 줄이는 효과일 뿐, 비염을 근본적으로 치료하거나 예방하지는 않습니다.

지나친 코 세척은 오히려 코 면역력의 작용을 방해할 수 있습니다. 그래서 매일 아침 코 세척을 할 필요는 없습니다. 아침에 세수를 하면서 코를 풀었는데 시원해지면 꼭 코 세척이 필요하진 않습니다. 코 세척은 코 증상으로 불편하고 힘들 때 사용하세요. 가벼운 비염 증상에서는 하지 않아도 됩니다.

코 세척을 할 정도로 심하지 않은 비염은 코 스프레이를 활용하면 좋습니다. 식염수 스프레이나 소아과와 한의원에서 처방하는 스프레이를 활용해보세요. 소아과에서는 스테로이드 약물, 한의원에서는 코를 시원하게 만드는 한약재가 들어 있는 스프레이와 연고 제품을 처방합니다. 시원한 향이 나는 오일 제품도 활용해볼 수 있습니다.

무기 6 비염 상비약을 준비하세요

비염 증상이 심하면 약물의 도움이 필요합니다. 약국에서 쉽게 구매할 수 있는 두 가지 약을 알려드릴게요. 먼저 항히스타민제입니다. 알레르기성 비염에 사용합니다. 환절기에 가려움과 재채기가 심해지는 비염은 항히스타민제 약물을 상비약으로 준비해두면 좋습니다.

코막힘이 심한 비염은 오트리빈 스프레이를 준비하세요. 부어 있는 코점막을 순간 수축시켜 숨길을 열어줍니다. 코막힘 스프레이는 3일 이상 사용하지 않도록 주의하세요. 코 세척을 먼저 하고, 그래도 여전히 힘들면 코막힘 스프레이를 사용하면 됩니다.

무기 7 한의원의 비염 상비약

한의원에서도 비염 상비약을 준비할 수 있습니다. 소청룡탕과 형개연교탕을 기억해두세요. 둘 다 콧물 위주의 비염에 좋은 치료 효과를 보입니다. 맑은 콧물과 알레르기성 비염은 소청룡탕, 진득한 콧물 비염과 코막힘 비염은 형개연교탕이 도움이 됩니다. 요즘에는 탕약이 아니라, 가루 또는 빨아 먹는 형태로 만들어져 휴대와 복용이 간편합니다. 건강보험이 적용되기 때문에 가격도 저렴하고요. 필요한 만큼만 처방받아 상비약으로 사용해보세요.

---

6 | 만성 비염의 3단계 관리

비염 증상의 정도에 따라 3단계로 구별해 관리합니다.

단계 1 아침에 코 증상이 약간 있어요

- 아침에 일어나면 콧물을 조금 훌쩍이고 한두 번 코를 푸는 아이
- 코가 조금 답답하고 맹맹한 소리가 들리다가 활동을 하면 괜찮은 아이
- 재채기를 몇 번 하고 눈이나 코를 조금 가려워하는 아이

비염 증상이 약하게 있는 모습입니다. 엄밀하게는 비염으로 볼 수 있지만, 이 정도는 증상이 가벼운 편이라 많이 불편하지 않습니다. 자는 동안 코점막에서 조금씩 만들어진 콧물이 밤 동안 쌓이거나 새벽에 코점막이 조금 부어 아침에 일어나면 코가 맹맹하고 흡흡거리는 겁니다. 어른도 아침에 일어나 세수하면서 종종 코를 한두 번 풀잖아요? 아이도 비슷합니다. 아직 스스로 콧물을 처리하지 못하고 코의 숨길이 좁아 부모님의 눈에 더 잘 띌 뿐이죠. 일교차가 크거나 미세먼지가 많은 날 또는 잠자는 방 안이 건조하면 콧물이 조금 더 늘어날

수 있습니다.

여기서 관리 포인트! 코 증상이 매년 심해지는지 그 흐름을 살펴보세요. 이전에 없던 코 증상이 올해부터 생겼다면 비염의 시작 증상일 수 있습니다. 만약 코 증상이 다음 환절기에 더 심해진다면 만성 비염으로 진행될 가능성이 있습니다. 작년까지 코감기에 자주 걸려 콧물을 달고 지냈는데 올해는 감기가 줄고 가벼운 콧물을 훌쩍인다면, 면역력이 성장한 모습일 수 있습니다. 작년보다 아침에 코를 훌쩍이는 모습이 조금 줄었다면, 면역력이 성장하면서 가벼운 비염이 좋아지는 모습일 수 있고요. 비염 초기에는 증상이 가벼워 명확한 판단이 어려울 수 있습니다. 단기간의 판단보다는 최근 몇 년 동안 면역력이 성장하는 흐름을 살펴보면 도움이 됩니다.

비염 1단계에서는 치료가 꼭 필요하진 않습니다. 만약 보약이나 다른 이유로 한약을 복용하게 된다면 코 면역력도 신경 써서 관리해주세요. 집에서 할 수 있는 방법도 있습니다. 앞에서 체질에 따라 건강차를 만드는 방법을 살펴봤죠? 아이에게 맞는 건강차에, 코 면역력에 도움이 되는 박하를 하나 더 추가하면 됩니다. 평소보다 코 증상이 조금 심하면 비염 상비약을 며칠 복용하면서 관리하세요.

단계 2 아침저녁에 코 증상으로 조금 불편해요

- 아침과 저녁에 콧물을 몇 번 풀고 낮에도 종종 훌쩍이는 아이

- 밤에 자려고 누우면 코가 막혀 잠들기 불편한 아이

- 재채기를 자주 하고 눈과 코가 가려워 종종 비비는 아이

매년 봄가을 환절기가 되면 2~4주 정도 코 증상이 심해져 불편할 수 있습니다. 비염 2단계에서는 치료가 좀 더 들어갑니다.

먼저 상비약과 건강차를 사용해보세요. 두 가지 모두 앞에서 살펴봤죠? 소아과의 비염 약과 한의원의 비염 한약을 함께 사용해도 됩니다. 때로 항히스타민

제를 아침에 복용하면 학교에서 졸리고 처지는 부작용이 생기는 아이들이 있습니다. 그럴 경우, 한의원 비염 한약을 아침에 복용하는 방법도 괜찮습니다.

여기에 박하+목련꽃+귤피차를 평소 물처럼 꾸준히 마시고, 마스크, 가습기, 코 세척과 같은 무기를 적절히 활용해 관리합니다. 저도 환절기에는 가벼운 비염이 있는데, 비염차를 하루 종일 홀짝홀짝 마시고, 증상이 심하면 비염 상비한약을 2~3일 정도 복용하며 관리합니다.

비염은 매년 진행되는 흐름이 중요합니다. 작년에는 1단계였는데 올해는 2단계가 되었다면, 비염이 진행되는 과정일 수 있습니다. 유치원과 초등학교 초반에는 이렇게 비염이 심해지는 아이들이 많습니다. 이러한 아이는 비염 초기에서 더 진행되지 않도록 조금 더 강한 비염 치료가 들어가면 도움이 됩니다.

한의원 치료는 한두 달 정도 한약을 복용하면서 관리합니다. 치료 초반에는 코의 염증을 줄이는 치료로 코 증상을 완화시키고, 치료 후반에는 면역력을 키워주는 처방으로 근본적인 보강 관리를 합니다. 비염이 심해지는 시기이기 때문에, 한두 해 정도는 비염 치료가 필요할 수 있습니다. 비염이 더 진행되지 않으면, 건강차와 상비약으로 관리합니다.

단계 3 하루 종일 코 증상으로 힘들어요

- 하루 종일 콧물이 줄줄 흐르고 코를 많이 푸는 아이
- 밤에 코가 막혀 잠들기 힘들어하고 자주 깨는 아이
- 눈을 자주 비벼 충혈되고 코를 만져 코피가 잘 나는 아이

비염 증상이 심하면 일상생활이 많이 불편합니다. 학교에서 수업 시간에 집중하기 어렵고, 밤에는 잠을 푹 못 잡니다. 늘 머리가 아프고, 입맛이 떨어지고, 키 성장에도 영향을 줄 수 있습니다.

이러한 아이는 한의원이나 소아과에서 정확한 진찰을 받고 비염 치료가 들

어가야 합니다. 만성 비염의 치료에는 충분한 시간이 필요합니다. 적게는 한 달에서 몇 개월까지 치료하기도 합니다. 지금은 비염 치료로 증상이 좋아졌지만, 다음 해 환절기나 겨울이 되면 다시 심해질 수 있습니다. 그럼 다시 비염 치료가 필요합니다. 이렇게 앞으로 몇 차례 비염 치료를 반복할 수 있습니다.

그래도 아이는 면역력이 성장하는 시기라서 비염 치료가 조금 더 수월합니다. 실제로 면역력이 성장하면서 비염이 좋아지는 아이들이 많습니다. 아이의 비염 치료는 이러한 흐름을 함께 이용하기 때문에 어른의 비염보다 더 관리가 잘되는 편입니다. 그래서 사춘기가 끝나기 전, 어른의 면역력으로 완성되기 전에 비염 치료를 마무리하면 좋습니다. 사춘기의 급성장기가 시작되기 전, 조금 더 빨리 비염을 관리해두면 키 성장에 도움이 될 수 있습니다. 가능하면 비염 치료는 일찍 시작하는 게 좋습니다. 나무로 예를 들면, 줄기의 조금 틀어진 부분을 아직 어린 묘목일 때 바로잡아줘야 성장이 수월해지는 것과 비슷합니다.

이렇게 심한 비염 증상이 줄어들고 잘 관리되면, 앞에서 살펴본 2단계 또는 1단계 관리로 바꿀 수 있습니다. 비염차, 상비약, 코 세척, 체질 밥상으로 비염을 관리하는 거죠. 특히, 평소 먹는 음식이 중요합니다. 비염이 잘 치료되어도 식생활이 그대로면 비염은 다시 심해질 수 있습니다. 조금 뒤에 만성 비염에 도움이 되는 체질 밥상을 알려드릴게요.

만성 비염인 아이를 위한 한의원 치료

한의원에서 하는 비염 치료에 대해 더 자세히 이야기해보겠습니다. 비염으로 한의원에 가면 일단 비염이 정말 맞는지 확인하고, 어떤 유형의 비염인지, 어느 정도로 심한지 꼼꼼하게 진찰을 합니다. 코 상태만 보는 게 아니라, 지금까지의 경과에 대해 자세히 이야기를 나눕니다.

비염 치료가 필요하면, 먼저 코의 염증을 줄이는 치료를 시작합니다. 금은화, 연교, 생지황, 승마와 같은 한약재는 염증을 줄이는 데 효과가 좋습니다. 여기에 마황, 계지, 형개와 같은 코 면역력을 튼튼하게 만드는 한약재를 함께 사용합니다. 비염 유형에 따라서 진득한 콧물이 많으면 신이화와 창이자, 코막힘이 심하면 방풍과 백지, 알레르기가 심하면 세신과 감국, 코피가 심하면 백모근과 측백엽, 코골이가 심하면 단삼과 적작약을 넣습니다. 이렇게 우리 아이만을 위한 비염 처방을 만듭니다. 코 증상이 줄어드면, 차츰 치료 성분은 줄이고 면역력을 보강하는 성분을 늘립니다. 치료 후반은 면역력을 보강하는 한약 처방으로 마무리합니다.

전체 치료 기간은 한의원에 따라서 짧으면 1개월, 길면 6개월 치료까지 제안하는 경우도 있습니다. 가능하면 아이의 한약 복용이 길지 않도록 치료하면 좋습니다. 봄여름에는 날씨가 더워지는 흐름 속에서 치료 기간이 조금 짧아지고, 가을 겨울에는 추운 날씨와 환절기 때문에 치료 기간이 더 길어집니다.

비염 증상이 줄어든 다음에는 상비 한약으로 관리합니다. 한의원마다 따로 만들어놓은 한약이나 앞에서 소개한 감기 상비 한약을 활용합니다. 소청룡탕, 형개연교탕, 행소탕과 같은 가루 한약을 아이의 체질에 맞게 상비 한약으로 준비해두면 좋습니다. 소아과 비염약도 적절히 같이 활용할 수 있습니다.

다음 환절기나 겨울이 되면 비염이 다시 심해질 수 있습니다. 처음에는 바로 긴 비염 치료를 시작하지 않고, 상비 한약으로 먼저 관리합니다. 면역력이 튼튼해지고 비염이 좋아지면 상비 한약으로 잘 관리되는 아이들이 많습니다. 여전히 코 증상이 심하면, 다시 한두 달의 비염 치료를 시작합니다.

이렇게 앞으로 5~10년 정도, 아이의 면역력이 완성될 때까지 긴 흐름으로 보면서 아이의 만성 비염을 관리합니다.

7 | 만성 비염에 도움이 되는 체질 밥상

비염 관리에 도움이 되는 건강한 식생활 관리에 대해 알아보겠습니다.

만성 염증을 줄이는 건강한 식생활

비염은 코의 만성 염증 질환입니다. 염증을 만드는 중요한 원인은 바로 평소에 먹는 음식입니다. 지금 먹는 음식이 내 몸을 구성하는 재료가 되기 때문이죠. 그래서 건강한 식생활로 만성 염증을 줄여야 합니다. 염증을 늘리는 음식은 적게 먹고, 염증을 줄이는 음식을 더 챙겨 먹는 거죠.

염증을 줄이는 식생활은 비단 비염에서만 중요하진 않습니다. 현대인을 아프게 하는 많은 질환은 만성 염증이 중요한 원인이기 때문입니다. 꼭 비염뿐만이 아니더라도 아이의 평생 면역력 관리를 위해 건강한 식생활 관리가 필요합니다.

등 푸른 생선과 견과류를 챙겨주세요

오메가3와 오메가6 지방산이 풍부한 등 푸른 생선과 견과류는 만성 염증에 도움이 됩니다. 최근에는 등 푸른 생선이 알레르기성 비염과 천식 관리에 좋다는 연구 결과가 발표되기도 했습니다. 그래서 만성 비염이 있는 아이는 등 푸른 생선의 섭취를 늘리면 좋습니다. 고등어와 삼치를 주 2~3회 챙겨 먹고, 국은 멸치를 베이스로 국물을 만들어보세요. 견과류는 이미 간식으로 챙겨주는 부모님이 많으시죠? 영양 구성이 좋은 호두와 아몬드가 꼭 들어가게 해주세요.

박하와 목련꽃, 비염 건강차를 활용해보세요

비염에는 박하와 목련꽃을 잘 활용하면 좋습니다. 환절기 비염 증상이 나타나면, 앞에서 설명한 박하+목련꽃+귤피차를 만들어서 가족이 함께 챙겨드세요. 저도 환절기에 늘 챙겨 마시는 차입니다.

아침에 코를 조금 훌쩍이고 흡흡대는 아이는 평소 마시는 건강차에 박하를 함께 넣어 차를 만드세요. 예를 들어, 지황+황기+귤피차를 마시는 아이는 박하를 추가해 지황+황기+귤피+박하차를 만들고, 황기+맥문동+도라지차를 마시는 아이는 황기+맥문동+도라지+박하차를 만들면 됩니다. 따로 건강차를 만들지 않고 박하차만 연하게 끓여서 챙겨 마셔도 됩니다.

비염 유형에 따라 도움이 되는 음식

콧물이 수도꼭지를 튼 것처럼 콸콸 흐르는 아이는 율무와 무, 콧물보다 코막힘으로 힘든 아이는 자소엽과 도라지를 챙겨주면 좋습니다. 알레르기성 비염으로 힘든 아이는 박하와 국화를 연하게 끓여서 자주 마시게 해주세요.

- 율무와 무 : **콧물 유형의 비염**
- 자소엽과 도라지 : **코막힘 유형의 비염**
- 박하와 국화 : **알레르기 유형의 비염**

작두콩차와 수세미차는 어떤가요?

만성 비염에 많이 사용하는 두 가지 음식입니다. 작두콩은 따뜻한 성질이고, 수세미는 시원한 성질이지요. 작두콩은 몸을 따뜻하게 만들면서 기초 건강과 소화력을 보강하는 작용을 합니다. 추위를 타는 한(寒) 체질의 비염에서 사용하면 좋습니다. 반면에 수세미는 몸을 시원하게 만들면서 막힌 순환을 원활하게 만들어주는 효과가 좋습니다. 열(熱) 체질인 아이의 비염에 좋습니다.

- 작두콩 : **추위를 타는 체질의 비염**
- 수세미 : **더위를 타는 체질의 비염**

채소와 과일을 충분히 먹이세요

채소와 과일에 포함된 피토케미컬 성분은 염증을 줄여줍니다. 특히, 색깔이 강한 채소와 과일을 많이 먹으면 좋습니다. 블루베리, 토마토, 파프리카, 브로콜리, 검은콩 등. 이렇게 세계적으로 주목받는 슈퍼푸드는 모두 색깔이 뚜렷합니다. 식물의 성장을 돕고 외부 침입을 방어하는 여러 가지 물질이 우리 몸에서도 면역력이 건강하게 작용하도록 합니다.

최근 의학계에서는 섬유질의 면역 작용에 주목하고 있습니다. 이전에는 섬유질을 영양분이 없고 변비에 도움이 되는 성분 정도로 생각했습니다. 하지만 알고 보니 섬유질은 꽤 중요한 영양소였습니다. 섬유질은 우리 몸에 도움이 되는 면역반응을 활성화하고 불필요한 면역반응은 줄여줍니다. 위장관 안에 좋은 세균들이 자라도록 도와주는 영양소이기도 합니다. 그래서 단백질, 탄수화물, 지방, 비타민, 미네랄, 물의 6대 영양소에 섬유질까지 들어가 7대 영양소가 되었습니다. 섬유질의 지위가 꽤 높아졌죠?

그래서 채소와 과일을 잘 챙겨 먹어야 합니다. 채소를 안 먹는 아이는 좋아하는 과일을 많이 챙겨주세요. 아이의 건강한 면역력을 위해 꼭 먹어야 하는 필수 음식입니다.

기름진 음식을 줄여주세요

　반대로 덜 먹어야 하는 음식도 있습니다. 바로 기름진 음식입니다. 고지방 고칼로리의 서구형 식단은 우리 몸에 세균 감염과 유사한 염증을 일으킵니다. 최근 현대인에게 비염과 같은 만성 염증 질환이 늘어나는 이유는 서구형 식단의 영향이 큽니다.

　그래서 과도한 고기 섭취는 줄여야 합니다. 기름진 고기는 줄이고 살코기 위주로 먹는 게 좋습니다. 저녁 반찬에서 고기를 한두 차례 줄이고, 달걀과 두부, 생선을 늘려주세요. 미국에서 아침 식사로 먹는 베이컨과 스크램블에그, 버터 바른 토스트가 결코 면역력에 좋은 음식 구성은 아닙니다.

　특히, 비염이 시작되는 유치원과 초등학교 저학년 시기의 아이는 고기 맛을 알게 되면서 편식이 심해져 기름진 음식을 더 찾습니다. 전혀 안 먹을 수는 없습니다. 고기 섭취를 통해 얻는 단백질은 아이의 성장과 발달에 꼭 필요하니까요. 다만, 지나치지 않게 적당한 양을 주고, 비염 체질과 면역력에 좋은 음식을 조금 더 늘려서 아이의 밥상을 차려주세요.

발효 음식을 먹이세요

　최근 서양의학계는 동양의 발효 음식에 대한 관심이 많습니다. 김치는 이미 전 세계적으로 많이 알려져 있죠? 콩을 발효시킨 된장과 고추장, 유제품을 발효시킨 요거트도 좋은 발효 음식입니다. 발효 음식은 건강한 장내세균총을 키워 알레르기 질환과 만성 염증에 도움을 줍니다. 많은 전문가들은 알레르기 질환의 치료에서 건강한 세균이 중요한 역할을 한다고 생각합니다. 그래서 발효 음식을 잘 챙겨 먹어야 합니다. 맵지 않은 김치를 반찬으로 주고, 첨가물이 적게 들어간 요거트를 간식으로 챙겨주세요.

향신료를 사용해보세요

색깔이 강한 채소와 과일에 피토케미컬이 많다고 했죠? 향이 강한 음식에도 피토케미컬 성분이 풍부합니다. 향신료라고 하면 인도 음식이 먼저 떠오르겠지만, 우리의 한식에 사용하는 마늘, 생강, 후추도 면역력에 도움이 되는 훌륭한 향신료입니다. 다만, 너무 많이 사용하면 향이 강해 아이들이 싫어할 수 있습니다. 좋아하는 반찬에 조금만 섞어서 아이가 모르고 먹게 하는 방법이 수월하지 않을까 싶습니다.

지중해 식단만큼 좋은 우리나라의 식단

서양에서는 면역력에 좋은 식단 구성의 좋은 예로 지중해 식단을 늘 강조합니다. 지중해 식단은 채소, 과일, 생선, 견과, 올리브 오일을 많이 먹고, 돼지고기, 소고기, 가공 식품은 적게 먹는 것입니다. 앞에서 설명한 식생활 관리가 모두 포함되어 있죠?

저는 우리에게 익숙한 한식도 건강한 식단이라고 생각합니다. 한식에 포함된 김치, 나물 반찬, 마늘 조미료, 검은콩자반, 생선구이, 들기름과 참기름도 면역력에 참 좋은 음식들입니다. 여기에 백미보다 현미와 잡곡의 비율을 늘린 밥과 너무 짜지 않게 끓인 국, 생선구이와 고기 반찬을 먹으면 정말 건강한 식단이 완성됩니다. 후식으로 제철 과일을 챙겨주면 더욱 좋겠죠?

지금 비염이 있는 아이, 비염이 좋아진 아이, 비염이 없는 아이 모두에게 건강한 식생활은 중요합니다. 서양의학의 관점에서는 염증을 줄이는 음식이고,

한의학의 관점에서는 약한 면역력을 튼튼하게 키워주는 음식입니다. 이 책에서 여러 가지 체질 밥상을 자세하게 소개하는 이유이기도 합니다. 건강한 면역력은 건강한 음식에서 출발합니다.

8 | 알레르기성 비염, 간지럽고 재채기를 해요

알레르기성 비염 시즌을 준비하는 방법에 대해 알아보겠습니다.

알레르기는 민감한 면역반응이에요

면역력의 작용은 균형이 중요합니다. 해로운 물질과 병균에는 면역력이 작용해 우리 몸을 지켜야 하지만, 반대로 우리가 먹는 음식이나 몸의 내부 장기에는 면역력이 반응하면 안 됩니다. 그런데 때로 면역력이 필요 이상으로 외부 물질에 민감하게 반응하기도 합니다. 바로 이러한 반응을 알레르기라고 부릅니다.

알레르기 증상은 가려움이 중요해요

앞에서도 설명했죠? 가려움과 재채기, 두 가지 증상이 중요합니다. 알레르기성 비염은 코가 가렵습니다. 알레르기성 결막염은 눈이 가렵습니다. 꽃가루 알레르기는 눈과 코가 가렵고 재채기를 합니다. 그래서 눈코의 가려움과 심한 재채기, 그리고 코 증상이 함께 있으면, 알레르기성 비염을 의심합니다.

비염과 알레르기의 차이?

비염과 알레르기는 각각 다른 영역입니다. 두 가지의 교집합이 알레르기성 비염이죠. 알레르기성 비염은 비염 유형 중의 하나예요. 모든 비염이 알레르기성 비염인 건 아닙니다. 알레르기가 없는 비염도 많습니다.

알레르기 유형의 비염은 항히스타민제 약물에 잘 반응해서 빨리 좋아집니다. 꽃가루 시즌에 눈이 가려울 때 항히스타민제 안약을 넣으면 바로 호전됩니다. 알레르기성 비염으로 재채기와 콧물이 심할 때 항히스타민제 알약을 복용하면 빨리 가라앉습니다. 반면에 알레르기가 없는 비염 유형은 항히스타민제 약물에 잘 반응하지 않습니다. 항히스타민제 약물을 오래 복용해도 코 증상에 호전이 없으면, 비알레르기성 비염일 수 있습니다.

실제로는 알레르기성과 비알레르기성 비염이 함께 섞여 나타나는 경우가 많습니다. 코의 염증이 일부는 알레르기 반응에 의해, 또 일부는 다른 염증 반응에 의해 생기는 거죠. 비염이 참 복잡하죠? 우리 몸의 작용은 단일 성분의 약물을 하나 고르는 것처럼 간단하진 않은 것 같습니다. 우리 아이의 비염도 여러 유형이 함께 섞여 나타날 수 있습니다.

알레르기성 비염은 꽃가루 시즌에 심해져요

알레르기성 비염이 가장 심해지는 때는 봄철 꽃가루가 날리는 시기입니다. 매년 기온에 따라 조금씩 다르지만, 보통 5월 전후, 4월 말부터 6월 초까지의 시기입니다. 2022년 봄에 외출과 등교가 늘면서 알레르기성 비염이 갑자기 심해진 아이들이 참 많았습니다. 유치원부터 초등학교 초반의 아이들은 처음으로 알레르기가 심하게 나타난 경우가 많았고, 초등학교 중후반의 아이들은 한

동안 괜찮다가 다시 심해진 경우가 많았습니다.

봄철에 외출을 해보면 예쁜 꽃나무들이 지천으로 피어 있습니다. 꽃은 보는 것만으로도 기분이 좋아지지만, 한편으로 알레르기성 비염의 유발 요인이기도 합니다. 아이들이 매일 등교를 하게 되면 봄철 꽃가루 시즌은 어쩔 수 없이 만나게 됩니다. 피할 수 없다면 미리 준비해야 합니다. 조금 뒤에 만전의 준비 방법을 알려드릴게요.

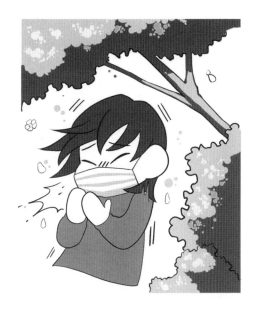

봄만큼은 아니지만, 여름과 가을에 심해지는 알레르기성 비염도 있습니다. 여름과 가을에도 꽃은 피니까요. 여름방학과 추석에 시골에 내려가면 꼭 알레르기 증상이 심하게 나타나는 아이들이 있습니다. 꽃가루가 아니라 고양이 털, 집먼지진드기에 반응하는 경우도 있습니다. 고양이 털에 민감하게 반응하는 아이는 고양이를 키우는 집에 놀러 갔다 와서 코 증상이나 피부 두드러기가 확 일어나는 경험을 할 수 있습니다. 집먼지진드기가 원인이면 환절기 같은 특정 시기가 아닌, 1년 내내 증상이 지속됩니다.

알레르기성 비염은 만 2세 이전에는 드물어요

꽃가루나 집먼지진드기 같은 알레르기 반응이 생기려면 2~3년의 시간이 필요합니다. 여러 번 만나면서 우리 몸이 꽃가루를 인지하고, 그다음에 꽃가루를 만나면 민감하게 반응해서 강한 면역 작용이 나타나는 거죠. 음식 알레르기와는 조금 다릅니다. 우유나 달걀 알레르기는 돌 이전의 아기에게 처음 먹이자마자 생길 수 있습니다. 알레르기성 비염은 처음에 바로 반응하지 않고, 여러 번 만난 다음에 생깁니다. 그래서 알레르기성 비염은 보통 만 3세가 지나서 유치원을 다닐 때쯤에 시작됩니다.

때로 코감기 초기 증상이 알레르기성 비염과 비슷해서 헷갈리기도 합니다. 아이들이 감기에 걸리면 처음 며칠은 재채기를 하면서 맑은 콧물을 흘리거든요. 알레르기성 비염과 증상이 비슷하죠. 그런데 비염이 아닌 감기입니다. 재채기와 콧물은 꼭 알레르기성 비염에서만 생기진 않습니다. 감기 병균과 찬 공기에 반응해서도 나타날 수 있습니다. 특히, 만 2~3세 이전에 기관에 다니기 시작해서 코감기에 자주 걸리는 아이는, 알레르기성 비염이 시작되기에는 이른 나이이고 코감기라는 명확한 원인이 있기 때문에 비염이 아닌 감기로 봐야 합니다.

알레르기 검사를 할 수 있어요

병원에서 검사를 통해 알레르기의 원인 물질을 알 수 있습니다. 혈액검사를 하거나 피부에 패치를 붙여 몇십 가지 원인 물질에 대한 반응을 살펴봅니다. 꼭 알레르기 검사를 하지 않아도 꽃가루나 고양이 털에 바로 반응하면 알레르기성 비염이라고 봅니다.

알레르기 검사를 해보면 집먼지진드기에 약하게 반응하는 아이들이 있습니다. 그렇다면 특히 집 안을 깨끗이 청소하고 침구 관리에 더 신경을 써야 합니다. 이렇게 좋아지는 아이들이 있지만, 반면에 별다른 변화가 없는 아이들도 있습니다. 이런 아이는 집먼지진드기가 비염의 중요한 원인이 아닐 수 있습니다. 앞에서 비염은 여러 유형이 함께 나타날 수 있다고 했죠? 집먼지진드기는 염증의 일부 원인이고, 환절기 일교차나 건조한 공기, 에어컨 바람이 더 중요한 원인일 수도 있습니다.

알레르기성 비염 시즌, 이렇게 준비하세요

앞에서 살펴본 일곱 가지 비염 무기를 알레르기성 비염에 맞춰 살짝 바꿔보겠습니다. 먼저 건강차는 박하와 국화를 함께 활용해보세요. 코 가려움에는 박하, 눈 가려움에는 국화를 사용하면 좋습니다. 눈과 코가 함께 가려우면서 재채기와 맑은 콧물이 심하면, 박하+국화+귤피로 건강차를 만들어 수시로 물처럼 챙겨 마시게 해주세요.

한의원에서는 소청룡탕을 미리 처방받아 준비해두세요. 알레르기성 비염에 효과가 좋은 한약 처방입니다. 가루약 형태 또는 빨아 먹는 형태의 한약으로 처방받으세요. 비염 증상이 나타나면, 아이의 체중에 맞춰 하루에 한두 포씩 복용하면 됩니다.

코안에 바를 수 있는 연고 제품을 준비하세요. 바셀린 또는 아쿠아퍼 연고나 한의원에서 한약재가 조금 들어가 있는 연고 제품을 처방받아도 괜찮습니다. 면봉에 연고를 발라, 코 앞쪽 입구에 살짝 코팅하듯이 발라주세요. 꽃가루 같은 알레르기 유발 물질과 차고 건조한 공기로부터 코점막을 보호해주는 효과가 있습니다.

눈 가려움이 심한 아이는 알레르기 안약을 준비하세요. 소아과에서 처방받거나 약국에서 바로 구매할 수 있습니다. 알레르기 안약은 눈에 바로 점안하여 작용하기 때문에 효과가 빠르고 부작용이 적습니다. 심하지 않은 눈 알레르기 증상은 안약만으로도 잘 관리가 됩니다.

항히스타민제 알약도 준비해두세요. 가려움과 재채기, 코 증상이 심할 때 복용하면 도움이 됩니다. 소아과에서 처방받거나, 약국에서도 바로 구매할 수 있습니다.

이렇게 몇 가지 무기를 준비한 다음, 5월 꽃가루 시즌이 되면 이렇게 관리해 보세요.

- 방법 1 꽃가루 시즌이 시작되면, 박하+국화+귤피차를 만들어 수시로 챙겨주세요.
- 방법 2 아침에 학교를 가기 전에 코안에 살짝 연고를 발라주세요.
- 방법 3 학교를 다녀와서 또는 외출을 하고 나서 눈이 가려우면 알레르기 안약을 바로 넣어주세요. 아이에게는 눈이 가려우면 세면대에 가서 물로 씻으라고 얘기해주세요.
- 방법 4 집에 들어오면 옷을 탈탈 털어주고 세탁을 자주 하세요.
- 방법 5 알레르기 증상이 시작되면, 소청룡탕 한약을 아침저녁으로 복용하게 하세요.
- 방법 6 알레르기 증상이 심한 날 저녁에는 항히스타민제 알약을 먹이고 재우세요. 아침에는 소청룡탕, 저녁에는 항히스타민제 알약을 주세요.
- 방법 7 그래도 증상이 계속 심하면, 한의원 또는 소아과 진료를 받아보세요.

알레르기 체질, 바꿀 수는 없을까요?

앞에서 비염 체질은 평생 지속된다고 했죠? 알레르기성 비염도 그렇습니다. 꽃가루나 집먼지진드기에 대한 알레르기 반응을 깨끗이 없애기는 어렵습니다. 하지만 면역력이 건강하면 알레르기 체질이 있더라도 증상이 심하지 않게 가볍게 지나갈 수 있습니다. 그래서 면역력 관리가 중요합니다. 평소 건강한 면역력을 키워두고, 알레르기 시즌마다 반복되는 증상은 적절히 약을 사용하면서 관리해보세요. 면역력이 건강하면 하루 이틀만 약을 짧게 복용하거나 약 없이 잘 지나가는 시즌도 있을 거예요. 저의 알레르기성 비염도 이렇게 관리하고 있습니다.

9 | 코골이가 심한 아이, 수술해야 할까요?

코골이가 심한 아이는 어떻게 관리해야 할까요?

코골이는 비염과 조금 다릅니다

사실 코골이가 비염의 중요한 증상은 아닙니다. 코골이는 코가 아닌 아데노이드에 원인이 있습니다. 아데노이드는 코에서 목으로 넘어가는 입구에 있는 면역 기관입니다. 아데노이드가 커서 숨길을 막으면 코로 숨을 쉬기가 불편하고 코를 골 수 있습니다.

코로 숨 쉬기 답답한 모습이 비염과 비슷합니다. 만성 비염인지 아데노이드 비대증이 원인인지 정확하게 구별해야 합니다. 두 가지가 함께 나타나는 경우도 많습니다. 코골이가 비염 증상은 아니지만 비염 파트에서 다루는 이유입니다.

아데노이드가 뭔가요?

아데노이드는 편도와 비슷한 면역 기관입니다. 편도 파트에서도 한번 언급했었죠? 코에서 목으로 넘어가는 부위에는 아데노이드, 입에서 목으로 넘어가는 부위에는 편도가 있습니다. 모두 몸의 입구에서 병균이 더 깊이 침입하지 못하도록 우리 몸을 보호하는 면역 작용을 합니다. 편도는 입을 크게 벌리면 바로 볼 수 있지만, 아데노이드는 도구를 사용하거나 엑스레이를 찍어서 확인합니다. 병원에서 편도가 크다고 종종 들었던 아이는, 아데노이드도 함께 큰 체질일 수 있습니다.

아데노이드는 코에서 넘어가는 숨길에 있기 때문에, 너무 크면 숨길을 막을 수 있습니다. 아이가 자라면서 편도가 커지는 것처럼 아데노이드도 커집니다. 편도는 4~5세까지 커지고 10세까지 쭉 비슷한 크기를 유지하는데, 아데노이드는 10세까지 크기가 계속 커집니다. 그래서 이 시기에 아데노이드 비대증으로 숨 쉬기가 힘들고 코골이 증상이 나타나는 아이들이 있습니다.

비염과 아데노이드 비대증의 차이

아데노이드 비대증으로 코를 골면 드르렁드르렁 떨리는 듯한 숨소리가 코보다는 조금 깊숙한 위치에서 들립니다. 어른처럼 큰 소리로 코를 고는 아이도 있습니다. 때로 헉 하고 숨을 멈추는 무호흡 증상이 나타나기도 합니다. 바로 이 무호흡 증상이 아데노이드 비대증의 심각도를 판단하는 중요한 기준입니다.

만성 비염이 원인이면 드르렁 코골이가 아닌 답답한 숨소리가 들립니다. 코점막이 부어 숨길이 좁아진 상태예요. 코막힘과 함께 콧물도 자주 흘린다면, 만성 비염이 원인일 수 있습니다. 코점막이 부어 있는지는 병원에 가면 쉽게 확인할 수 있습니다.

두 가지 모두 아이가 코로 숨을 쉬기 어렵기 때문에 평소에 입으로 숨을 쉬고, 잠투정을 많이 합니다. 호흡이 힘들어 숨 쉬는 데 에너지를 많이 쓰기 때문에, 아이가 낮에 피곤해하고 짜증을 내며 집중력이 떨어질 수 있습니다. 잠을 푹 못 자기 때문에 성장호르몬이 충분히 나오지 않아 키 성장에도 나쁜 영향을 줍니다.

그래서 아이의 호흡을 방해하는 원인을 치료해야 합니다. 그러려면 원인이 무엇인지 먼저 알아야겠죠? 보통 비염은 약물 치료를 하고, 아데노이드 비대증은 수술 치료를 고려하기 때문에 원인 구별이 중요합니다.

코를 골면 아데노이드가 큰 건가요?

코골이를 하는 아이가 꼭 아데노이드가 크고 무호흡 증상이 있는 건 아닙니다. 별다른 문제 없이 코를 고는 아이들도 많이 있습니다. 특히, 외출을 하고 피곤한 날에는 곯아떨어져 코를 골 수 있습니다. 연구에 따르면, 수면 무호흡이 있는 아이는 전체 소아의 1~5%이고, 수면 무호흡 없이 코를 고는 아이는 3~12%라고 하니, 실제로 코골이를 하면서 무호흡이 없는 아이가 더 많습니다.

반대로 코골이가 없어도 아데노이드가 크고 무호흡 증상이 있는 아이가 있습니다. 자면서 뒤척임이 많이 심하고, 잠을 푹 못 자서 아침에 늘 피곤해합니

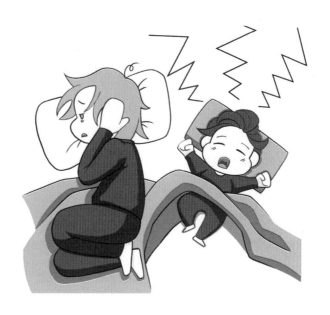

다. 밤새 아이 곁에서 숨 쉬는 모습을 확인할 수는 없기 때문에 부모님이 모르는 무호흡 증상이 있을지도 모릅니다.

정확한 상태를 알려면 병원에서 수면 다원 검사를 받아보세요. 병원에서 하룻밤 자면서 수면 패턴을 자세히 관찰하는 거죠. 아데노이드의 크기도 영상 검사를 통해서 확인할 수 있습니다. 만약 아데노이드가 크고 수면의 질이 나쁘다면, 아데노이드를 제거하는 수술을 고려해보세요.

코골이가 심한 아이의 한의원 치료

실제로 아데노이드 제거 수술로 증상이 좋아진 아이들이 많이 있습니다. 수술을 통해 코골이가 줄고 잠을 푹 자게 되면서, 낮 동안 컨디션이 좋아지고 밥을 잘 먹고 짜증도 덜 내는 거죠. 더 바랄 나위 없는 좋은 모습이죠? 그럼에도 수술은 늘 고민되는 것 같습니다.

만약 수술이 조심스럽다면 또는 수술을 할 정도로 심하진 않다면 한의원 치료가 도움이 될 수 있습니다. 최근에는 한약 치료가 아데노이드 비대증에서 아데노이드의 크기를 줄이고 수면 상태를 개선한다는 연구 결과들이 발표되고 있습니다. 한의학에서는 아데노이드 비대증을 어혈(瘀血)을 줄이는 접근 방식으로 치료합니다. 단삼, 천궁, 적작약과 같은 한약재로 어혈을 줄이면서, 코의 호흡을 개선하는 마황, 신이화, 박하를 함께 사용합니다. 쉽게 말해 정체된 순환을 풀어줘서 아데노이드의 부기를 줄이고 숨길을 열어주는 치료라고 생각하시면 됩니다.

지금 한약 치료로 좋아졌더라도 향후 몇 년 동안은 경과를 살펴봐야 합니다. 아데노이드는 만 10세까지 크기가 커진다고 했죠? 다행히 아이가 자라면서 숨길도 점점 넓어집니다. 숨길이 넓어지는 속도가 더 빠르면 아데노이드가 크더라도 호흡이 불편하지 않습니다. 그런데 매년 환절기와 겨울에는 알레르기 유발 요인과 잔병치레 병균, 추운 날씨에 반응해 아데노이드가 더 커질 수 있습니다. 코골이가 다시 심해지면 치료를 반복합니다. 만약 관리가 잘 안 되면 그때는 다시 수술 치료를 고려할 수 있습니다.

10 | 코피 나는 아이, 허약한 체질인가요?

코피가 자주 나는 아이, 허약한 체질일까요? 비염이어도 코피가 나나요?

코피, 아이들에게 흔해요

아이가 갑자기 코피를 흘리면 부모님은 화들짝 놀라게 됩니다. 하지만 너무 걱정하진 마세요. 아이들에게 코피는 흔한 일입니다. 절반 정도의 아이들이 자라면서 적어도 한 번은 경험합니다. 대부분의 코피는 제대로 처치하면 금세 좋아집니다.

혹시 허약해서 코피가 나는 걸까요? 코피가 자주 나면 부모님은 아이의 건강이 걱정됩니다. 실제로 정말 허약해서 코피가 나는 아이들도 있습니다. 그런데 다른 원인들도 함께 생각해야 합니다. 요즘에는 만성 비염이나 열(熱)이 많은 체질이어서 코피가 나는 아이들이 더 많습니다.

코의 입구에는 혈관이 정말 많아요

코 입구의 점막에는 혈관이 많습니다. 풍부한 혈관은 코안으로 들어오는 공기를 따뜻하고 촉촉하게 만들고, 바깥 공기의 나쁜 물질을 필터링하는 작용을 하죠. 이렇게 혈관이 많은 코 앞쪽으로 아이들의 손이 많이 갑니다. 아이들은 코를 많이 파죠? 코를 파면서 코의 점막을 자극해 혈관에 상처가 생기면 코피가 납니다. 그래서 코피가 나기 쉽습니다. 코피는 대부분 깊숙한 코안이 아닌 아이의 손이 닿는 코의 앞쪽에서 납니다.

코피가 나면 이렇게 관리하세요

제대로 잘 처치하면 코피는 금세 멈춥니다.

단계 1 살짝 코를 풀게 하세요

가볍게 코를 흥 풀게 해서 흐르는 코피를 제거해주세요. 코를 풀면 순간 흐르는 피가 많아질 수 있지만, 이 정도는 괜찮습니다. 코를 아직 풀지 못하는 아이는 흐르는 코피를 잘 닦아주세요.

단계 2 바르게 앉아 고개를 숙이게 하세요

예전에는 코피가 나면 고개를 뒤로 젖혔습니다. 그럼 혈액이 목 뒤로 넘어가 더 불편할 수 있습니다. 그래서 자세는 바르게 앉혀서 고개를 앞으로 조금 숙이도록 하는 게 좋습니다.

단계 3 코 아래를 꽉 눌러주세요

코피는 코의 앞쪽에서 난다고 했죠? 코의 아래쪽 입구 부분을 집게로 집듯이 꽉 눌러주세요. 상처가 생긴 혈관을 막아 지혈이 됩니다. 코안에 휴지를 넣기보다 코를 꽉 잡는 방법이 더 효과적입니다.

단계 4 **5분 동안 눌러주세요**

시계를 보면서 5분 동안 코를 꾹 눌러주세요. 그동안 아이가 입으로 숨을 쉬게 해주세요.

단계 5 **코피가 계속 나면 한 번 더 반복하세요**

앞의 단계들을 다 거쳤는데도 코피가 멈추지 않으면 같은 과정을 한 번 더 반복해주세요.

코피, 며칠 연속으로 날 수도 있어요

코점막에 생긴 상처가 아물려면 며칠이 걸립니다. 그동안 상처는 외부 자극에 계속 노출됩니다. 특히, 아이들은 코에 손이 자주 갑니다. 코를 잘 파지 않는 아이도 상처에 딱지가 생기면 불편해서 자주 만질 수 있습니다. 그러면 상처가 덧나 코피가 며칠 연속으로 날 수 있습니다.

이렇게 코피가 연속해서 나면, 아이가 정말 허약한 건 아닌지 더 걱정이 됩니다. 하지만 허약한 게 아니라, 코피는 원래 이렇게 납니다. 아이들의 코피는 더 그렇습니다. 여러 번 나는 코피는 한 세트로 생각하시면 편합니다. 코피가 한 번 나면 며칠 더 날 수 있다고 생각하고, 아래의 방법으로 관리해주세요.

코안에 연고를 발라주세요

코피가 지혈되고 나서 코점막의 상처에 연고를 발라 보호하면 좋습니다. 안연고나 바셀린 또는 립밤을 사용해보세요. 입술이 트고 건조할 때 립밤을 바르면 입술 점막이 촉촉해져서 편해지죠? 코점막에도 같은 작용을 해서 상처가 덧나지 않게 해줍니다. 면봉에 연고를 살짝 묻혀 코의 앞쪽에 발라주세요. 코 입구의 바닥 면과 비중격의 안쪽 면에 니은(ㄴ) 자 모양으로 바르면 됩니다.

그리고 집 안의 습도를 더 신경 써서 관리해주세요. 공기가 메마르면 코점막이 건조해져서 상처가 덧나기 쉽습니다.

코피가 자주 나는 세 가지 체질

체질 1 만성 비염이 있는 체질

비염이 있는 아이는 코점막이 예민합니다. 염증이 있기 때문이죠. 게다가 아이는 코가 답답하고 가려워 코를 더 자주 만집니다. 그래서 코피가 나기 쉽습니다.

체질 2 열이 많은 체질

과도한 열(熱)이 넘쳐서 코피로 나는 체질입니다. 특히, 속열이 많은 아이에게 코피가 더 자주 날 수 있습니다. 이러한 체질은 코를 만지지 않아도 갑자기 코피가 주르륵 흐르는 경우가 많습니다.

체질 3 기운이 허약한 체질

체력이 힘들면 한 번씩 코피가 나는 아이들이 있습니다. 타고난 체력이 조금 약한 체질일 수 있습니다. 이러한 아이는 약한 기력을 보강해줘야 합니다.

세 가지 코피 체질을 잘 구별해야 합니다. 특히, 열(熱) 체질과 기운이 약한 체질은 치료 방향이 반대입니다. 열 체질의 아이인데 기운을 강하게 보강하면 코피가 더 날 수 있습니다. 반대로 허약한 체질의 아이에게 열을 줄이는 치료를 하면 기력이 약해져 더 힘들어집니다. 한의원에서 정확한 진찰을 받고, 아이가 왜 코피를 흘리는지 그 원인을 찾아보세요.

어느 정도면 코피가 자주 나는 건가요?

몇 달에 한 번 정도 나는 코피는 걱정하지 않아도 됩니다. 이 정도는 건강에 별다른 문제가 없어도 날 수 있는 코피입니다. 아이가 코를 만지거나 코감기에 걸려 코피가 한 번씩 날 수도 있습니다.

한 달에 한두 번씩 코피가 나면 조금 많이 나는 편입니다. 코피의 원인을 파악해서 비염 체질, 열 체질, 기력이 약한 체질에 도움이 되는 체질 밥상을 만들어주세요. 만약 코피가 몇 달 이상 지속되면, 한의원에서 코피 치료를 받아보세요. 코피와 함께 아이에게 부족한 건강을 보강하는 방향으로 관리합니다.

일주일에 한 번 이상 나면 코피가 잦은 편입니다. 코피를 줄이기 위한 치료가 필요합니다. 한의원 또는 이비인후과에서 관리를 받아보세요. 이비인후과에서는 전기소작술로 자주 코피가 나는 혈관을 지혈하고, 한의원에서는 아이의 체질을 개선해 코피를 줄이는 한약 치료를 합니다.

저녁 반찬으로 연근을 주세요

아이가 코피가 나면 그날 저녁 반찬은 연근을 챙겨주세요. 한의학에서 연근은 어혈을 없애고 출혈을 멈추는 작용을 합니다. 그래서 아이가 코피가 날 때 사용하면 좋습니다. 연근은 완전히 푹 익히기보다 살짝만 익혀서 아삭한 느낌으로 주면 더 좋습니다. 코피에는 생연근이 더 좋거든요. 연근 피클, 연근 샐러드, 연근 튀김, 연근 조림으로 만들어주세요. 코피가 나면 일주일 정도는 연근 반찬을 자주 챙겨주면 좋습니다.

저는 연근 튀김을 많이 추천합니다. 연근에 밀가루나 전분가루를 살짝 묻힌 다음 기름을 조금 두른 프라이팬에 살짝 익히면, 감자칩처럼 바삭바삭한 식감의 연근칩이 만들어집니다. 여기에 소금과 후추만 뿌려서 주면 맛있는 반찬이 됩니다. 에어프라이어에 넣어서 만들어도 괜찮습니다.

열(熱)이 많은 체질이면서 코피가 자주 나는 아이는 치자가루를 사용해 노란 물을 들인 연근 피클을 만들어보세요. 치자는 열 체질과 속열을 줄이는 작용이 좋습니다. 연근과 함께 쓰면 코피에 더 좋은 효과가 있습니다. 피곤해서 코피가 나는 아이에게는 밤을 간식으로 챙겨주길 권합니다. 밤은 약해진 기력을 보강하면서 코피를 멈추는 작용을 합니다.

코피가 자주 나는 체질의 한의원 관리

코피의 원인과 체질에 맞춰서 코피를 치료하는 한약 처방을 만듭니다. 비염이 원인인 코피는 비염 치료를 더 우선하고, 코피에 도움이 되는 백모근, 측백엽, 지유와 같은 한약재를 함께 넣어 처방을 만듭니다. 비염이 좋아지면 코피도 함께 줄어듭니다.

열(熱)이 많은 체질은 코피 외에도 잠을 푹 못 자거나 두드러기, 아토피, 변비 같은 다른 증상들이 함께 있는 경우가 많습니다. 아이의 건강 상태를 꼼꼼히 파악해서 우선순위를 정하고, 아이의 건강과 코피에 도움이 되도록 한약 처방을 만듭니다. 열이 많은 체질의 코피에는 석고, 승마, 현삼과 같은 한약재를 많이 사용합니다.

허약한 체질은 조금 더 주의해서 접근합니다. 자칫 기력을 보강하는 성분이 코피를 더 심하게 만들 수 있거든요. 처음에는 코피 치료에 더 중점을 둬 한약 처방을 만들고, 차츰 코피가 나아지는 경과를 보면서 인삼, 황기, 백출과 같은 보약의 비율을 늘려갑니다.

11 | 다크서클이 있으면 비염인가요?

어린 아이에게 다크서클이 생기는 이유는 무엇일까요?

피부가 얇아서 다크서클이 보여요

어린 아이에게 다크서클이 보이는 이유는 피부가 얇기 때문입니다. 눈 아래의 피부가 얇아서 정맥 혈관이 잘 비쳐 보이는 거죠. 최근 아이들의 바깥 활동이 줄면서 피부 색깔이 하얘진 영향도 있습니다. 다시 말해, 아이들은 피부가 얇고 하얘서 다크서클이 잘 보입니다. 같은 이유로 어린 아기의 몸을 보면 파란색 정맥 혈관이 비쳐 보이는 경우가 많습니다. 반대로 까무잡잡한 피부의 아이는 다크서클이 약하게 보입니다. 아이가 자라면서 피부가 두꺼워지고 피부색이 어두워지면 점차 다크서클이 없어집니다.

다크서클이 생기는 세 가지 원인

지금까지 설명한 아이의 신체 특징을 기본으로, 세 가지 원인이 다크서클에 영향을 줍니다.

원인 1 부모님에게 물려받은 다크서클
부모님이 다크서클이 잘 보이는 체질이라면 아이도 비슷할 수 있습니다.

원인 2 피곤해서 생기는 다크서클

어른도 피곤하면 다크서클이 더 진해지는 것처럼 아이도 마찬가지입니다. 피곤하면 혈액순환이 정체되어 다크서클이 잘 보입니다. 유치원, 초등학교 생활을 시작해서 적응하는 기간이거나, 주말 동안 밖에서 실컷 놀아 피로가 쌓였거나, 다른 이유로 기력이 저하된 아이는 일시적으로 다크서클이 생길 수 있습니다. 다크서클과 함께 피곤함이 오래 지속되면 기력을 보강하는 관리가 필요합니다.

원인 3 비염으로 생기는 다크서클

만성 비염이 오래 지속되면 코 주변의 혈액순환이 원활하지 않아 눈 아래의 정맥이 확장되어 다크서클이 생깁니다. 쉽게 말해 정맥 혈액이 많아져 어둡게 보이는 상태인 거죠. 피부가 얇아서 비쳐 보이는 아이와 다르게 혈액이 정체된 상태라서 눈 아래가 부어 보입니다.

다크서클이 있으면 비염인가요?

꼭 그렇진 않습니다. 비염은 무엇보다 코 증상이 있어야 합니다. 다크서클만으로 비염을 진단하지는 않습니다. 피부가 맑고 투명해서 비쳐 보이는 아이는 별다른 코 증상이 없고 눈 아래가 부어 보이지도 않습니다.

때로 부모님에게 비염이 있고 아이에게 다크서클이 있는데, 코감기에 걸려 병원에 가면 비염의 가능성이 크다는 이야기를 듣곤 합니다. 물론 비염으로 진행되는 아이도 있겠지만, 자세히 살펴보면 세 가지 모두 위험 요인이 아닐지도 모릅니다. 앞에서 코감기는 비염과 다르다고 했죠? 다크서클은 아이의 피부가 얇아서 보일 수 있습니다. 때로 부모님의 비염도 잘못 알고 있는 경우가 있습니다. 이런 아이는 비염이 아니라 그저 코감기에 한 번 걸린 것일 수 있습니다.

13장

피부 면역력이 약한 체질

- 아기 때부터 피부가 늘 건조하고 거친 아이
- 환절기나 겨울이 되면 피부가 가려워 긁는 아이
- 피부가 가려워 긁느라 잠을 자기 힘든 아이
- 이유를 모르는 두드러기가 종종 올라오는 아이
- 물사마귀가 낫지 않아 면역력이 걱정되는 아이

피부 면역력이 뭔가요?

피부는 우리 몸의 바깥 경계입니다. 수많은 외부 물질이 우리 몸에 침입하지 않도록 보호하죠. 이것이 피부 면역력의 기능입니다. 앞에서 살펴본 호흡기계 면역력과 비슷합니다. 피부 장벽이 단단히 지키고 있어서 병균과 나쁜 물질들이 우리 몸 깊숙이 침투하지 못합니다. 이번 장에서는 피부 면역력을 튼튼하게 키우는 방법에 대해 알아보겠습니다.

피부 트러블이 자주 생기는데 아토피인가요?

아이의 깨끗한 피부에 트러블이 생기면 혹시 아토피가 아닌지 걱정됩니다. 그런데 피부 트러블이 반드시 아토피는 아닙니다. 아이는 피부 면역력이 약해서 트러블이 잘 생깁니다. 아이는 자라면서 이런저런 피부 트러블을 여러 번 경험할 겁니다. 다행히 아이의 피부는 회복력이 좋아 대부분 흉터 없이 깨끗하게 잘 낫습니다. 아토피와 함께 여러 가지 피부 트러블을 어떻게 관리해야 하는지 자세히 살펴보겠습니다.

아이의 피부가 건조해요, 아토피가 될까요?

약간 건조하고 거친 피부가 아토피는 아닙니다. 아토피는 가려움이 있어야 합니다. 어린 아기는 피부가 얇아 수분을 쉽게 잃고 잘 건조해집니다. 집 안 공기가 건조하지 않도록 가습을 잘하고 보습에 신경 써야 하는 이유입니다. 뒤쪽에 소개하는 체질 밥상도 활용해보세요. 아이가 크면서 피부가 두꺼워지고 피부 면역력이 튼튼해지면 건조한 피부는 차츰 좋아집니다. 반면에 타고난 피부 면역력이 약해 아토피로 진행되는 체질도 있습니다. 이러한 아이는 아토피 치료가 필요합니다.

피부에 두드러기가 자주 생겨요, 면역력이 약한 걸까요?

아이가 크다 보면 두드러기를 몇 차례 경험하게 됩니다. 달걀, 우유 알레르기와 같이 원인이 명확한 두드러기가 있고, 원인을 알기 어려운 경우도 많습니다. 갑자기 원인 모를 두드러기가 많이 생기는 아이는 면역력이 일시적으로 약해진 것일 수 있습니다. 약해진 건강을 보강하고 민감해진 면역력을 균형 있게 조절하는 치료가 도움이 됩니다.

피부 트러블이 생기면 음식은 어떻게 관리해야 하나요?

아이 피부에 트러블이 생기면 음식 때문인지 고민이 됩니다. 아토피가 있는 아이는 음식 관리가 무척 신경 쓰이거든요. 혹시 음식을 잘못 먹여 아토피가 되지 않을까 걱정되기도 하죠. 하지만 실제로 피부 트러블과 아토피는 음식하고 관련 없는 경우가 많습니다. 특히, 아토피의 경우, 지나친 음식 관리는 아이의 영양 섭취와 성장에 영향을 줄 수 있기 때문에 주의해야 합니다. 음식 관리는 어떻게 해야 하는지 잠시 후에 자세히 알아보겠습니다.

2 | 우리 아이, 아토피일까요?

아토피 피부염 관리의 핵심을 알아보겠습니다.

아토피 피부염은 가려움이 중요해요

아토피는 피부에 만성 염증이 지속되는 질환입니다. 아직 정확한 원인은 모릅니다. 알레르기 체질, 약한 피부 장벽, 유전, 세균 등의 여러 요인이 영향을 주는 것으로 생각됩니다. 그래서 이상하다는 뜻을 가진 아토피(atopy)를 붙여 아토피 피부염이라고 부릅니다. 아토피가 있으면 피부가 건조하고 가렵습니다. 특히, 가려움이 중요합니다. 가렵지 않으면 아토피가 아닙니다. 피부가 조금 거칠어지면 혹시 아토피가 아닌지 걱정되기도 하는데, 이 정도는 괜찮습니다. 건조한 피부와 가려움이 오래 지속되면 아토피를 의심해야 합니다.

아토피가 생기는 피부 부위는?

돌 이전의 어린 아기는 볼과 두피, 팔다리의 바깥면에 잘 생깁니다. 두세 돌이 지나면 목과 팔다리가 접히는 부분에 많이 생깁니다. 피부가 맞닿아 마찰이 생기고 땀이 차는 부위입니다.

이외에도 다양한 부위에 생길 수 있습니다. 귓불 아래 귀가 접히는 부위의 피부가 건조해져 딱지가 생길 수 있고, 자면서 등에 땀이 차 가려운 아이가 있고, 손목 부위에 마찰이 생겨 긁고 딱지가 생기는 아이도 있습니다. 다리와 허벅지 위주로 건조하고 가려운 아이가 있고, 생식기와 엉덩이와 항문 부위가 불편한 아이도 있습니다. 아토피가 심하면 특정 부위만이 아니라 몸의 여러 부위에 함께 증상이 나타납니다.

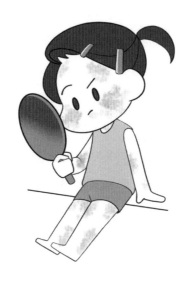

아토피가 어느 정도면 심한 건가요?

환절기와 겨울에 피부가 건조해지고 종종 긁는다면 가벼운 아토피입니다. 이 정도는 보습으로 관리할 수 있습니다. 조금 심한 부위는 스테로이드 연고를 하루 이틀 사용하기도 합니다. 이 상태라면 증상이 심하진 않아 아토피기가 있다고 설명하거나, 건조증으로 보기도 합니다.

피부가 가려워 잠들기 불편하고 종종 자다가 깬다면 조금 심한 아토피입니다. 소아과에서 스테로이드 연고와 가려움을 줄이는 항히스타민 약물을 처방받아 치료하세요. 매일 수면을 방해하고 피나 고름이 날 정도로 많이 긁으면 심한 아토피입니다. 이럴 때는 소아과 치료와 함께 한방 치료를 병행하면 좋습니다.

아토피는 음식이 원인일까요?

혹시 우유와 달걀을 아이에게 빨리 먹여서, 아니면 엄마가 임신 또는 수유 시에 음식을 잘못 먹어서 아토피가 생겼는지 걱정되기도 합니다. 그러나 특정 음식이 아토피를 일으키는 원인은 아닙니다. 엄마가 임신 기간에 먹은 우유 때문에 아토피가 생기진 않습니다. 오히려 우유, 달걀, 콩, 밀가루와 같은 음식을 늦게 시작하면 음식 알레르기가 생길 가능성이 더 커집니다. 이유식은 남들과 같은 시기에 시작하고 진행하는 게 좋습니다.

아토피가 있으면 이런 음식들은 피해야 할까요? 아이가 우유와 달걀을 먹고 아토피가 심해지거나 두드러기가 생기거나 하지 않는다면 먹어도 괜찮습니다. 고기와 생선도 마찬가지입니다. 음식을 지나치게 제한하면 아이의 성장에 영향을 줄 수 있습니다. 예전에는 일부 한의원에서 음식을 강하게 제한해 관리하는 경우가 있었는데, 요즘은 이렇게 치료하지 않습니다.

실제로 가벼운 아토피는 음식 알레르기가 없는 경우가 많습니다. 연구 결과에 따르면, 가벼운 아토피는 1~3%, 중등도 아토피는 5~10%에서 음식 알레르기가 있습니다. 아마 아토피 증상이 약하게 있어 병원에서 검사를 해봤는데 별다른 알레르기 반응이 나오지 않았던 아이들이 꽤 있을 거예요. 반면에 아토피가 심한 아이는 음식 알레르기를 동반하는 경우가 많습니다. 특정 음식을 먹으면 아토피가 갑자기 심해져 꼭 검사를 하지 않아도 알 수 있습니다. 달걀, 호두, 콩과 같은 단백질 음식들에 알레르기가 있어 식단을 짜기 힘든 아이들도 있습니다. 이러한 아이는 원인이 되는 음식을 주의 깊게 관리해야 합니다.

그리고 알레르기 검사에서는 반응이 있었지만, 아이가 먹어서 괜찮으면 꼭 음식을 제한하지는 않습니다. 알레르기 검사와 실제 먹었을 때의 반응은 다르거든요. 연구 결과를 보면 알레르기 검사에서 나온 민감한 음식이 실제로 알레르기 반응을 일으키는 경우는 20% 미만이라고 해요. 생각보다 적죠? 의사 선생님과 상담한 후 식사 관리 방향을 정해보세요.

아토피가 있으면 반드시 비염이 되나요?

아토피 피부염에서 알레르기성 비염으로 진행되는 과정을 '아토피 행진(allergic march)'이라고 합니다. 연구 결과에 따르면 아토피 피부염의 80%가 이후에 알레르기성 비염이나 천식으로 진행됩니다. 그래서 아토피가 있는 아이는 나중에 비염이 되지 않을까 더 걱정이 되죠.

그런데 우리나라에서는 아토피와 비염을 넓은 범주로 보는 경향이 있는 듯합니다. 피부가 조금 건조한 아이를 아토피, 코감기에 종종 걸리는 아이를 비염, 또는 아토피기나 비염기가 있다고 설명하는 경우들이 있습니다.

'아토피 행진'은 보다 엄격한 진단을 의미하고, 아토피기와 비염기는 다소 포괄적인 설명입니다. 이 두 가지의 의미가 종종 혼동됩니다. 아기 때 나타나는 가벼운 아토피기는 크면서 저절로 좋아지는 경우가 많습니다. 기관에 다니기 시작하면 누구나 잔병치레 과정을 겪으면서 코감기에 많이 걸리고, 종종 비염기가 있다는 설명을 듣습니다. 이렇게 아토피기에서 코감기로 진행되는 과정은 '아토피 행진'과는 다릅니다. 이러한 아이들은 자세히 살펴보면 아토피와 비염 둘 다 아닐 수 있습니다.

진짜 아토피가 비염으로 진행되든, 아니면 애매한 아토피기가 비염기로 진행되든, 결국 비슷한 결과처럼 보입니다. 하지만 두 가지 경우의 무게감이 다릅니다. 전자는 적극적인 치료가 필요하지만, 후자는 가벼운 치료와 생활 관리 방법으로 충분하기 때문이죠.

스테로이드 연고를 써도 괜찮나요?

스테로이드 연고는 아토피 피부염으로 인한 증상을 효과적으로 잘 관리해줍니다. 염증 부위에 연고를 바르면 빠르게 좋아집니다. 병원에서 처방받은 정해진 용량으로 며칠 정도 사용하는 연고는 아이에게 별다른 부작용을 일으키지 않습니다. 저도 한의원에서 심하지 않은 아토피는 꼭 한약 처방을 하지 않고 연고와 보습으로 관리합니다.

크면서 아토피가 좋아질까요?

아이가 크면서 피부 면역력이 차츰 튼튼해지면 아토피 증상이 좋아질 수 있습니다. 피부가 두꺼워지고, 지방층이 쌓이고, 피부 장벽 기능이 더 단단해지는 거죠. 어릴 때는 피부가 가려워 종종 긁고 상처도 있었지만, 초등학교를 입학하는 시기가 되면 가려움이 줄고 피부 상태가 좋아집니다. 그러면 보습을 잘 해주고, 심한 부위에는 연고를 한 번씩 발라주고, 필요하면 한의원 치료도 하면서 아이의 피부를 관리해주세요.

한의원 치료가 도움이 될까요?

만약 보습으로 잘 관리되지 않고 연고 사용이 많아진다면 한의원 치료를 고려해보세요. 한의원에서는 아토피 피부염의 염증을 줄이고 피부 면역력을 강화하는 한약 치료를 합니다. 자초, 지부자, 백선피와 같은 한약재는 피부 염증을 줄이는 효과가 좋고, 형개, 방풍, 선퇴와 같은 한약재는 가려움을 줄이고 피부 면역력을 튼튼하게 만들어줍니다.

아이의 체질과 아토피 증상에 따라 석고, 지모, 시호와 같은 한약재로 과도한 열(熱) 체질을 줄이거나, 반대로 황기, 계지, 마황과 같은 한약재로 몸을 따뜻하게 만들고 순환을 원활하게 하거나, 지황, 당귀, 산약과 같은 한약재로 피부를 촉촉하게 만드는 방향으로 치료를 진행합니다.

아토피 체질을 개선하는 한약 치료는 몇 개월 동안 길게 진행하게 됩니다. 피부 질환은 다른 질환보다 시간이 조금 더 걸리는 편입니다. 치료 초반에는 피부의 염증을 줄이는 데 집중하고, 후반에는 약한 면역력을 보강하는 것으로 마무리합니다. 스테로이드 연고나 항히스타민제 약물을 바로 끊지는 않고, 처음에는 같이 복용하다가 피부 상태가 좋아지면 차츰 줄여가는 방향으로 관리합니다. 피부 염증이 줄면 자연스럽게 약물 사용도 줄어들게 됩니다. 비염처럼 특정 계절에 다시 심해질 수 있어, 매년 반복되는 치료가 필요할 수 있습니다. 아이가 자라면서 자연스럽게 피부 면역력이 튼튼해지는 흐름을 이용해 치료를 진행하는데, 어른의 아토피보다는 잘 치료되는 편입니다. 피부 면역력이 성장하는 흐름에서 방향이 틀어져 민감한 피부가 되지 않도록 잘 관리해야 합니다.

---

3 | **보습은 보충보다 보호가 중요해요**

아토피 관리의 출발은 보습입니다. 보습에 대해서 자세히 알아보겠습니다.

보습은 수분 보충보다 보호가 중요해요

보습 제품에는 수분과 유분이 함께 들어 있습니다. 쉽게 말해 물과 기름입니다. 보습 제품을 바르면 수분을 공급해 피부가 금세 촉촉해집니다. 그런데 이렇게 보충한 수분은 결국 날아갑니다. 보습 타이밍을 잘못 맞추면 피부 수분을 빼앗겨 더 건조해지기도 합니다. 그래서 수분을 빼앗기지 않도록 보호를 함께 해줘야 합니다. 그러려면 보습 제품에 유분이 충분해야 합니다.

그래서 로션보다 조금 더 끈적한 크림 형태가 좋습니다. 촉촉하고 수분이 많은 제품은 발림성이 좋지만, 상대적으로 보호 기능이 약합니다. 끈적하고 꾸덕한 제품은 발림성이 나쁘지만 보호 효과는 더 좋습니다. 그런데 온몸에 끈적한 보습 제품을 바르자니 쉽지 않습니다. 아토피가 없는 부위에는 발림성이 좋은 로션 제품을 쓰고, 건조하고 가려운 부위는 조금 끈적한 크림 제품을 써보세요. 오일 제품은 아이에 따라 민감하게 반응하는 경우도 있어 테스트를 해보고 사용하는 게 좋습니다.

아토피 증상이 심한 부위에는 바셀린이나 밤과 같이 수분이 거의 포함되지 않은 연고 형태의 제품을 써보세요. 건조한 상처 부위를 코팅해 약한 피부 장벽 기능을 보강합니다. 기저귀 발진용 연고, 침독 연고도 괜찮습니다. 꼭 아토피가 아니더라도 건조하게 각질이 일어난 부위에 바셀린이나 밤 제품을 살짝 바르면 좋습니다.

목욕은 어떻게 해야 하나요?

아토피가 있는 아이는 탕 목욕보다 가벼운 샤워가 좋습니다. 따뜻한 물에 오래 앉아 있으면 피부의 지방 성분이 더 많이 소실되거든요. 지방, 기름, 유분 모두 같은 의미입니다. 피부에는 기름기가 적당히 있어야 피부 장벽 기능이 튼튼해져 매끄럽고 덜 건조합니다. 그래서 아이를 씻길 때 뽀독뽀독한 느낌이 나지 않아도 됩니다. 부드러운 타월로 가볍게 닦아주면 충분합니다. 더럽지 않은 부위는 꼭 목욕 제품을 사용하지 않고 물로만 가볍게 씻겨줘도 됩니다.

때로 입욕제를 사용하는 경우도 있는데, 주로 주변에서 도움이 되었다는 후기를 보고 쓰는 것 같습니다. 입욕제는 아이마다 반응이 다를 수 있습니다. 처음에는 반응을 주의 깊게 살펴보고 사용하세요. 아이의 피부에 잘 맞으면 도움이 될 수 있습니다. 입욕제를 쓰더라도 따뜻한 물에 오래 앉아 있지 않는 게 좋습니다.

목욕이 끝나면 바로 보습을 해주세요

보습의 가장 중요한 원칙입니다. 목욕을 하고 나서 피부에 수분이 많을 때 바로 보습을 해줘야 가장 효과가 좋습니다. 피부에 이미 수분이 많기 때문에 수분을 더해줄 필요는 없겠죠? 보습으로 보호막을 씌워서 수분이 날아가지 않게 보호해주는 것입니다. 그러려면 보습 제품이 유분을 충분히 포함하고 있어야 합니다.

가습도 함께 신경 써주세요

공기 중의 습도가 낮아지면 피부 장벽의 기능이 약해집니다. 건조한 환절기가 되면 어른도 피부에 각질이 생기고 가렵습니다. 아이는 피부 면역력이 약해서 더 건조해집니다. 습도는 50~60% 정도면 적당합니다. 집마다 환경이 다르니까요. 우리 집에 가장 좋은 방법을 사용해 가습을 해주세요. 충분한 가습은 코와 기관지 면역력에도 도움이 됩니다.

4 | 건조한 피부, 어떻게 관리하나요?

아토피는 아닌데 피부가 건조한 아이들이 많습니다. 어떻게 관리해야 할까요?

어린 아이에게 흔한 건조증

아기의 피부가 늘 백옥 같진 않습니다. 오히려 쉽게 건조해집니다. 피부가 얇고 지방층이 적어 수분을 쉽게 잃어버리거든요. 아기는 살이 얇기 때문이죠. 마른 체질의 아이는 더 건조합니다. 그래서 어린 아기는 보습을 소홀히 하면 피부가 금세 거칠어집니다.

피부가 건조해지면 염증이 생겨 따갑고 가렵습니다. 그럼 아이는 피부를 긁게 되는데, 아이들이 피부를 긁는 중요한 기전입니다. 아토피도 건조한 피부에 가려움이 있다고 했죠? 가벼운 아토피는 건조증과 비슷하고 관리 방법도 비슷합니다.

아이가 자라면서 피부가 두꺼워지고 몸에 살이 붙으면 건조증이 차츰 줄어듭니다. 아기 때 아토피 또는 건조증이 있었는데, 만 3~4세가 지나면 좋아지는 경우가 많습니다. 아이가 크면서 피부 면역력이 차츰 튼튼해지는 거죠. 그때까지는 아이의 약한 피부가 건조해지지 않도록 잘 관리해줘야 합니다. 그럼 여기서 몇 가지 팁을 알려드릴게요.

피부를 건조하게 만드는 요인은?

바로 물입니다. 의외죠? 물은 피부를 촉촉하게 하지만 반대로 건조하게 만들기도 합니다. 젖고 마르는 과정이 반복되면 피부가 건조해집니다. 예를 들어 어린 아기가 침을 자주 흘리면 입 주변이 거칠어집니다. 손가락을 빠는 아이의 손도 건조하고 트기 쉽습니다. 침이 묻고 마르면서 피부가 건조해지기 때문이죠. 겨울에 자주 트는 입술에 침을 바르면 더 건조해지고 갈라지는 것과 같습니다. 앞에서 수분이 많은 로션도 피부를 더 건조하게 만든다고 했죠? 물과의 잦은 접촉은 피부를 더 건조하게 만듭니다. 그래서 아이의 피부가 건조하면 혹시 물과 자주 닿고 있는 건 아닌지 확인해야 합니다.

땀을 흘리면 피부가 건조해진다?

아이의 피부와 가장 자주 닿는 물은 바로 땀입니다. 땀이 흐르고 마르는 과정이 반복되면 피부가 건조해집니다. 땀 때문에 건조증이 많이 생기는 곳은 목과 팔다리가 접히는 부위입니다. 아이들이 많이 긁는 부위죠. 접히는 부위는 땀이 줄줄 흐르기보다 축축하게 젖는 경우가 많습니다. 보통 이렇게 땀이 나는 부위가 건조하고 가렵습니다. 반대로 땀이 많이 흐르는 부위는 늘 젖어 있어 건조하지 않습니다.

보통 봄여름에 날씨가 더워져 땀이 늘어나면 아이는 피부를 긁습니다. 땀이 흠뻑 나는 한여름보다 살짝 나는 봄가을의 땀이 피부를 더 자극합니다. 땀이 살짝 나고 마르는 과정이 반복되고 공기 중의 습도는 낮아 건조증이 생기기 쉬운 거죠. 접히는 부위가 아니라 팔다리와 등을 긁기도 합니다. 손발에 땀이 많은 아이는 손바닥과 발바닥의 피부가 건조해져 벗겨지기 쉽습니다. 아이가 잠이 들면서 목덜미와 등에 난 땀이 마르면 피부가 가려워 긁게 됩니다. 매일 밤 자면서 등을 긁어달라는 아이는 혹시 수면 환경이 조금 더운 게 아닌지 확인해보세요.

땀을 잘 관리하세요

먼저 땀을 덜 흘리도록 온도를 잘 관리해주세요. 겨울에 난방을 틀어 집 안이 조금 더워진 시기, 늦봄에 기온이 오르는 시기, 초가을 에어컨을 끄면서 살짝 더운 시기를 특히 주의 깊게 살펴보아야 합니다. 이 시기에 땀이 늘면서 피부가 가렵다는 아이들이 많습니다. 아이는 열(熱) 체질이 많다고 했죠? 부모님에게는 적당한 온도가 아이에게는 조금 더운 환경일 수 있습니다.

건조한 피부 부위에 땀이 나면 바로 닦아주세요. 젖은 면수건으로 톡톡 누르듯이 닦고, 마른 수건으로 한 번 더 닦은 후 보습을 해주면 가장 좋습니다. 보습은 유분기가 많은 크림이나 연고 타입이 좋습니다. 아이가 자면서 흘리는 땀은 방 안 온도가 시원해도 약간은 날 수 있습니다. 보통 땀은 잠들기 시작하면서 납니다. 이때 아이 곁에서 부채질을 해주고 땀을 닦아주면 좋습니다.

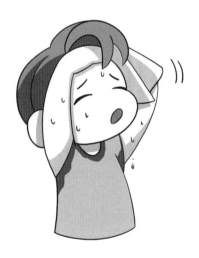

아이가 조금 크면 외출이 많아지고 잘 뛰어다녀서 매번 따라다니며 바로 땀을 닦아주기 어렵습니다. 놀이터나 키즈카페에서 실컷 뛰어놀고 나면 건조한 부위의 땀을 꼭 한 번씩 닦아주세요. 땀이 더 나지 않고 마르면 바로 보습을 가

뺩게 해주세요. 초등학생 이상이 되면 이것도 어렵습니다. 건조증으로 계속 불편한 아이는 손수건을 따로 챙겨주면 좋습니다. 땀을 자주 닦으면 가렵지 않다고 설명해주세요. 저도 땀이 많은 체질이라 어릴 때 부모님이 챙겨준 손수건이 도움이 많이 됐습니다.

너무 자주 씻지는 마세요

자주 씻으면 피부가 건조해집니다. 특히, 비누를 자주 쓰면 피부를 보호하는 지방층이 없어집니다. 깨끗이 씻은 후 뽀독뽀독한 느낌이 상쾌하지만 너무 자주 씻으면 피부 장벽이 약해집니다. 코로나가 유행하면서 손을 이전보다 자주 씻어 건조해진 피부도 같은 이유로 그렇습니다. 그래서 더럽지 않은 부위는 물로만 가볍게 씻는 게 좋습니다. 씻고 나서 피부에 수분이 촉촉하게 남아 있을 때 바로 보습하는 게 중요하고요. 보습은 보충이 아닌 보호라고 강조한 바 있죠? 크림이나 연고 타입으로 건조한 피부 부위를 코팅해서 보호한다는 생각으로 보습을 해주세요.

> ## 5 | 계절에 따라 달라지는 아토피 관리

우리 아이의 아토피는 어떤 계절에 더 심한가요?

여름에 심해지는 아이

더운 여름이 되면 땀이 많이 나면서 아토피 증상이 심해질 수 있습니다. 목과 팔다리가 접히는 부위에 땀이 나면서 가렵거나 또는 등이 축축해지면서 가려워하는 아이들이 많습니다. 땀과 함께 높은 기온이 피부 증상에 영향을 줍니다. 평소에 더위를 많이 타는 열(熱) 체질의 아이는 여름철에 피부 증상이 더 심해지는 경향이 있습니다. 한의원에서는 피부의 염증을 줄이면서 열을 조금 가라앉히는 방향으로 아토피를 치료합니다.

역시 땀 관리가 중요합니다. 땀을 많이 흘리지 않도록 온도를 조절하고 옷을 가볍게 입히는 게 좋습니다. 땀이 흐르면 마르기 전에 미리 닦아야 피부가 건조해지지 않습니다. 땀이 자주 나면 보습 제품을 많이 바르기 어렵습니다. 가볍게 보습을 해주고, 많이 가렵고 상처가 있는 부위에는 연고 타입의 보습제를 살짝 발라주세요.

봄가을에 심해지는 아이

봄과 가을에 공기가 건조해지면 피부 장벽의 기능이 약해져 아토피 증상이 심해질 수 있습니다. 보통 가을부터 겨울, 다음 해 봄까지 피부가 건조하고 가려움 증상이 나타납니다. 마른 체형의 아이는 건조한 계절에 반응해 아토피 증상이 더 심해지는 경향이 있습니다. 이때 가습과 보습이 중요합니다. 실내 습도가 너무 낮지 않도록 가습을 신경 쓰고, 건조한 피부 부위는 유분이 많은 제품으로 보습해주세요. 한의원 치료도 건조한 피부와 체질을 더 촉촉하게 만드는 방향으로 관리합니다.

건조한 공기보다 더운 온도에 반응하는 아이도 있습니다. 요즘에는 여름철 더운 날씨가 일찍 시작됩니다. 4~5월쯤 기온이 오르면 땀이 조금씩 흐르면서 피부가 건조해지고 가렵습니다. 9월에 기온이 살짝 내려가 에어컨을 끄면 아이는 더워서 땀을 흘리고 가려울 수 있습니다. 아이는 어른보다 열(熱)이 많아 더위에 더 민감하고 땀이 쉽게 납니다. 특히, 목과 팔다리가 접히는 부분에 땀이 약간 차면서 가려울 수 있습니다. 아이가 덥지 않도록 시원하게 옷을 입히고 실내 온도를 조절해주세요.

겨울에 심해지는 아이

더운 날씨가 아니라 반대로 추운 날씨에 아토피가 심해지는 아이도 있습니다. 낮은 온도와 건조한 공기에 반응해 피부 면역력이 약해지는 것인데, 평소 추위를 타고 손이 종종 차가운 아이들은 겨울철에 더 심해지는 경향이 있습니다. 아마 실내 온도는 춥지 않게 부모님이 잘 조절해주실 테니 아이가 외출할 때 팔다리가 차갑지 않도록 내복과 겉옷을 잘 챙겨달라는 당부만 드릴게요. 한의원 치료는 기혈 순환을 원활하게 하고 몸을 따뜻하게 만드는 방향으로 진행합니다.

오히려 난방으로 집 안이 더워서 아토피가 심해지는 아이도 있습니다. 아무래도 아이를 키우다 보면 추운 겨울철의 난방 온도를 좀 더 올리기 쉽죠. 그런데 아이는 더워서 땀을 흘리고 피부가 건조해질 수 있습니다. 실내 온도를 조금 낮추거나, 아이의 옷을 시원하게 입혀서 집 안 환경을 조절해보세요. 겨울에 집 안이 더워서 피부가 가렵고 잠을 푹 못 자는 아이들이 생각보다 많습니다.

6	약한 피부 면역력을 위한 체질 밥상	

피부가 건조하거나 아토피가 있는 아이에게 도움이 되는 체질 밥상입니다.

음 체질을 보충해주세요

어린 아이들은 보통 음(陰) 체질이 부족하고 양(陽) 체질은 강합니다. 이것이 피부가 건조하고 아토피가 잘 생기는 이유죠. 그래서 아토피 피부염은 음 체질을 보충하고 열(熱) 체질은 줄이는 방향으로 관리합니다. 쉽게 말해 열은 줄이고 물은 더한다고 생각하시면 됩니다. 그럼 피부가 촉촉해지겠죠? 평소 밥상 관리도 이러한 방향으로 접근할 수 있습니다.

지황+박하+귤피차를 주세요

지황은 음 체질을 보강하는 대표적인 한약재입니다. 코 면역력을 튼튼하게 만드는 박하는 피부 면역력에도 도움이 됩니다. 여기에 기혈 순환을 돕는 귤피를 함께 넣으면, 피부가 건조한 체질에 도움이 되는 건강차가 완성됩니다.

지황과 귤피를 각각 3g씩 물 2~3l에 넣고 20분 정도 끓인 후, 박하 2~3티스푼을 다시백에 넣어 5분 정도 더 끓이세요. 세 가지 약재 모두 인터넷과 대형 마트에서 쉽게 구할 수 있습니다.

밥에는 녹두를 넣어보세요

녹두는 열이 많은 땀 체질의 아이에게 좋습니다. 이러한 아이는 밥에 녹두를 같이 넣어 안쳐보세요. 녹두전, 녹두죽도 좋습니다. 녹두가 싹이 나서 자란 숙주나물도 괜찮습니다. 아토피가 모두 열 체질은 아닙니다. 만약 추위를 많이 타는 체질이라면 녹두가 도움이 되지 않습니다.

마와 호두를 간식으로 챙겨주세요

마와 호두는 음 체질을 보충해 건조한 피부를 촉촉하게 만드는 음식입니다. 호두는 건강한 지방 성분이 풍부해 아이들에게 꼭 추천하는 간식이기도 하죠. 특히, 비염과 아토피가 있는 아이는 꼭 챙겨 먹으면 좋습니다. 마는 마르고 소화력이 약한 체질에 좋습니다. 몸을 촉촉하게 만들고 기운을 모아줘 피부가 건조하거나 살이 안 찌는 체질에 도움이 됩니다.

마와 호두는 가루로 준비하면 편합니다. 우유나 잘 먹는 음료수에 조금씩 타서 마시게 해주세요. 참, 먼저 알레르기가 있는지 확인한 뒤에 먹이셔야 합니다. 피부와 입 주변에 살짝 발라서 반응을 살펴본 다음에, 처음에는 소량만 먹여 목이 따갑다고 하는지, 두드러기 또는 설사가 나타나는지 살펴보세요.

죽순을 반찬으로 주세요

죽순은 피부 트러블이 자주 생기는 열 체질의 아이에게 좋습니다. 시원한 성질의 죽순은 피부의 열을 줄여줘, 피부가 건조하고 염증이 자주 생기는 체질에 도움이 됩니다. 더운 여름철에 땀이 많아져 피부를 자주 긁는 아이는 죽순을 반찬으로 챙겨주세요. 죽순나물을 반찬으로 주거나 잘 먹는 반찬 또는 볶음밥에 죽순을 섞어줘도 좋습니다. 추위를 많이 타는 한(寒) 체질은 죽순이 잘 맞지 않습니다.

검은깨를 반찬에 사용해보세요

검은깨 역시 음 체질을 보충하는 효과가 좋은 음식입니다. 특히, 마른 체질의 아이에게 좋습니다. 살이 잘 안 찌고 피부가 건조하고 대변이 딱딱한 체질이라면 검은깨를 사용해보세요. 아이가 잘 먹는 반찬에 조미료처럼 조금씩 사용하면 됩니다.

아토피 피부염이 심해 고름이 나는 아이

아토피 피부염이 아주 심하면, 아이가 긁어서 피가 나고 고름이 생기기도 합니다. 이 정도로 아토피가 심하면 병원에서 치료를 받을 텐데요, 여기에 다시마, 팥, 민들레꽃, 어성초를 함께 활용해보세요. 모두 열 체질과 염증을 줄이는 데 도움이 되는 음식들입니다. 다시마는 국에 넣어서 끓이고, 팥은 간식으로 활용하고, 민들레꽃과 어성초는 연하게 끓여서 물처럼 마시게 해주세요.

염증을 줄이는 건강한 음식을 챙겨주세요

아토피도 비염처럼 피부에 만성 염증이 지속되는 질환입니다. 그래서 평소에 염증을 줄이는 건강한 식생활을 지속하는 게 중요합니다. 비염 파트에서 소개한 400페이지의 내용을 함께 살펴보세요.

이번 체질 밥상은 열(熱) 체질의 아이에게 맞춰서 소개했습니다. 몸이 찬 체질이고 추운 겨울에 아토피가 심해지는 아이는 78페이지의 한(寒) 체질에 도움이 되는 밥상을 참고하세요.

| 7 | 두드러기가 자주 생기는 체질 | |

아이가 크면서 한두 번은 경험하는 두드러기의 관리 방법을 알아보겠습니다.

두드러기는 어떤 증상인가요?

두드러기는 특정 물질에 대한 알레르기 반응입니다. 면역력의 과도한 반응으로 갑자기 피부가 부어오르고 가렵습니다. 뾰루지 같은 점의 모양보다는 면의 형태로 넓게 붓습니다. 우유, 달걀, 견과류, 콩, 어패류와 같은 음식에 대한 알레르기가 많고, 쌀, 토마토, 사과, 딸기, 복숭아와 같은 음식에 알레르기가 있는 아이도 있습니다. 원인 음식을 아는 경우, 그 음식을 피하면 해결됩니다. 달걀 알레르기는 달걀을 안 먹으면 그만이니까요. 정확한 원인을 알고 싶다면 병원에 가서 알레르기 검사를 받으시면 됩니다.

음식 알레르기는 아이가 크면서 대부분 없어지지만 그렇지 않은 경우도 있습니다. 달걀과 우유 알레르기는 좋아지는 경우가 많은 반면, 견과류와 해산물 알레르기는 어른이 되어서도 지속될 수 있습니다. 앞에서도 설명했지만, 알레르기 검사에서 나온 음식을 반드시 피해야 하는 건 아닙니다. 아이가 먹어서 별다른 문제가 없으면 괜찮습니다. 그 음식을 먹는다고 해서 알레르기 또는 몸에 문제가 생기진 않습니다. 병원에서 자세하게 상담을 받고 관리 방향을 잡아보세요.

두드러기 상비약을 미리 준비해두세요

두드러기는 피부에 생긴 트러블이라 연고를 발라야 할 것 같습니다. 하지만 피부가 아닌 몸 안의 면역반응이 원인입니다. 그래서 알레르기 반응을 가라앉히는 항히스타민제 약물을 복용해야 합니다. 소아과에서 처방하고 약국에서도 바로 구매할 수 있습니다. 보통 저녁이나 밤에 생기는 경우가 많아 미리 상비약으로 준비해두면 좋습니다. 두드러기 약은 해열제와 함께 집에 보관해두면 좋은 상비약입니다.

두드러기가 나는 아이, 면역력이 약한 걸까요?

그렇진 않습니다. 한두 가지 음식에 가벼운 알레르기가 있다고 해서 아이가 면역력이 약한 체질인 건 아닙니다. 우리 아이는 특정 음식에 민감한 체질이고, 원인 음식을 피하면서 잘 관리하면 됩니다. 이렇게 가벼운 두드러기는 한의원에서 별다른 치료를 하지 않습니다. 그리고 한약 치료로 특정 음식에 대한 두드러기를 없애기는 어렵습니다.

만약 여러 가지 음식들에 알레르기가 있고, 때로 응급실에 가야 할 정도로 심한 알레르기 반응이 있는 아이라면 면역력이 조금 약하고 민감한 체질로 볼수 있습니다. 한의원 치료로 음식 알레르기 자체를 완전히 없애기는 어렵지만, 민감한 면역력의 반응을 조금은 조절해볼 수 있습니다. 음식 알레르기가 심한 아이는 한약에도 알레르기 반응을 일으킬 수 있기 때문에 처음부터 한약 반응을 주의 깊게 지켜보면서 치료를 시작합니다.

잘못 먹은 게 없는데 두드러기가 생겼어요

갑자기 두드러기가 생겼는데, 원인을 알기 어려운 경우도 종종 있습니다. 아이가 이미 먹어본 음식인데 어느 날 생기는 경우죠. 그런데 알레르기는 몇 번 먹어본 음식에서 생길 수도 있습니다. 처음에는 괜찮았는데 서너 번째 먹을 때 알레르기가 생기기도 합니다. 또는 아이의 면역력이 약해져서 괜찮았던 음식에 일시적으로 알레르기 반응이 생길 수도 있습니다.

음식이 아닌 병균이 원인인 경우도 있습니다. 감기와 함께 두드러기가 생기는 아이들이 꽤 많습니다. 보통 음식과 약을 의심하지만, 병균이 원인일 수 있습니다. 병균에 대한 과도한 면역반응으로 피부에 두드러기가 생기는 거죠. 연구에 따르면 두드러기의 원인은 음식보다 병균이 훨씬 많습니다.

실제로 아이에게 두드러기가 생기면 정확한 원인을 알기가 참 어렵습니다. 병균 감염인지, 음식인지, 약물인지 짚이는 원인이 참 많기 때문입니다. 일단 아이가 먹은 약물과 음식을 기록해두고, 혹시 다음에 또 두드러기가 생기면 비교해보세요. 당장은 두드러기를 빨리 가라앉히는 게 우선입니다.

두드러기가 자주 생기는 체질은?

두드러기가 한두 달 이상 반복해서 자주 생기는 아이들이 있습니다. 병원에서 검사를 해도 원인을 알기 어려운 경우가 많습니다. 두드러기는 외부 물질에 대해 내부 면역력이 민감하게 반응하는 상태입니다. 서양의학이 외부에서 원인을 찾는다면, 한의학은 내부의 원인을 더 중요하게 생각합니다. 만성 두드러기가 나타나는 몇 가지 체질들을 살펴볼게요.

체질 1 면역력이 약해진 아이

이전에는 괜찮았는데 갑자기 두드러기가 많이 생기는 아이들이 있습니다. 면역력이 약해지면 잘 먹던 음식과 외부 자극에 대해 과민한 면역반응이 나타날 수 있습니다. 이러한 아이는 약해진 체력을 보강하면서 민감한 면역반응을 부드럽게 조절하는 치료를 합니다.

체질 2 열(熱)이 많은 체질의 아이

열 체질, 특히 속열이 많고 순환이 약한 아이에게 두드러기가 자주 생길 수 있습니다. 여름철 더운 날씨에 또는 추운 겨울에 따뜻한 물로 목욕을 하거나 저녁에 난방을 틀어 실내 온도가 올라가면 두드러기가 생깁니다. 더위를 타는

데 땀이 적은 체질, 운동을 하면 땀이 나기보다 얼굴이 붉어지는 아이들에게 두드러기가 자주 생기는 경향이 있습니다. 열이 많은 아이는 코피, 변비, 수면 장애와 같은 다른 증상을 함께 가지고 있기도 합니다. 과도한 열 체질을 줄이면서 순환이 원활해지는 방향으로 두드러기를 치료합니다.

체질 3 한(寒) 체질이 강한 아이

추위를 많이 타는 한 체질에서 나타나는 두드러기입니다. 추운 겨울철 날씨에 반응해서 또는 여름철에 차가운 계곡물에 들어가면 두드러기가 생길 수 있습니다. 어린 아이보다 주로 어른에게 더 많이 나타나는 두드러기입니다.

체질 4 스트레스가 많은 아이

스트레스로 기혈 순환이 정체되면 속열이 늘어나 두드러기가 생기는 체질이 있습니다. 수험생 시기에 스트레스가 쌓이면 두드러기가 올라오는 아이들이 있는데요, 정체된 순환과 속열을 풀어주는 방향으로 두드러기를 치료합니다.

만성 두드러기의 한의원 치료

만성 두드러기가 있는 아이는 보통 두드러기 약물을 장기간 복용합니다. 알레르기 반응을 억제해서 두드러기가 안 생기도록 하는 치료입니다. 한의원에서는 두드러기가 생기지 않도록 약해진 체질과 건강을 치료하는 방향으로 접근합니다. 처음에는 항히스타민제 약물을 바로 끊지 않고, 두드러기의 경과를 보면서 차츰 줄이는 방향으로 관리합니다.

면역력이 약해지거나 스트레스가 쌓인 아이는 기력 보강이 함께 필요한 경우가 많습니다. 강한 기력 보강은 오히려 두드러기가 더 생기게 할 수 있어 주의해야 합니다. 정확한 진찰 없이는 홍삼이나 녹용 같은 건강 보조 식품을 복용하지 않는 게 좋습니다. 두드러기가 줄고 원인이 개선되면, 그다음에 기력을 보강하는 치료에 들어갑니다.

8 | 땀띠 관리, 이렇게 해주세요

더운 여름철마다 올라오는 땀띠, 이렇게 관리해주세요.

땀띠가 생기는 이유는 뭔가요?

땀샘의 구멍이 막혀 땀이 바깥으로 흘러나오지 못하면 땀띠가 생깁니다. 좁쌀 정도의 크기이고, 투명한 물이 차 있거나 붉은색으로 보이는 경우가 많으며, 때로 가렵거나 따갑기도 합니다. 땀이 많이 나는 얼굴이나 목, 등 위쪽, 가슴 부위에 잘 생기고, 피부가 접히는 부위나 기저귀를 찬 부위에도 생길 수 있습니다.

보통 땀이 많이 나는 부위에 좁쌀 크기의 불그스름한 트러블이 생기면 땀띠를 의심합니다. 땀이 많이 나면 땀띠가 생기고, 땀이 적당히 나면 피부가 건조해집니다. 아이의 땀 관리, 쉽지 않죠?

어린 아이들은 열(熱) 체질이 많아 어른보다 더위를 많이 타고 땀도 많이 납니다. 서양의학에서는 같은 피부 표면적에서 땀샘의 밀도가 높고 발한량이 더 많다고 설명합니다. 그래서 어린 아이는 어른보다 땀띠가 더 잘 생길 수 있습니다. 실제로 매해 여름마다 가벼운 땀띠가 반복되는 아이들이 꽤 많습니다.

땀이 나지 않게 시원하게 해주세요

땀띠가 생기지 않으려면 땀이 안 나는 시원한 환경을 만들어주어야 합니다. 에어컨과 선풍기의 도움을 받고, 땀이 덜 나도록 가볍게 옷을 입혀주세요. 부모님들은 온도를 낮추고 시원하게 입히면 감기에 걸릴까 걱정하시지만, 더워서 땀이 났다가 마르는 과정이 반복되면 체온을 빼앗겨 오히려 감기에 걸리기 더 쉽습니다. 여기에 땀띠나 건조증 같은 피부 트러블도 생기기 더 쉽죠. 열이 많은 체질의 아이는 조금 시원하게 키우는 게 좋습니다.

시원한 환경을 만들었다 한들 잠시도 가만있지 않는 아이들은 뛰어놀다 보면 목과 등에 땀이 조금씩 흐르게 되죠. 부모님이 곁에서 관리해줄 수 있는 어린 아이들은 땀이 많이 흐르면 한 번씩 닦아주세요. 아이가 크면 매번 곁에서 챙겨주기 어렵습니다. 공부할 때는 손수건, 운동할 때는 땀수건을 챙겨주고, 땀이 나면 세면대에서 시원한 물로 목과 얼굴을 씻으라고 설명해주세요.

피부 보습은 가볍게 해주세요

땀띠가 생긴 피부 부위는 보습을 가볍게 해야 합니다. 앞에서 건조증이 생긴 피부 부위는 로션보다 크림이나 연고 형태의 제품이 좋다고 했죠? 반대로 땀띠가 생긴 부위에는 안 좋습니다. 유분 성분이 땀샘을 막을 수 있기 때문입니다. 파우더 제품과 알로에 연고 역시 도움이 되지 않습니다.

그래서 어떤 피부 트러블인지 잘 구별해야 합니다. 땀이 많이 나는 곳이 얼굴과 목, 등, 가슴 부위인데, 거칠거칠하고 건조한 형태의 피부 트러블이면 크림이나 연고 제품을 쓰고, 땀띠가 뽀록뽀록 좁쌀처럼 튀어나온 형태이면 로션을 얇게 발라주면 됩니다. 땀띠가 생긴 피부 부위의 상태가 건조하거나 거칠지 않으면 꼭 로션을 발라주지 않아도 괜찮습니다.

땀띠가 심한 부위는 이렇게 관리하세요.

- 목욕은 따뜻한 물이 아니라 미지근한 물 또는 약간 시원한 물로 해주세요.
- 목욕을 할 때 부드러운 타월로 땀띠가 있는 부위를 살살 닦아주세요. 땀샘 구멍을 막고 있는 각질이나 피지를 제거할 수 있습니다.
- 땀띠 부위가 따갑고 가렵다고 하면, 시원한 물을 적신 수건으로 냉찜질을 해주세요.
- 병원에서 진찰을 받고, 도움이 되는 연고나 약을 처방받으세요.

9 | 물사마귀, 면역력이 약해져서 생기나요?

물사마귀가 생기면 낫는 데 시간이 꽤 걸립니다. 지금부터는 물사마귀에 대해 자세히 알아보고, 관리 방법을 살펴보겠습니다.

물이 차 있는 물사마귀, 병균 감염으로 생겨요

물사마귀는 안에 물이 차 있는 피부 트러블입니다. 보통 땀띠보다는 크기가 조금 크고, 모기에 물린 것보다는 작습니다. 맑은 물이 차 있거나, 고름 혹은 피지가 차 있는 것처럼 보이고, 주변의 피부색과 비슷하거나 붉은색을 띠는 경우도 있습니다.

물사마귀는 병균 감염으로 생깁니다. 물사마귀 바이러스(Molluscum contagiosum virus)가 원인입니다. 바이러스 병균이 피부에 침입했는데, 피부 면역력이 바이러스를 잘 막아내지 못하면, 피부에 물사마귀가 생깁니다.

물사마귀는 면역력이 약해진 상태일 때 생기나요?

바이러스 병균은 다른 사람에게 전염될 수 있습니다. 우리 아이도 아마 다른 친구에게서 병균을 전달받았을 거예요. 하지만 병균의 전염력보다 개인의 면역력이 더 중요합니다. 주로 면역력이 약한 어린 아이들이 감염되고, 면역력이 건강한 어른에게는 물사마귀가 잘 생기지 않습니다. 어린 아이들도 면역력의 차이가 있어 접촉한 아이들이 모두 물사마귀가 생기는 건 아닙니다.

그럼, 물사마귀가 생긴 아이는 면역력이 약한 걸까요? 전체적인 면역력이 약해져서 물사마귀가 생겼을 수도 있고, 아토피 피부염과 같은 원인으로 특정 부위의 피부 면역력이 약해졌거나, 아이가 유독 물사마귀 병균을 방어하는 개별 면역력이 약해서 생긴 것일 수도 있습니다. 어찌 되었든 물사마귀에 대한 면역력이 약한 상태는 맞습니다. 하지만 전체 면역력이 약해진 상태인지는 아이에 따라 다를 수 있습니다.

물사마귀의 개수가 몇 개 정도로 적고, 부위가 넓지 않으며, 감기나 아토피, 체력 저하 같은 다른 걱정되는 상태가 없다면, 면역력이 많이 약해진 상태는 아닙니다. 특정 피부 부위의 면역력이 약해졌거나 물사마귀 병균에 대한 개별 면역력이 약해진 것일 수 있습니다. 독감이나 코로나에 걸려도 증상이 심하지 않고 가볍게 지나가는 아이의 경우와 비슷하죠. 하지만 물사마귀가 여러 부위에 많이 생기거나 반복해서 생기고, 최근 감기 빈도가 늘었거나 체력이 힘든 모습을 동반한다면, 전체적인 면역력이 약해진 상태일 수 있습니다.

다시 말해서, 물사마귀가 생겼다는 사실만으로 면역력에 걱정할 문제가 있는 건 아닙니다. 물사마귀의 상태와 아이의 전체적인 건강을 함께 고려해서 면역력의 상태를 판단하고 치료 방향을 결정합니다.

물사마귀, 알아두면 좋은 몇 가지 특징

• 가려울 수 있어요

물사마귀가 가려워서 긁다가 터진 걸 만진 손으로 다른 부위를 만지면 번질 수 있습니다. 참, 가려움이 모두한테 있는 건 아니고, 없는 아이들도 있답니다.

• 물사마귀는 낫는 데 시간이 오래 걸립니다

6개월에서 2년까지 걸릴 수 있습니다. 물사마귀를 이겨내는 면역력이 생성되려면 시간이 많이 필요한 것 같습니다. 그래도 시간이 지나면 자연스럽게 흉터 없이 깨끗하게 좋아집니다.

• 가족 사이에 꼭 전염되는 건 아닙니다

부모님이 전염되는 경우는 많지 않습니다. 만약 부모님에게 전염되어 물사마귀가 생겼다면 부모님의 면역력이 약한 상태일 수 있습니다. 형제 사이에는 물사마귀가 옮을 가능성이 조금 더 높습니다.

• 병균 감염이 원인이지만 기관에 나가지 못하는 건 아닙니다

수족구병이나 수두처럼 전염력이 강한 병균은 아니거든요. 물사마귀가 생긴 부위를 옷으로 가리는 정도면 괜찮습니다.

가벼운 물사마귀, 율무를 활용해보세요

물사마귀가 몇 개 안 되고 부위가 넓지 않다면, 먼저 집에서 율무를 활용해보세요. 율무는 한의원에서 물사마귀 치료에 꼭 사용하는 한약재입니다. 요즘은 피부과에서도 율무를 종종 추천하는 것 같습니다.

율무는 여러 가지 방법으로 활용할 수 있어요. 율무를 밥에 함께 섞어도 좋고, 율무가루를 우유에 타서 주거나 율무 뻥튀기를 간식으로 챙겨주셔도 좋습니다. 율무를 피부에 붙이는 방법도 활용할 수 있고요. 율무가루에 물을 조금 섞어서 거즈에 묻힌 다음 물사마귀 부위에 10분 정도 올려주세요. 가벼운 물사마귀는 이렇게 율무를 활용해서 관리할 수 있습니다. 율무 알약이나 패치같이 시중에 나와 있는 제품을 활용해도 괜찮습니다.

물사마귀, 어느 정도면 치료가 필요한가요?

물사마귀는 피부과와 한의원에서 치료할 수 있습니다. 피부과에서는 물사마귀를 직접 짜거나 냉동치료 또는 레이저로 제거합니다. 개수가 많지 않은 물사마귀는 피부과 치료로 간단하게 제거할 수 있습니다. 어린 아이에게는 조금 아플 수 있다는 단점이 있고, 때로 제거한 다음에 다시 재발하는 경우도 있습니다.

물사마귀의 개수가 많고 부위가 넓으면서 최근 잔병치레가 많았고 체력이 힘든 모습을 보인다면, 한의원 치료를 고려해보세요. 물사마귀로 인한 피부 염증 반응을 줄이면서, 물사마귀 병균을 이겨내는 면역력을 키워주고, 여기에 전체적인 면역력과 건강 상태를 함께 고려해 물사마귀를 치료합니다. 앞에서 설명한 율무 이외에도 물마사귀에 도움이 되는 여러 가지 한약재들을 같이 사용해서 한약 처방을 만듭니다. 처음에는 물사마귀의 수포와 염증을 줄이는 피부 증상 치료를 먼저 시작하고, 물사마귀 상태가 좋아지면 약해진 면역력을 보강하는 치료로 마무리합니다.

아이들이 다쳤을 때 어떻게 대처하시나요? 지금부터는 상처 관리 방법을 알아보겠습니다.

요즘은 빨간약으로 아프게 소독하지 않아요

아이의 상처를 관리하는 방법에서 예전과 달라진 부분이 있습니다. 바로 소독입니다. 이전에는 상처 부위에 세균 감염이 생기지 않도록 소독을 했습니다. 아마 부모님들은 상처에 빨간 소독약을 발라 쓰라렸던 기억이 다들 있으실 텐데요, 최근에는 빨간약으로 상처를 소독하지 않습니다. 필요하면 상처 주변에만 바릅니다.

모든 상처와 피부에는 이미 세균이 있습니다. 우리 몸의 곳곳에는 많은 세균들이 몸과 조화를 이루면서 살고 있죠. 상처에도 이미 세균이 있고, 이러한 세균으로 감염이 생기지는 않습니다. 오히려 피부에 살고 있는 정상 세균들은 바깥에서 나쁜 세균이 침입하지 않도록 보호하는 작용을 합니다. 미리 상처를 소독한다고 해서 감염이 예방되지도 않습니다. 소독은 오히려 피부의 정상 세포와 세균을 죽여서 상처의 회복을 더디게 할 수 있습니다. 그래서 소독은 아이의 상처에 감염 증상이 생겼을 때 해주는 게 좋습니다.

상처를 습윤 밴드로 보호하세요

이전에는 다친 상처가 지혈되면, 상처를 공기 중에 노출해 열어두고 건조시

켰습니다. 하지만 지금은 달라졌습니다. 말리기보다 촉촉하게 유지해야 상처가 더 빨리 낫습니다. 그래서 습윤 밴드로 상처를 덮습니다. 밴드 안쪽이 분비물로 조금 차더라도 교체하지 않고 그대로 놔둡니다. 상처의 분비물 안에는 상처 회복을 돕는 물질들이 풍부하게 들어 있거든요. 습윤 밴드로 상처를 덮으면, 상처가 빨리 낫고 흉터가 덜 생기며, 외부 물질과 병균으로부터 상처를 보호하는 효과가 있습니다.

상처에서 진물이 많이 나오면 두꺼운 습윤 밴드를 쓰고, 진물이 적으면 얇은 습윤 밴드를 사용하세요. 두꺼운 습윤 밴드는 흡수력은 좋지만, 아이들이 움직이다 보면 떨어지기 쉽습니다. 가벼운 상처에는 얇은 습윤 밴드가 활동하기 더 좋습니다.

진물이 넘치거나 더럽지 않으면, 습윤 밴드를 2~3일에 한 번씩 교체해주세요. 아이들이 잘 다치는 부위는 보통 외부의 더러운 환경에 쉽게 노출이 됩니다. 그래서 상처와 밴드의 상태를 확인하면서, 까만 먼지가 많이 끼고 더러워졌을 때 한 번씩 교체해주면 좋습니다.

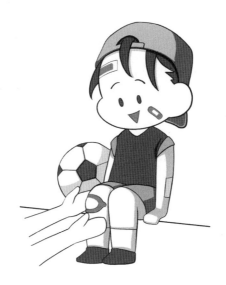

아이 상처, 병원에 가야 하는 경우

가벼운 상처는 집에서 관리할 수 있지만, 상처가 깊고 심하면 병원에서 처치를 받아야 합니다.

- 상처가 지혈되지 않고 피가 계속 나올 때
- 상처 부위를 깨끗하게 씻어내기 어려울 때
- 상처 부위가 깊어 보이고 벌어져 있을 때
- 사람이나 동물에게 물려 상처가 생겼을 때

상처 부위에 작은 이물이 있으면, 지혈이 된 다음 핀셋이나 족집게로 조심히 제거해주세요. 깨끗하게 제거하기 어려우면 병원에서 진찰을 받으세요. 만약 유리 조각이나 나뭇조각이 상처에 박혀 있는 경우에는 직접 제거하지 말고, 상처 주변을 꽉 눌러 지혈한 다음 빨리 병원에 가서 필요한 처치를 받으세요.

상처 부위를 처치한 후에는, 혹시 감염 증상이 생기지 않는지 잘 관찰하세요. 상처 부위가 붉어지면서 붓고 통증과 고름이 심해지면, 세균 감염이 생겼을 수 있습니다. 만약 감염 증상이 생기면, 병원에서 진찰을 받고 항생제 치료를 합니다. 상처 부위를 잘 보호하고 위생적으로 잘 관리하면 쉽게 감염이 생기진 않습니다.

흉터 없이 빨리 낫는 상처 관리 방법

간단한 방법들로 상처가 빨리 아물도록 도와줄 수 있습니다. 앞에서 설명한 내용을 적용해서 살펴볼게요.

단계 1 **먼저 부모님의 손을 깨끗이 씻으세요**

상처 부위가 감염되는 위험을 줄일 수 있습니다.

단계 2 **피가 흐르면 지혈을 해야 합니다**

피가 흐르는 상처 부위를 깨끗한 수건이나 거즈, 휴지를 사용해서 꽉 눌러주세요. 약간 흐르는 피는 괜찮습니다. 피가 흘러나오면서 상처 부위를 씻어줘 세균 감염의 위험을 줄여주거든요. 가벼운 상처는 보통 몇 분 안에 지혈이 됩니다. 얼굴과 머리, 입안, 입술의 상처는 혈관 분포가 많아 시간이 조금 더 걸립니다. 팔이나 다리에 상처가 있는데 흐르는 피의 양이 많으면, 팔이나 다리 부위를 들어서 올려주면 지혈에 도움이 됩니다. 출혈이 심하거나 상처 부위에 유리나 나뭇조각이 박혀 있으면, 지혈해주면서 바로 병원에 가야 합니다.

단계 3 **아이의 상처를 깨끗한 물로 씻으세요**

아이의 상처에 묻은 흙먼지와 나쁜 세균을 씻어내는 중요한 과정입니다. 상처가 더럽지 않으면 꼭 비누를 사용할 필요는 없습니다. 비누를 사용할 때는 상처 주위의 더러운 부위만 조심해서 씻어주세요.

단계 4 **상처 연고를 살짝 발라주세요**

상처 연고는 상처 부위를 촉촉하게 유지해서 상처가 잘 아물고 흉터가 덜 생기게 돕습니다. 상처 연고에는 항생제가 포함된 제품도 있습니다. 항생제는 혹시라도 생길 수 있는 세균 감염을 예방하기 위해 사용하는데, 여기에 대해서는 전문가마다 의견이 다른 것 같습니다. 상처 연고가 감염 예방에 도움이 된다는 의견이 있고, 반대로 세균 감염 증상이 있을 때 사용하는 게 좋다는 의견도 있습니다. 상처가 가볍고 옷과 습윤 밴드로 잘 보호되며 쉽게 더러워지지 않는 부위라면, 항생제 연고가 꼭 필요한 것 같진 않습니다. 일부 연구에서는 바셀린이 항생제 연고만큼 상처 회복에 효과가 있다는 의견도 있습니다. 현재 우리나라에서는 빨간약 소독은 이전보다 줄었고, 보통 항생제가 포함된 연고를 사용하는 편입니다. 바셀린 사용은 아직 익숙하지 않은 것 같습니다.

단계 5 습윤 밴드를 붙여주세요

지혈이 되었다면 깨끗이 씻고 연고를 바른 다음에, 습윤 밴드를 붙이면 됩니다. 아이의 상처 크기에 맞춰 잘라서 붙여주세요. 가벼운 상처에는 얇은 상처 밴드를, 진물이 흐르는 상처에는 두꺼운 제품을 사용하세요. 습윤 밴드는 진물이 넘쳐서 흐르지 않으면, 2~3일에 한 번씩 교체하면 됩니다. 살짝 긁힌 상처에는 꼭 습윤 밴드를 사용하지 않아도 괜찮습니다. 아이가 자꾸 손으로 만지는 경우에는 아이가 만지지 못하도록 습윤 밴드로 보호하면 좋습니다.

11 | 손톱으로 보는 아이의 건강 상태

손톱도 피부의 일부입니다. 아이들의 손톱에 자주 나타나는 몇 가지 모습을 알아볼게요.

손톱으로 건강 상태를 알 수 있나요?

손톱이 약간 갈라지고 깨지거나 하얀 점과 선이 보이면, 혹시 영양소가 부족한 게 아닌가 걱정이 되실 겁니다. 실제로 아이들에게 철분이나 아연이 부족해서 나타나는 손톱 상태가 있습니다.《동의보감》에서도 손톱을 보고 병을 알 수 있다고 했고, 손톱 색깔이 파란색, 하얀색, 검은색으로 변하면 위험한 상태로 봤습니다. 물론 요즘 아이들에게 이렇게 걱정할 만한 손톱 상태는 거의 없긴 하죠. 그래도 부모님의 마음에 조금 신경 쓰이는 몇 가지 상태들이 있습니다. 다음 내용을 읽어보고 우리 아이의 손톱은 괜찮은지 확인해보세요.

많은 아이들이 손톱을 물어뜯어요

아이의 손톱 상태가 깨끗하지 않은 이유는 손톱을 물어뜯는 습관 때문일 수 있습니다. 실제로 7세 이상 아이들의 30%와 청소년의 45%에서 손톱을 물어뜯는 습관이 있습니다. 긴장하고 스트레스를 받는 상황일 때 또는 무료하고 심심할 때 아이들은 손톱을 물어뜯습니다. 손톱이 짧아져서 보기 싫어지고, 손톱 주변에 염증이 생기기도 합니다. 고쳐주고 싶은 습관이지만, 쉽지는 않습니다. 혼내고 지적하기보다 부모님과 아이가 같이 노력한다는 생각으로 습관을 고쳐보면 좋지 않을까 싶습니다.

손톱이 갈라지고 깨지는 아이

만 1~3세의 어린 아이들은 손톱을 물어뜯기보다 부딪혀서 깨지는 경우가 많습니다. 보통 엄지나 검지 손발가락에서 많이 보입니다. 아이가 크면서 운동 기능이 발달해 많이 뛰어다니고 손발을 이러저리 움직이다 손톱과 발톱이 부딪혀서 생깁니다. 주로 손톱 끝부분이 갈라지거나 깨진 모양입니다. 또는 손톱 끝부분의 바깥층이 분리되거나, 손톱 뿌리까지 세로 줄로 깨진 모습이 보이기도 합니다.

어린 아이의 피부가 얇고 연약한 것처럼 손톱도 그렇습니다. 그래서 부딪히면 잘 깨집니다. 아직 손발의 움직임을 미세하게 조절하지 못해서 잘 부딪힙니다.

부모님의 걱정처럼 영양분이 부족해서 손톱이 갈리지는 건 아닙니다. 이렇게 손톱 끝이 잘 깨지는 아이는 평소에 손톱을 자주 조금 짧게 손질해주면 좋습니다.

손톱에 흰색 점이 있는 아이

아이들의 손톱에 때로 흰색 점이 생기는 경우가 있습니다. 혹시 특정 영양소가 부족하지 않나 걱정이 되지만 보통 그렇지는 않습니다. 손톱이 깨지는 것과 비슷하게 부딪혀서 흰색 점이 생길 수 있습니다. 외부 충격으로 손톱 각질에 손상이 생긴 상태입니다. 보통 만 1~3세의 어린 아이들에게 많이 나타납니다. 손톱이 자라서 잘라내다 보면 자연스럽게 없어집니다.

보우선, 손톱에 가로로 움푹 파인 선

손톱에 가로로 움푹 파인 듯한 모양의 선을 보우선(Beau's line)이라고 합니다. 신생아 아기 손톱의 95%에서 나타나고, 생후 3~4개월이 되면 없어집니다. 아이가 크면서 고열, 폐렴, 성홍열, 볼거리같이 심한 질환을 앓고 나서도 생길 수 있는데요, 고열이 나고 심하게 아프면서 손톱 생성이 일시적으로 원활하지 않아 가로로 움푹 파인 선이 생깁니다. 최근에 코로나를 심하게 앓고 나서 보우선이 생긴 아이들도 있습니다. 때로 아연이 결핍된 상태일 수 있어서 병원에서 정확한 진찰을 받아보면 좋습니다.

스푼형 손톱, 움푹 파인 모양의 손톱

어린 아이들은 손톱이 연하고 부드러워서 손톱 가운데가 조금 들어가는 모양의 스푼형 손톱을 종종 볼 수 있습니다. 가운데가 볼록하지 않고 오목하게 들어간 모양입니다. 보통 엄지발가락이나 엄지손가락에서 나타납니다. 신생아의 3분의 1에서 나타나는 현상인데, 자라는 동안 차츰 손톱이 두꺼워지면서 좋아지다가 만 9세 정도가 지나면 없어집니다. 많지는 않지만 때로 철분 결핍으로 스푼형 손톱이 생기는 아이도 있으니, 병원에서 정확한 진찰을 받아보면 좋습니다.

12 | 좀 더 알아보는 아이들의 피부 특징

아이들 피부의 중요한 특징을 다시 한번 정리하고, 몇 가지 특징을 조금 더 살펴볼게요.

아이의 피부는 연약하고 트러블이 잘 생겨요

어린 아이의 피부가 늘 매끈하고 깨끗하진 않습니다. 이번 장의 앞부분에서 피부 면역력에 대해 설명드렸죠? 피부는 바깥 환경의 자극과 나쁜 물질로부터 우리 몸을 지키는 방어막입니다. 어린 아이는 아직 피부 면역력이 약해서 이런저런 트러블이 잘 생깁니다. 호흡기계 면역력이 약해서 감기에 자주 걸리는 모습과 비슷합니다.

건조증이나 아토피가 있는 아이들이 참 많고, 크면서 두드러기, 땀띠, 물사마귀를 경험하는 아이들도 많습니다. 피부에 트러블이 생기면 흉터가 남을까 속상하지만, 다행히 아이는 피부의 회복력이 좋아서 흉터 없이 깨끗하게 잘 낫습니다. 앞으로 아이가 크면서 피부 면역력이 튼튼해지고 아토피와 가벼운 트러블도 차츰 줄어들게 됩니다.

가벼운 아토피가 있는 아이들이 많아요

건조한 피부에 가려움이 오래 지속되면 아토피일 수 있다고 했죠? 실제로 가벼운 아토피가 있는 아이들이 꽤 많습니다. 가벼운 아토피는 건조증과 비슷하고, 우리나라에서는 두 가지를 모두 '아토피기'가 있다고 표현하는 경향이 있습니다. 가벼운 아토피와 건조증은 피부 증상이 심하지 않고, 보습과 관리를 잘해주면 크면서 차츰 좋아집니다. 그러니 아이에게 '아토피기'가 있더라도 너무 걱정하지 않으셔도 됩니다. 앞에서 설명한 관리 방법과 체질 밥상을 활용해서 아이의 피부 면역력을 키워주세요.

원인을 알 수 없는 피부 트러블이 많아요

피부 트러블의 생김새만으로는 정확하게 구별이 어려운 경우들이 꽤 많습니다. 병원에서 명확한 설명을 듣지 못하는 경우도 종종 있습니다. 피부에 트러블이 생기면 먼저 음식을 떠올리지만, 음식 말고도 피부에 영향을 주는 요인들은 많습니다. 최근에는 바이러스 병균 감염을 피부 트러블의 원인으로 많이 고려합니다. 병원에서는 바이러스성 피부 발진이라고 설명하죠.

너무 걱정하지는 마세요. 원인을 정확히 알진 못해도 도움이 되는 치료 방법들이 있습니다. 서양의학에서는 증상에 따라 가려움을 줄이는 항히스타민 약물, 염증을 줄이는 스테로이드 약물을 사용해서 관리합니다. 한의학에서는 가려움, 건조함, 피부 색깔, 고름 등 심해지는 요인과 아이의 체질을 고려해 도움이 되는 한약 처방을 만들어 치료합니다.

피부 증상이 막 시작된 초반에는 소아과나 피부과에서 도움이 되는 약물을 처방받아 관리해보세요. 약물의 도움으로, 또는 시간이 지나 자연스럽게 좋아질 수 있습니다. 피부 증상의 원인과 정도에 따라 다르지만 깨끗이 좋아질 때까지 한 달 정도의 시간적 여유를 가지고 관리해보세요. 만약 좋아지지 않거나 다시 심해지고 반복된다면 한의원 치료를 고려할 수 있습니다. 만성 피부 질환의 한의원 치료는 치료 기간을 두세 달 이상 여유 있게 잡고 접근하면 좋습니다.

모기에 물리면 많이 부어요

모기에 물리면 심하게 붓는 어린 아이들이 꽤 많습니다. 아직 어려서 면역력이 약하고 가려움을 참기 힘들기도 하지만, 유독 민감하게 면역반응이 나타나 탱탱 심하게 붓는 경우들이 있습니다. 그래서 여름 모기철이 특히 힘든 아이들이 있는데요, 유치원에서 초등학교 초반 시기에 면역반응이 더 강할 수 있고, 심하면 고름이 차고 농가진으로 진행돼서 항생제를 복용하기도 합니다.

가능하면 모기에 물리지 않는 게 최선이지만, 예방이 생각처럼 쉽진 않습니다. 지난여름에 모기에 물려 심하게 부은 경험이 있다면, 미리 소아과에 가서 진료를 받고 가려움을 줄이는 항히스타민 약물과 염증을 줄이는 스테로이드 연고를 처방받아 준비해두세요. 모기에 물린 부위에는 얼음찜질을 해주면 가려움과 염증에 조금은 도움이 됩니다. 그리고 혹시 한의원에서 보약이나 다른 이유로 한약을 복용할 계획이라면, 한의사 선생님에게 아이의 체질을 알려주세요. 민감한 피부 체질에 도움이 되는 한약재를 첨가해 한약 처방을 만들 수 있습니다.

손바닥, 발바닥이 벗겨지고 잘 베이는 아이

땀이 피부 트러블의 중요한 원인이라고 했죠? 손바닥과 발바닥에 땀이 나는 아이는 손발 피부에 트러블이 잘 생깁니다. 손바닥과 발바닥 또는 손가락 끝의 피부가 건조해져 갈라지고, 피부가 얇아져 빨갛게 변하거나, 피부가 약해져 종이에 쉽게 베이기도 합니다. 손바닥 전체가 갈라지는 아이가 있고, 손끝만 갈라지는 아이도 있습니다. 손바닥에 땀이 흠뻑 나지 않고 살짝 촉촉하게 나는 땀도 피부를 건조하게 만들고 트러블을 일으킬 수 있습니다.

손바닥과 발바닥의 땀은 한약 치료로 단기간에 고치기는 어렵습니다. 대신 어릴 때부터 땀을 수시로 씻고 닦아주고 보습을 자주 하는 습관을 들이면 도움이 됩니다. 초등학교에 입학하면 손수건과 핸드크림을 챙겨주고, 스스로 관리하는 방법을 알려주세요. 운동을 하고 나면 양말이 젖는 아이는, 운동이 끝나고 나서 바로 양말을 갈아 신으면 좋습니다.

14장

소화력이 약한 체질

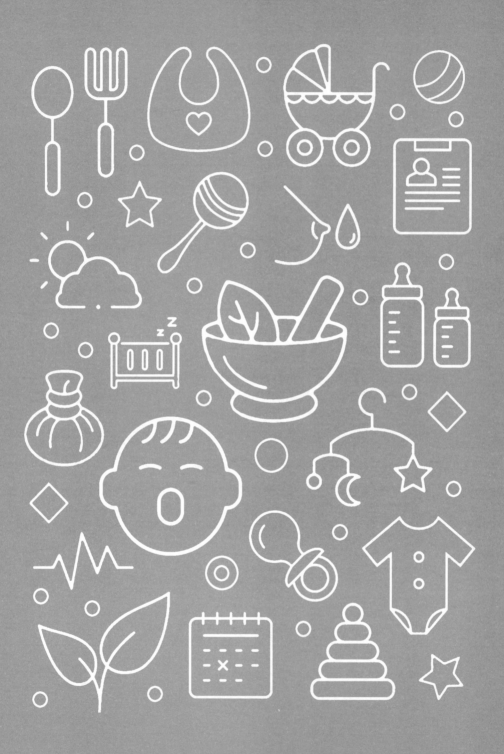

- 밥을 잘 안 먹고 배고파 하지 않는 아이
- 식사 시간이 오래 걸리는 아이
- 음식을 입에 물고 있는 아이
- 식사량이 적고 금세 배가 차는 아이
- 질긴 음식을 먹지 못하고 뱉는 아이
- 편식이 심해 먹는 음식의 종류가 적은 아이

소화력이 뭔가요?

아이가 안 먹는 이유는 소화력이 약해서입니다. 소화력은 위장관, 즉 비위(脾胃)의 기능입니다. 음식을 먹고 소화하고 흡수해서 대변으로 내보내는 기능을 말하죠.

비위가 약하면 입맛이 없어 밥을 잘 안 먹고, 조금 먹고 나면 음식을 입에 물고 있고, 입맛이 예민해 편식이 심하고, 종종 토하고 배가 아프고, 대변을 보기 힘듭니다. 어떤가요, 우리 아이의 모습과 비슷한가요? 이번 장에서는 소화력 관리에 대해서 알아보겠습니다.

밥을 잘 먹는 아이는 소화력이 튼튼한가요?

어릴 때부터 밥을 잘 먹고 식사 시간이 힘들지 않은 아이는 소화력이 튼튼한 체질입니다. 그런데 너무 잘 먹어서 소화력에 조금 부담을 주는 경우가 있습니다. 간혹 배가 아프거나 종종 대변을 보기 힘들어하고 무른 아이도 있습니다. 잘 먹는 아이도 소화력 체질에 따라 약한 부분을 신경 써서 관리해주면 좋습니다.

우리 아이는 어릴 때부터 식사 시간이 힘들었어요

소화력이 약한 아이는 식생활이 힘듭니다. 소화할 수 있는 식사량이 적기 때문입니다. 다른 아이가 2만큼 소화한다면 우리 아이는 1만큼 소화할 수 있는데, 2만큼 먹이려 하면 당연히 식사 시간이 더 힘들어지겠죠. 오히려 아이의 소화력에 부담을 줘 소화력 발달이 느려지기도 합니다. 우리 아이의 식생활은 우리 아이가 기준이 되어야 합니다. 조금 느리더라도 마지막 도착 지점은 같습니다. 우리 아이의 소화력 체질을 알아야 하는 이유입니다.

아이가 편식을 해서 영양 섭취가 걱정돼요

아이들은 모두 편식을 합니다. 채소는 대부분의 아이들이 먹기 싫어하죠. 아이의 취향에 따라 특정 고기와 생선 혹은 과일만 먹기도 합니다. 섬세한 기질의 아이는 미각과 후각이 예민해 편식이 더 심할 수 있습니다.

아이의 편식은 길게 보고 관리해야 합니다. 새로운 음식이 익숙해지는 데는 몇 개월의 시간이 걸립니다. 싫어하는 음식을 잘 먹는 음식에 조금씩 섞어주며 천천히 연습하세요. 편식을 조금 해도 아이에게 영양소가 부족하진 않습니다. 편식이 아주 심한 아이는 영양보충제를 사용하면 됩니다.

아이가 안 먹는 이유는 소화력이 약해서입니다. 소화력이 약한 세 가지 체질을 알아보겠습니다.

첫 번째, 타고난 소화력이 약한 체질

수유와 이유식 때부터 안 먹고 양이 적습니다. 타고난 소화력이 약해서 소화할 수 있는 음식의 양이 적기 때문입니다. 육아서에 나온 양보다 한참 덜 먹어 걱정이 되죠. 혹시 부모님도 비슷하지 않았는지 아이의 조부모님에게 확인해 보세요. 엄마 또는 아빠가 어릴 때 잘 안 먹었거나 지금도 소화력이 약해 탈이 종종 난다면, 우리 아이도 비슷한 체질을 물려받았을 수 있습니다. 이러한 아이는 약한 소화력을 꾸준히 보강하고 관리해줘야 합니다.

두 번째, 늦게 크는 성장 패턴

잘 안 먹어서 키와 체중이 안 느는 것 같아 걱정이 됩니다. 그런데 반대일 수 있습니다. 아이마다 성장 패턴이 다르거든요. 일찍 크는 아이가 있고, 늦게 크는 아이가 있습니다. 빨리 크는 아이는 성장에 필요한 에너지가 많아 잘 먹고 식사량이 많습니다. 늦게 크는 아이는 소화력 발달이 느리고 성장에 필요한 요구량이 적어 식사량이 적습니다.

역시 부모님의 성장 패턴을 살펴보세요. 부모님이 어릴 때 안 먹고 작았는데 크면서 차츰 잘 먹고 쑥쑥 큰 체질이었나요? 그럼 우리 아이도 소화력 발달이 느린 체질일 수 있습니다. 아이가 자라면서 소화력이 튼튼해지고 밥을 잘 먹으며 차츰 키 성장을 따라잡습니다. 성장 패턴이 느려 안 먹는 아이는 아이의 속도에 맞춰 관리해야 합니다. 소화력은 성장과 발맞춰 자랍니다.

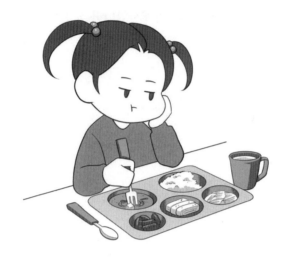

세 번째, 순환이 약한 체질

순환이 약하고 정체된 체질은 소화력이 함께 약할 수 있습니다. 순환은 앞에서도 여러 번 이야기했죠? 서양의학에서는 혈액순환, 한의학에서는 기혈 순환이라고 말합니다. 우리 몸에 필요한 영양물질이 몸 구석구석까지 잘 전달되는 기능이 바로 순환입니다.

이 순환이 약한 체질이 있습니다. 타고난 순환이 약하고 섬세한 기질의 아이는 순환이 쉽게 정체되고 소화력이 약할 수 있습니다. 어른도 신경 쓰이는 일이 있으면 입맛이 없고 소화가 안 되는 경우가 있죠? 아이도 비슷합니다. 섬세한 기질의 아이는 소화력이 약해서 밥을 잘 안 먹고 식사 시간이 힘들 수 있습니다. 맛과 향을 느끼는 감각이 예민해 편식이 심하고 입이 짧기도 합니다. 조금이라도 더 먹이려는 부모님의 마음 때문에 식사량이 많아지면 소화력에 부담을 주게 되고, 아이는 스트레스를 받아 순환이 정체되면서 소화력이 더 약해집니다. 이러한 아이는 원활한 순환이 관리 포인트입니다.

우리 아이의 소화력 체질은 어디에 해당하나요? 아이의 소화력 체질을 파악해서 건강 관리의 방향을 잡아보세요. 아기 때부터 늘 안 먹는 아이는 소화력을 보강해주고, 성장 패턴이 느린 아이는 소화력을 관리하면서 키가 클 시기를 기다려주고, 섬세하고 순환이 약한 체질은 순환이 원활해지도록 관리해주면 됩니다. 물론 세 가지 관리가 모두 필요한 아이들도 있습니다.

일시적으로 안 먹는 아이

평소에 밥을 잘 먹던 아이도 일시적으로 안 먹는 시기가 있습니다. 많이 아프고 나서, 일정이 빽빽해 기력이 약해져서, 또는 갑자기 스트레스를 받아서 순환이 정체되어 잘 안 먹을 수 있습니다. 코로나에 걸리고 소화력이 약해져 한동안 밥을 안 먹는 아이들도 많았습니다.

일단 1~2주 정도는 기다려보세요. 기력이 회복되고 마음이 적응할 시간이 필요합니다. 시간이 지나도 여전히 식사 시간이 힘들고 잘 안 먹는다면 한의원에서 정확한 진찰을 받고 부족한 건강 부분을 보강해주세요. 금세 건강을 회복하고 잘 먹을 수 있습니다.

기력이 달리지 않거나 스트레스가 없어도 아이들의 식생활은 기복이 있습니다. 성장은 계단식으로 진행되거든요. 잘 크는 시기와 덜 크는 시기가 있고, 덜 크는 시기에는 식사량이 조금 줄 수 있습니다. 이 시기에는 억지로 많이 먹이지 않는 게 좋습니다. 오히려 소화력에 부담을 주거나 키가 아닌 체중이 늘 수 있으니까요. 지금 아이가 필요로 하고 소화할 수 있는 만큼만 줘야 합니다.

식생활은 우리 아이가 기준입니다

아이가 너무 안 먹으면 부모님은 혹시 내가 뭘 잘못했는지 여러 생각이 들기 마련입니다. 하지만 부모님의 잘못이 아닙니다. 우리 아이처럼 안 먹는 아이들이 있습니다. 타고난 소화력이 약해서, 늦게 크는 성장 패턴이라, 순환이 약한 체질이라 우리 아이는 안 먹을 수 있습니다. 다시 말해, 아이가 덜 먹는 이유가 있다는 거죠.

또 한 가지, 육아서에 나온 식사량과 스케줄대로 그대로 먹고 자라는 아이는 없습니다. 육아서는 평균을 보여줄 뿐입니다. 우리 아이는 평균이 아닌 '우리 아이'입니다. 평균이 아니라도 괜찮습니다. 아이마다 건강과 체질이 모두 다르기 때문에 식생활의 모습도 가지각색일 수밖에 없습니다. 육아서와 다르다고 해서 우리 아이에게 큰 문제가 있거나 부모님이 뭔가 잘못한 건 아닙니다. 오히려 '남들처럼'이 아니라, '우리 아이에 맞게' 관리해야 합니다. 그러려면 아이의 체질을 잘 알아야겠죠? 물론 건강상에 문제가 있어서 안 먹는 아이는 치료가 필요합니다. 한의원이나 소아과에서 진찰을 받아보세요. 의사 선생님이 치료가 필요하면 말씀해주실 거예요. 만약 우리 아이에게 다른 걱정할 만한 문제가 없다면 우리 아이의 체질에 맞춰서 꾸준히 관리해가면 됩니다.

---

3 | 식사는 아이의 눈높이에 맞추세요

소화력 관리의 가장 중요한 원칙, 아이의 눈높이에 맞추기입니다.

아이의 식생활, 눈높이를 맞추세요

식사가 과하면 소화력이 약해집니다. 제가 공부하는 한의학 전문서들에서는 오래전부터 기름진 음식, 고열량 음식, 식사량, 보약이 많아지면 아이의 소화력이 손상될 수 있다고 이야기합니다. 안 먹는 아이의 식사는 자칫 과해지기 쉽습니다. 한 숟가락이라도 더 먹이려다 한 시간이 훌쩍 지나고, 부족한 영양을 보충하기 위해 챙겨 먹이는 게 많아지죠.

안 먹는 아이는 소화력이 약하기 때문에 받아들일 수 있는 음식의 양이 적습니다. 그래서 소화할 수 있는 양보다 더 많이 먹이면 아이의 소화력에 부담을 줍니다. 아직 소화력이 약해서 덜 먹는 건데, 과하게 먹이면 소화력이 더 약해질 수 있습니다. 그래서 저마다의 눈높이에 맞춰 식생활을 관리해야 합니다. 소화력 관리의 가장 중요한 원칙입니다.

그럼, 지금부터 구체적인 방법들을 하나씩 살펴보겠습니다.

아이가 먹을 수 있는 만큼만 주세요

아이는 자기가 먹을 수 있는 만큼 먹습니다. 식사량을 늘린다고 먹는 양이 확 늘지 않습니다. 아이가 먹을 수 있는 양보다 더 먹으면 뱃구레가 커지는 게 아니라 소화력에 부담이 됩니다. 어른의 입장에서 생각해보세요. 오늘 과식을 해서 뱃구레가 커졌다고 내일 먹는 양이 더 늘어나던가요? 아니죠. 오히려 더 부룩해서 덜 먹게 됩니다.

아이의 뱃구레는 정해져 있습니다. 특히, 만 3세 미만의 아이는 자신의 뱃구레 이상으로 먹지 않습니다. 부모님이 아무리 쫓아다니며 먹여도 아이의 먹는 양은 많이 늘지 않아요. 그러니 지금 아이가 먹을 수 있는 만큼만 주세요. 먹을 수 있는 만큼 먹고 소화하면서 아이의 소화력은 차츰 발달합니다. 먹을 수 있는 양보다 더 먹으면 오히려 소화력의 발달을 방해합니다.

그럼, 어느 정도가 적당한 양일까요? 안 먹는 아이는 배고파 하지 않아서 어느 정도가 적당한지 알기 어렵습니다. 아이가 하는 대로 놔두면 하루 종일 안 먹고 음식을 찾지 않기도 합니다.

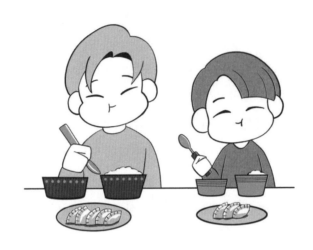

30~40분 안에 먹을 수 있는 양으로 주세요

식사 시간은 30분이 넘지 않는 게 좋습니다. 식사의 대부분은 초반 30분에 먹습니다. 그 이후에는 아이가 배가 불러 음식을 삼키지 않고 입에 물고 있습니다. 입안에 음식이 있으니 더 주지 말라는 신호인 거죠. 어른도 마찬가지입니다. 이미 배가 부른데 억지로 더 먹어야 한다면, 그리고 매일 그렇게 먹어야 한다면 어떨까요?

물론 처음 30분도 잘 먹진 않습니다. 처음 두세 숟가락만 잘 받아먹고 그다음부터는 겨우겨우 먹기 때문에 이것만 먹이기에는 아쉽고 걱정이 되죠. 하지만 여기에서 딱 끝내야 합니다. 그러지 않으면 아이와 부모님 모두 힘듭니다. 이제부터 더 먹는 식사는 소화력에 부담이 된다는 사실을 기억하세요.

그래도 양이 너무 적지 않나요?

30분 안에 식사를 끝낼 정도의 양이면 아무래도 너무 적은 것 같죠? 많이 먹어야 체중이 늘고 키도 쑥쑥 클 텐데, 이렇게 먹어서 에너지가 충분히 공급될까, 안 먹어서 안 크는 게 아닐까 걱정되기 마련이죠.

하지만 앞에서 말씀드린 소화력이 약한 세 가지 체질을 떠올려보세요. 일부러 안 먹는 게 아니라 안 먹는 이유가 있습니다. 타고난 소화력이 약하거나 키가 클 시기가 아니거나 순환이 약한 체질이라 그럴 수 있습니다.

특히, 키가 크는 성장 패턴이 중요합니다. 지금은 아이의 성장 시계에서 덜 크는 시기라 성장에 필요한 양이 적기 때문에 덜 먹는 겁니다. 더 먹인다고 성장 시계가 빨라지는 게 아닙니다. 오히려 소화력이 약해지고 순환이 정체됩니다. 실제로 안 먹는 아이 중에는 과도한 식생활로 인해 약해진 소화력을 개선해주고 정체된 순환을 풀어줘야 하는 경우가 꽤 많습니다. 지금 아이에게 필요한 만큼, 아이가 먹을 수 있는 만큼의 양이 아이에게 적당한 식사량입니다.

뱃구레가 작은 아이, 조금씩 자주 먹이세요

식사 시간을 30분으로 줄이고 평소보다 밥을 적게 먹으면 배가 더 빨리 꺼질까 염려되시죠? 그럼 식사 간격을 조금 줄일 수 있습니다. 안 먹는 아이는 뱃구레가 보통 작습니다. 뱃구레가 작은 체질은 많이 먹여서 뱃구레를 키우는 게 아니라, 조금씩 자주 먹여야 합니다.

예를 들어 6시에 저녁을 먹는다면 저녁 식사량은 조금 줄이고 8시에 후식을 조금 더 먹이세요. 후식의 영양을 좀 더 신경 쓰거나 식사에 가깝게 만들어줘도 됩니다. 4시 간식을 없애고 5시에 저녁을 조금 먹이고, 8시에 저녁을 한 번 더 먹여도 됩니다. 아무래도 간식보다는 밥이 영양이 잘 갖춰져 있으니까요. 간식을 조금씩 자주 먹다 보면 오히려 배가 차서 밥을 안 먹기도 합니다.

아이가 기관에서 점심을 얼마나 먹는지도 고려해보세요. 어린이집 점심이 익숙하지 않아 거의 안 먹는 아이라면 집에 와서 먹는 오후 간식을 밥처럼 차려주면 좋습니다. 때로 어린이집에서 점심을 아주 잘 먹는 아이가 있습니다. 그럼 오후에 집에 와도 여전히 배가 부른 상태일 테니, 저녁은 양을 조금 적게 줘도 괜찮습니다.

잘 먹는 음식을 주세요

골고루 먹지 않아도 됩니다. 아이가 잘 먹는 음식을 주세요. 그렇다고 감자튀김, 과자, 우유, 음료수만 먹이라는 말은 아닙니다. 조금이라도 더 잘 먹는 음식을 챙겨주면 됩니다. 골고루 먹이려다 보면 아이의 식사 시간이 더 힘들어집니다. 일단 지금 아이가 잘 먹는 음식에서 출발하세요. 식사는 아이에게 힘든 시간이 아닌 즐거운 경험이 되어야 합니다. 그럼, 아이의 취향에 맞춰 조금은 양보가 필요합니다. 어른도 편식을 합니다. 좋아하는 음식을 먹을 때 더 행복해지죠. 아이도 마찬가지입니다. 크면서 차츰 새로운 음식을 배울 겁니다. 어린이집, 유치원, 학교에서 새로운 음식을 배우게 되죠. 편식은 어른이 될 때까지 길게 보고 관리해야 합니다.

특히, 편식이 더 심한 체질이 있습니다. 섬세한 기질의 아이는 편식이 더 심할 수 있습니다. 더 길게 보고 편식을 관리해줘야 합니다. 억지로 먹이기보다 예민한 미각에 차츰 적응시켜야 합니다. 잘 먹는 음식에 조금씩 섞어 꾸준히 노출해주세요. 처음에는 보이지 않을 정도로 섞고, 차츰 양과 크기를 늘려보세요. 재료 그대로 만든 나물 반찬은 최종 단계입니다. 이 과정이 보통 몇 년은 걸립니다. 밥상에서 억지로 먹이기보다 음식을 준비할 때 미리 거부감이 없는 형태로 만들어주세요.

또 한 가지, 미각이 특히 예민한 체질은 여러 가지 음식을 섞으면 입안에서 느끼는 맛의 자극이 너무 강해져 식사가 더 힘들 수 있습니다. 혹시 우리 아이가 볶음밥이나 비빔밥, 덮밥처럼 여러 가지 식재료가 섞인 음식을 더 안 먹는 편이라면, 따로따로 만들어주는 게 더 좋을 수 있습니다. 잘 먹는 메인 식재료를 정하고, 여기에 새로운 식재료는 조금씩만 섞어서 천천히 익숙해지는 연습을 시켜주세요.

영양소가 부족하지 않을까요?

편식이 아주 심한 아이가 아니라면 영양소가 부족하진 않습니다. 혹시 부족하면 영양 보충제로 채우면 됩니다. 특정 영양소와 음식의 종류보다는 탄수화물, 단백질, 지방, 비타민, 이렇게 큰 카테고리로 구별해 관리하세요. 보통 탄수화물과 지방은 부족하지 않습니다. 고기를 씹기 힘든 아이는 단백질이 부족할 수 있습니다. 아이들은 보통 채소 편식이 있어 비타민이 부족하기 쉽습니다. 부족한 비타민은 잘 먹는 과일로 채워주세요. 과일도 잘 안 먹는 아이는 보충제로 챙겨주시고요. 골고루 먹여야 한다는 부담감을 조금 내려놓아도 괜찮습니다. 구체적인 식생활 관리는 조금 뒤에 더 자세히 살펴보겠습니다.

먹기 편하게 만들어주세요

아이의 음식은 부드러워야 합니다. 소화력이 약해 씹고 삼키기 힘들기 때문입니다. 이미 그렇게 해주고 계시죠? 좀 더 아이에게 맞춰주면 좋습니다. 특히, 음식을 오래 물고 천천히 삼키거나 자주 뱉는 아이는 씹고 삼키기가 힘든 체질입니다. 입안에서 오물거리며 음식물을 부드럽게 만든 후 꿀꺽 삼키는데, 이마저 힘들면 뱉습니다. 어른에게는 쉽지만 어린 아이에게는 아직 어렵습니다.

음식을 작고 부드럽게 만드는 작업을 부모님이 먼저 해주세요. 동물은 어미가 음식을 먼저 씹어서 소화시키기 쉽게 만든 뒤 새끼에게 주는 경우가 많죠? 물론 입으로 하라는 건 아니고, 요리 과정에서 미리 해주면 됩니다. 밥은 더 질게 죽이나 덮밥으로 만들어주세요. 두 돌까지 이유식을 먹는 아이도 있습니다. 먹기 힘든 음식은 푹 익히고 잘게 다져서 섞어주세요.

특히, 고기 반찬은 아이에게 힘든 음식입니다. 병원에 가면 아이에게 고기를 잘 챙겨 먹이라고 하는데, 이게 말처럼 쉽지 않습니다. 조금만 질겨도 뱉어버리는 아이들이 많거든요. 그중에서도 소고기가 힘듭니다. 어른의 입에서는 살살 녹는데 왜 아이는 자꾸 뱉는지 모를 때가 많죠. 어린 아이에게 소고기는 많이 질겨서 씹기 힘든 음식이기 때문입니다. 지금은 아이가 잘 먹는 단백질 반찬으로 챙겨주세요. 닭고기나 두부, 생선, 달걀은 조금 더 편합니다. 먹기 힘든 소고기는 다지거나 국물로 만들어주면 됩니다.

이러다 언제 어른 반찬을 먹냐고요? 아이의 눈높이에 맞춰 천천히 가면 됩니다. 조금 늦어도 마지막 도착 지점은 같습니다. 실제로 평소 밥상의 음식이 먹기 힘들어서 잘 안 먹는 아이들이 생각보다 많습니다. 이러한 아이는 좋아하는 음식을 먹기 편하게 만들어주면 식생활이 개선됩니다.

지금까지의 내용을 정리해보겠습니다.

- 먹을 수 있는 만큼의 양을 주자.
- 잘 먹는 음식을 주자.
- 먹기 편하게 만들어주자.

핵심은 아이의 눈높이에 맞추기입니다. 이미 많은 부모님이 그렇게 하고 계실 거라 생각합니다. 안 먹겠다는 아이를 억지로 먹일 수는 없거든요. 어쩔 수 없이 아이의 눈높이에 맞춰지게 됩니다. 부모님은 더 먹이고 싶지만 이게 참 힘듭니다. 결국, 부모님의 기준을 조금 낮출 수밖에 없습니다.

그런데 잘 먹는 기준이 뭘까요? 주변을 보면 잘 먹고 쑥쑥 크는 아이들이 있습니다. 안 먹는 우리 아이에게 문제가 있는 걸까요? 아닙니다. 우리 아이는 소화력이 약한 체질일 뿐입니다. 우리 아이에게 맞춰 천천히 가면 됩니다. 잘 먹는 옆집 애가 아닌 우리 아이가 기준입니다. 우리 아이의 소화력에 맞춰 여유 있게 식생활을 진행해주세요. 마지막 도착 지점은 같습니다.

4 | 식사량은 얼마가 적당한가요?

지금 시기 우리 아이는 얼마나 먹어야 하나요? 답은 정해진 양이 있는 건 아니다, 입니다.

뱃구레의 크기, 아이마다 달라요

특정 개월 아이는 밥 몇 그램, 이렇게 정해져 있으면 편하겠지만 그렇진 않습니다. 아이마다 다르거든요. 개월 수에 따라, 소화력에 따라, 성장 패턴에 따라 다릅니다. 지금 덜 자라는 시기이고 소화력이 약한 아이는 식사량이 적습니다. 지금 쑥쑥 크고 있고 소화력이 튼튼한 아이는 당연히 더 많이 먹습니다. 주변에는 어른만큼 많이 먹는 아이들도 있을 텐데, 부러워할 필요 없습니다. 우리 아이도 클 때가 되면 잘 먹을 테니까요.

아이들은 배가 빨리 고파요

아이들은 성장을 위해 필요한 에너지가 많고 뱃구레는 상대적으로 작아서 배가 빨리 꺼집니다. 그래서 중간에 간식을 챙겨줘야 합니다. 한데 간식이나 후식은 보통 달달한 음식으로 주게 되는 것 같아요. 빵이나 떡, 떡볶이도 괜찮지만, 가능하면 과일이나 우유 또는 영양소가 골고루 든 간식으로 챙겨주면 좋습니다. 과일은 면역력, 우유는 키 성장에 도움이 됩니다. 우유는 뒤에서 자세하게 살펴볼게요. 그리고 간식은 저녁 식사를 방해하지 않을 정도의 양으로 챙겨주세요. 아무래도 간식보다는 밥으로 얻는 영양소가 다양하니까요. 뱃구레가 작은 아이는 저녁을 두 번으로 나눠서 오후 간식 대신 저녁을 가볍게 줘도 괜찮습니다.

잘 먹는 아이, 소화력의 부담을 줄여주세요

어른만큼 잘 먹는 아이들이 있습니다. 밥을 두 공기씩 먹기도 합니다. 아마도 쑥쑥 많이 크는 시기이고, 지금 체구도 큰 편일 거예요. 이렇게 잘 먹는 아이는 많이 먹는 음식이 소화력에 부담이 되지 않도록 관리해줘야 합니다. 필요한 식사량과 소화력이 딱딱 발맞춰 같이 발달하진 않거든요. 아이의 소화력에 조금은 부담을 줄지도 모릅니다.

그리고 잘 먹는 아이는 좋아하는 음식 위주로 더 먹거나 또는 간식이나 군것질의 양이 늘어, 영양소의 균형과 질이 떨어지는 경우가 종종 있습니다. 많이 먹는 아이는 식사 구성에서 양질의 영양소가 골고루 늘어나도록 신경 써주면 좋습니다.

아이의 식생활, 소화력에 부담이 될 수 있어요

꼭 잘 먹는 아이가 아니더라도 요즘 아이들은 필요한 양보다 조금은 더 많이 먹는 경향이 있습니다. 맛있는 먹을거리가 주변에 많고, 하나라도 더 챙겨주고 싶은 부모님의 마음이 더해지기 때문입니다. 잘 먹는 아이는 너무 잘 먹어서, 안 먹는 아이는 조금 더 챙겨주려 하다 보니, 소화력에 조금씩 부담을 줄 수 있습니다. 그래서 한의원의 건강 관리는 요즘 아이들의 식생활을 고려해, 소화력의 부담을 줄이면서 먹은 음식을 잘 흡수하도록 소화력과 순환을 더 신경 써서 관리합니다.

우리 아이는 배가 고프다고 하지 않아요

안 먹는 아이는 배고프다고 먼저 말하지 않고, 식사 시간이 되어야 겨우 조금 먹습니다. 가만히 놔두면 언젠가 배고프다고 말하지 않을까 싶지만, 하루 종일 굶고 음식을 찾지 않아 결국 부모님이 먼저 아이에게 밥을 주게 됩니다. 이런 아이들은 평소에 뱃구레의 크기보다 조금 더 많이 먹고 있을지도 모릅니다. 늘 배가 부른 상태라 정말 배가 고프지 않아서 밥을 찾지 않는 거죠. 배가 많이 부른 상태에서는 하루 정도 굶어도 허기가 지지 않습니다.

이렇게 배고파 하지 않는 아이는 뱃구레의 크기가 작은 체질일 수 있습니다.

그래서 평소에 먹는 식사량을 조금 줄여도 괜찮습니다. 앞에서 설명한 것처럼 가능한 한 30~40분 안에 식사를 끝내고, 배가 빨리 꺼지면 영양가 있는 간식을 챙겨주세요. 소화력에 생긴 부담을 먼저 치료해줘야 하는 아이들도 있습니다. 식생활이 좀처럼 개선되지 않는 아이는 한의원에서 정확한 진찰을 받고 도움이 되는 치료를 받아보세요.

안 먹는 아이, 뱃구레를 어떻게 키워주죠?

안 먹고 식사량이 적은 아이는 어떻게든 뱃구레를 키워야 식사량이 늘고, 그래야 키와 체중이 잘 자랄 것 같습니다. 그런데 여기서 한 가지 빠진 과정이 있습니다. 먼저 소화력을 키운 다음에 식사량을 늘려야 합니다. 소화할 수 없는데 억지로 더 먹을 수는 없거든요. 그래서 아이는 음식을 물고 있고, 뱉어내거나 토하기도 하고, 음식이 흡수되지 못한 채 대변으로 나오기도 합니다. 아이는 늘 배가 부른 상태라서 입맛이 없습니다.

일단 지금은 아이의 눈높이에 맞춰 아이가 먹을 수 있는 양만큼만 주세요. 소화력을 키우면서 차츰 양을 늘려가면 됩니다. 뱃구레가 아니라 소화력을 먼저 키워야 합니다. 평소 식생활 관리를 할 때 손쉽게 소화력을 키울 수 있는 방법들이 있습니다. 조금 뒤에 알려드릴게요.

┌───┐
│ 5 │   건강한 식생활이 뭔가요?   │
└───┘

아이에게 도움이 되는 건강한 식생활, 어떻게 관리해야 할까요?

건강한 식생활, 어떻게 관리해야 하나요?

건강 관련 뉴스를 보다 보면 챙겨야 할 영양소가 한두 개가 아닌 데 놀라곤 하죠. 면역력을 위해 꼭 먹어야 하는 음식들이 참 많습니다. 영양 보충제를 하나씩 챙기다 보면 종류가 점점 늘어납니다. 영양소를 빠짐없이 챙길 수 있는 건강한 식생활 관리, 어떻게 해야 할까요?

영양소는 크게 생각하세요

영양소는 큰 범주로 생각하면 쉽습니다. 탄수화물, 단백질, 지방이 기본 3대 영양소입니다. 탄수화물이 50~60%, 단백질이 10~20%, 지방이 20~30% 정도면 적당합니다. 여기에 물, 비타민, 무기질, 섬유질 이렇게 네 가지를 더해 7대 영양소가 됩니다.

우리 아이에게 필요한 칼로리는 얼마인가요?

다이어트를 하는 어른들을 보면 칼로리를 계산하면서 먹죠? 성장이 아주 더디고 식생활이 정말 힘들거나 건강상에 큰 문제가 있는 아이가 아니라면, 칼로리 계산이 꼭 필요하진 않습니다. 아이마다 체질과 건강, 성장 상태가 다르기 때문에 필요한 칼로리의 양이 다릅니다. 그리고 사실 지금 아이가 먹는 양이 필요한 칼로리량입니다. 아이는 지금 건강과 성장에 필요한 만큼 배고파 하고 먹습니다. 안 먹고 배고프게 지낼 수는 없으니까요. 오히려 필요한 칼로리량보다 조금은 더 먹고 있을지도 모릅니다.

탄수화물, 밥이 아니어도 괜찮아요

탄수화물은 칼로리를 얻는 주요 에너지원입니다. 그래서 필요량이 가장 많습니다. 어른은 다이어트의 적으로 생각해 가능하면 밥을 덜 먹으려고 하지만, 아이에게는 꼭 밥을 먹여야 한다는 상반된 관점이 있습니다. 부모님의 마음은 아이에게 늘 밥을 충분히 먹이고 싶습니다. 그런데 아이의 주식이 꼭 밥이 아니어도 됩니다. 다이어트 때문이 아니라 편한 식사를 위해서입니다.

사실 아이에게 밥은 맛있는 음식이 아닙니다. 별다른 맛이 안 느껴져서 밋밋하고, 입안에서 겉돌아 삼키기 힘든 음식이죠. 안 먹는 아이들은 특히 밥을 싫어하는 경우가 많습니다. 밥보다 면을 더 잘 먹습니다. 면은 후루룩 삼키기 편하거든요. 그래서 밥 대신 면, 고구마, 감자, 빵으로 탄수화물을 채워도 됩니다. 외국 아이들은 면과 빵을 주식으로 먹고 건강하게 잘 자랍니다. 꼭 밥이 아니어도 됩니다. 하루에 한 끼는 아이가 먹기 편한 면이나 빵으로 줘도 괜찮습니다.

밥은 잡곡밥이 좋습니다

흰 쌀밥과 정제된 밀가루보다는 현미와 통밀가루를 쓰면 더 좋습니다. 곡물의 껍질에는 건강에 좋은 비타민, 무기질, 섬유질이 많이 들어 있습니다. 아이가 크면서 조금씩 비율을 늘려보세요. 어린 아기는 잡곡과 현미가 많으면 소화를 하지 못해 대변에 그대로 나오기도 합니다. 전체 잡곡의 비율이 만 2세는 10%, 만 3세는 20%, 만 4~5세는 30% 정도면 적당합니다. 소화력이 약한 아이는 더 천천히 여유 있게 늘리면 좋습니다. 현미 대신 오분도미나 칠분도미를 써도 됩니다.

간식은 어떻게 챙겨주나요?

간식의 종류를 보면 보통 탄수화물과 지방이 많습니다. 간식과 군것질이 많으면 영양이 불균형해지죠. 체중이 늘어 비만이 되기도 합니다. 안 먹는 아이도 언젠가 잘 먹는 시기가 분명 오는데, 이때 간식과 탄수화물 위주가 아니라 영양소가 골고루 늘어야 합니다. 잘 먹는 아이도 만 4~5세가 되면 군것질을 더 찾습니다. 사춘기의 급성장기가 지나면 체중이 늘면서 비만이 되지 않도록 조심해야 합니다.

그렇다고 간식을 안 먹일 수는 없습니다. 아이는 성장 발달을 위한 에너지가 많이 필요해 배가 쉽게 고픕니다. 가능하면 군것질이 많지 않도록 양질의 간식을 챙겨주세요. 저는 과일을 추천합니다. 과일은 탄수화물이 많지만 동시에 비타민, 무기질과 면역력에 좋은 피토케미컬이 풍부하거든요. 섬유질은 포만감을 줘 불필요한 칼로리 섭취를 줄이고 면역력과 장 건강에 도움이 됩니다. 배가 부른데 과일을 더 먹으면 살이 찔 수 있지만, 먹어야 하는 간식을 과일로 챙겨주면 건강에 도움이 됩니다. 체질에 맞게 견과류, 구운 콩, 구기자, 대추도 간식으로 챙겨주면 좋습니다.

단백질 반찬, 아이가 먹기 쉽게 주세요

단백질은 여러 신체 기능과 성장에 필요한 영양소입니다. 고기, 생선, 달걀, 콩, 두부에 많습니다. 어른은 운동이나 다이어트를 하면 단백질을 더 챙겨 먹죠? 아이도 단백질을 충분히 섭취해야 키가 크고 체중이 잘 늘어납니다. 보통 아이들의 식사에서 단백질이 부족하지는 않습니다. 아이들은 보통 고기를 좋아하고 잘 먹으니까요.

우리 아이는 그렇지 않은데? 이렇게 생각하시는 부모님이 분명 계실 텐데, 어린 아기들은 고기 반찬을 싫어할 수 있습니다. 씹고 삼키기 힘들기 때문이죠. 어른은 고기의 씹는 식감 때문에 더 좋아하지만, 아이는 씹기 힘들어 잘 안 먹습니다. 구운 소고기가 가장 힘듭니다. 부모가 좋아하는 등심 구이는 아이에게는 아직 힘든 음식입니다. 고기의 맛을 알려면 만 4~5세는 지나야 합니다. 그 전에는 아이가 먹기 좋게 부드럽게 만들어주세요. '소고기<돼지고기<닭고기<달걀, 두부, 생선'의 순서로 아이가 먹기 편합니다. 질긴 고기는 작게 자르고 다져서 잘 먹는 음식에 섞고 국물로 우려주세요.

소화력이 많이 약한 아이는 고기를 거의 먹지 못해 단백질과 철분이 부족할 수 있습니다. 꼭 소고기가 아니어도 됩니다. 잘 먹는 단백질 반찬으로 챙겨주고 소고기는 먹기 편하게 만들어주세요. 혹시 철분이 부족하면 보충제를 복용하면 됩니다.

우리 아이의 체질에 맞는 고기 반찬은?

한의학에서 돼지고기는 찬 성질, 닭고기는 따뜻한 성질, 소고기는 중간 성질이라고 말합니다. 일부 한의원에서는 체질에 맞춰 음식을 강하게 제한하기도 하는데, 저는 치우치지 말고 골고루 먹는 게 좋다고 생각합니다. 유독 더위를 타는 체질이라면 돼지고기를 한두 번 더, 유달리 추위를 타는 체질이라면 닭고기를 한두 번 더 주는 정도면 됩니다.

고기 반찬이 너무 많으면 살이 찔 수 있어요

체중이 많이 나가 비만이 걱정인 아이는 기름진 고기 반찬을 주로 먹는 경우가 많습니다. 아이가 크면서 고기 맛을 알면 고기만 찾습니다. 기름진 고기는 지방이 많아 살이 찌기 쉽습니다. 기름기가 적은 고기로 챙겨주고 생선과 두부 반찬을 더 늘려주세요. 고기를 먹을 때는 꼭 상추에 싸서 먹으면 좋습니다. 기름진 고기 반찬이 지나치면 몸 안의 염증이 증가해 비염과 아토피, 면역력에 나쁜 영향을 줍니다. 그래서 마블링이 많은 소고기가 아이의 건강에 꼭 좋진 않습니다. 고기 반찬은 아이에게 꼭 필요하지만, 양질의 단백질로 챙겨주는 게 중요합니다.

지방, 아이에게 꼭 필요해요

지방은 보통 비만의 주범으로 생각하죠? 하지만 지방은 아이의 성장에 꼭 필요합니다. 특히, 두뇌 발달에 중요합니다. 그래서 모유에는 지방이 50%나 들어 있습니다. 어린 아기는 어른보다 지방이 더 많이 필요하거든요.

그런데 아이가 크면서 기본 신체 기능이 완성되고 급성장기가 지나는 만 2~3세가 되면 지방 섭취를 줄여야 합니다. 우유도 저지방으로 바꾸는 게 더 좋은 아이들이 있습니다. 아이가 자라면서 지방이 많은 기름진 고기와 군것질을 자주 먹어 비만이 되는 경우도 있거든요. 지방은 꼭 필요하지만 지나치게 섭취하면 안 됩니다.

그리고 가능하면 좋은 지방을 먹어야 합니다. 요리에 사용하는 기름은 올리브유, 카놀라유, 참기름, 들기름을 쓰면 좋고, 지방이 많은 붉은 고기보다는 불포화지방산이 풍부한 삼치, 고등어와 같은 등 푸른 생선이 좋습니다. 앞에서 비염에는 등 푸른 생선과 견과류가 좋다고 했죠? 두 가지 모두 좋은 지방이 들어 있는 건강한 음식입니다. 좋은 지방은 면역력을 키우고 염증을 줄이지만, 나쁜 지방은 비염, 아토피, 심혈관 질환에 악영향을 줍니다. 모두 최근에 많이 늘고 있는 질환이고, 기름진 음식 위주인 서구형 식생활을 즐기는 영향이 큽니다.

채소와 과일을 충분히 먹이세요

　채소와 과일은 비타민, 무기질, 섬유질 그리고 피토케미컬이 풍부해 면역력에 도움이 됩니다. 그런데 채소는 아이들이 대부분 싫어합니다. 맛이 쓰기 때문이죠. 특히, 재료의 맛을 살린 나물은 최상 난이도의 반찬입니다. 눈에 보이지 않게 잘게 썰어 좋아하는 음식에 섞고 잘 먹는 채소 위주로 집중 공략하세요. 채소를 싫어하는 아이도 두세 가지는 먹더라고요. 그리고 부족한 채소는 과일로 채워주세요. 대부분 채소보다 과일을 잘 먹습니다. 면역력이 약하거나 변비가 있는 체질은 과일을 더 많이 먹어야 합니다. 혹시 아이가 채소와 과일을 안 먹더라도 너무 걱정하지 마세요. 시중에 파는 채소 음료수를 챙겨주고, 이것도 힘들다면 보충제로 채워주면 됩니다.

기본 식생활에 체질을 더해요

　식생활 관리의 기본 틀이 잡히셨나요? 특정 영양소의 종류보다는 양질의 영양소가 중요합니다. 탄수화물은 정제된 쌀과 밀가루보다 현미, 통밀, 잡곡이 많아야 합니다. 단백질은 기름진 붉은 고기보다 기름이 적은 고기와 생선, 두부, 콩을 늘려보세요. 지방은 튀긴 음식은 줄이고, 등 푸른 생선, 견과류, 참기름, 올리브유를 활용하세요. 비타민과 섬유질이 많은 과일과 채소를 충분히 섭취하면 좋습니다. 아이의 식사가 칼로리만 있고 영양소가 적은 엠티 칼로리(empty calorie)가 되지 않아야 합니다.

　우리가 평소에 먹는 한식을 기본 밥상으로 생각해보세요. 탄수화물, 단백질, 지방이 적절한 비율로 들어 있고 채소가 많습니다. 여기에 잡곡을 늘리고, 생선과 과일, 견과류를 더 챙겨주면 됩니다. 실제로 우리의 전통 밥상은 지중해 식단과 함께 전 세계에서 건강식으로 주목받고 있습니다.

여기에 한 가지 더, 아이의 체질에 좋은 음식과 건강차를 더하면 밥상이 완성됩니다. 앞에서 벌써 많은 음식과 건강차를 소개했었죠? 우리 아이의 면역력과 소화력에 도움이 되는 음식을 선택해 밥상을 차려보세요. 평소 먹는 음식으로 우리 아이의 건강을 더 제대로 관리할 수 있습니다.

6 | 하루 세끼, 아이의 식사는 어떤가요?

하루 세끼 아이의 식사, 완벽하지 않아도 괜찮습니다.

아침을 잘 안 먹는 아이

아침밥을 잘 안 먹는 아이들이 있습니다. 부모님의 마음은 아이를 든든히 먹여서 학교에 보내고 싶은데, 아이는 아침에 입맛이 없어 보입니다. 이른 아침에는 아직 소화 기능이 제대로 작동하지 않아 입맛이 없을 수 있습니다. 위장관이 잠에서 깨려면 시간이 많이 필요한 체질인 거죠. 어른들도 아침 식사가 불편해 안 먹는 경우가 꽤 많습니다.

아이가 불편해하면 억지로 줄 필요는 없습니다. 오히려 소화력에 부담을 줄 수 있으니까요. 과일이나 빵, 떡, 우유와 시리얼처럼 간단하게 먹을 수 있는 음식으로 챙겨주세요. 어린이집과 유치원을 다니는 아이들은 등원하면 오전 간식이 있고, 초등학교는 점심 시간이 많이 늦진 않습니다. 초등학교 이상의 아이가 점심 전에 배고픔을 느끼면 간단한 간식을 챙겨줘도 됩니다.

어린이집과 학교에서 점심은 잘 먹을까요?

집에서는 잘 안 먹는데, 어린이집과 유치원에서는 점심을 잘 먹는 아이들이 있습니다. 우리 아이가 정말 잘 먹을까? 부모님은 고개가 갸우뚱해집니다. 실제로 진료실에서 아이들을 만나보면, 기관은 나름의 사회생활이라 친구들과 같이 먹으면서 다 먹어야 한다는 생각 때문에, 또는 선생님께 칭찬을 듣기 위해서 잘 먹는 경우가 많습니다.

점심은 이렇게 기관에서 잘 먹고, 집에서 먹는 저녁 식사는 더 편식을 하려는 경향도 있습니다. 그래서 부모님 입장에서는 점심을 잘 먹었는지 더 믿기 힘듭니다. 아마도 먹기 싫은 음식이 포함된 점심을 억지로 먹어서, 저녁에는 먹고 싶은 음식을 더 찾지 않나 싶습니다. 부모님으로서는 매번 골고루 잘 먹이고 싶지만 이게 참 마음처럼 되지 않습니다. 그래도 점심 식사라도 골고루 잘 먹는다면 참 다행입니다. 그럼 저녁 식사는 아이에게 조금 더 편한 음식으로 주셔도 괜찮습니다. 이렇게 차츰 새로운 음식을 접하고 배워가면서 저녁 식사의 편식도 줄어들 거예요. 편식은 앞으로 10년 동안 길게 보고 관리해야 합니다.

반대로 입맛이 까다롭고 미각이 예민한 아이는 기관에서의 점심 식사가 더 힘들 수 있습니다. 주로 밥과 국만 먹거나 몇 숟가락만 먹고 남기는 아이들도 있습니다. 아마 이런 아이들은 오후에 기관이 끝나면 당연히 배가 고플 테니 간식을 더 든든하게 챙겨주면 좋습니다. 탄수화물 위주보다 영양이 균형 잡힌 간식으로, 저녁 식사를 방해하지 않을 정도로 주세요.

저녁 식사는 몇 시까지 먹어야 하죠?

요즘은 생활 패턴 탓인지 몰라도 저녁 식사 시간이 늦은 아이들이 많습니다.

저녁을 일찍 먹는 아이는 늦은 시간이 되면 배가 고파 후식을 찾습니다. 안 먹는 아이는 쫓아다니며 먹이다 보면 1시간이 넘게 걸려 곧 잘 시간이 됩니다. 아빠가 늦게 퇴근해 저녁을 먹으면 아이도 옆에서 뭔가를 챙겨 먹기도 합니다.

이렇게 이런저런 이유로 아이들이 밤늦게 음식을 먹는 경우가 생깁니다. 그런데 적어도 잠들기 1시간 전에는 아이의 식사와 후식을 끝마쳐주세요. 늦은 시간까지 음식을 먹으면 소화력에 부담을 주고 수면을 방해할 수 있습니다.

완벽한 식사가 아니어도 괜찮아요

부모님은 늘 아이의 식사를 신경 쓰고 최선을 다하지만 그래도 조금은 아쉬운 마음이 드실 겁니다. 부모도 사람인지라 언제나 완벽한 식사를 챙겨주긴 어렵고, 아이도 생각만큼 잘 먹어주지 않죠.

완벽한 식사가 아니어도 괜찮습니다. 부모님에게는 조금 아쉽지만, 아이의 일생에서는 가장 건강한 음식을 먹는 시기가 아닐까 싶습니다. 혹시 아쉬운 부분이 있다면, 제가 설명드린 이야기를 참고해서 살짝만 더 채워주세요. 그리고 한 가지 더, 아이도 중요하지만 부모님도 남은 음식보다 따뜻한 밥 한 끼를 제대로 챙겨 드세요.

| 7 | 우유, 얼마나 마셔야 하나요? | |

우유, 아이에게 얼마나 주면 적당할까요?

우유, 꼭 마셔야 하나요?

저는 마셔도 좋다고 생각합니다. 사람이 소의 젖을 먹을 필요가 있는지에 대한 논란은 있지만, 생각해보면 요즘에는 우유 말고도 이전에 안 먹던 음식들을 참 많이 먹습니다. 아기에게는 당연히 우유보다 모유가 더 좋겠지만, 우유가 있어서 도움이 되는 아기들도 많습니다. 밥 먹는 게 힘들어 우유에 의존하는 아이들도 있죠. 그래서 우유가 꼭 나쁘다고 볼 필요는 없을 것 같습니다.

그렇다면 꼭 마셔야 하느냐? 이건 아닙니다. 우유는 한때 완전식품으로 각광을 받았었죠. 하지만 최근에는 아이들의 영양이 이전처럼 많이 부족하진 않습니다. 꼭 우유가 아니더라도 아이들이 먹을 수 있는 음식들이 참 많습니다. 혹시 부족하면 보충제도 있고요. 그래서 우유 소비량이 이전보다 줄지 않았나 싶습니다.

먼저 우유 권장량을 알아볼까요?

칼슘 섭취량을 기준으로 정합니다. 12~24개월은 2잔 480ml, 24개월 이상은 2~3잔 480~720ml, 만 9세 이상은 3잔 720ml 이상. 이건 미국 기준입니다. 우리도 미국을 따라가는 경향이 있죠. 그런데 두 돌 아이가 거의 500ml를 마시는 건 조금 많지 않나 싶습니다.

미국에서는 만 3세까지 칼슘의 하루 섭취 권장량이 700mg, 만 4~8세는 1,000mg인데요, 우리나라 기준은 만 3세까지 500mg, 만 5세까지는 600mg, 만 8세까지는 800mg입니다. 꽤 다르죠? 정확한 이유는 모르겠습니다. 아무튼 우유 1잔 240ml에 300mg의 칼슘이 들어 있으니까 만 2세 아이가 500ml를 마시면 미국 권장량이 됩니다.

식생활의 차이도 있습니다. 칼슘이 많은 음식은 우유, 멸치, 채소, 콩입니다. 우리나라에서는 많이 먹지만 미국은 그렇지 않습니다. 실제로 우리나라 영양 조사에 따르면, 칼슘을 우유, 멸치, 배추김치 등에서 골고루 섭취합니다. 꼭 우유만으로 칼슘을 채울 필요는 없다는 거죠. 실제로 저는 진료실에서 우유를 매일 500ml씩 거뜬히 마시는 두 돌배기 아이를 많이 보진 못했습니다. 그래서 기준의 변화가 필요하다고 생각합니다.

칼슘이 부족한 아이들이 많긴 해요

칼슘 이야기를 조금 더 해보자면, 칼슘이 부족한 아이들이 많긴 합니다. 평균 섭취량이 만 10세까지 430mg, 만 18세까지 470mg이니까, 특히 중고등학생이 많이 부족합니다. 청소년 시기에는 800~1,000mg이 필요하거든요. 이 시기가 되면 부모님이 매일 우유를 챙겨주기 쉽지 않고, 채소와 멸치보다는 고기와 군것질 섭취가 많아집니다. 이런 아이들은 우유를 더 챙겨주면 좋습니다. 청소년기 아이에게 우유는 사춘기 키 성장에도 도움이 됩니다.

우유를 마시면 키가 크나요?

아마 부모님들은 칼슘보다 키 성장에 관심이 더 많으실 텐데요, 최근 연구 결과에 따르면 우유를 많이 마시면 정말 키가 더 큽니다. 그렇다고 10cm씩 확 크는 건 아니고요. 연구 결과를 토대로 긍정적으로 생각했을 때, 10년 이상 꾸준히 잘 챙겨 마시면 2~4cm 정도의 키 성장을 기대할 수 있습니다. 정말 이대로만 큰다면 꽤 좋은 효과이긴 합니다.

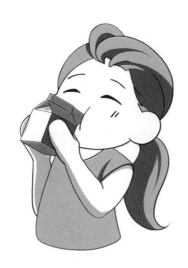

어떤 요인이 키 성장에 영향을 주는지 아직 정확히는 모릅니다. 아마도 우유는 성장호르몬 활동을 촉진시켜 키 성장에 도움을 주는 것으로 생각됩니다. 실제로 우유 섭취가 많은 북유럽 국가는 평균 신장이 꽤 큽니다. 하지만 성장 속도가 증가해 큰 키가 되는 건, 건강의 관점에서는 조금 복잡한 문제입니다. 키가 크면 심혈관 질환이 발생할 가능성은 낮을 수 있지만, 반면에 암과 고관절 골절의 가능성은 커질 수 있다고 하거든요.

그럼 우유를 얼마나 마셔야 할까요?

제가 권장하는 우유 섭취량은, 만 2~5세 아이는 200~300ml, 초등학생은 300~400ml, 사춘기 청소년은 500ml 이상입니다. 아이가 성장해감에 따라 이 정도로 차츰 늘려가면 좋지 않을까 싶습니다. 여기에 아이의 체질별로 달라지는 부분이 있습니다.

우유를 싫어하는 아이는?

우유를 안 마시는 아이들이 꽤 있습니다. 우유를 마시면 배가 아프고 설사를 하거나, 속이 불편해서 싫어할 수 있습니다. 우유가 잘 소화되지 않아서 그렇습니다. 우유에 민감하게 반응하거나 알레르기가 있는 체질일 수도 있습니다. 그래서 아이가 우유를 싫어하면 억지로 주지 않아도 괜찮습니다. 어릴 때는 잘 먹었지만 크면서 소화가 안 되고 불편해서 안 먹는 아이들도 많습니다. 이런 아이는 치즈나 요거트와 같은 발효 유제품으로 바꿔보세요. 우유는 소화를 못 시키지만, 발효 유제품은 소화가 잘될 수 있습니다. 때로 우유와 함께 초콜릿 첨가물을 타주거나 시리얼과 같이 주는 경우가 있는데, 단맛에 가려 우유를 먹을 수는 있지만 결국 소화가 안 되기 때문에 꼭 이렇게 주지 않아도 됩니다.

우유 양을 늘릴 때는?

체구가 작은 아이라면, 쑥쑥 잘 자라도록 우유 섭취량을 늘려주고 싶으시죠? 다음 두 가지 사항을 확인한 뒤 우유 양을 조절해보세요.

- 우유를 불편해하면 억지로 줄 필요는 없습니다.
- 식사량을 방해하지 않을 정도로 주면 좋습니다.

우유 양이 늘어나면 밥을 덜 먹을 수 있습니다. 아무리 우유가 성장에 도움이 된다 하더라도, 액체보다는 고체 음식을 먹어야 잘 큽니다. 특히, 체구가 작은 아이는 소화력이 약해서 평소 식사량이 적을 수 있는데, 우유를 많이 마셔서 식사량이 줄어드는, 다시 말해 주객이 전도되면 안 됩니다. 이러한 아이는 권장량보다 조금 적게 마셔도 괜찮습니다.

우유 섭취량이 많은 아기

만 2~4세 아이가 우유를 거의 1l까지 마시는 경우가 종종 있습니다. 대체로 밥을 안 먹어서 어쩔 수 없이 우유로 대체하는 아이일 텐데, 소화력 발달이 느린 아이는 고체 음식의 섭취가 어렵기 때문에 삼키기 쉽고 소화가 편한 우유나 음료수를 선호할 수 있습니다. 그래서 자연스레 우유 양이 늘어나게 됐을 거예요.

이런 아이는 차츰 우유 양을 줄여야 합니다. 아이도 영양 섭취의 상당량을 우유에 의존하고 있을 테니 갑자기 줄이기는 힘들겠죠. 한 번에 마시는 양을 티 나지 않게 조금씩 줄여보세요. 일주일에 50ml씩만 줄여가도 됩니다. 우유 양을 줄이면서 차츰 식사량을 늘려가야 합니다. 밥을 거부하고 양을 늘리기 어렵다면, 한약 치료로 소화력을 키워주는 관리를 병행해보세요.

체중이 많이 나가는 아이는 어떻게?

우유는 지방 함량이 높은 음식입니다. 지방은 흔히 비만의 원인으로 생각하지만, 아이의 성장 발달, 특히 두뇌 발달에는 꼭 필요한 영양소입니다. 그래서 모유에도 지방 함량이 매우 높습니다. 그런데 만 2~3세가 지나면 아이의 기본 발달이 완성되면서 지방 필요량이 줄어듭니다. 미국소아과학회에서는 비만 예방을 위해 저지방 우유를 권장하는데요, 우리나라에서는 많이 보편화되진 않은 것 같습니다.

그런데 최근 다른 의견이 발표되었습니다. 저지방 우유가 일반 우유보다 오히려 체중을 더 늘릴 수 있다는 겁니다. 우유에 포함된 지방이 포만감을 줘서 다른 음식 섭취를 줄이는데, 저지방 우유는 포만감이 적어 다른 음식을 더 많이 먹을 수 있기 때문입니다. 다시 말해, 저지방 우유는 배가 덜 부르다는 거죠.

따라서 체중이 많이 나가는 아이는 반응을 보며 우유를 조절해보세요. 만약 우유를 마셔도 식사량이 비슷하다면 저지방 우유를 주는 게 좋습니다. 저지방이라도 지방은 여전히 많기 때문에 권장량보다 조금 적게 주세요. 반대로 우유를 1l가량 마시고 식사량이 줄어든다면 일반 우유를 주는 게 좋습니다. 우유가 지방이 많아도 고체 음식으로 구성된 식사보다는 칼로리가 적기 때문에 체중 관리의 방법으로 사용할 수도 있습니다. 식사 직전에 먼저 우유를 충분히 마셔서 포만감을 주면 좋습니다.

우유를 일찍 주면 알레르기가 생기나요?

엄마가 임신 또는 수유 시기에 우유를 마셔서, 또는 아이에게 우유를 너무 일찍 줘서 알레르기가 생기는 건 아닐까요? 이렇게 묻는 부모님이 계십니다. 하지만 그렇진 않습니다. 오히려 최근 연구 결과에 따르면, 우유를 일찍 주는 것이 알레르기가 생길 가능성을 줄여줍니다. 이전에는 우유, 밀가루, 콩, 땅콩, 생선 같은 음식들은 천천히 주의해서 주라고 했었는데, 미국소아과학회에서 2008년 이후에 지침을 변경했습니다. 늦게 주는 것보다 이유식 초기 4~6개월 시기에 빨리 주면 좋습니다. 물론 처음에는 반응을 주의 깊게 살펴보면서 시작해야 합니다.

혹시 아이에게 우유 알레르기가 있더라도 너무 걱정하지 마세요. 보통 아이가 크면서 만 3~4세 정도가 되면 알레르기가 없어지는 경우가 많습니다. 조금 더 오래 지속되더라도 잘 피해서 관리하면 아이에게 별다른 문제는 없습니다.

이런 내용과 별개로, 항생제, 성장호르몬 때문에 우유가 꺼려지는 부모님도 계실 거예요. 걱정이 된다면 주지 않으셔도 괜찮습니다. 앞에서도 말했듯이 요즘은 우유 말고도 먹을 음식들이 많습니다. 전문가들이 권장하는 건강 식단에 우유가 꼭 들어가는 것도 아니고요. 우유도 결국 하나의 음식이고, 키 성장에 조금 도움이 된다는 정도로 접근해보면 좋지 않을까 싶습니다.

8 | 잡곡, 체질에 맞춰 챙겨주세요

우리 아이의 체질에는 어떤 잡곡이 맞는지 종합해서 정리해보겠습니다.

아이의 밥에 잡곡을 넣어보세요

밥은 칼로리를 얻는 주식입니다. 요즘은 칼로리 섭취가 부족하기보다 넘치는 편이고, 밥 이외에도 칼로리를 얻는 음식들이 참 많습니다. 그래서 밥을 섭취하는 방법이 이전과는 바뀌었습니다. 흰 쌀밥은 줄이고 현미와 잡곡은 늘리는 추세죠. 최근 전문가들은 백미 대신 현미와 잡곡을 더 많이 먹으라고 조언합니다. 잡곡에는 탄수화물 외에도 비타민, 무기질, 섬유질이 풍부하게 들어 있어 면역력과 소화력에 모두 도움이 되거든요.

우리 아이가 먹는 밥에 잡곡을 얼마나 넣나요? 아이들의 밥에는 잡곡을 넣어도 괜찮을지, 소화가 안 되는 게 아닐지 걱정이 되실 겁니다. 잡곡을 많이 넣으면 맛과 식감이 달라 먹기 싫어하는 아이들도 있습니다. 아이의 밥에 넣는 잡곡, 어떻게 활용하면 좋을까요?

연령에 따른 잡곡의 비율

만 2세는 10%, 만 3세는 20%, 만 4~5세는 30% 정도면 적당합니다. 초등학교를 입학하면 절반 가까이, 중고등학생은 절반 이상 늘리면 좋고요. 소화력이 약한 아이는 잡곡을 많이 넣지 말고 더 천천히 늘려가면 좋습니다.

처음에는 보리부터 시작하세요

보리는 쌀알보다 조금 크지만 식감이 거칠지 않아 처음에 시도하기 좋은 잡곡입니다. 한의학에서 보리는 소화력을 키워주는 작용도 있습니다. 특히, 보리의 싹을 틔운 발아보리는 입맛을 돋우는 한약재로, 잘 안 먹는 아이의 한약 처방에 자주 들어갑니다. 아이가 평소 마시는 물로 발아보리차를 챙겨줘도 좋습니다.

처음에는 소화가 덜 되고 방귀를 자주 뀔 수 있습니다. 백미보다 소화해야 할 다른 성분이 더 많기 때문이죠. 그러나 차츰 아이의 장내세균 환경이 바뀌면서 적응해갑니다. 소화력이 발달하는 과정이기도 합니다. 아이의 반응을 보면서 천천히 진행해보세요. 안 먹으려고 하는 거부감이 없는지 방귀를 너무 많이 뀌거나 대변에 그대로 나오지 않는지 관찰해보세요. 급하지 않게 차근차근 늘려가면 됩니다.

안 먹는 아이, 잡곡을 꼭 넣어야 할까요?

가뜩이나 식사량이 적은데 잡곡을 넣으면 더 안 먹고 소화흡수가 안 되지 않을까요? 이렇게 묻는 부모님이 계실 텐데, 분명 잡곡이 백미보다 소화가 더 어렵기는 할 거예요. 하지만 잡곡을 소화하면서 소화력이 더 향상되는 작용도 있습니다. 위장관의 소화 기능이 더 발달할 수 있고, 잡곡에 포함된 섬유질이 장내세균총을 발달시켜 소화력에 도움을 줄 수도 있습니다. 아이의 체질에 맞게 잡곡을 넣음으로써 건강에 도움이 되는 효과도 있습니다.

그러니 아이의 밥에 잡곡을 조금씩 넣어보세요. 아이의 반응을 보면서 천천히 늘려가면 됩니다. 처음에는 보리부터 조금 넣고, 충분히 불린 다음에 밥을 안치고, 현미 대신 오분도미나 칠분도미를 사용해도 좋습니다.

우리 아이의 체질에 맞는 잡곡은?

우리 아이의 체질에는 어떤 잡곡이 맞을까요? 우리가 흔히 먹는 잡곡을 바탕으로 정리해보았습니다.

- 보리 : 소화력과 기운을 보강하는 작용을 합니다. 처음에 시작하기 좋은 잡곡입니다.

- 기장 : 소화력과 기운을 더하고 몸을 살짝 따뜻하게 만듭니다. 겨울철에 넣으면 좋습니다. 크기가 작아서 아이들도 거부감 없이 먹을 수 있습니다.

- 귀리 : 우리나라보다 서양에서 오트밀로 더 많이 먹습니다. 보리의 한 종류이고 소화력과 기력을 보강하는 작용이 있습니다. 요즘은 오트밀 시리얼로 많이 먹고 있죠. 밥에 잡곡으로 같이 넣어도 됩니다.

- 찹쌀 : 기운을 더하면서 모아주고, 몸을 따뜻하게 만듭니다. 아이들의 체력이 힘들 때 사용하면 좋습니다. 오래 복용하면 열을 모으고 순환을 방해할 수 있어 한두 달 정도 짧게 쓰는 게 좋습니다.

- 좁쌀 : 시원한 성질의 잡곡입니다. 열(熱)이 많은 체질이어서 늘 더워하는 아이에게 쓰면 좋습니다. 소화력이 약해서 안 먹는 아이, 위장관이 찬 체질은 피하는 게 좋습니다.

- 수수 : 위장관을 따뜻하게 만듭니다. 추위를 조금 타면서 대변이 무른 아이에게 좋습니다.

- 율무 : 순환을 원활하게 만드는 효과가 있습니다. 잘 먹고 살집이 있고 더위를 타는 아이, 열이 많은 체질이면서 대변이 무른 아이에게 잘 맞습니다. 특히, 물사마귀 치료에 많이 사용합니다.

- 녹두 : 열 체질에 땀이 많고 피부 트러블이 있는 아이에게 쓰면 좋습니다.
- 완두 : 소화력을 보강하면서 기혈 순환을 원활하게 만듭니다. 안 먹고 소화력이 약한 체질에 쓰면 좋습니다.
- 검은콩 : 약간 시원한 성질이고, 순환을 원활하게 만드는 작용이 좋습니다. 검은콩을 몇 가지 한약재와 함께 발효시킨 '담두시'는 감기 치료와 섬세한 기질의 아이들에게 쓰곤 합니다. 담두시만큼은 아니지만 비슷한 효과로 검은콩을 활용할 수 있습니다.

9 | 소화력을 키우는 체질 밥상

소화력이 약하고 밥을 잘 안 먹는 아이에게 도움이 되는 체질 밥상을 알아보겠습니다.

밥에는 보리와 완두, 삽주를 넣으세요

소화력이 약하고 밥을 잘 안 먹는 아이는 잡곡을 많이 넣기 조심스럽습니다. 그렇다면 처음에는 보리로 시작해보세요. 보리에는 소화력을 더하는 작용이 있고, 형태와 식감이 쌀과 비슷해 거부감이 덜 듭니다. 보리를 잘 먹으면 그다음에는 완두콩을 넣어보세요. 완두콩은 소화력을 튼튼하게 하고 순환을 원활하게 만드는 효과가 좋습니다.

여기에 한 가지 더, 삽주를 함께 넣어보세요. 삽주는 소화력을 보강하는 대표적인 한약재입니다. 한의학에서 안 먹는 아이들의 보약 처방에 많이 사용합니다. 삽주는 인터넷을 검색하면 쉽게 구매할 수 있습니다. 처음에 삽주를 보면 향이 꽤 강할 거예요. 삽주는 차로 끓이면 향이 강한데, 밥에 넣으면 밥이 향을 싹 잡아줍니다. 밥을 안칠 때 삽주 한두 조각을 같이 넣으면 됩니다. 그럼 삽주의 약효가 밥물에 우러나와 아이가 거부감 없이 쉽게 먹을 수 있습니다.

국에는 도라지와 무를 넣으세요

소화력이 약한 체질은 순환이 정체되기 쉽습니다. 그래서 소화력 보강과 함께 정체된 순환을 풀어주는 관리가 필요합니다. 도라지와 무는 순환을 원활하게 만드는 효과가 좋습니다. 도라지는 목과 기관지 면역력에도 도움이 됩니다.

아이가 잘 먹는 국에 무와 도라지를 넣어 국물을 우려내세요. 도라지청, 도라지나물, 깍두기, 무나물을 챙겨줘도 됩니다. 체형이 많이 마른 아이는 무는 빼고 도라지만 사용하세요. 마른 체형에는 강한 순환 작용이 부담이 될 수 있거든요. 도라지와 함께 대추를 넣으면 순환 작용이 부드러워져 부담이 줄어듭니다.

반찬에는 생강을 골고루 사용해보세요

생강은 면역력과 감기 파트에서 몇 번 소개했죠? 뿐만 아니라 생강은 소화력을 보강하는 작용도 좋습니다. 특히, 자주 토하고 멀미가 심한 체질에 도움이 됩니다. 밥을 잘 안 먹고 잔병치레가 많은 아이는 생강을 소량으로 꾸준히 복용하면 좋습니다.

생강도 향이 정말 강한 음식이죠? 소화력에 좋은 한약재는 보통 향이 강한 편입니다. 생강도 채를 썰어 밥에 몇 개만 넣으면, 밥이 생강의 향을 잡아줘 냄새가 강하지 않습니다. 반찬과 국에 생강가루나 생강즙을 살짝 넣는 방법도 괜찮습니다. 열이 많은 체질은 자주 사용하지 않는 게 좋습니다.

발아보리와 닭의 모래주머니를 써보세요

소화력을 돕는 보리는 싹을 틔우면 더 효과가 좋습니다. 물에 발아보리를 넣고 끓여 수시로 마시게 해주세요. 닭똥집이라고 부르는 닭의 모래주머니도 소화를 돕는 작용을 합니다. 막힌 순환을 풀고 소화력을 튼튼하게 만드는 효과도 있습니다. 닭의 모래주머니는 조금 질겨 어린 아이는 먹기 힘들 수 있는데요, 맥주나 청주에 재워 냄새를 제거한 다음에 밀가루나 찹쌀가루를 묻혀 기름에 살짝 튀기는 느낌으로 구우면 쫄깃하고 맛있는 밥반찬이 됩니다.

마 주스를 간식으로 챙겨주세요

마는 소화력을 보강해 마르고 살이 안 찌는 체질에 좋은 음식입니다. 마는 아이가 먹은 음식을 위장관에서 잘 흡수하도록 돕습니다. 한의학에서는 소화력과 기력을 보강하는 한약재로 아이들 보약 처방에 자주 사용합니다. 생마로 반찬을 만들거나 아이가 잘 먹는 과일과 함께 갈아 주스로 만들어주면 좋습니다. 건조한 마가루를 준비해 우유나 음료수에 조금씩 타주면 편합니다.

밥을 잘 먹게 하는 한약이 있나요?

한의학에서는 안 먹는 아이의 약한 소화력을 보강해서 잘 발달하도록 돕는 치료 방향으로 접근합니다. 소화력을 키워주는 백출을 중심으로, 소화작용을 원활하게 만드는 사인과 백두구, 입맛을 키워주는 맥아와 산사 같은 한약재로 한약 처방을 구성합니다. 아이의 체질에 잘 맞으면 녹용과 인삼을 함께 쓸 수 있습니다. 소화력이 많이 약한 아이는 녹용의 강한 보강 작용이 부담이 될 수 있고, 열이 많은 체질은 따뜻한 성질의 인삼이 잘 안 맞을 수 있어, 정확한 진찰 후에 치료 방향을 결정합니다.

소화력에 조금 부담이 있었던 아이는 정체된 순환을 원활하게 만드는 치료를 먼저 진행합니다. 섬세하고 마른 체질의 아이는 보강이 강하지 않도록 주의해야 합니다. 여기에 체, 복통, 변비, 설사 등과 같은 소화기계 증상들이 다 나아지도록 한약 처방을 만듭니다. 소화력과 함께 면역력과 비염 또는 아토피가 걱정되는 아이는 정확한 진찰 후에 우선순위를 정해서 치료합니다.

아이의 체질과 건강 상태에 따라 한약 치료에 대한 반응은 다릅니다. 가령 소화력 발달이 성장에 비해 많이 느리거나 소화력에 부담이 있고 순환이 정체되었던 아이는, 한약 치료 후에 입맛이 좋아져 잘 먹는 경우가 많습니다. 반면에 소화력이 성장 패턴에 맞춰서 잘 발달하고 있고 순환에도 별다른 문제가 없는 아이는 지금 바로 눈에 띄는 변화가 생기지는 않습니다. 이런 체질의 아이는 몇 년 동안 긴 흐름으로 성장 패턴을 보면서 소화력을 보강하는 방향으로 관리합니다.

10 | 좋은 세균, 소화력의 또 다른 친구

위장관 안에 건강한 세균을 키우려면 어떻게 관리해야 할까요?

우리 몸에는 좋은 세균이 살고 있어요

흔히들 세균이라고 하면 아이를 아프게 하는 병균으로 생각합니다. 하지만 꼭 그렇진 않습니다. 최근 20년 사이에 세균에 대한 인식이 많이 바뀌었습니다. 나쁜 세균만 있는 게 아니라 좋은 세균도 있습니다. 실제로 좋은 세균이 더 많은 것 같기도 합니다. 위장관 안에는 우리 몸의 세포 수보다 더 많은 세균이 살고 있다고 하니까요. 우리 몸의 실제 주인이 세균이 아니냐는 우스갯소리를 하기도 합니다.

우리가 먹는 음식을 소화하기 위해서는 위장관에서 분비하는 소화효소뿐만 아니라 세균들의 작용이 필요합니다. 세균과 함께 음식을 소화시키는 거죠. 세균들이 만드는 여러 물질은 위장관에서 흡수되어 혈관을 타고 우리 몸의 이곳저곳에서 중요한 작용을 합니다. 우리 몸 안의 세균은 나쁜 세균들이 침입하지 않도록 막아주는 역할도 합니다. 앞에서 살펴본 면역력의 기능이죠? 좋은 세균이 다양하게 있지 않으면 알레르기질환에도 영향을 준다고 알려져 있습니다. 최근에는 아이의 두뇌 발달에 영향을 준다는 연구 결과도 많이 발표되고 있습니다.

세균은 이미 우리와 함께 있었어요

우리가 좋은 세균들을 알게 된 건 20년 정도밖에 안 되지만, 세균들은 훨씬 오래전부터 우리와 함께해왔습니다. 우리가 특별히 뭔가를 하지 않아도 세균들은 우리 몸 안에서 잘 살고 있습니다. 오히려 현대사회에서 급격한 생활 습관의 변화가 세균들에 안 좋은 영향을 주는 것 같기도 합니다. 식생활의 변화와 항생제의 남용 때문이죠. 몸속에 살고 있는 세균들은 우리가 먹는 음식에 따라 바뀝니다. 서구식 식생활로 바뀌면서 우리 몸의 세균들에게도 꽤 많은 변화가 생겼습니다. 항생제는 나쁜 세균만이 아니라 좋은 세균들도 함께 없앱니다.

평소에 먹는 음식이 중요해요

우리 몸 안에 좋은 세균을 키우려면, 좋은 세균이 좋아하는 음식을 먹어야 합니다. 좋은 세균들은 채소와 과일의 섬유질을 좋아합니다. 김치나 요거트 같은 발효 음식은 더 좋아합니다. 좋은 세균과 아이의 식생활 취향이 참 다르죠?

이렇게 관리해보세요. 후식은 과일로, 좋아하는 채소 몇 가지라도 조금씩, 요거트는 단맛 성분이 덜한 제품으로, 고기 반찬은 상추쌈 두 번씩, 김치도 맵지 않게 한 조각씩만 챙겨주면 충분합니다. 세균들만이 아니라 아이의 면역력에도 좋은 식단입니다. 건강과 면역력, 좋은 세균을 키우는 방법은 전체적인 맥락에서 같은 방향입니다.

유산균을 챙겨주면 좋을까요?

유산균도 괜찮습니다. 좋은 세균들을 위장관에 직접 넣어주는 방법이니까요. 요즘은 좋은 세균들이 좋아하는 음식까지 같이 넣어서 유산균 제품을 만듭니다. 편식이 심해 채소와 과일을 잘 먹지 않는 아이들은 유산균 제품을 챙겨주면 도움이 됩니다.

저는 유산균도 좋지만, 평소 먹는 건강한 식생활이 더 중요하다고 생각합니다. 세균들의 세상은 너무 다양하고 복잡해서 아직 정확히 이해하진 못하고 있습니다. 수많은 종류의 유산균들이 상호작용을 하는 장내세균총은 마치 복잡한 사회와 비슷합니다. 언젠가는 개인의 체질과 건강, 질환에 딱 맞춘 유산균 칵테일 제품이 나올지도 모르지만, 지금 현재의 과학은 몇몇 좋은 세균들이 있다는 것까지 알고 있는 정도입니다. 그래서 전문가들은 건강한 식생활을 더 우선해서 추천합니다. 하지만 우리에게는 이런 견해보다 광고가 더 눈에 많이 띄기는 합니다.

유산균은 비타민과 비슷한 부분이 있습니다. 처음에는 영양소를 정제하고 농축한 비타민 제품이 과일보다 더 좋다고 생각했습니다. 하지만 차츰 신선한 채소와 과일을 직접 섭취하는 게 더 좋다는 인식으로 바뀌었죠. 유산균도 알아갈

수록 비슷한 방향으로 가는 듯합니다.

　세균 연구를 막 시작한 10년 전에는 제왕절개나 항생제 복용, 위생적 환경의 단점이 지금보다 더 강조되었습니다. 자연분만을 통한 세균 샤워라는 용어가 있기도 했었죠. 요즘은 이러한 단점보다 평소 식생활 관리를 더 중요하게 생각합니다. 제왕절개나 항생제 복용의 단점을 건강한 식생활로 극복할 수 있다는 거죠. 어렵지 않습니다. 책에서 제안한 방법들과 체질 밥상을 하나씩 실천해보세요. 부모님의 조그마한 노력 하나하나가 우리 아이의 평생 면역력의 밑바탕이 될 수 있습니다.

15장

장이 약한 체질

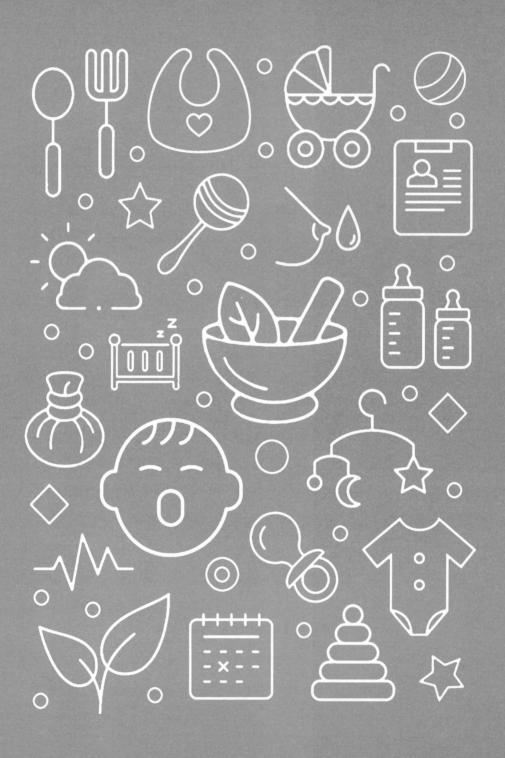

- 종종 배가 아픈 아이
- 대변이 딱딱하고 변비가 있는 아이
- 자주 체해서 구토를 하는 아이
- 자주 속이 메슥거리고 구토를 하는 아이
- 자주 대변이 무르고 설사를 하는 아이
- 하루 종일 입 냄새가 심하게 나는 아이

세부적인 소화력 체질

이번 장에서는 소화력 체질을 더 구체적으로 나눠서 알아보려고 합니다. 앞에서 면역력 체질도 열, 목, 콧물, 코막힘, 기침으로 자세히 구분했죠? 아이의 소화력도 체질에 따라 복통, 변비, 설사, 구토, 구취와 같이 세부적으로 나뉩니다. 안 먹는 아이는 이러한 위장관 증상을 한두 가지씩 동반하는 경우가 많습니다. 밥을 먹다가 배가 아파서 그만 먹고, 먹는 양이 적어 대변 보기가 힘든 아이들이 꽤 됩니다. 잘 먹는 아이도 종종 배가 아프거나 체하고 설사를 하는 경우가 있고요. 아이의 소화력에 조금씩 약한 부분이 있는 거죠. 이번 장에서는 세부적인 소화력 체질과 관리 방법에 대해서 자세히 알아보겠습니다.

자주 배가 아픈 아이, 꾀병일까요?

종종 배가 아프다고 하는데 심하지는 않고 배를 만져주면 괜찮습니다. 병원에 가면 별문제가 없어서 혹시 꾀병이 아닌가 싶기도 합니다. 하지만 아이는 정말 배가 아픈 겁니다. 꾀병이 아니에요. 아이가 배가 아픈 이유는 소화력이 약해서입니다. 특정 원인이 소화력에 부담을 주면 복통으로 나타나는 체질입니다. 식사가 부담이 됐거나 대변이 가득 찼거나 스트레스를 받으면 배가 아플 수 있습니다. 복통의 원인을 제대로 파악해서 아이의 약한 소화력을 키워줘야 합니다.

변비가 있는 아이, 어떻게 관리해야 하나요?

아이가 보이는 변비 유형에 따라 관리 방법이 달라집니다. 밥을 안 먹어 생기는 변비는 섬유질이 많은 과일을 챙겨주면 도움이 됩니다. 약한 소화력을 키워서 밥을 이전보다 잘 먹게 되면 대변도 함께 좋아지는 경우가 많습니다. 그런데 밥을 잘 먹는 아이는 과일이 오히려 대변 보는 걸 더 힘들게 만들 수 있습니다. 대변을 밀어내고 내보내는 소화력을 키워주는 게 관리 포인트입니다. 조금 뒤에 자세한 관리 방법을 살펴보겠습니다.

체한 게 정확히 어떤 증상인가요?

아이가 토하거나 배가 아프면 체했다고 생각합니다. '체'는 서양의학에는 없고 한의학에만 있는 개념입니다. 소화불량과 비슷하지만 조금 다릅니다. 위장관의 기혈 순환이 막혀서 근육이 긴장되고 운동성이 저하된 상태입니다. 그래서 명치가 막힌 듯 답답하고 구토를 하기도 합니다. 이렇게 체했을 때는 막힌 기운을 뚫어줘야 하죠. 한방 소화제를 복용하거나 손끝을 자극하면 도움이 됩니다.

우리 아이는 장이 약한 체질 같아요

한의학에서 소화력은 후천적인 건강 관리의 출발점입니다. 소화력이 약하면 먹은 음식이 잘 소화되거나 흡수되지 못합니다. 비위가 튼튼해야 잘 먹고 잘 소화하고, 체력과 면역력이 건강하고, 키도 잘 클 수 있습니다. 그럼 우리 아이의 약한 소화력을 어떻게 해야 튼튼하게 키울 수 있을까요? 자세한 방법을 살펴보겠습니다.

2 │ 배가 자주 아픈 아이, 꾀병일까요?

꾀병이 아닙니다. 배가 자주 아픈 이유는 소화력이 약해서입니다.

한 번씩 배가 아프다는 아이, 꾀병 같아요

먼저 아이가 한두 달에 한 번씩 배가 아프다고 하는 경우를 살펴보겠습니다. 배가 많이 아파서 병원에 가야 할 정도는 아닙니다. 시간이 좀 지나면 괜찮아지고, 언제 배가 아팠냐는 듯 잘 놉니다. 그래서 꾀병처럼 보이기도 합니다. 하지만 아이는 정말 배가 아픈 겁니다. 아이의 마음과 컨디션 상태가 소화력에 영향을 줄 수 있거든요. 장난감을 가지고 놀다가 마음대로 되지 않아서, 부모님이 아이 말대로 잘 따라주지 않아서 아이 나름의 스트레스가 생길 수 있고, 그런 마음이 소화력에 영향을 주면 배가 아플 수 있습니다.

많은 아이들이 크면서 이런 복통을 경험하고 대부분 별다른 문제 없이 괜찮습니다. 약보다는 부모님의 따뜻한 손길과 관심이 더 도움이 될 수 있습니다.

부모님이 잠시 하는 일을 멈추고 아이 곁에서 배를 만져주면 아이는 금세 괜찮아집니다.

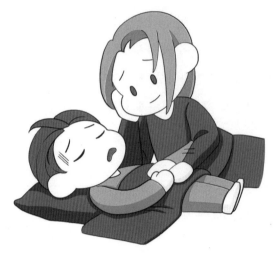

가볍게 배가 아픈 아이, 매실액과 꿀물을 주세요

얼마 전 미국에서 소아 복통에 대한 흥미로운 연구가 발표되었습니다. 배가 자주 아픈 아이들에게 설탕물을 줬더니 복통이 좋아졌다고 합니다. 물론 아이들은 설탕물이라는 사실을 알고 있었고요. 그러니 약인지 설탕물인지 모른 채 복용했는데도 복통이 나아지는 현상을 가리키는 플라세보효과라고 할 수도 없습니다. 설탕물은 약이 아닌데 복통이 좋아졌다면, 정말 배가 아팠던 게 아니라 마음속에서 느꼈던 가짜 복통이었을까요?

예전에는 통증의 원인을 검사로 알 수 없으면, 마음의 문제로 보고 정신과 진료를 받기도 했습니다. 하지만 최근에는 관점이 바뀌고 있습니다. 마음의 상태가 몸에 영향을 줄 수 있습니다. 복통은 마음으로 느끼는 가짜 통증이 아니라, 마음이 몸에 영향을 줘서 실재하는 통증입니다. 다시 말해, 꾀병이 아니라 아이는 정말 배가 아픈 겁니다.

연구에서처럼 배가 아픈 아이에게 설탕물을 줘도 괜찮습니다. 설탕물을 마시면 배가 안 아프다고 설명을 해주시고요. 저는 설탕물보다 매실액이나 꿀물을 추천합니다. 매실은 위장관을 편하게 만들고, 꿀은 긴장을 풀어주는 작용이 있습니다. 매실액이나 꿀물을 주면서 배를 어루만져주면 아이의 배는 금세 편안해집니다.

만약 복통이 심하거나 설사 또는 구토를 동반하면, 장염 등의 다른 원인일 수 있으니 병원에서 정확한 진찰을 받아보세요. 한 달에 몇 번씩 혹은 매일 한두 번씩 자주 배가 아프다면 만성 복통으로 보고 원인을 찾아 치료해야 합니다. 크게 네 가지 유형으로 나눌 수 있습니다.

- 변비로 배가 아픈 아이
- 체해서 배가 아픈 아이
- 음식으로 인해 배가 아픈 아이
- 마음의 영향으로 배가 아픈 아이

변비로 배가 아픈 아이

복통의 첫 번째 원인은 변비입니다. 변비로 인해 배가 자주 아픈 아이들이 꽤 많습니다. 배 안에 대변이 가득 차 있는데 바깥으로 내보내지 못해 아이는 불편감이나 통증을 느낍니다. 또는 대변을 보기 위해 힘을 주는 과정에서 배가 아플 수 있습니다. 대변을 보기 전에 나타나고, 대변을 보면 없어지는 특징이 있습니다.

원인은 대변을 바깥으로 내보내는 소화력이 약해서입니다. 대장과 관련된 소화력이죠. 관리 방법은 조금 뒤에 변비 파트에서 자세히 알아보겠습니다.

체해서 생기는 복통

복통의 두 번째 원인은 체입니다. 섭취한 음식이 위장관 아래로 원활하게 내려가지 못해 배가 아플 수 있습니다. 밥을 먹는 도중에 메슥거리고 구역질을 하거나 먹은 음식을 토하기도 합니다. 식사를 하면서 또는 바로 후에 나타나고, 주로 배꼽 위쪽 부분이 아픕니다.

원인은 섭취한 음식을 받아들이는 소화력이 약해서입니다. 식도, 위와 관련된 소화력이죠. 밥을 먹는 도중에 배가 아프다고 하면 먹기 싫어서 그런 것처럼 보일 수 있지만, 아이는 실제로 배가 아파서 밥을 더 먹을 수 없는 겁니다. 그래서 음식이 아래로 잘 내려가도록 소화력을 키워줘야 합니다. 심하게 체해서 배가 많이 아픈 경우에는 손끝을 자극해서 막힌 기운을 뚫어주면 도움이 됩니다.

음식으로 생기는 복통

복통의 세 번째 원인은 음식입니다. 특정 음식에 알레르기가 있거나 소화효소가 부족해서 배가 아플 수 있습니다. 가장 흔한 음식은 우유입니다. 우유에 포함된 유당을 소화하는 효소가 부족한 아이는 우유를 마실 때마다 배가 아프고 대변이 묽어질 수 있습니다. 이러한 증상을 '유당불내증'이라고 합니다. 우유를 좋아하지 않는 아이는 혹시 우유를 마시면 불편감이 생겨서 그런 게 아닌지 확인해보세요. 어릴 때는 우유를 잘 마셨는데 크면서 유당 소화가 덜 돼서 우유를 안 마시기도 합니다. 이러한 아이는 우유를 꼭 마시지 않아도 됩니다. 우유 대신 치즈나 요거트로 유제품을 챙겨주세요.

기름진 음식이나 매운 음식에 반응해서 배가 아픈 아이도 있습니다. 컨디션이 저하되면 평소에 괜찮던 음식인데 배가 아프고 부글거리거나 설사를 하는 경우도 있습니다. 음식을 소화하고 흡수하는 소화력이 약한 체질이죠. 약하고 예민한 위장관의 소화력 기능을 보강하는 관리가 도움이 됩니다.

마음에서 생기는 복통

복통의 네 번째 원인은 마음입니다. 앞에서 살펴본 것처럼 마음의 영향으로 배가 아플 수 있습니다. 아이가 스트레스를 받으면 위장관의 기혈 순환이 막혀 배가 아픕니다. 소화력이 약하면서 섬세한 기질의 아이에게 자주 보이는 모습입니다. 한의학에서는 기운이 막혀서 생기는 통증, 다시 말해 '불통즉통(不通則痛)'이라고 말합니다. 아이가 스트레스를 받거나 긴장도가 높아지면 순환이 정체되어 통증이 생기는 거죠.

동생이 생기거나, 이사를 하거나, 유치원 혹은 초등학교에 입학하거나, 학업으로 스트레스를 받아 배가 아픈 아이들이 많습니다. 하기 싫은 일에 대한 스트레스만이 아니라 좋아하는 일을 잘하고 싶은 욕심과 긴장 때문에 배가 아픈 아이들도 있습니다. 코로나 유행 시기에는 학교 등교와 루틴이 불규칙해지면서 마음의 적응이 힘들어 종종 배가 아프고 이런저런 통증을 호소하는 아이들이 많았습니다. 큰 스트레스가 아니어도, 아이들은 약간의 긴장과 불안만으로도 가벼운 복통이 생길 수 있습니다.

어른들도 스트레스를 받으면 정말 머리가 아프잖아요? 아이들은 보통 복통으로 나타나는 것 같습니다. 때로 두통이나 성장통을 동반하기도 합니다. 스트레스와 긴장이 원인이다 보니, 예민한 아이들에게 더 잘 생깁니다. 틱 증상으로 이어지는 경우도 있습니다.

배가 아픈 부위는 보통 특정하기 어렵습니다. 부모님이 배를 만져주면 대개 편안해집니다. 아마도 부모님의 관심과 손길로 긴장이 조금은 풀어지고 마음이 편해지나 봅니다. 엄마 손이 약손인 거죠. 그래서 꾀병인가 싶기도 하지만 그렇진 않습니다. 어른인 우리도 괜찮다는 따뜻한 말 한마디에 지끈지끈 아프던 두통이 조금은 가라앉기도 하잖아요. 앞에서 설명한 꿀물과 매실액도 도움이 되니 함께 활용해보세요.

복통의 네 가지 원인, 시간대로 구별해보세요

- 대변을 보기 전에 배가 아프면 → 변비
- 밥을 먹을 때 윗배가 아프고 답답하면 → 체
- 밥을 먹고 나서 배가 전체적으로 불편하면 → 음식
- 아침에 학교 가기 전에 배가 아프면 → 마음

이렇게 시간대에 따라서 복통의 원인을 찾아보세요. 몇 가지 종류의 복통이 같이 나타나는 아이들도 많습니다. 소화력이 약한 체질에 대변, 컨디션, 스트레스, 음식이 복합적으로 영향을 줘 배가 아플 수 있습니다. 시간대가 뚜렷하지 않고 정확한 원인을 알기 어려운 경우라면 병원에서 정확한 진찰을 받아보세요.

자주 배가 아픈 아이, 작약+감초차를 주세요

심리적인 원인으로 자주 배가 아픈 아이에게는 작약을 활용해보세요. 작약은 소화력이 약하면서 기질이 섬세하고 마른 체형의 아이에게 잘 맞습니다. 예민한 소화력이 부드럽게 작용하도록 기혈 순환을 원활하게 만듭니다. 여기에 감초를 함께 사용하면 작약의 작용이 한층 더 부드러워집니다. 스트레스로 배가 자주 아픈 아이는 긴장을 풀어 소화력을 부드럽게 만들어주는 게 관리 포인트입니다. 만드는 방법은 아래와 같습니다.

① 작약 6g, 감초 3g을 섞은 뒤 다시백에 넣어주세요.

② ①에 물 2~3ℓ를 넣어 30분 동안 끓여주세요.

③ 차 한 컵에 조청을 1티스푼가량 넣어 골고루 섞어주세요.

작약+감초차로 잘 관리되지 않거나 다른 위장관 증상이 함께 있는 경우에는 한의원에서 자세한 진찰을 받아보세요. 작약+감초차는 체한 상태와 변비로 인한 복통에는 잘 맞지 않습니다.

배가 자주 아픈 아이를 위한 한의원 관리

한의원에서는 먼저 자세한 진찰을 통해 복통의 원인을 파악합니다. 가스나 대변이 차서 배가 아픈 아이가 있고, 약한 소화력과 순환이 원인일 수도 있습니다. 복통 증상만으로 불편한 아이도 있지만, 밥을 안 먹거나 변비, 체기가 같이 있는 아이들도 있습니다. 따라서 아이의 소화력 상태와 체질을 종합해서 파악한 후 복통을 치료하고 약한 소화력 상태를 개선합니다. 특히, 마음과 기질을 고려해 복통을 치료하는 접근 방식은 한방 치료의 장점입니다.

배가 아픈 아이에게 가장 많이 사용하는 한약재는 목향입니다. 목향은 막힌 순환을 뚫어줘 통증을 줄이는 효과가 좋은 한약재입니다. 위에서 설명한 작약과 감초도 많이 사용합니다. 여기에 체질에 따라 소화력을 개선하는 백출과 사인, 마음을 편하게 해주는 백복신과 산조인, 대변이 힘든 아이는 지실과 빈랑, 스트레스가 많은 아이는 시호와 황련을 함께 써서 복통을 치료하는 한약 처방을 만듭니다.

잔병치레가 잦거나 밥을 잘 안 먹는데 가벼운 복통을 종종 동반하는 아이들도 많습니다. 이러한 아이는 면역력과 소화력을 개선하는 한약 처방을 기본으로 하고, 여기에 복통에 도움이 되는 목향, 지각 같은 한약재를 추가해 처방을 만듭니다. 아이의 체질에 따라 접근 방법이 다양하죠? 아이들의 복통은 한의원에서 잘 관리되는 증상입니다.

3 | 대변이 힘든 아이, 어떻게 관리해야 하나요?

변비로 끙끙 힘을 줘야 하고 염소 똥 같은 대변을 보는 아이는 어떻게 관리해야 할까요?

매일 대변을 못 보면 변비인가요?

아이의 체질과 소화력 상태에 따라 대변 횟수가 다를 수 있습니다. 매일 서너 번씩 대변을 보는 아이가 있고, 2~3일에 한 번씩 대변을 보는 아이도 있습니다. 매일 대변을 보지 못해도 평소에 대변으로 불편하거나 힘들고 아프지 않다면 꼭 변비는 아닙니다. 매일 대변을 봐도 힘을 많이 줘야 하고, 염소 똥 같은 변이 힘들게 나오고, 때로 상처로 피가 나기도 한다면, 변비일 수 있습니다. 변비는 대변의 횟수와 함께 상태를 살펴봐야 합니다. 변비의 원인은 다음의 네 가지로 나눠볼 수 있습니다.

- 먹는 양이 적어 생기는 변비
- 소화력이 약해서 생기는 변비
- 물을 안 마셔서 생기는 변비
- 환경의 변화로 생기는 변비

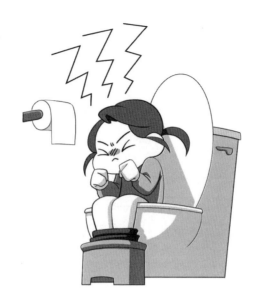

먹는 양이 적어 생기는 변비

대변을 잘 보기 위한 첫 번째 조건은 '잘 먹기'입니다. 잘 먹어야 대변이 크게 만들어져서 편하게 볼 수 있습니다. 안 먹고 식사량이 적은 아이는 대변이 충분히 크게 만들어지지 못해 변비가 생기는 경우가 많습니다. 어른도 다이어트로 먹는 양이 줄면 변비가 잘 생기죠? 아이가 감기에 걸리거나 컨디션이 나빠져 평소보다 덜 먹는 경우에도 일시적으로 변비가 나타날 수 있습니다.

안 먹어서 생긴 변비는 먹는 양이 많아지도록 관리해야 합니다. 그래서 소화력 관리가 우선입니다. 소화력이 좋아져 식사량이 늘면 대변도 함께 좋아집니다. 501페이지에서 살펴본 체질 밥상을 참고해 꾸준히 소화력을 관리하면서, 아래 방법도 함께 활용해보세요.

방법 1 식사량을 조금씩 늘려가세요

안 먹는 아이도 좋아하는 음식은 조금 더 먹습니다. 싫어하는 음식을 억지로 먹이기보다 좋아하는 음식을 잘 먹는 형태로 만들어 조금이라도 더 먹게 해주세요. 그렇다고 억지로 먹여서는 안 됩니다. 소화력을 키우면서 긴 흐름으로 조금씩 식사량을 늘려가세요.

방법 2 우유 섭취가 많지 않나요?

식사량이 적은 아이 중에는 우유를 많이 마시는 경우가 종종 있습니다. 대변이 크게 잘 만들어지려면 고체 음식을 충분히 섭취해야 합니다. 우유는 액체라 대변을 크게 만들지 못합니다. 우유로 배를 채우는 아이는 식사량이 적어집니다. 과도한 우유 섭취는 장운동을 느리게 하는 작용도 있습니다. 이러한 아이는 차츰 우유량을 줄이면서 고체 형태의 식사량을 늘려야 합니다.

방법 3 과일을 후식으로 먹이세요

안 먹는 아이의 식사량을 갑자기 늘리기는 쉽지 않습니다. 먹는 양이 적더라도 대변을 더 크게 만들 수 있는 좋은 방법이 있는데, 바로 섬유질 섭취입니다. 섬유질은 물을 흡수해서 대변의 부피를 키우고 부드럽게 만드는 작용을 합니다. 섬유질은 채소와 과일에 많습니다. 좋아하는 채소를 반찬으로 만들어주고, 잘 먹는 과일을 후식으로 챙겨주세요.

방법 4 배를 챙겨주세요

제가 추천하는 과일은 배입니다. 배에는 섬유질과 수분이 많아 아이의 변비에 좋습니다. 기침과 가래에 효과가 좋아 면역력에도 도움이 됩니다. 배를 깎아서 간식으로 주거나 배 주스, 배 퓌레로 만들어주세요. 돌이 지난 아이는 꿀을 함께 넣어 만들면 좋습니다. 꿀에도 대변을 부드럽게 만드는 작용이 있거든요. 배를 싫어하는 아이는 다른 좋아하는 과일을 챙겨줘도 괜찮습니다.

내보내는 소화력이 약해서 생기는 변비

대변을 잘 보기 위한 두 번째 조건은 바로 '힘주기'입니다. 복부와 위장관의 근육을 잘 사용해서 장운동이 원활하게 작동해야 대변을 편하게 볼 수 있습니다. 그런데 어린 아이는 아직 힘주기가 어렵습니다. 소화력 발달이 느린 체질도 있고요. 밥을 잘 먹고 식사량이 적지 않은데도 힘을 줘서 밀어내지 못해 대변을 보기 힘듭니다. 대변 모양은 염소 똥처럼 작지 않고 정상이거나 크고 딱딱합니다. 한 번씩 대변을 보면 어른처럼 큰 크기에 놀라기도 합니다. 이러한 아이는 장운동을 원활하게 만들어 대변을 잘 밀어내게끔 해주어야 합니다. 다음 방법으로 관리해주세요.

방법 1 운동을 많이 시키세요

실컷 뛰어놀면 자연스럽게 장운동이 원활해집니다. 여기에 운동으로 인해 배의 근육량이 많아지고 여러 근육을 사용하는 연습을 하면서 대변을 볼 때 힘을 주기 편해집니다.

방법 2 힘주는 연습을 시키세요

아이가 대변을 보고 싶어 할 때나 식사 후 또는 아이가 평소 대변을 보는 시간이 되면 변기에 앉혀서 힘주는 연습을 시켜주세요. 하루에 두세 번, 5분씩만 하면 됩니다. 대변을 보지 못하더라도 잘했다는 칭찬을 꼭 해주세요.

방법 3 배 마사지를 해주세요

엄마의 따뜻한 손으로 배를 살살 만져주면 아이의 장운동에 도움이 됩니다.

방법 4 **따뜻한 좌욕을 해주세요**

목욕을 할 때 또는 대변을 보기 조금 전에 따뜻한 물속에 앉혀서 놀게 해주세요. 좌욕을 하면 배와 위장관 근육의 긴장이 풀리고 이완되면서 편하게 힘을 줄 수 있습니다.

방법 5 **섬유질 섭취는 많지 않아야 해요**

섬유질을 많이 섭취하면 오히려 대변이 더 커져서 힘을 주기 힘들어집니다. 그래서 과일 섭취가 도움이 되지 않습니다. 평소에 과일을 많이 먹는 아이라면, 조금 줄이는 것도 좋습니다.

물을 안 마셔서 생기는 변비

대변을 잘 보기 위한 세 번째 조건은 '물'입니다. 수분 섭취가 부족하면 대변이 딱딱해져 힘을 주기 어렵습니다. 딱딱한 대변이 항문을 통과하면 아프기 때문에 아이는 신호가 와도 변기에 앉기를 싫어합니다. 이렇게 대변을 참다 보면 대변이 더 딱딱해져, 대변을 보기 더 힘들어지는 악순환에 빠지기도 합니다.

이러한 변비는 아이의 식생활이 이유식과 유아식으로 진행될 때 잘 나타납니다. 고체 음식의 섭취가 늘어나고 수분 섭취는 줄면서 대변이 딱딱해져 힘을 주기 어려워집니다. 특히, 아이가 처음 먹는 쌀미음은 섬유질이 적기 때문에 변비가 생기기 쉽습니다. 기관에 다니기 시작하면 이전처럼 부모님이 물을 자주 챙겨주지 못해 변비가 생기기도 합니다. 이렇게 변비가 생긴 아이는 물을 더 신경 써서 챙겨주고, 섬유질이 충분하도록 밥상을 차려주세요.

환경의 변화로 생기는 변비

대변을 잘 보기 위한 마지막 네 번째 조건은 '편안한 환경'입니다. 아무래도 익숙한 환경에서 대변을 더 편하게 볼 수 있죠. 어른도 여행지나 새로운 장소에서는 왠지 대변을 보기 불편합니다. 아이 역시 마찬가지입니다. 아이들은 대소변 훈련을 위해 기저귀를 떼고 변기에 앉는 연습을 할 때 또는 유치원이나 학교를 들어가게 되어 환경이 바뀔 때, 대변을 참으면서 변비가 생기기 쉽습니다.

이렇게 환경이 바뀌는 시기에는 아이가 새로운 변화에 서서히 적응하도록 도와주세요. 적응은 결국 아이가 스스로 해내야 하는 몫이지만, 부모님이 도와주시면 아이도 조금은 수월해집니다. 요즘에는 대소변 훈련을 도와주는 책과 영상 자료들이 많고, 여러 가지 노하우들도 꽤 공유되는 것 같습니다. 유치원이나 학교에 다니기 전에 다른 장소에서 대변을 보는 연습을 한 번씩 해보면 도움이 됩니다. 집에서는 배 마사지를 자주 해주고, 물과 과일도 더 신경 써서 챙겨주면 좋습니다.

만성 변비가 있는 아이를 위한 한의원 관리

평소 대변을 잘 보던 아이가 일시적으로 며칠 동안 못 보는 경우에는 먼저 위에서 설명한 방법을 사용해서 관리해주세요. 그래도 여전히 대변을 보는 것이 힘들면 소아과에서 변비약을 처방받아 복용해보세요. 변비약은 대변을 묽게 만들어, 아이가 편하게 대변을 볼 수 있습니다. 일주일이 돼도 여전히 대변을 못 보고 배가 아파 힘들어하면, 관장을 해서 대변을 제거할 수 있습니다.

이렇게 대변을 보기 힘든 상황이 잦거나 늘 변비가 있는 아이는 병원에서 변비 치료를 받아보세요. 한의원에서는 소화력을 키우는 방향으로 변비를 치료합니다. 소화력을 보강해 밥을 잘 먹으면 대변이 크게 만들어져 자연스럽게 대변보기가 수월해집니다. 앞에서 살펴본 소화력 처방에 지실, 빈랑, 나복자를 추가해 원활한 대변을 도와주죠. 내보내는 소화력이 약해서 힘을 주기 어려운 아이는 원활한 장운동이 치료 목표입니다. 후박과 지실을 사용해 장운동을 원활하게 만들고, 대황과 망초를 사용해서 딱딱한 대변이 잘 밀려 나가도록 도와줍니다. 만성 변비로 오랫동안 변비약을 복용했던 아이는 치료 기간이 오래 걸립니다. 식생활을 개선하면서 서서히 변비약을 줄이는 방향으로 만성 변비를 치료합니다.

4 | 아이가 체했을 때 이렇게 하세요

아이가 체했을 때 어떻게 관리해야 하는지 알아보겠습니다.

우리 아이가 체한 것 같아요!

아이를 키우면서 자주 사용하는 표현입니다. 보통 아이가 밥을 먹다가 갑자기 토하고 배가 아프다고 하면 체했다고 생각합니다. 그런데 병원에 가도 명쾌하게 설명해주지 않습니다. 보통 소화불량이나 위염 소견을 듣고 소화제나 위염약을 처방받습니다. 약을 먹어도 변화가 없으면 집에서 바늘로 손끝을 따주기도 합니다.

체는 한의학에만 있는 개념입니다. 그래서 소아과와 내과에서는 체한 증상에 대한 자세한 설명을 듣기 어렵습니다. 체한 상태는 위장관에 염증이나 위산과다, 궤양이 있는 증상과는 다릅니다. 위장관의 운동성이 떨어진 기능의 문제이기 때문에 서양의학의 검사에서는 뚜렷하게 보이지 않습니다. 실제로 체했을 때는 한방 치료의 효과가 더 좋습니다. 몸의 약해진 기능을 개선하는 접근 방식은 한방 치료의 중요한 장점입니다.

체는 소화력이 막힌 상태입니다

우리 몸에서 기혈 순환의 흐름이 원활하지 못하고 막혔을 때, 체(滯)했다는 표현을 사용합니다. 막힐 체, 글자 그대로의 의미로 '막혔다'는 뜻입니다. 체는 오장육부 어디에서든 나타날 수 있지만, 일반적으로 위장관의 기운이 막힌 상태를 말합니다.

위장관의 기혈 순환이 막히면 섭취한 음식이 아래로 원활하게 내려가지 못합니다. 그래서 마치 음식이 명치 부위에 걸려 내려가지 않는 듯한 답답한 느낌이 듭니다. 실제로 음식이 내려가지 못한 채 식도에 꽉 막혀 있는 건 아니고, 평소보다 천천히 내려가서 막혀 있는 듯한 느낌이 드는 것입니다.

가볍게 체하면 어른들은 소화불량으로 생각하고, 어린 아이들은 배가 아프다고 표현합니다. 평소 식사량보다 덜 주면 금세 괜찮아집니다. 체한 증상이 심하면 윗배가 꽉 눌린 것처럼 많이 아프고 메슥거리면서 구토를 할 수 있습니다. 기혈 순환의 흐름이 막히면, 위장관만이 아니라 손발이나 얼굴과 같은 말초의 순환도 원활하지 못합니다. 그래서 얼굴이 창백해지거나 손발이 차가워지고, 두통과 어지럼증을 동반하기도 합니다. 며칠은 배가 아프고 메슥거리는 증상으로 불편할 수 있습니다. 때로 정말 심하게 체하면 불편한 증상이 몇 주이상 지속돼 입맛이 없고 안 먹어 체중이 줄기도 합니다.

소화력이 약한 체질은 쉽게 체해요

체한 증상은 소화력이 약한 체질에서 잘 나타납니다. 적은 양의 음식도 소화력이 약한 체질에는 부담이 됩니다. 급하게 먹기 때문에 쉽게 체할 수 있고, 아이에 따라 특히 잘 체하는 음식도 있습니다. 체력이 저하되거나 스트레스가 있으면 소화력에 영향을 줘 더 쉽게 체할 수 있습니다. 새 학년이 시작되는 3~4월은 아이들이 잘 체하는 시기입니다. 순환이 약한 체질은 스트레스와 긴장이 소화력에 영향을 줘서 자주 체하는 경우가 많습니다.

손이 차가우면 체한 건가요?

아이의 손이 평소보다 차가워지면 혹시 체한 상태인지 걱정이 됩니다. 체하면 손이 차가워질 수 있지만, 손이 차갑다고 해서 꼭 체한 것은 아닙니다. 아이가 체하면 윗배가 답답하고 메스꺼운 느낌이 들거나, 구토 증상이 있어야 합니다. 체는 차가운 손보다 위장관 증상이 더 중요합니다.

열이 나면서 손이 차가워지면 혹시 체해서 열이 올랐나 싶습니다. 어린 아이들은 열이 오르면 위장관 기능이 저하되어 복통이나 메슥거림이 함께 나타나 체한 것처럼 보일 수 있습니다. 그런데 체한 증상으로 38℃ 이상의 열이 나진 않습니다. 열이 오르는 초기에는 팔다리로 혈액을 덜 보내 손발이 차가워질 수 있습니다. 이렇게 열이 오르면 감기 치료가 필요하고 해열제를 준비해야 합니다. 손끝을 따줄 필요는 없습니다.

체와 장염을 구별하세요

- 체 → 위장관 근육의 운동 기능이 약해진 상태
- 장염 → 위장관 점막에 염증이 생긴 상태

체한 증상은 장염과 구별해야 합니다. 두 가지를 제대로 구별하지 못해 잘못 치료하는 경우가 종종 있습니다. 특히, 체한 상태는 구토만 나타나는 장염과 비슷해 헷갈립니다. 보통 장염은 설사를 떠올리고 구토는 익숙하지 않다 보니, 구토하는 장염을 체한 상태로 잘못 판단할 수 있습니다. 하지만 체와 장염은 다른 질환입니다. 다음 네 가지 특징으로 구별하는데 살펴볼까요?

- 특징 1 설사 또는 열을 동반하면 장염의 가능성이 큽니다.
- 특징 2 밥을 많이 또는 급하게 먹은 후에 구토를 했다면 체한 상태일 수 있습니다.
- 특징 3 장염은 배가 전체적으로 아프고 배를 만져주면 편해집니다. 체는 배꼽 위쪽 명치 부위를 아파하고 만지면 더 불편해합니다.
- 특징 4 체는 보통 하루 이틀이면 좋아지고 구토를 여러 번 하진 않습니다. 구토를 한 번 하고 나면 답답한 속이 조금은 편해집니다. 장염은 2~3일 이상 증상이 지속되고 구토를 며칠 동안 여러 번 할 수 있습니다. 구토를 해도 여전히 속이 불편합니다.

지금 우리 아이가 체한 상태이면 아래의 방법으로, 장염이면 365페이지의 방법으로 관리해주세요.

막힌 소화력을 뚫어줘야 해요

체한 증상은 한의원에서 잘 관리됩니다. 체해서 한의원에 가면 한약과 침 치료를 병행해 위장관의 막힌 순환을 뚫고 소화력이 다시 원활하게 작용하도록 치료합니다. 특히, 침 치료는 막힌 기혈 순환을 빠르게 뚫어주는 효과가 좋습니다. 집에서도 손끝을 간편하게 자극할 수 있는 방법이 있습니다. 자주 체하는 아이는 한의원에서 체할 때 복용하는 상비약을 미리 처방받아 준비해두면 좋습니다.

손 따기, 이렇게 해주세요

체했을 때 병원에 가기 힘들면 집에서 손을 따줄 수 있습니다. 바늘로 손끝을 자극하는 치료는 막힌 기혈 순환을 원활하게 뚫어주는 침 치료와 같습니다. 손끝과 발끝에는 우리 몸에서 경락의 흐름이 시작되는 혈자리가 있습니다. 이 혈자리를 자극하면 막힌 순환을 확 트이게 만드는 효과가 있습니다. 다음과 같이 네 단계로 손을 따주면 됩니다.

- 단계 1 약국에서 일회용 사혈침을 미리 구매해 준비하세요. 바늘보다 사혈침을 쓰는 게 위생적이고 안전합니다.
- 단계 2 손끝 부위를 소독솜으로 잘 닦아주세요.

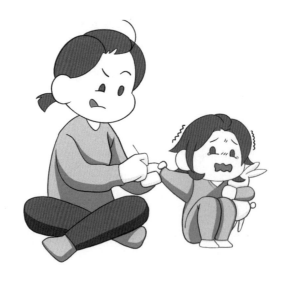

- 단계 3 손톱의 안쪽 모서리 살짝 아랫부분을 콕 찔러주세요. 엄지손가락의 혈자리는 소상혈, 검지손가락의 혈자리는 상양혈입니다. 발가락도 같은 위치의 혈자리를 자극하면 도움이 됩니다.
- 단계 4 아이가 살짝 놀랄 정도로 자극을 주세요. 꼭 피가 나오지 않아도 됩니다. 손을 따는 이유는 혈자리를 자극해 막힌 기운을 원활하게 순환시키기 위해서입니다. 그래서 피가 나올 때까지 계속 찌르거나 피가 나오도록 짤 필요는 없습니다.

합곡혈을 꾹 눌러주세요

이렇게 아프게 손을 따는 방법 말고, 혈자리를 꾹 눌러주는 방법도 있습니다. 합곡혈을 지압하는 방법이죠. 소화가 안 될 때 엄지와 검지손가락 사이의 움푹 파인 자리를 꾹 눌러본 적 있으시죠? 바로 합곡혈이라는 혈자리입니다. 합곡 혈은 경락의 기혈 순환에서 문과 같은 작용을 합니다. 합곡혈을 자극하면 막힌 순환의 흐름을 탁 틔워주는 효과가 있습니다.

발에도 비슷한 혈자리가 있습니다. 엄지와 검지발가락 사이에 있는 태충혈입 니다. 이렇게 양쪽 손과 발의 네 군데 혈자리를 경락의 관문이라는 의미에서 '사 관혈(四關穴)'이라고 부릅니다. 체해서 한의원에 가면 꼭 시침하는 혈자리입니다.

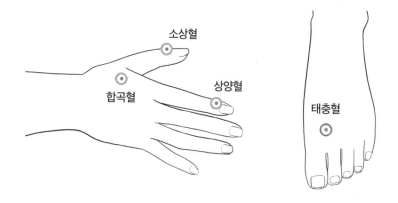

소상혈
합곡혈
상양혈
태충혈

자주 체하는 아이를 위한 한의원 관리

자주 체해서 힘든 아이들이 있습니다. 학년 초가 되면 어김없이 체해서 배가 아프고 어지러워 자주 보건실에 가거나 조퇴를 합니다. 한두 달에 한 번씩 심하게 체해서 구토를 하고 하루 이틀은 누워 있어야 하는 아이들도 있습니다. 이러한 아이들은 한의원에서 소화력과 순환을 개선하는 치료를 받아보세요. 체하는 빈도와 증상이 줄도록 보다 근본적인 건강 관리를 해줄 수 있습니다.

자주 체하는 아이의 한약 처방에는 소화력을 개선하는 백출, 사인, 백두구와 함께 순환을 원활하게 만드는 자소엽과 목향, 막힌 순환을 뚫어주는 삼릉과 연교와 같은 한약재를 사용합니다. 때로 심하게 체한 상태가 몇 주 이상 지속돼서 한의원에 오는 아이들이 있습니다. 이러한 경우는 먼저 체한 상태를 치료한 다음에, 소화력을 보강하는 치료를 이어서 합니다.

자주 체하는 아이는 자극에 민감합니다. 음식과 감정 변화에 반응해 쉽게 체할 수 있고, 한약 처방에서 보강이나 순환 성분이 조금만 강해도 부담이 됩니다. 그래서 조심스럽게 한약의 반응을 보면서 관리합니다. 녹용이나 인삼, 홍삼처럼 강하게 보강하는 한약재는 조심해서 사용해야 합니다. 보강 치료는 부담이 되지 않도록 부드럽게 해야 하고, 기혈 순환이 막히지 않도록 특히 신경 써서 치료해야 합니다.

외부 환경과 자극의 영향을 쉽게 받기 때문에 치료를 하는 도중에 다시 체해 심해지는 경우가 있습니다. 특히, 새 학기가 시작하는 시즌은 더 주의해서 관리해야 합니다. 아이의 반응을 보면서 2~3개월까지 치료 기간이 필요할 수도 있으며, 다음 새 학기까지 상태를 살펴보면서 관리하는 게 좋습니다.

무른 대변을 가끔 보는 아이와 자주 보는 아이의 체질을 구별해서 살펴보겠습니다.

대변을 가끔 무르게 보는 아이

간혹 아이가 하루 이틀씩 묽은 대변을 보는 경우가 있습니다. 꼭 소화력이 허약한 체질이 아니더라도 어린 아기는 아직 소화력이 약하고 미숙해서 종종 무른 대변을 볼 수 있습니다.

가장 흔한 원인은 병균 감염으로 인한 장염입니다. 감기와 비슷하죠. 감기는 호흡기계 감염이고, 장염은 소화기계 감염입니다. 심한 장염은 열이 나면서 설사와 구토를 여러 번 할 수 있지만, 가벼운 장염은 무른 대변 한두 번으로 지나갈 수 있습니다. 감기도 그렇죠? 소화기계의 면역력이 약한 아이는 이렇게 가벼운 장염에 종종 걸려 무른 대변을 볼 수 있습니다.

음식의 영향으로 대변이 묽어지는 경우도 많습니다. 유당불내증처럼 특정 음식이 잘 소화되지 않거나 매운 음식, 기름진 음식, 차가운 음식, 군것질, 단 음식을 많이 먹으면 민감하게 반응해 대변을 무르게 보는 아이들이 있습니다. 컨디션에 따라 위장관 기능이 저하되면 괜찮던 음식에도 반응해 며칠씩 대변이 물러지는 체질도 있습니다. 대변을 무르게 만드는 음식은 피해야 하지만, 아이가 좋아하는 음식이라 완전히 피하기는 어렵기도 합니다.

백초 시럽과 매실액을 챙겨주세요

설사가 심하면 바로 병원에 가지만, 조금 무른 대변은 고민이 됩니다. 먼저 집에서 백초 시럽이나 매실액을 챙겨주세요. 백초 시럽에 들어 있는 한약 성분은 장염에 좋고, 매실액은 음식 반응으로 인한 설사에 좋습니다. 실제로는 두 가지 상태의 구별이 어려울 수 있어요. 둘 중 하나 또는 두 개를 같이 챙겨줘도 됩니다. 매실액에 포함된 설탕은 설사를 더 심하게 만들 수 있어, 1~2티스푼 정도만 주면 적당합니다.

기름진 음식과 단 군것질, 음료수는 피하고, 평소 먹는 깔끔한 집밥으로 챙겨주세요. 과일은 먹어도 괜찮은데, 냉장고에서 꺼내 찬기를 빼고 실온 상태로 놔뒀다 주세요. 갑자기 심한 설사를 하는 아이는 병균 감염으로 인한 장염일 수 있습니다. 363페이지의 내용을 살펴보세요.

오랫동안 무른 대변을 보는 아이

소화력이 약해서 묽은 대변을 자주 보는 체질이 있습니다. 아기 때부터 대변이 계속 무르거나 유아식과 어른 음식을 시작하면서 자주 설사를 하는 아이는 타고난 소화력이 약한 체질입니다. 그리고 심하게 아프거나 탈이 난 뒤 몇 달 동안 계속 무른 대변을 보는 아이는 갑자기 소화력이 약해진 상태입니다.

소화력이 약한 체질은 위장관에서 음식을 원활하게 소화하고 흡수하지 못해서 무른 대변을 봅니다. 장이 예민해서 외부 자극과 컨디션 또는 스트레스에 민감하게 반응할 수 있습니다. 배가 살살 아프고 배 속이 부글거리면서 대변 신호가 오거나, 배가 아프고 불편해 평소보다 덜 먹거나, 배가 차가운 느낌이 들어 따뜻한 핫팩을 대거나 따뜻한 방바닥에 배를 붙이고 누워 있거나, 배가 많이 아프면 몸을 웅크리고 누워 있기도 합니다.

밥을 안 먹으면서 설사를 하는 아이가 있고, 잘 먹으면서 대변을 무르게 보는 아이도 있습니다. 전자는 소화력이 약해서 입맛이 없고 대변이 무른 체질입니다. 마른 체형이면서 체중이 잘 안 붙는 성장 패턴인 경우가 많습니다. 후자는 소화력이 약하진 않지만, 먹는 양이 많아서 소화력에 부담을 주는 체질입니다. 성장 패턴이 빨라서 식사량이 많이 필요한데, 소화력 발달은 성장을 따라가지 못해 대변이 무를 수 있습니다.

무른 대변과 설사가 오래 지속되는 아이는 소화력을 개선하는 치료가 필요합니다. 소화력이 약해지면 입맛이 없어져 밥을 잘 먹지 않고 먹은 음식이 잘 흡수되지 않습니다. 이런 상태가 오래 지속되면 아이의 성장에도 안 좋은 영향을 줄 수 있습니다. 한의원에서 정확한 진찰을 받고 도움이 되는 치료를 받아보세요.

긴장과 스트레스로 설사를 하는 아이

마음의 영향으로 설사를 하는 체질도 있습니다. 새로운 기관 또는 새 학년이 시작되는 시즌에는 긴장과 스트레스가 소화력에 영향을 줘서 설사를 할 수 있습니다. 또는 중고등학생 시기에 학업 스트레스가 심해서 소화력이 저하되고 무른 대변과 설사가 오래 지속되는 아이도 있습니다. 앞에서 마음의 영향으로 배가 아프고 체하는 아이가 있다고 했죠? 설사로 반응하는 체질도 있습니다. 모두 소화력이 약한 체질이지만, 세부적으로 약한 부분이 조금 다릅니다.

최근 서양의학에서는 두뇌와 위장관의 기능이 서로 밀접하게 영향을 준다는 의견이 많습니다. 신경과 호르몬 전달을 통해서 영향을 준다는 의견이 있고, 위장관에 살고 있는 장내세균총이 두뇌의 작용에 영향을 준다는 견해도 있습니다. 한의학에서는 오래전부터 마음 상태가 신체 기능에 영향을 준다고 생각해왔고, 위장관 증상을 치료할 때도 꼭 마음을 함께 고려해서 치료 방향을 정합니다. 실제로 아이들이 복용하는 한약 처방에는 위장관 상태를 개선하고 설사를 치료하는 한약재뿐만 아니라, 마음을 편하게 만들고 긴장을 줄이는 한약 성분도 함께 들어갑니다.

밥을 먹으면 바로 대변 신호가 오는 아이

밥을 먹는 도중에 대변 신호가 와서 화장실에 가야 하는 아이들이 있습니다. 보통 안 먹고 체중이 안 붙는 마른 체형의 아이들에게 빈번히 나타나는 경향입니다. 그러면 부모님은 혹시 아이의 소화력에 문제가 있는 건 아닌지 걱정이 되죠.

이런 대변 신호에 꼭 문제가 있진 않습니다. 어른도 아침을 먹으면 위장관 활동이 시작되면서, 대변 신호가 살짝 느껴지는 경우가 많습니다. 어른은 잠시 참을 수 있지만 어린 아이는 참기 힘듭니다. 아직 체구가 작기 때문에 위장관의 크기도 작아 대변을 참기 더 어렵고, 아마도 아이가 어릴수록 여러 신체 기능이 조금 더 연결되어 있어 대변 신호가 더 강하게 나타나지 않나 싶습니다. 아이가 자라면서 차츰 위장관이 커지고 소화력이 발달하면, 대변 신호를 조절하는 능력도 개선됩니다.

대변을 자주 묽게 보거나 배가 아프고 불편하다면 소화력을 개선하는 치료가 필요합니다. 먹는 양에 비해 대변 양이 많아 흡수가 제대로 되는지 걱정되는 경우도 있죠. 이런 아이도 전체적인 소화력을 개선하는 관리가 도움이 될 수 있습니다.

대변이 계속 무른 아이, 마를 챙겨주세요

대변이 종종 무른 아이는 마와 칡, 까치콩을 활용해보세요. 세 가지 모두 한의학에서 설사 치료에 많이 사용하는 한약재입니다. 마는 가루를 준비해서 우유나 좋아하는 음료수에 타주고, 칡은 칡즙으로, 까치콩은 달여서 아이가 마시는 물로 챙겨주세요. 어릴 때부터 소화력이 약하고 예민하면서 배가 차고 추위를 더 타는 체질은 마와 까치콩이 잘 맞습니다. 반면에 칡은 음주가 잦은 성인에게 잘 맞습니다. 더위를 많이 타는 체질이고 전날 음주가 과하면 다음 날 여지없이 설사를 하는 체질에게는 칡즙이 도움이 됩니다. 칡은 장염 증상이 있거나 감기 초기에도 좋은 효과가 있는 한약재입니다. 가족의 체질에 따라 칡즙을 상비약으로 준비해두는 것도 괜찮습니다.

불환금정기산과 이중탕, 상비 한약을 준비하세요

대변을 자주 무르게 보는 아이는 한의원에서 상비 한약을 미리 처방받아 준비해두세요. 바로 불환금정기산과 이중탕, 두 종류의 한약인데, 그중 불환금정기산은 가끔 장염에 걸리거나 무른 대변을 자주 보는 아이에게 도움이 됩니다. 그리고 여행을 가서 새로운 음식을 먹으면 배가 아프고 설사를 아이는 불환금정기산을 상비약으로 준비해가면 좋습니다. 아랫배가 차고 추위를 많이 타며 종종 배가 차가워지면서 설사를 하는 아이는 이중탕이 도움이 됩니다. 이중탕은 위장관을 따뜻하게 만들어 설사를 치료하는 작용이 뛰어난 한약입니다.

두 가지 한약 모두 한두 달 치씩을 한꺼번에 처방받는 게 아니라, 며칠 분씩 필요한 만큼만 처방받을 수 있고 보험도 됩니다. 한의원에 방문하기 전에 미리 문의해보세요. 무른 대변과 설사가 오래 지속되는 아이는 한의원에서 정확한 진찰을 받고 도움이 되는 치료를 해보세요. 한두 달 정도 길게 한약을 복용하면서 치료할 수 있습니다.

설사가 오래 지속되는 아이의 한의원 치료

한의학에서는 급성 설사와 만성 설사의 치료 방법이 다릅니다. 장염과 같은 급성 설사는 위장관의 염증을 줄이는 치료 위주인 반면에, 오래 지속되는 만성 설사는 약한 소화력을 보강하는 치료를 합니다. 그래서 소화력을 보강하는 백출을 중요하게 사용합니다. 여기에 오랜 설사에 도움이 되는 오매와 가자를 넣고, 추위를 많이 타는 체질은 건강, 더위를 많이 타는 체질은 황금과 황련, 스트레스가 많은 체질은 시호와 방풍을 넣어 한약 처방을 만듭니다.

다른 소화력 체질과 비슷하게 대변이 무른 상태에서는 강한 보약을 복용하는 게 좋지 않습니다. 약한 소화력에 부담을 줄 수 있고, 소화력이 약해서 보약을 제대로 흡수하지 못하기 때문입니다. 먼저 설사 치료를 하고 대변 상태가 좋아진 다음에, 보약 처방으로 다른 약한 체질을 채워줍니다. 특히, 체구가 작아 성장 관리가 필요한 아이는 먼저 약한 소화력과 설사 증상을 개선한 다음, 성장 치료에 들어가야 합니다.

---

6 | 구취, 아이 입에서 냄새가 나나요?

아이의 입에서 구취가 느껴지나요? 어떤 이유로 입 냄새가 나는 걸까요?

어린 아기들에게 입 냄새가 날 수 있어요

어린 아기에게 왜 구취가 나지? 이런 생각을 해본 부모님이 많이 계실 텐데요, 실제로 입 냄새가 나는 아이들이 꽤 많습니다. 특히, 아침에 일어나면 입에서 냄새가 조금 날 수 있습니다. 이 정도는 괜찮습니다. 보통 밥을 먹고 양치를 하면 없어집니다. 부모님이 신경 써줘도 어린 아이는 양치를 깨끗이 하기 어려워 구취가 생길 수 있거든요. 오늘 아침에 아이에게 입 냄새가 조금 더 느껴진다면 양치를 꼼꼼하게 해주세요. 계속 입 냄새가 나고 신경이 쓰이면 치과 진료를 받아보시고요. 충치 관리와 불소 도포가 도움이 될 수 있습니다.

자주 게워내는 돌 이전의 어린 아기

앞에서 돌 이전의 어린 아기는 먹은 음식을 잘 게워낼 수 있다고 했죠? 꼭 게워내지 않아도 음식이 위에서 식도 중간까지 역류하는 경우가 많습니다. 그래서 입 냄새가 올라오는 게 느껴질 수 있습니다. 게워내는 모습에 별다른 문제가 없는 것처럼 입 냄새도 괜찮습니다. 차츰 아이가 크면서 역류가 줄면 입 냄새도 줄어듭니다.

아이가 크면서 입 냄새가 날 수 있어요

반면에 아이가 자라나 먹는 음식의 종류가 늘어나고, 치아가 많이 나면서 음식을 씹게 되면, 이전과는 다른 입 냄새가 날 수 있습니다. 치아와 혀에 남아 있는 음식 찌꺼기를 먹고 사는 세균들이 늘어나면서 입 냄새가 나는 거죠. 양파와 마늘, 고기와 생선, 치즈 같은 음식들이 더 입 냄새를 만들 수 있습니다. 양치를 신경 써서 해주고, 혀 안쪽까지 잘 닦아주세요. 특히, 혀의 안쪽을 잘 닦는 게 중요합니다. 여기에 음식 찌꺼기가 잘 끼고 세균들이 많이 살거든요. 치과에서 정기 검진을 받고, 칫솔은 몇 개월에 한 번씩 바꿔주면 좋습니다.

코감기와 비염 때문에 입 냄새가 더 심해져요

다들 경험해보셨죠? 아이가 코감기에 걸리면 구취가 더 심해집니다. 코가 막혀서 입으로 숨을 쉬면, 침이 말라 입안이 더 건조해집니다. 그리고 침이 부족하면 음식 찌꺼기와 세균을 씻어내지 못해 입 냄새가 더 많이 납니다. 때로 부비동과 편도의 염증으로 입 냄새가 더 심해지는 경우도 있습니다. 이렇게 심해지는 입 냄새는 감기가 나으면 다시 줄어듭니다. 코로 숨을 편하게 쉴 수 있도록 코 세척을 해주면 도움이 됩니다. 258페이지를 다시 한번 살펴보세요.

비염과 아데노이드 비대증으로 평소에 늘 입을 벌리고 입으로 숨을 쉬는 아이는 구취가 다른 아이들보다 더 심할 수 있습니다. 구취도 문제지만 아이는 코로 숨을 편하게 쉴 수 없어서 불편할 거예요. 이런 아이는 비염과 아데노이드 치료가 도움이 될 수 있습니다. 코의 숨길이 열려 코로 편하게 숨을 쉬면, 자연스럽게 입을 다물게 되고 구취가 줄어들게 됩니다. 평소에 입을 벌려 숨을 쉬는 아이는 분명 다른 불편한 이유가 있습니다. 입을 다물라고 지적하거나, 입에 테이프를 붙여 억지로 코로 숨 쉬게 하기보다 불편한 원인을 찾아 치료해줘야 합니다. 12장 비염 파트의 내용을 살펴보세요.

속열이 많아서 입 냄새가 나는 아이

소화기계에 속열이 많은 체질은 구취가 더 날 수 있습니다. 이러한 아이는 비위의 열을 조금 줄이는 한약 치료가 도움이 됩니다. 아이들은 어른과 다르게 구취 자체만을 목표로 치료하는 경우는 많지 않습니다. 다른 이유로 한약을 복용할 때 구취에 도움이 되는 한약 성분을 함께 추가하는 정도로 관리하죠.

집에서는 치자를 활용해보세요. 치자는 위장관에 뭉친 열을 풀고 내보내는 작용을 합니다. 구취에 도움이 되고, 구내염이 자주 생기는 체질에도 좋습니다. 치자가루를 반찬에 사용하고, 치자 단무지와 치자 피클을 챙겨주세요.

7 | 자주 토하는 아이, 비위가 약한가요?

자주 구역질하고 토하고 메슥거린다는 아이들이 있습니다. 이런 아이들은 비위가 약한 체질일까요?

돌 이전에 자주 게워내는 아기

혹시 아이가 돌 이전에 자주 게워냈나요? 어린 아기는 아직 소화력이 미숙해 자주 게워낼 수 있습니다. 위와 식도 사이를 막아주는 근육이 제대로 작동하지 못해서 위로 들어간 음식물이 식도로 넘치는 모습입니다. 이 근육은 음식을 먹고 삼킬 때는 열리고, 다른 때는 꽉 닫혀야 합니다. 하지만 아직 어린 아기라서 소화력 기능이 미숙해 조절이 원활하지 못할 수 있습니다.

어린 아기는 하루에 서른 번 이상 위의 내용물이 식도로 역류할 수 있고, 때로 입까지 올라와 게워내기도 합니다. 3개월 미만 아기의 50%가 하루에 한 번 이상 게워내고, 크면서 차츰 좋아져서 6개월에는 20%, 돌 무렵에는 5%까지 줄어듭니다. 돌 이전에는 전혀 문제가 없는 정상적인 모습이고, 앞으로의 아이의 성장과 발달에 영향을 주지 않습니다. 혹시 지금 돌 이전의 아기가 자주 게워낸다면, 다음 사항에 해당하는지 살펴보세요.

- 아이가 체중이 늘지 않고 먹는 걸 거부한다.
- 음식을 뿜어내듯이 토한다.

- 초록색, 노란색, 커피색 액체나 혈액을 같이 토한다.

- 식사 후에 아파 보이고 힘들어한다.

- 기침을 자주 한다.

- 대변에 혈액이 보인다.

위의 증상이 있으면 병원에서 정확한 진찰을 받아야 합니다. 이런 모습은 드문 편이니 너무 걱정하지 마시고요.

자주 게워내는 아기는 수유나 식사를 마치고 20~30분 정도 앉혀두면 좋습니다. 그리고 혹시 수유량과 식사량이 아이에게 많은 게 아닌지 확인해보세요. 육아 서적에 나온 개월별 평균량이 우리 아이에게는 조금 많을지도 모릅니다. 이유식을 하는 아이는 더 걸쭉하게 만들어주면 덜 게워낼 수 있습니다. 혹시 가족 중에 흡연자가 있다면 이번 기회에 금연 시도를 권유해보세요. 담배가 아기의 역류 증상에 영향을 줄 수 있거든요. 꼭 역류만이 아니더라도 아이의 면역력과 가족 모두의 건강에 좋지 않습니다.

음식을 물고 있다가 우웩 하고 토하는 아이

돌이 지나서 유아식을 진행하는 아이들 중에 음식을 물고 있다가 종종 우웩하고 토하는 경우가 있습니다. 처음 몇 숟가락은 잘 받아먹지만 배가 조금 차면 음식을 삼키지 않고 입에 물고 있습니다. 그러다가 우웩 소리를 내고, 입안의 음식을 뱉거나, 먹은 음식을 전부 토하기도 합니다. 앞에서 살펴본 것처럼 음식을 입에 물고 있는 이유는 배 속이 음식으로 거의 찼기 때문입니다. 더 삼키면 배 속이 더부룩하고 불편해지니 삼키지 않고 입안에 물고 있는 거죠. 억지로 삼켜서 배 속이 꽉 차게 되면 우웩 소리를 내고, 배 속의 내용물이 넘치면 구토까지 할 수 있습니다.

아이는 아직 소화력이 약하고 뱃구레가 작기 때문에 그럴 수 있습니다. 위장관이 잘 움직이면서 먹은 음식을 아래로 원활하게 내려줘야 하는데, 아직 소화력이 약해서 힘들 수 있습니다. 그래서 약한 소화력을 키워주면 좋습니다. 그 전에 먼저 우리 아이의 눈높이에 맞춰 식생활을 진행해보세요. 조금 아쉬워도 아이가 30분 안에 먹을 수 있는 양이 적당합니다. 억지로 한 숟가락 더 먹이는 식사는 뱃구레를 키우는 게 아니라, 오히려 소화력에 부담만 줄 수 있습니다. 한의원에서 소화력을 보강하는 치료를 하면서 식사량을 조금씩 늘려가보세요. 구토 증상에 도움이 되고 위장관이 더 원활하게 운동하도록 만드는 한약처방으로 관리합니다.

냄새와 식감에 민감해서 토하는 아이

감각이 특히 더 예민한 체질의 아이가 있습니다. 특정 음식의 냄새와 맛, 씹히는 식감을 싫어해서 토할 듯이 구역질하거나 먹은 음식을 전부 토하는 아이들이 있습니다. 특히, 해산물 냄새나 물컹한 식감을 싫어하는 아이들이 많은 것 같습니다. 싫어하는 음식을 조금만 섞어도 귀신같이 알아내는 놀라운 미각을 보이기도 합니다. 그런데 말이죠, 이렇게 힘든 음식을 억지로 먹이거나 연습시킬 필요는 없습니다. 아이의 감각이 조금 예민한 것인데, 소화력에 큰 문제가 있진 않습니다. 지금은 아이의 예민한 감각 때문에 부모님의 손이 더 갈 수도 있지만, 크면서 조금은 무뎌질 수 있고 예민한 감각이 오히려 장점이 되는 영역들도 있습니다.

예민한 기질은 식생활뿐만이 아니라 다른 건강에도 영향을 줄 수 있습니다. 복통이나 두통, 성장통 같은 통증을 자주 표현하거나, 잠귀가 밝아 조금만 불편해도 잠을 푹 못 자고, 스트레스에 더 민감하고, 때로 틱 증상을 경험하는 아이도 있습니다. 대부분 기혈 순환이 정체되어 나타나는 모습들입니다. 이렇게 아이의 건강에 영향을 주고 불편한 증상이 있으면 치료가 필요합니다. 이러한 아이들이 복용하는 보약 처방은 원활한 순환과 예민한 기질에 도움이 되도록 만듭니다.

자주 체하고 메슥거리고 토하는 아이

체하는 증상은 바로 앞에서 살펴봤습니다. 소화력 기능이 막히고 멈춘 상태이죠. 그래서 배꼽 위쪽 명치 부위가 꽉 막힌 듯 불편하고, 메슥거리는 느낌과 함께 구토를 하기도 합니다. 소화력이 약한 체질은 급하게 많은 양을 먹으면 쉽게 체할 수 있고, 순환이 약한 체질은 기력이 저하되거나 스트레스가 심하면 조금만 먹어도 체할 수 있습니다. 특히, 유치원과 초등학교의 새 학년이 시작되는 3~4월은 소화력이 약하고 예민한 기질의 아이들이 잘 체하는 시기입니다. 체 증상의 관리 방법은 526페이지를 살펴보세요.

멀미를 자주 하는 아이

멀미를 자주 하면 혹시 비위가 약한 건 아닌지 걱정이 되기도 합니다. 한데 멀미는 소화력과 직접 관련이 있진 않습니다. 원인은 비위가 아닌 귀에 있습니다. 귀 안의 전정신경계가 느끼는 평형감각이 눈과 몸의 감각과 일치하지 않아 멀미를 하는 거죠. 만 2세 이전의 아기는 전정신경계가 아직 발달하지 않아 멀미를 하지 않고, 만 2세가 지나고 신경이 차츰 발달하면서 멀미를 합니다. 그래서 어릴 때는 괜찮았는데 어린이집과 유치원을 다니는 시기쯤에 멀미가 심해지는 아이들이 많습니다. 앞으로 아이가 크면서 여러 감각의 통합 기능이 발달하게 되면 멀미는 차츰 줄어듭니다. 아이가 아직 멀미를 자주 하는 시기라면, 다음의 방법을 활용해보세요.

방법 1 스마트폰은 보지 말고, 창밖으로 멀리 풍경을 보게 해주세요.
방법 2 식사는 가볍게 먹고, 맵고 기름진 음식은 피하세요.
방법 3 자주 휴식하고 환기해주세요.
방법 4 아이와 같이 노래하면서 즐거운 드라이브 시간을 가져보세요.

구토를 자주 하는 아이, 생강을 활용해보세요

생강은 한의학에서 구토의 성약이라고 부르는 한약재입니다. 구토를 치료하는 한약 처방에는 꼭 생강이 들어갑니다. 생강은 약한 소화력을 개선하는 기능이 뛰어납니다.

최근 생강은 멀미에도 도움이 된다는 연구 결과가 발표되었습니다. 구토의 원인은 다르지만 생강은 비위가 약한 체질과 멀미에 모두 도움이 됩니다. 멀미를 자주 하는 아이는 장거리 여행을 가기 하루 이틀 전에 생강을 반찬에 사용해보세요. 생강차를 연하게 우려 여행 중간에 조금씩 챙겨 마시는 것도 좋은 방법입니다.

생강은 맛과 향이 매워서 어린 아이들에게는 난이도가 높은 식재료입니다. 생강가루나 생강즙을 잘 먹는 반찬에 조금씩만 넣어보세요. 아이가 잘 마시는 보리차나 결명자차에 생강을 살짝 섞어서 끓여도 괜찮습니다.

16장

잠을 푹 못 자는 체질

- 매일 밤 잠드는 데 시간이 많이 걸리는 아이
- 잠투정이 심한 데다 온 방을 돌아다니며 자는 아이
- 매일 아침 잠에서 깨어나기 힘든 아이
- 어릴 때부터 수면 시간이 적고 안 자려고 하는 아이
- 잠귀가 밝아 소리가 조금만 들려도 깨는 아이

우리 아이, 푹 자고 있나요?

아이의 수면은 중요합니다. 잠을 푹 자야 피로가 회복되고 다음 날 좋은 컨디션으로 활동할 수 있습니다. 잠을 푹 못 잔 아이는 집중력이 떨어지고 짜증을 많이 냅니다. 수면의 질이 좋아야 면역력이 튼튼하게 성장하고 키도 쑥쑥 잘 클 수 있죠. 우리 아이의 잠은 어떤가요? 이번 장에서는 아이의 수면에 대해 이야기해보겠습니다. 어른과는 다른 아이만의 수면 특징이 있습니다. 아이가 잠을 푹 자기 위해 도움이 되는 관리 방법들도 알아보겠습니다.

아이의 수면을 방해하는 요인이 있나요?

아이가 자면서 조금만 뒤척여도 잠을 푹 못 자는 게 아닌지 부모님은 신경이 쓰입니다. 아이가 밤새 걷어차는 이불을 덮어주느라 밤잠을 설치는 부모님도 참 많습니다. 매일 밤 깨서 심하게 울어 통잠을 자본 적 없는 아이는 성장에 문제가 없을지 걱정이 되죠. 만성 비염이나 아데노이드 비대증, 아토피 피부염으

로 잠을 푹 못 자는 아이들도 있습니다. 이번 장에서는 수면을 관리하는 기본 방법을 짚어보고, 17장에서는 수면을 방해하는 여러 질환들을 알아보겠습니다.

아이의 체질에 따라 자는 모습이 달라요

연령에 따라 자야 하는 수면 시간이 정해져 있진 않습니다. 아이의 체질에 따라 다릅니다. 수면 시간이 많이 필요한 아이가 있고, 조금만 자도 충분한 아이가 있습니다. 머리만 대면 바로 잠드는 아이가 있는 반면, 잠드는 데 30분에서 1시간까지 걸리는 아이, 새벽부터 깨서 부모님을 깨우는 아이, 잠귀가 예민해 조금만 움직여도 깨는 아이도 있습니다. 아이마다 다른 여러 가지 수면 체질과 관리 방법들을 자세히 살펴보겠습니다.

아이의 수면 관리, 키 성장에 중요해요

잠을 푹 자야 키가 쑥쑥 잘 자랍니다. 수면 초반에 깊은 잠을 자면서 성장호르몬이 많이 분비되거든요. 깊은 잠을 방해하는 요인은 키 성장에 안 좋은 영향을 줍니다. 자면서 뒤척임이 많은 아이는 푹 자고 있을까요? 비염과 아토피가 우리 아이의 성장에 나쁜 영향을 주지 않을까요? 조금 뒤에 자세히 살펴보겠습니다.

| 2 | 잠을 푹 자기 위한 수면 관리법 | |

우리 아이의 수면 환경은 어떤지, 다음 사항들을 확인해보세요.

우리 아이의 수면 환경은 어떤가요?

- 아이가 잠들기 전, 방 안의 조명이 강하지 않나요?
- 집 안의 온도가 조금 높아 아이가 더워하지 않나요?
- 아이가 잠들려고 할 때 매일 반복하는 수면 루틴이 있나요?
- 아이가 잠드는 방 안에 흥미를 끄는 자극 요인이 있나요?
- 아이가 자다가 깨면 곁에서 바로 달래주는 편인가요?
- 아이에게 수면을 방해하는 불편한 증상이 있나요?
- 늦은 시간에 많이 먹어 배가 부른 상태가 아닌가요?
- 잠이 오는데 버티거나, 잠이 안 오는데 일찍 눕지 않나요?

집 안의 조명을 조절해주세요

우리 몸은 밤이 되면 잠이 들도록 설정되어 있습니다. 멜라토닌이라는 호르몬이 중요한 역할을 합니다. 밤이 되어 어두워지면 뇌에서 멜라토닌을 분비해 수면을 촉진하죠. 반대로 잘 시간이 되었는데 어둡지 않으면 멜라토닌을 충분히 만들지 못해 잠들기 어렵습니다.

어린 아이는 시각 자극에 더 예민합니다. 아이의 크고 동그란 눈으로 들어오는 빛의 양이 많아 두뇌 신경이 쉽게 자극되고 흥분됩니다. 같은 조명 환경에 있어도 아이는 어른보다 수면에 영향을 더 많이 받습니다. 그래서 어린 아이는 불을 끄고 바로 잠들기가 더 어렵습니다. 수면이 예민한 체질은 더 오래 걸립니다.

아이가 잠들 시간이 되면 1시간 전부터 미리 조명 밝기를 낮춰주세요. 은은한 간접 등을 사용하거나, 밝기를 조절하는 조명을 사용해보세요. 특히, 잠들기 전에는 텔레비전, 태블릿PC, 스마트폰과 같은 전자 기기의 사용을 피해야 합니다. 전자 기기에서 나오는 파란빛의 파장은 멜라토닌 생성을 억제해 잠이 들기 더 어렵게 만듭니다.

아이가 완전히 잠들고 나면 암막커튼을 치는 것도 좋습니다. 요즘은 밤에도 도시 환경과 아파트 단지에서 들어오는 불빛이 꽤 강합니다. 암막커튼으로 빛 자극을 완전히 차단하면 아이의 숙면에 도움이 될 수 있습니다. 깜깜한 어둠을 무서워하는 아이도 있을 텐데요, 오히려 무서워서 잠들기 더 힘들면 곤란합니다. 중간에 깼는데 깜깜하면 무서워서 심하게 우는 아이도 있을 거예요. 아이의 기질에 맞춰 빛 자극은 줄이되 무섭지 않도록 적절한 수면 환경을 만들어주세요.

방 온도는 조금 시원하게

방이 더워서 잠을 푹 못 자는 아이가 생각보다 많습니다. 부모님에게는 딱 적당한 온도가 아이에게는 더울 수 있습니다. 더워서 흘린 땀이 마르면서 피부가 가려워 수면을 방해받는 아이도 있습니다. 그러니 방 안의 온도를 조금 시원하게 해주세요. 약간의 온도 조절만으로도 수면의 질이 더 좋아진답니다.

우리 집의 겨울철 난방 온도는 몇 °C인가요? 아이를 키우는 집의 겨울철 난방 온도는 조금 더 따뜻하게 올라가기 쉽습니다. 평균은 24~25℃, 조금 시원하게 키우는 집은 22~23℃, 따뜻하게 키우는 집은 27~28℃ 정도 되는 것 같습니다. 혹시 아이가 자면서 더워하거나 땀을 많이 흘리고, 시원한 방바닥이나 벽에 딱 붙어 자는 편이라면, 보일러 온도를 조금 낮춰보세요. 처음에는 0.5℃에서 1℃ 정도만 내려보세요. 아이의 반응과 컨디션을 보면서 조절하면 됩니다. 아이에게만 맞추면 부모님은 추울지도 모릅니다. 외풍이 조금 심한 집이 있고, 난방을 조금만 해도 따뜻한 집이 있을 거예요. 집 안 환경에 맞춰 가족 모두에게 알맞은 적정 온도를 찾아보세요.

다음은 이불을 확인해볼게요. 우리 아이는 자면서 이불을 덮고 자는 편인가요? 부모님은 혹시라도 아이가 감기에 걸릴까 걱정이 돼서 따뜻하게 재우고 싶겠지만, 실제로 초등학교 이전의 아이들은 이불을 거의 덮지 않습니다. 아이는 열(熱) 체질이 많아 이불을 덮고 자면 더워서 수면의 질이 떨어질 수 있습니다. 그래서 이제부터는 아이가 밤새 차내는 이불을 덮어주지 말고, 부모님도 조금 더 편하게 주무시길 권해드립니다. 수면 조끼도 더워하고 답답해하면 꼭 입히지 않아도 됩니다. 열이 정말 많은 체질의 아이는 집에서 옷을 다 벗어버리고 속옷만 입고 자기도 합니다.

물론 반대로 추위를 더 타고, 이불을 잘 덮고, 수면 조끼가 꼭 필요한 아이도 있습니다. 초등학생이 되고 사춘기가 지나면, 열 체질이 줄어서 이전보다 추위를 더 탈 수 있습니다. 아이마다 체질이 다르기 때문에 딱 정해진 난방 온도가 있진 않습니다. 우리 아이의 체질에 맞춰 조절하면 됩니다.

익숙한 수면 루틴을 만들어보세요

어른도 익숙한 장소에서 잠을 자는 게 더 편하죠? 아이도 마찬가지입니다. 반복되는 패턴이 마음에 안정감을 줘서 더 편하게 잠들 수 있습니다. 수면 의식은 아이에게 매일 반복하는 익숙한 환경을 만드는 방법입니다.

어렵지 않습니다. 거창한 의식이 아니에요. 아이에게 익숙한 루틴을 만드는 게 바로 수면 의식입니다. 잠들기 1시간 전에는 텔레비전을 끄고 스마트폰을 치우고 조명을 어둡게 해주세요. 가능하면 아이의 흥미를 끌 수 있는 장난감 같은 물건들은 눈에 띄지 않게 치워주세요. 아이를 눕히고 마사지, 책 읽기, 음악 듣기, 자장가와 같은 조용한 활동으로 규칙적인 수면 의식을 해주세요. 물이나 우유 마시기, 옷 갈아입기, 목욕도 좋습니다. 이렇게 잠들기 1~2시간 전부터 수면으로 이어지는 규칙적인 일상을 만들어보세요.

포인트는 반복입니다. 2주 이상 꾸준히 지속해야 아이가 새로운 환경에 점차 익숙해집니다. 수면 의식은 부모님이 원하는 시간이 아닌, 아이가 졸린 시간에 해야 합니다. 수면 의식이 아이에게 익숙해지면 서서히 잠드는 시간을 앞당길 수 있습니다. 처음부터 갑자기 일찍 재우기보다 조금씩 빨리 재우는 게 좋습니다.

꼭 어린 아기에게만 수면 의식을 하는 건 아니에요. 누우면 바로 잠들지 못하고 시간이 걸리는 아이들에게도 수면 의식을 활용할 수 있습니다. 조명을 낮추고, 잔잔한 음악을 틀고, 책을 같이 읽다가, 다리를 조물조물 마사지해주는, 간단하고 익숙한 루틴으로 아이가 편하게 잠들 수 있습니다.

애착 인형이나 이불이 도움이 되는 아이들도 있습니다. 꼭 어린 아기가 아니라 조금 큰 아이들도 애착 인형을 가질 수 있습니다. 꼭 안고 자는 포근한 느낌과 익숙한 냄새에서 편안한 안정감을 느끼거든요. 이불의 포근한 느낌이 좋아 끌어안거나 목까지 덮고 자는 아이들도 있습니다. 조금 덥고 땀이 나더라도 이불에서 느끼는 안정감이 더 크기 때문이죠. 아기가 덥지 않도록 옷은 가볍게 입히고, 방 안의 온도를 조금 시원하게 조절해주세요. 이불을 끌어안고 잠들면 식은땀이 더 날 수 있으니 수면 초반에 잘 닦아주세요.

감각이 예민한 아이, 자극을 줄여보세요

신나게 놀고 새로운 경험을 하고 온 주말 저녁에 유독 잠들기 힘들어하는 아이가 있습니다. 감각이 예민한 아이는 외부 자극이 많으면 긴장도가 높아져 쉽게 수면 상태로 이완하지 못합니다. 몸은 힘들어 피곤한데 마음은 계속 흥분된 상태라 잠들기 힘든 거죠. 감각이 예민한 체질은 평소에도 누우면 바로 잠들지 못하고 30분 이상 시간이 걸릴 수 있습니다. 마음속에 있는 여러 가지 감정과 생각을 정리하고 몸과 마음의 긴장도를 낮추는 시간이 더 필요합니다.

이러한 체질의 아이는 잠드는 시간이 되면 외부 자극을 줄여야 합니다. 어린 아기는 주변의 장난감을 치워주고, 책을 읽으면서 자는 아이는 새로운 책보다 익숙한 책을 읽어주세요. 물론 부모님은 똑같은 책을 계속 읽느라 조금 힘드실 수 있어요. 아무런 외부 자극 없이 너무 어둡고 조용하면 오히려 잠들기 더 힘든 아이도 있습니다. 익숙한 자극 한 가지로 아이의 주의를 가볍게 끌어주면 좋습니다. 익숙한 음악, 백색소음, 좋아하는 책, 부모님과의 가벼운 대화가 도움이 됩니다. 앞에서 설명한 수면 의식도 익숙한 패턴으로 외부 자극을 줄이고 긴장을 이완시키는 방법입니다. 이러한 체질의 아이는 몸과 근육의 긴장도도 높은 편이기 때문에, 잠들기 전에 부모님이 아이의 팔다리를 조물조물 주물러 주면서 근육의 긴장도를 낮춰주면 좋습니다.

요즘은 맞벌이를 하는 가정이 늘고, 생활 패턴이 많이 늦어졌습니다. 아이들은 늦은 시간이라도 부모님을 만나면 신이 나고 함께 놀고 싶습니다. 수면이 힘들고 자주 깨는 아이는 저녁 늦게 자극 요인이 많지 않도록 신경 써주세요. 아이가 유치원과 학교를 다니기 시작하면 사회생활을 하면서 이런저런 외부 자극과 스트레스를 더 많이 받게 됩니다. 기관에서 겪은 속상한 일을 잠꼬대로 말하거나 종종 이갈이를 심하게 하는 아이는, 잠들기 전에 이런저런 이야기를 나누면서 마음의 긴장을 해소해주면 좋습니다. 때로 부모님의 개입 자체가 자극이 되기 때문에 혼자서 천천히 잠드는 게 더 나은 아이도 있습니다. 아이의 체질에 맞춰 적절한 방법으로 수면을 관리해주세요.

아이가 깼을 때 바로 반응하지 마세요

아이가 자다 깼다고 늘 부모님이 바로 달래줘야 하는 건 아니에요. 아이가 깨는 유형에 따라 대처 방법이 달라집니다. 왜냐하면 아이는 실제로 깨지 않고 여전히 자고 있는 상태일 수 있거든요. 아이가 깨는 시간대에 따라서 관리 방법이 달라집니다.

잠이 들고 나서 1~2시간 후에 심하게 우는 아이는 깊은 잠에서 깨는 것입니다. 조금 기다리면 차츰 진정이 되는데, 이때 아이를 깨워서 물을 주거나 소변을 보게 해주세요. 잠이 들고 3~4시간 이후에 한두 번씩 또는 1시간 간격으로 깨는 아이는 얕은 잠에서 깨는 것입니다. 부모님이 옆에 있는 느낌을 주고 가볍게 토닥토닥 만져주면 아이는 다시 깊은 잠으로 빠져듭니다. 두 경우 모두 억지로 깨우면 아이가 더 놀라서 다시 잠들기 힘들 수 있습니다. 수면 후반부인 새벽에 깨서 우는 아이는 악몽이 이유일 수 있습니다. 아이가 깨어 있는 상태이기 때문에, 무서워하는 아이를 부모님이 적극적으로 진정시켜주면 좋습니다. 17장에서 더 자세한 내용을 살펴보겠습니다.

아이에게 불편한 증상이 있나요?

아이가 한 번씩 열이 나거나 코가 막히거나 배고파 하거나 대소변 같은 불편함이 있는 경우는 부모님이 어렵지 않게 판단하실 수 있을 거예요. 비염으로 인한 코막힘과 아토피로 인한 피부 가려움 또는 약한 소화력으로 인한 복통이 장기간 지속돼 수면에 영향을 주면 치료가 필요합니다. 비염이 처음 시작되는 유치원과 초등학교 초반 시기에는, 이전과 다르게 자주 깨고 뒤척이는 모습이 코막힘 때문인지 모르고 놓치는 경우가 있습니다. 코막힘으로 잠을 푹 못 자서 피곤한 모습을 보고 보약이 필요하다고 잘못 판단하기도 합니다. 아토피로 피부가 가려워서 잠을 푹 못 자는 아이도 많습니다. 어린 아기는 아직 명확하게 표현하지 못해서, 큰 아이는 잠을 따로 자고 스스로 피부 보습을 잘하지 못해 아토피 증상을 놓칠 수 있습니다. 이렇게 수면 자체의 요인보다 수면을 방해하는 불편한 질환으로 푹 못 자는 아이들이 꽤 많습니다. 병원에서 정확한 진찰과 도움이 되는 치료를 받아보세요.

혹시 아이가 자기 전에 배가 부르지 않나요?

저녁 식사를 많이 먹어서 소화력에 부담을 준 상태가 수면에 영향을 줄 수 있습니다. 속이 더부룩한 상태에서는 숙면을 취하기 어렵거든요. 너무 늦은 시간에 음식을 많이 먹지 않도록, 저녁 식사는 잠들기 2~3시간 전에, 마지막 간식은 적어도 1시간 전에 마무리하면 좋습니다. 식욕이 왕성하고 잘 먹는 아이는 저녁 식사를 매번 배부르게 먹지 않도록, 그리고 늦게 야식이나 간식을 먹지 않도록 관리해주세요.

소화력이 약해 안 먹으면서 동시에 수면이 예민한 체질의 아이가 있습니다. 부모님의 마음은 한 숟가락이라도 더 먹이고 싶지만, 아이는 뱃구레보다 더 많은 양을 먹으면 속이 더부룩해져 잠을 푹 못 잘 수 있습니다. 예민한 기질의 아이는 이렇게 더부룩한 느낌을 다른 아이보다 더 불편하게 느낄 수 있습니다. 식사 시간이 길어지다 보니 잠들기까지 시간 간격이 짧아지는 영향도 있습니다. 그래서 아이가 먹을 수 있는 만큼의 식사량을 30~40분 안에, 적어도 잠들기 2시간 전에 마치면 좋습니다. 아이의 눈높이에 맞춘 적당량의 식사는 소화력뿐만이 아니라 양질의 수면 관리에도 중요합니다.

아이가 잠이 드는 시간은?

저녁 9시에 장난감을 치우고 불을 끄고 수면 환경을 잘 만들어 눕히면, 잠드는 데 1시간이 걸리는 아이가 있습니다. 만약 10시에 눕혔는데도 20~30분 안에 빨리 잠든다면, 조금 늦게 재워도 괜찮습니다. 모든 아이들이 육아 서적에 나온 연령별 수면 시간을 딱 채워서 자지는 않습니다. 다른 아이보다 늦게 잠들어도 아침에 잘 일어나고 낮에 피곤해하지 않고 잘 활동하면, 우리 아이에게 적당한 수면 시간입니다.

졸리지만 놀고 싶어서 버티며 늦게 자는 아이도 있습니다. 피곤하면 바로 곯아떨어지는 아이가 있지만, 반대로 더 잠들기 힘든 체질도 있죠. 피곤하면 긴장도가 올라가 이완이 더 어렵습니다. 이러한 아이는 졸리기 시작하는 시간에 잠자리에 눕혀야 합니다. 아이 혼자만 빨리 재우기보다 가족이 함께 생활 패턴을 조절해보세요.

물론 아이를 재운 후에 부모님이 해야 할 일이 많을 겁니다. 아이가 잠들고 나서 깊은 잠이 들 때까지 30분 정도는 곁에 있어주면 좋습니다. 처음 30분 사

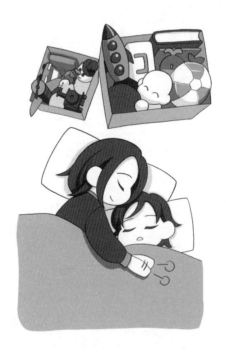

이에는 얕은 잠을 자고 있어 쉽게 깰 수 있거든요. 특히, 잠귀가 밝은 예민한 기질의 아이는 잠이 든 이후에도 청각과 시각 자극이 강하지 않도록 수면 환경을 신경 써줘야 합니다. 식은땀이 흐르는 아이는 곁에서 땀을 한 번씩 닦아주세요. 30분이 지나면 식은땀이 그치고 깊은 잠으로 들어갑니다.

3	아침에 잘 일어나나요?

아침에 잠에서 깨어 일어나는 여러 모습들을 살펴보겠습니다.

아침에 일어나는 시간은 몇 시인가요?

아이의 체질과 양육 환경, 기관 생활에 따라 아침에 일어나는 시간이 다릅니다. 모든 아이들이 육아 서적에 나온 시간표를 딱 지키지는 않습니다. 늘 아침이 힘든 아이가 있고, 혼자서 벌떡 잘 일어나는 아이도 있습니다. 몇 가지 경우에 대해서 자세히 살펴보겠습니다.

아침에 일어나기 힘들어하지 않나요?

요즘은 생활 패턴이 늦어져서 밤늦게 잠드는 아이들이 아침에 일어나는 걸 조금 힘들어하는 경우가 많습니다. 아이가 고학년이 되면서 학습량이 늘어 더 늦게 잠들면 아침 시간이 더 힘들어지죠. 아침에 일어나기 조금 힘들어도 금세 기운을 차리고, 낮 동안 일상생활이 힘들지 않다면 걱정할 만한 문제는 없습니다. 그런데 어른처럼 아침잠이 많은 체질의 아이가 있습니다. 이런 경우라면 컨디션을 보면서 아이의 기력 상태를 잘 관리해주어야 합니다.

한의학의 관점에서는 기(氣)가 허약하고 부족하면 아침에 일어나기 더 힘들다고 봅니다. 오전 시간에 유독 기운이 없고, 맑은 정신으로 집중하기 어려운 아이는 기운이 허약한 체질입니다. 이러한 아이들의 보약 처방은 기운 보강에 포인트를 둡니다. 이전보다 유독 아침에 일어나기 힘들고, 오후 시간에 피곤해하는 아이도 기력을 보강하는 건강 관리가 도움이 될 수 있습니다. 사실 아이보다 부모님에게 더 해당하는 건강 상태일지도 모르겠습니다. 104페이지의 내용을 참고해보세요.

아침에 혼자 잘 일어나는 아이

반대로 아무리 늦게 잠들어도 아침에 혼자서 잘 일어나는 아이가 있습니다. 6시에 혼자 벌떡 일어나서 부모님을 깨우고 분주하게 노는 아이들이 있죠. 부모님은 더 자고 싶어 조금 귀찮기도 합니다. 이렇게 너무 일찍 일어나면 혹시 잠이 부족해 성장에 영향을 주지 않을까 걱정되기도 하는데, 키 성장에 중요한 시간은 수면 초반 4시간입니다. 수면 마지막의 1~2시간은 얕은 잠의 비율이 높고 성장에 큰 영향을 주지 않습니다. 아이가 낮에 피곤해하지 않고 컨디션이 좋다면 아침에 일찍 일어나도 괜찮습니다. 수면량이 적은 체질의 아이인 거죠. 남들보다 짧은 수면 시간 동안 피로를 빨리 회복하는 체질이라 장점이 되기도 합니다.

수면이 예민한 체질 중에는 이렇게 어릴 때부터 수면 시간이 적고 낮잠이 빨리 없어지는 아이들이 많습니다. 적은 수면 시간이라도 양질의 잠을 푹 자도록 관리해주세요. 밤에 잠드는 시간과 상관없이 늘 일어나는 시간이 일정한 아이는 가능하면 조금 일찍 재워 수면 시간을 충분히 확보하면 좋습니다.

12시가 돼야 일어나는 생활 패턴의 아이

아이의 기관 생활 시작 전과 부모님의 복직 이전에는 아침에 늦게 일어나는 아이들이 꽤 많습니다. 오전 10~12시쯤 일어나 아침을 먹고, 밤 12시쯤에 잠드는 아이들도 있습니다. 육아 서적과 다르다고 해서 부모님이 잘못하는 건 아닙니다. 우리 아이에게 가장 잘 맞는 수면과 식사 스케줄을 찾으면서 자연스럽게 만들어진 스케줄일 거예요. 앞으로 기관을 시작하게 되면 천천히 새로운 스케줄에 맞춰가면 됩니다. 어린이집을 다니는 아이는 9시 쯤에 일어나는 경우가 많고, 유치원에 다니면 8시, 초등학교에 입학하면 7시로 일어나는 시간이 차츰 빨라지게 됩니다.

> ### 4 │ 낮잠이 없어지는 시기는?

낮잠을 자는 모습은 아이의 체질마다 다를 수 있습니다.

우리 아이는 언제부터 낮잠을 안 잤나요?

보통 유치원 생활을 시작하면 낮잠을 안 자게 됩니다. 낮잠을 안 자면 한동안 아이가 체력적으로 힘들 수 있습니다. 보통 6개월 정도는 오후와 저녁 시간에 조금 피곤해할 수 있고, 짜증이 늘어나는 아이도 있습니다. 너무 졸려 유치원 하원 버스에서 잠깐 자고 오는 아이들이 많고, 저녁에 이전보다 빨리 잠들며, 체력이 많이 힘들어 졸린 탓에 저녁을 제대로 못 먹기도 합니다. 체력이 약한 아이는 1년 정도까지 적응 시간이 필요할 수 있습니다. 그래서 이 시기에 복용하는 한약은 기력 보강에 더 신경 써서 처방합니다.

낮잠이 일찍 없어지는 아이가 있어요

유치원을 다니기 한참 전에 낮잠이 없어지는 아이들이 있습니다. 두 돌 전후에 낮잠을 안 자기 시작하는 아이도 있죠. 처음에는 졸린데 놀려고 참으면서 하루 스케줄과 밤 수면의 루틴이 조금 흔들릴 수 있지만, 차츰 적응하게 됩니다. 잠이 부족할까 부모님은 걱정이 되시겠지만, 우리 아이는 필요한 수면량이 남들보다 적은 체질일 수 있습니다. 아기 때부터 늘 잠이 적어서, 밤에는 늦게 잠들려 하고 아침에는 혼자서 벌떡 잘 일어납니다. 예민한 기질의 아이에게 자주 보이는 수면 패턴입니다.

낮잠이 늦게까지 필요한 체질도 있어요

반대로 초등학생이 되어도 낮잠이 필요한 아이들이 있습니다. 낮잠을 안 자면 오후와 저녁 시간이 힘든데, 20~30분이라도 낮잠을 자면 체력과 스케줄 관리가 더 수월합니다. 이런 아이는 낮잠을 조금 재워도 괜찮습니다. 우리 아이는 남들보다 충분한 잠이 필요한 체질인 겁니다.

아이가 크면서 학업량이 늘고 어쩔 수 없이 수면량이 부족해지면, 체력 관리를 더 신경 써서 해주면 좋습니다. 중학생과 고등학생이 되어 수면이 많이 부족해지는 시기에는, 오전과 오후의 쉬는 시간에 잠깐씩 낮잠을 자면 좋습니다. 10분씩 잠깐 자는 낮잠이 수업 시간의 집중력과 컨디션 관리에 많은 도움이 됩니다.

낮잠을 자면서 식은땀을 흠뻑 흘리는 아이

어린 아기들은 대부분 자면서 식은땀이 납니다. 식은땀은 잠들기 시작할 때 체온이 살짝 내려가면서 나는 땀입니다. 유독 낮잠 시간에 식은땀이 더 많이 나서 베개와 이불이 흥건하게 젖는 아이가 있습니다. 낮은 밤보다 온도가 더 높고 아이가 활발하게 뛰어노는 시간이라 식은땀이 더 많이 날 수 있습니다. 그래서 낮잠 시간에는 수면 환경을 조금 더 시원하게 해주면 좋습니다.

식은땀은 소아 건강의 고유한 체질로 나타나는 모습이기 때문에 식은땀 자체가 문제가 되지는 않습니다. 하지만 식은땀이 너무 많아서 매일 이불이 푹 젖거나, 아이가 피곤해하고 자주 아프면서 안 자던 낮잠을 자고 식은땀을 많이 흘린다면, 약해진 기력을 보강하는 관리가 도움이 됩니다. 식은땀 관리는 94페이지를 살펴보세요.

밤잠을 푹 자려면 낮에 활동이 충분해야 합니다

수면에서 가장 중요한 기본 관리입니다. 밤에 잠을 푹 자려면, 낮에 활동을 충분히 해야 합니다. 아이들이 하루 종일 실컷 뛰어놀면 저절로 밤에 곯아떨어지게 되죠. 코로나 유행 시기에는 기관에 덜 나가고 외부 활동이 줄면서 수면 패턴이 틀어지는 아이들이 많았습니다. 기관을 다니기 전의 어린 아이들도 외부 활동이 적다 보니 낮밤이 바뀌는 경우들이 종종 있습니다. 밤에 안 자려고 버티거나 잠드는 데 시간이 걸리는 아이들은 낮의 활동량을 조금 늘려보면 좋습니다.

우리 아이는 졸리면 어떤 모습을 보이나요? 아이의 체질마다 잠들 때의 모습이 다릅니다.

우리 아이는 몇 시에 잠드나요?

아이의 체질, 연령, 양육 환경, 스케줄에 따라 잠드는 시간이 다릅니다. 두세 돌이 지나 수면 패턴이 어느 정도 잡힌 아이들은 보통 저녁 9시 전후에 잠드는 것 같습니다. 저녁을 일찍 먹고 7~8시쯤 잠드는 아이가 있고, 부모님이 늦게 퇴근하는 집에서는 10시쯤 잠드는 아이들도 있습니다. 아이가 자람에 따라 체력이 좋아지고 하고 싶은 일도 많아지면서 잠드는 시간은 점점 늦어집니다. 초등학교 저학년들은 10~11시쯤에 잠드는 아이들이 많은 것 같습니다. 중고등학생이 되면 해야 할 공부가 늘어나 12시가 넘어 잠드는 아이들이 많죠.

졸린데 놀고 싶어서 참는 아이

우리 아이만 그렇지는 않습니다. 많은 아이들이 더 놀고 싶어서 자기 싫어하죠. 졸리고 자야 해서 억울한 아이도 있습니다. 요즘은 생활 패턴이 많이 늦어지고 놀거리가 다양해진 이유도 있습니다. 그래서 매일 밤 아이를 타이르거나 혼내서 재우는 게 힘든 부모님들이 많이 계실 거예요. 아침에 일어나는 걸 너무 힘들어하지 않고, 낮 스케줄 동안 체력이 달리지 않는 선에서, 너무 늦지 않게만 아이를 재워주세요. 밤늦게까지 놀고 싶은 마음은 부모님이나 아이나 모두 마찬가지인 것 같습니다.

졸리지 않은데 일찍 눕혀서 잠이 안 오는 아이

필요한 수면 시간이 적은 아이가 있다고 했죠? 이런 아이들은 남들과 비슷한 시간에 눕히면 잠이 오지 않습니다. 그래서 조금 늦게 재워도 괜찮습니다. 저녁 9시에 눕히면 1시간이 걸리는데, 10시에 눕히면 20~30분 안에 잠들고, 다음 날 아침과 하루 스케줄이 힘들지 않다면, 우리 아이는 다른 아이보다 조금 늦게 자도 괜찮습니다.

어둠이나 혼자 잠드는 게 무서운 아이

두세 돌이 지나면 아이의 상상력이 발달하면서 어둠과 밤을 무서워할 수 있습니다. 동화책 속에 나오는 귀신, 무서운 뉴스, 잔인한 영상 매체의 내용이 기억나 밤에 잠들기 어려운 시기들이 한두 번씩은 있습니다. 부모님이 차분히 설명해줘도 아이의 무서움을 바로 없애기는 쉽지 않은 것 같습니다.

이럴 때일수록 새로운 변화는 줄이고 익숙한 루틴을 지켜야 합니다. 익숙한 수면 환경과 반복되는 수면 의식에서 아이는 조금이나마 안정감을 느낄 수 있습니다. 유독 겁이 많고 무서움을 잘 느끼는 아이는 마음을 의지할 수 있는 애착 인형이 도움이 될 수 있습니다.

무섭고 놀란 마음이 진정되려면 시간이 필요합니다. 연꽃씨로 연하게 물을 끓여 마시게 해주면 도움이 됩니다. 한의학에서 연꽃씨는 마음을 맑게 만드는 작용을 합니다. 어지러운 마음을 차분하게 만들어, 무서워하고 꿈을 많이 꾸는 아이의 수면에 도움이 됩니다. 연꽃씨차를 주면서 마음이 용감해지고 무서운 꿈을 덜 꾸는 약이라고 설명해주면, 아이는 차에 마음을 의지하면서 심리적인 효과까지 함께 기대할 수 있습니다. 무서움이 심해서 매일 잠들기 힘들고, 자면서 깨서 울고, 무서운 마음이 낮 동안의 일상생활에 영향을 주면, 한의원에서 도움이 되는 치료를 받아보세요.

잠드는 데 30분 이상 걸리는 아이

긴장도가 높은 아이는 잠들기 전에 각성도와 긴장도를 줄여주는 시간이 많이 필요합니다. 그래서 잠드는 시간이 30분에서 1시간까지 걸리죠. 더 놀고 싶은 건 아닌데 누워서 눈을 말똥말똥 뜬 채 쉽게 잠들지 못합니다. 이런 아이들은 낮에도 긴장도가 조금 높은 편입니다. 야무지고 욕심이 많은 기질이거나, 스트레스에 예민하고 다른 사람의 눈치를 많이 보는 스타일일 수 있습니다.

이러한 아이는 자려고 눕기 1시간 전부터 수면 준비를 시작해야 합니다. 조명을 낮추고 티브이를 끄고 스마트 기기를 치우고, 아이의 긴장도를 낮춰주는 수면 의식의 루틴을 하나씩 해주세요. 천천히 마음의 긴장이 이완되도록 익숙한 음악을 틀어주고, 좋아하는 책을 읽어주고, 두런두런 이야기를 나눠보세요. 예민한 감각은 아이가 크면서 차츰 무뎌져서 혼자서도 쉽게 잠들 수 있을 거예요. 이런저런 관리를 해줘도 여전히 긴장도가 높고 잠드는 데 시간이 많이 걸리는 아이는 한의원 치료가 도움이 될 수 있습니다.

팔다리에 힘을 주는 등 몸의 긴장도가 높은 아이

마음만이 아니라 몸의 긴장도가 높아 뻣뻣하게 힘을 주는 아이도 있습니다. 때로 잠들기 전에 다리가 아프거나 자다가 다리가 아파 깨는 경우도 있습니다. 이러한 아이는 잠잘 시간이 되면 팔다리를 조물조물 주물러주면서 근육의 긴장을 풀어주면 좋습니다. 긴장도와 통증이 심해서 수면을 자주 방해하면 한의원에서 치료를 받아보세요. 성장통 관리는 17장에서 자세히 살펴보겠습니다.

잠들 시간이 되면 몸이 뜨겁고 땀이 나는 아이

체온은 아침에 가장 낮고 밤이 되면 오릅니다. 그래서 잠드는 시간이 되면 아이의 몸이 뜨끈해질 수 있습니다. 어린 아이일수록 기초체온이 높고 체온조절이 아직 미숙해서 몸이 더 따뜻하게 느껴집니다. 잠들기 시작하면 식은땀이 나면서 체온이 살짝 내려갑니다. 땀이 나는 과정에서 팔다리와 피부에 혈액순환이 늘어나면서 조금 더 따뜻하게 느껴질 수 있습니다.

우리 몸은 자는 동안 체온이 조금 내려가기 때문에 방 안이 더우면 수면을 방해할 수 있습니다. 아이들은 열(熱) 체질이 많아서 이불을 자꾸 차고 옷도 벗으려고 하죠. 그래서 수면 환경을 살짝 시원하게 해주면 좋습니다. 조금 시원하게 해줘도 식은땀은 여전히 날 거예요. 체온이 내려가는 수면 초반에 식은땀이 나기 때문에 부모님이 머리와 목 주변을 한 번씩 닦아주면 좋습니다.

코가 막히거나 피부가 가려운 아이

비염이나 아토피가 심하면 수면을 방해합니다. 비염과 아토피 모두 밤에 더 심해지거든요. 그래서 잠잘 시간이 되면 코와 피부를 한 번 더 신경 써서 관리해주면 좋습니다. 먼저 가습을 확인해주세요. 건조한 공기는 코와 피부 모두에 안 좋습니다. 코가 약한 아이는 코 스프레이를 칙칙 뿌리거나 연고를 발라주고, 코딱지가 많으면 면봉으로 살살 제거해주세요. 피부가 약한 아이는 자기 전에 보습을 해주고, 방 안을 조금 더 시원하게 해주세요. 식은땀이 마르면서 피부가 더 가렵기 때문에, 땀이 마르기 전에 수건으로 톡톡 누르면서 닦아주거나 곁에서 가벼운 부채질을 해주면 도움이 됩니다.

코막힘과 피부 가려움으로 잠들기 힘들고 자다가 깨는 아이는 병원에서 도움이 되는 치료를 받아보세요. 코가 조금 답답해 보이고 숨소리가 살짝 들려도 수면을 방해하지 않으면 괜찮습니다. 자면서 피부를 한두 번씩 긁지만 깨거나 뒤척임이 심하지 않으면 치료가 필요하진 않습니다. 비염은 12장, 아토피는 13장의 내용을 참고하세요.

---

6 │ 잠이 든 우리 아이, 푹 자고 있는 걸까요?

아이가 잠이 들고 나면, 양질의 잠을 푹 자야 합니다.

깊은 잠과 얕은 잠이 반복되는 수면 주기

아이가 잠을 자는 동안 몇 번의 수면 주기가 반복됩니다. 첫 번째 주기는 수면 초반 4~5시간 동안 진행되고, 깊은 잠의 비율이 많습니다. 아이가 저녁 9시에 잠들면 새벽 1시까지는 깊은 잠을 자는 거죠. 수면 초반의 깊은 잠에서 성장 호르몬이 많이 분비됩니다. 갑자기 놀란 것처럼 소리를 지르는 야경증과 자다가 깨서 움직이는 몽유병은 깊은 잠에서 나타납니다.

첫 번째 수면 주기가 지나면, 다음 수면 주기는 1시간에서 1시간 반 정도로 짧아집니다. 수면 초반에는 깊은 잠이 많고, 수면 후반으로 갈수록 얕은 잠의 비율이 많아집니다. 매번 수면 주기가 끝나면서 얕은 잠으로 진행되면, 아이가 뒤척이거나 보채면서 깬 것처럼 보일 수 있습니다. 얕은 잠을 자는 동안 아이는 꿈을 꾸기도 합니다. 얕은 잠이 많은 수면 후반부에는 악몽을 꾸다 잠을 깨는 경우도 있습니다. 얕은 잠은 수면에서 덜 중요한 것처럼 보일 수 있지만, 실제로 학습과 기억, 두뇌 발달에 중요한 역할을 합니다. 이렇게 깊은 잠과 얕은 잠이 반복되는 네댓 번의 수면 주기가 지나면 아침이 되고 잠에서 깨어 일어납니다.

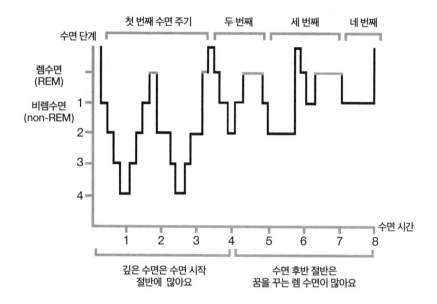

깬 것처럼 보이지만 자고 있을지도 몰라요

부모님이 보기에는 아이가 자면서 한두 번 깬 것처럼 보이지만, 실제로 아이는 잘 자고 있을 가능성이 큽니다. 수면 주기의 얕은 잠 단계에서 아이가 뒤척이는 모습인 거죠. 부모님이 곁에 있거나 없는 걸 아는 것처럼 보이고 부모님의 말에 대답하기도 하지만, 아이는 여전히 자고 있습니다. 가볍게 토닥토닥 해주면서 다시 깊은 잠으로 이어지도록 이끌어주세요. 이렇게 조금 뒤척이고 살짝 보채지만 금세 쌔근쌔근 잠드는 아이는 별다른 문제 없이 잠을 푹 자고 있는 것입니다. 하지만 다음 세 가지의 경우는 수면 환경의 점검과 치료가 필요할 수 있습니다.

- 잠귀가 밝은 아이는 외부 자극이 조금만 강하면 쉽게 잠에서 깰 수 있습니다. 살짝 소리가 들리거나 조명을 켜서 밝아지고 난방 온도가 높아지면 여지없이 깨는 아이들이 있습니다. 수면 환경을 더 세심하게 관리해줘야 합니다.
- 야제증이 있어 큰 소리 치고 울면서 발버둥을 치는 아이들이 있습니다. 아이도 걱정이지만 부모님도 잠을 못 자 힘듭니다. 17장에서 자세한 관리 방법을 살펴볼게요.
- 아이가 자는 내내 심하게 뒤척이다가 이런저런 불편한 모습을 보일지 모릅니다. 다음 내용을 확인해보세요.

뒤척임이 심한 아이, 푹 자는 걸까요?

대부분의 아이들은 자면서 많이 뒤척입니다. 온 방 안을 굴러다니며 자는 아이들이 참 많습니다. 어린 아이는 양(陽) 체질이 많아 자면서 뒤척임이 심할 수 있습니다. 그래서 아이들의 뒤척임이 꼭 문제는 아닙니다. 아이가 크면서 차츰 양 체질이 줄어들어 뒤척임도 줄어듭니다. 하지만 불편한 모습을 보이면서 뒤척임이 많이 심하거나 잠을 푹 못 자 다음 날 컨디션에 영향을 준다면 수면 상태를 점검해봐야 합니다.

- 시원한 바닥과 벽에 붙어 자나요? 수면 환경이 아이에게 조금 더울지도 몰라요. 실내 온도를 조금 낮추고 옷을 가볍게 입혀보세요.
- 높은 베개를 찾거나 엎드려 자나요? 코가 막혀 숨 쉬기 어려워 호흡이 편한 자세를 찾는 모습일 수 있어요. 비염 치료가 필요할 수 있습니다.
- 숨소리가 답답하고 코골이가 있나요? 아데노이드가 커서 자주 코를 골고, 때로 수면무호

흡 증상이 나타나기도 합니다. 그러면 수면의 질이 저하되고 뒤척임이 심할 수 있습니다.

- 이갈이가 심하거나 잠꼬대를 하나요? 마음과 스트레스의 영향으로 이갈이와 잠꼬대를 할 수 있습니다. 아이가 잠들기 전에 마음의 긴장을 풀어주면 좋습니다.

- 다리가 아프다고 한 번씩 깨나요? 성장통으로 다리가 아파 종종 깨는 아이들이 있습니다. 잠들기 전에 다리 마사지를 해주면 도움이 됩니다.

- 몸을 웅크리고 자고 배가 아파서 깨나요? 소화력이 약한 체질이거나 늦은 시간 식사량이 많아 소화력에 부담을 준 상태일 수 있습니다.

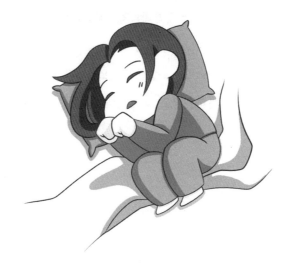

완전히 깨서 앉아 놀고 자는 아이

저녁 8~9시에 잠들었다가 새벽 3~5시에 완전히 잠을 깨서 1시간씩 놀고 자는 아이들이 있습니다. 울면서 짜증을 내는 야제증과는 다릅니다. 아이는 울지 않고 스르르 잠에서 깨어 일어나 말똥말똥한 정신으로 낮처럼 활동을 합니다. 수면량이 적고 예민한 기질의 아이에게 종종 보이는 모습입니다. 다음의 경우를 확인해보세요.

- 아이가 아직 기관 생활을 시작하기 전이라 외부 활동이 많지 않다면 낮의 활동을 조금 늘려보세요. 새벽이 되면서 피로가 충분히 풀려 얕은 잠에서 깨는 모습일 수 있거든요. 낮의 활동량을 늘려서 피곤해 잠을 길게 자도록 도와주면 좋습니다. 그렇다고 너무 피곤해서 일찍 잠들 정도면 안 됩니다. 평소 시간에 잠들지만 약간 더 졸린 정도로 활동량을 조절해주세요.
- 기관을 시작하거나 이사를 해서 기존 루틴이 깨졌을 때 나타날 수 있습니다. 환경의 변화로 긴장도와 각성도가 높아져 얕은 잠이 많아지는 수면 후반에 잠에서 완전히 깨는 거죠. 잠들기 전에 여러 방법으로 몸과 마음의 긴장을 충분히 이완해주세요. 따뜻한 물에 하반신을 담그는 좌욕을 하고, 익숙한 수면 의식과 마사지를 활용하면 좋습니다.
- 아이가 크면서 수면량이 줄어드는 모습일 수도 있습니다. 수면량이 적은 체질이라 새벽이면 피로가 풀려 잠에서 깨는 거죠. 이런 아이는 재우는 시간을 조금 늦춰도 괜찮습니다.

잠꼬대를 많이 하는 아이

자면서 간혹 말을 하는 아이들이 있죠? 유치원에서 싸운 일 혹은 혼난 일을 말하거나, 갑자기 뜬금없는 말을 하거나, 부모님의 물음에 대답하기도 합니다. 보통 다음 날 아침에는 기억하지 못합니다. 앞에서 살펴본 다른 모습들처럼 아이는 자고 있는 상태였기 때문이죠.

잠꼬대를 한다고 해서 잠을 푹 못 자거나 허약해진 모습은 아닙니다. 체력보다는 마음의 영향으로 잠꼬대를 할 수 있습니다. 갑자기 잠꼬대가 늘고 내용을 들어보니 스트레스가 쌓인 듯하면, 스케줄이 힘들지 않은지, 혹시 스트레스를 받는 일이 없는지 아이가 깨어 있는 시간에 천천히 이야기를 나눠보세요.

이갈이를 하는 아이

어린 아이가 어른보다 이를 더 많이 갑니다. 첫 이가 나면서부터 이갈이를 할수 있고, 만 6세 아이들의 30%가 자면서 이를 갑니다. 생각보다 많죠? 가끔 있는 이갈이는 아이들에게 꽤 흔하고 별다른 치료가 필요하지 않습니다. 아이가 자라면서 이갈이는 차츰 줄어듭니다.

이갈이도 마음과 스트레스의 영향을 받습니다. 긴장도가 높은 아이, 짜증과 화가 많고 경쟁심이 심한 아이, 흥분을 잘하는 아이들에게 이갈이가 많이 나타납니다. 아이가 이를 많이 갈면 수면 의식을 조금 더 신경 써서 해주세요. 잠들기 전에 익숙한 루틴을 반복하면서 긴장도를 낮추면 도움이 됩니다. 수면 의식의 루틴에는 1~2분 정도 턱 관절을 움직이는 스트레칭을 넣어주세요. 아이와 같이 입을 크게 벌리고 턱 근육을 이리저리 움직이는 거죠. 부모님이 턱 주변의 근육을 살살 만지면서 마사지를 해주셔도 좋습니다.

때로 바득바득 이갈이를 하는 아이를 보면 치아는 괜찮을지, 턱 근육에 무리가 가지는 않을지 걱정이 됩니다. 매일 밤 심한 이갈이를 반복하면 치과 진료를 받아보세요. 이갈이와 함께 심한 코골이가 있으면, 아데노이드가 큰 체질이고 치료가 필요할 수 있습니다. 411페이지의 내용을 살펴보세요.

> **7** | **잠을 푹 자야 키가 쑥쑥 잘 커요**

우리 아이의 수면 상태, 키 성장에 영향을 주지는 않을까요?

깊은 잠이 성장 관리의 포인트

성장호르몬은 깊은 잠을 자면서 많이 분비됩니다. 깊은 잠은 수면 초반에 많습니다. 아이가 잠들고 나서 30분부터 4시간까지는 대부분 깊은 잠입니다. 특히, 잠들고 나서 1시간 반에서 3시간 반까지의 시간 동안 성장호르몬이 가장 많이 분비됩니다. 아기가 저녁 9~10시쯤에 잠들면 10시부터 새벽 2시 전후에 깊은 잠을 자면서 성장호르몬이 많이 나오는 거죠. 그래서 깊은 잠을 푹 자는 게 키 성장 관리에서 중요한 포인트입니다.

10시부터 2시까지 꼭 자야 키가 잘 크나요?

꼭 그렇진 않습니다. 성장호르몬이 많이 나오는 시간은 수면이 시작하고 나서 4~5시간 동안입니다. 깊은 잠을 자는 수면 단계가 중요하지, 특정 시간대가 중요한 건 아닙니다. 만약 밤 12시에 잠들면 12시부터 새벽 4시까지 깊은 잠을 자면 성장호르몬이 많이 나옵니다. 그래서 꼭 저녁 9~10시부터 잠들어야 하는 건 아니에요. 실제로 최근 연구 결과에서도 2~3시간 늦게 잠들면 성장호르몬도 그만큼 더 늦게 분비되었습니다.

너무 늦게 자면 키 성장에 좋지 않아요

하지만 아이가 너무 늦은 시간에 잠들면 성장호르몬의 분비가 더 줄어들 수 있습니다. 늦게 잠들어도 깊은 잠으로 진행되면 성장호르몬이 나오지만, 더 적은 양이 분비됩니다. 그래서 너무 늦은 시간에 잠드는 건 키 성장에 좋지 않습니다.

늦은 시간의 기준은 아이마다 다릅니다. 아이의 체질에 따라 필요한 수면량이 다르다고 했죠? 잠이 적은 아이인데 말똥말똥한 상태에서 억지로 눕혀 재우기는 어렵습니다. 반대로 졸린데 억지로 참고 늦은 시간에 잠드는 생활 패턴도 좋지 않습니다. 낮 동안 활발하게 잘 뛰어놀고 밤에 졸린 시간에 맞춰 잠드는 것이 우리 아이에게 적절한 수면 스케줄입니다. 아침에 일어나기 많이 힘들고 낮 스케줄 활동에 영향을 준다면, 수면 시간을 조금 앞당겨야 합니다.

깊은 잠을 방해하는 요인을 없애주세요

수면의 시간보다 질이 더 중요합니다. 너무 늦게 잠들거나 수면 패턴이 흐트러진 아이가 아니라면, 양질의 수면을 취하는 게 키 성장 관리의 포인트입니다. 551페이지에서 살펴본 수면 환경을 점검해보세요. 아이가 자면서 한 번씩 뒤척이고 보채는 정도는 괜찮습니다. 수면 초반 4시간 동안 가만히 움직이지 않고 자야 하는 건 아니에요. 아이들은 대부분 뒤척이면서 잘 잡니다.

비염이나 아토피, 코골이, 복통, 성장통으로 잠을 푹 못 자는 아이는 치료가 필요합니다. 비염으로 코가 답답해서 또는 아토피로 피부가 가려워서 잠들기가 힘들고 종종 깨는 아이는 수면의 질이 떨어져 키 성장에 영향을 줄 수 있습니다. 비염과 아토피 증상이 있을 때 평소보다 뒤척임이 더 심한 아이는 수면의 질이 나빠진 상태입니다. 자면서 숨소리가 살짝 들리고 피부를 한두 번 긁는 정도는 수면의 질과 성장에 큰 영향을 주지 않습니다. 수면의 질은 다음 세 가지로 판단해보세요.

- 불편한 증상으로 잠들기 힘들고 자는 도중에 깨는지
- 증상이 없을 때와 비교해서 뒤척임이 많이 심한지
- 아침에 일어나기 힘들고 낮에 컨디션이 안 좋으며 저녁에 짜증을 많이 내는지

밤낮이 바뀐 아이, 키 성장에 괜찮을까요?

어쩔 수 없이 잠드는 시간이 늦어지는 경우가 있습니다. 아직 기관을 다니지 않고 주로 집에서 생활하는 어린 아기들 중에 밤낮의 패턴이 바뀌는 경우가 있습니다. 지금 스케줄에서 아이가 잘 먹고 잘 자고 잘 놀고 있다면 당분간은 괜찮습니다. 아이의 평소 컨디션이 좋다면 밤낮이 바뀐 패턴이 키 성장에 영향을 주지는 않습니다. 하지만 앞으로 기관 생활을 준비해야 하고, 다른 가족들의 생활 패턴도 고려해야 하기 때문에 차츰 수면 형태를 조절해가면 좋습니다.

공부하느라 늦게 자는 아이, 키 성장 관리는?

초등학교 고학년 때와 중학생 시기에 사춘기의 급성장기가 진행되면서 키가 많이 자랍니다. 이때 학습량이 늘면서 수면량이 부족해지는 아이들이 꽤 많습니다. 적은 시간이라도 양질의 수면을 푹 취할 수 있도록 관리해줘야 합니다.

비염이나 아토피, 약한 소화력은 사춘기가 시작되기 전에 미리 관리해주세요. 밤늦게 먹는 영양을 보충하는 간식은 잠들기 2시간 전까지는 마무리해야 합니다. 공부를 마치고 나서 잠들기 전에 전자 기기의 사용은 조금 줄이고, 조명을 낮춘 상태에서 10~15분 정도 간단한 독서를 하고 잠들면 좋습니다. 물론 사춘기 아이의 수면 습관은 어린 아이처럼 부모님의 뜻대로 조절하기 어렵기는 합니다. 그래도 키가 성장하는 마지막 시기라고 설명해주면 아이도 조금은 납득하고 노력을 하는 것 같습니다.

17장

자다가 자주 깨는 체질

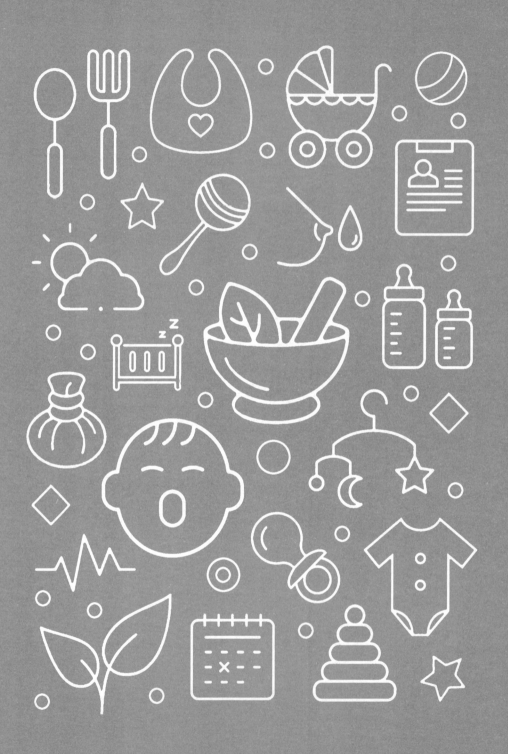

- 등 센서가 민감해 수면이 힘든 아기
- 매일 밤 자다가 깨서 심하게 우는 아이
- 잘 자다가 갑자기 소리 지르며 우는 아이
- 자기 전에 다리가 아프다고 하는 아이
- 자다가 깨서 방 안을 돌아다니는 아이

아기 때부터 재우기가 너무 힘들었어요

육아에서 수면 관리는 특히 더 어렵지 않나 싶습니다. 등 센서가 민감해 늘 안아서 재워야 하고, 잠이 드는 데 1시간이 넘게 걸리고, 한밤중에 깨서 울면 1시간이 넘기 일쑤여서 집 밖에 나가 달래야 하는 아이들이 있습니다. 통잠은 남의 집 아이의 꿈같은 이야기이고, 부모님도 언제 잠을 푹 잤는지 기억이 나지 않습니다. 이번 장에서는 수면이 힘든 아이들에 대해 자세히 알아보겠습니다.

자다가 자주 깨는 아이는 어떤 체질인가요?

자다가 자주 깨는 아이는 수면이 예민한 체질입니다. 한의학에서는 야제증이라고 말합니다. 아이의 평소 기질이 예민하거나 식생활이 까다로울 수 있습니다. 여기에 열(熱)이 많은 체질, 소화력이 약한 체질, 마음이 약한 체질이 영향을 줍니다. 아이의 체질에 맞게 잘 관리하면 수면에 도움이 될 수 있습니다.

통잠을 못 자는 아이, 성장에 영향을 줄까요?

수면이 예민한 체질은 자칫 수면의 질이 떨어지기 쉽습니다. 외부 자극에 민감하게 반응해 깊은 잠을 푹 못 잘 수도 있습니다. 자는 도중에 깨서 30분 이상 오래 우는 아이들은 깊은 잠의 비율이 줄어 수면의 질이 나빠지고 아이의 성장에 영향을 줄 수 있습니다. 그래서 수면 환경을 더 세심하게 관리해야 합니다. 아이의 연령과 체질에 따라 달라지는 관리 방향을 살펴보겠습니다.

자다가 깨서 우는 아이, 성장통일까요?

아이가 자기 전에 다리가 아프다고 불편감과 통증을 호소하면 성장통일 수 있습니다. 성장통이 심하면 잠들기 어렵고, 자는 도중 다리가 아파서 깨기도 합니다. 꽤 많은 아이들이 자라면서 성장통을 경험합니다. 성장통이 심하면 잠을 푹 잘 수 없어 키 성장에도 영향을 줄 수 있습니다. 성장통 관리에 대해서도 이번 장에서 살펴보겠습니다.

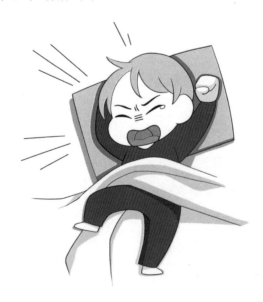

자다가 자주 깨서 우는 아이들은 어떤 체질인지 알아보겠습니다.

아기 수면 주기의 세 가지 특징

잠을 자는 동안 깊은 잠과 얕은 잠의 수면 단계가 주기적으로 반복된다고 앞에서 얘기했습니다. 어린 아기의 수면 주기는 어른과 다른 몇 가지 특징이 있어 자면서 더 쉽게 깰 수 있습니다.

특징 1 아기의 수면 주기는 1시간입니다

어른의 수면 주기는 90~100분인 데 비해, 어린 아기는 수면 주기가 짧아서 50~60분입니다. 잠을 깨는 단계는 보통 얕은 잠에서입니다. 그래서 아이는 수면 주기가 반복되면서 얕은 잠이 나타나는 1시간마다 깨서 울 수 있습니다.

특징 2 아기는 얕은 잠이 많습니다

어른은 얕은 잠의 비율이 20%라면, 신생아는 50% 이상으로 얕은 잠의 비율이 높습니다. 1시간의 수면 주기 중 얕은 잠이 30분 이상입니다. 그래서 어린 아기는 자다가 쉽게, 또 자주 깹니다.

특징 3 신생아는 얕은 잠에서 수면이 시작됩니다

어른은 깊은 잠부터 수면이 시작되지만, 어린 아기는 얕은 잠에서 수면이 시작됩니다. 그래서 처음 수면의 시작이 힘든 경우가 많습니다. 특히, '등 센서'가 예민한 아기는 엄마 품에서는 쉽게 잠들지만 잠자리에 눕히면 바로 깨는데, 이건 바로 얕은 잠에서 수면이 시작되기 때문입니다.

이러한 세 가지 특징으로 인해서 어린 아기는 자면서 자주 깹니다. 이 시기에 얕은 잠이 많은 이유는 정확히 모릅니다. 두뇌 발달을 위해 얕은 잠이 많아야 하고, 위험한 상황에서 쉽게 깨어나 스스로를 보호하기 위해서라는 견해도 있습니다.

자주 깨는 아기, 수면이 예민한 체질이에요

수면이 예민한 체질은 잠에서 더 쉽게 깹니다. 잠자리가 조금만 불편해도 잠을 깹니다. 그래서 잠귀가 밝다고 말합니다. 부모님이 옆에 없거나, 집 안이 덥거나, 배가 고프거나, 조명을 살짝만 켜거나, 방문을 여닫는 소리에도 아기는 잠을 깰 수 있습니다. 수면이 많이 예민한 아이는 얕은 잠의 느낌 자체를 불편하게 느끼기도 합니다.

안아주면 잘 자는데 잠자리에 눕히면 바로 깨는 아기들도 있습니다. 엄마 품이 침대로 바뀌는 건 아기에게 정말 큰 변화입니다. 이제 막 태어난 아기에게 잠자리는 세상의 전부거든요. 한번 익숙해진 아기의 잠자리를 바꾸기는 쉽지 않습니다. 수면이 예민한 체질은 더 힘듭니다. 이러한 아이는 어른이 되어서도 집 밖의 다른 환경에서 잠이 쉽게 들지 못할 수 있습니다. 아마 부모님도 비슷한 체질일 수 있습니다.

자다가 자주 깨는 아이의 세 가지 체질

수면이 예민한 아이는 평소 기질과 더불어 다른 감각도 예민할 수 있습니다.

낯가림과 짜증이 심할 수 있고, 미각이 예민해 편식이 심하거나, 촉감이 예민해 옷을 고르기 까다롭거나, 청각이 예민해 깜짝깜짝 잘 놀랄 수 있습니다. 그래서 아이를 키우면서 조금은 더 손이 가는 편입니다.

여기에 세 가지 체질의 특징이 함께 나타납니다. 우리 아이는 어디에 해당하는지 살펴보세요.

체질 1 **열이 많은 체질**

자다가 자주 깨는 아이들은 열(熱)이 많은 체질인 경우가 많습니다. 몸이 뜨끈하면서 쉽게 더워하는 체질의 아이입니다. 난방 온도가 높거나 조금만 덥게 입혀도 뒤척임이 많아지고 더 자주 깹니다. 과도한 열을 조금 줄이면서, 수면 환경을 시원하게 만들어줘야 합니다.

체질 2 **소화력이 약한 체질**

소화력이 약한 체질은 저녁때 먹은 식사가 소화력에 부담을 줘 수면에까지 영향을 미칠 수 있습니다. 어른도 배부른 상태에서 잠들면 잠을 푹 자기 어렵습니다. 어린 아이도 비슷합니다. 소화력을 키워주는 치료와 함께 아이의 눈높이에 맞춘 식생활 관리가 필요합니다.

체질 3 **마음이 약한 체질**

마음이 약해서 잘 놀라는 기질의 아이도 수면이 예민할 수 있습니다. 어른도 무서운 영화를 보거나 스트레스가 심하면 잠들기 어려울 때가 있죠? 어린 아이는 별것 아닌 경험에도 자극을 많이 받습니다. 예민한 체질의 아이는 새로운 경험과 스트레스에 더 민감하게 반응합니다. 유치원과 초등학교 시기에는 기관 생활에서 받은 스트레스로 잠을 푹 못 자고 깨기도 합니다. 이러한 체질은 마음을 편하게 만드는 방향으로 수면과 건강을 관리해야 합니다.

우리 아기만 통잠을 못 자는 건 아니에요

실제로 많은 아이들이 통잠을 쭉 자지 못합니다. 연구 결과에 따르면, 6개월 아이의 38%가 6시간 동안, 57%가 8시간 동안 깨지 않고 자지 못합니다. 12개월 아이는 28%가 6시간 동안, 43%가 8시간 동안 깨지 않고 자지 못하고요.

통잠을 못 자는 아이가 생각보다 많죠? 우리 아이만 수면이 힘든 건 아닙니다. 잠을 잘 자는 친구네 집 아이가 참 부럽고, 우리 아이는 왜 이렇게 자주 깰까 걱정이 되지만, 실제로 저녁 9시에 딱 잠들어 다음 날 아침 9시까지 쭉 자는 아이들은 많지 않습니다. 돌까지 통잠을 자지 못해도 우리 아이는 정상입니다. 그리고 부모님이 잘못해서 통잠을 못 자는 것도 아닙니다. 앞에서 살펴본 것처럼 수면이 예민한 체질을 타고난 아이들이 있습니다. 이런 아이들은 수면 패턴을 잡는 데 남들보다 시간이 조금 더 걸릴 수 있습니다.

우리 아이는 언제쯤 잠을 푹 잘까요?

다행히 아이가 크면서 수면의 질은 좋아집니다. 신생아 시기에는 수면이 정말 힘들었지만, 백일쯤부터는 수월해지는 경우가 많습니다. 백일이 지나면 수면 패턴이 자리잡아 깊은 잠에서 시작하기 때문이죠. '백일의 기적'이라고 부르기도 합니다. 만 3세가 되면 얕은 잠이 30% 정도로 줄어들고, 예민한 잠귀도 크면서 조금씩 무뎌집니다. 그래서 매일 자다가 깨는 아이도 만 3세가 넘으면 깨지 않고 잘 자는 경우가 많습니다.

만 3세라니, 한숨이 나오는 부모님도 계실 텐데, 수면 패턴이 잡히려면 시간이 꽤 필요합니다. 사실 수면만이 아니라 우리 아이의 건강이 대부분 그렇습니다. 단숨에 좋아지는 마법 같은 약은 없습니다. 그래도 크면서 좋아진다는 사실만으로도 조금은 안심할 수 있습니다. 우리 아이의 체질에 맞게 잘 관리해주면 더 빨리 좋아질 수 있습니다.

3 | 자다가 깨는 시간은 언제인가요?

아이가 자다가 깨는 시간대에 따라서 원인과 대처 방법이 달라집니다.

자다가 깨는 아이의 유형

아이가 자다가 깨는 시간대에 따라 세 가지 유형으로 나누어보겠습니다.

유형 1 얕은 잠에서 깨는 아이

수면 주기가 반복되면서 얕은 잠의 단계에 들어설 때 아이가 깨서 울 수 있습니다. 보통 세 돌 이전의 아이에게 나타나는 모습이고, 어린 아기 때부터 쭉 통잠을 못 자고 자주 깨는 아이들이 많습니다. 백일 이전에는 매시간 얕은 잠이 반복될 때마다 깨서 울 수 있습니다. 백일이 지나고 수면 패턴이 잡히면 첫 번째 수면 주기의 3~4시간 동안은 깨지 않고, 다음 수면 주기가 반복되는 1시간마다 깨서 웁니다. 아이가 크면서 차츰 깨는 횟수와 우는 시간이 줄어듭니다.

앞에서 표현은 깼다고 말하지만 실제로는 자고 있는 상태라고 했죠? 부모님이 강하게 개입해서 적극적으로 달래면 아이가 정말 잠에서 깨버릴 수 있습니다. 부드럽게 아이를 안정시키면서 깊은 잠으로 이끌어주세요. 이렇게 금세 다시 잠드는 아이는 수면이 조금 예민한 체질이지만, 크게 걱정할 만한 문제는 없습니다. 조금 뒤에 소개하는 체질 밥상을 활용해보세요.

아이가 정말 큰 소리로 울며 소리 지르고 쉽게 진정되지 않아 옆에서 토닥토닥해주면서 기다릴 수만은 없는 아기도 있습니다. 매일 밤 심하게 우는 아기를 안거나 업어서 달래야 하고, 집 밖에 데리고 나가야 하는 경우도 있죠. 이렇게 수면이 힘든 아이는 한의원 치료를 고려해보세요. 아이의 연령에 따라 달라지는 몇 가지 관리 방법들이 있습니다.

> **포인트**
>
> 잠이 들고 3~4시간이 지나 수면 중반부 이후에 깹니다. 부드럽게 달래면서 다시 잠들기를 기다리세요.

유형 2 깊은 잠에서 깨는 아이

수면 초반 깊은 잠을 자다 말고 깨서 심하게 우는 아이들이 있습니다. 소리를 크게 지르고 팔다리를 심하게 휘저으면서 많이 놀란 것처럼 보입니다. 그래서 이런 모습을 '야경증'이라고 부릅니다. 아이는 눈을 뜨고 몸을 움직이고 말을 하기도 하지만, 깨어 있지 않고 깊은 잠을 자는 상태입니다. 첫 번째 유형보다는 조금 더 자란 만 3세에서 12세 사이에 나타납니다. 잠이 들고 초반 3~4시간 사이에 깨서 울고, 몇 분 정도 지속하다 다시 잠듭니다. 심하면 1시간가량 소리를 지르기도 합니다. 부모님이 진정시켜도 아이는 반응하지 않고 아침에 일어나서 기억하지 못합니다.

야경증으로 아이가 깨면 역시 개입하지 않고 기다려야 합니다. 깊은 잠을 자고 있어 가벼운 개입으로는 아이가 깨지 않습니다. 억지로 깨우면 아이는 더 동요할 수 있습니다. 실제로 아이가 밤중에 갑자기 소리를 지르면 부모님은 당연히 놀라실 겁니다. 침착하게 기다리시는 게 쉽진 않을 거예요. 그래도 몇 분이 지나면 저절로 그친다는 사실을 기억하고 마음을 조금 안정시켜보세요. 혹시라도 아이가 움직이면서 다칠지 모르니 주변 환경을 확인해주시고요.

아이가 차츰 안정되면 바로 이때가 아이를 깨울 타이밍입니다. 아이가 다시 깊은 잠으로 들어가면 야경증이 또 반복될 수 있습니다. 그래서 아이를 완전히 깨워 이 사이클을 강제로 중단해야 합니다. 아이를 깨워 물을 마시게 하거나 소변을 보게 해주세요. 매일 밤 야경증이 반복되면 아이가 울기 15분 전에 미리 아이를 깨우세요. 야경증이 일어나는 수면 패턴을 방해해서 원래의 수면 패턴으로 돌아가게 하는 방법입니다.

야경증이 계속되면 한의원 치료를 받아보세요. 수면에 도움이 되는 치료와 함께 기력 저하와 스트레스와 같은 근본 원인을 해결하면 야경증 관리에 도움이 될 수 있습니다.

> **포인트**
> 수면 초반 3~4시간 사이에 심하게 소리를 지릅니다. 바로 깨우지 말고 진정이 되면 깨우세요.

유형 3 악몽을 꿔서 깨는 아이

아이가 무서운 일이나 스트레스를 경험하면 악몽을 꿀 수 있습니다. 아이는 무서워하며 소리를 지르고 울기도 합니다. 악몽은 보통 수면 후반부의 새벽에 꿉니다. 악몽 때문에 일어나면, 아이는 잠에서 완전히 깬 상태입니다. 그래서 부모님이 개입해서 달래주는 게 좋습니다. 아이가 무서워하지 않도록 진정시켜 다시 잠을 재워주세요.

아이가 최근 스트레스가 많아 꿈을 많이 꾸고 잠을 푹 못 잔다면, 한의원 치료가 도움이 될 수 있습니다. 스트레스를 줄이고 마음을 편안하게 만들면서 수면 상태를 개선하는 치료를 병행합니다.

> **포인트**
>
> **수면 후반부에 무서워하며 깹니다. 옆에서 아이를 안심시키고 다시 재워주세요.**

우리 아이가 자면서 깨는 유형은?

아이의 수면 패턴이 참 복잡하죠? 아이가 깨는 시간대를 구별하고, 이에 따라 달라지는 대처 방법을 기억해두세요. 구별이 어려우면 한의원에서 정확한 진찰을 받아보세요. 아이의 체질에 맞게 도움이 되는 관리를 해줄 거예요. 심하지 않으면 조금 뒤에 소개하는 체질 밥상을 활용할 수 있습니다. 수면 주기에 대한 내용은 앞의 568페이지를 참고하세요.

> ### 4 │ 야제증이 있는 아이, 이렇게 관리하세요

앞에서 살펴본 여러 가지 방법들을 실제 아이의 수면 관리에 적용해보겠습니다.

얼마나 자주 깨야 걱정할 모습인가요?

자다가 한 번씩 깨서 조금 뒤척이고 부모님을 찾거나 또는 물을 마시고 소변을 보는 정도는 괜찮습니다. 한두 번 깨서 보채더라도 부모님이 곁에서 토닥이

고 달래주면 금세 잠드는 아이는 꼭 치료가 필요하진 않습니다.

반면에 매일 밤 깨서 다시 잠드는 데 시간이 걸리는 아이는 수면 관리가 필요합니다. 한번 깨면 10분 넘게 심하게 우는 아이, 1시간마다 반복해 깨서 우는 아이, 30분에서 1시간까지 악을 지르며 울어 한밤중에 유모차나 차를 태워 밖으로 나가야 하는 아이라면, 적극적으로 치료해 아이의 수면을 개선해야 합니다. 잠을 푹 못 자는 아이도 걱정이지만, 부모님도 많이 힘드실 거예요. 아이의 꿀잠은 가족의 평안을 가져옵니다.

야제증과 야경증에 대해 정리해볼게요

인터넷에서 자다가 깨는 아이에 대해 찾아보면, 야제증 또는 야경증이라는 용어가 눈에 띕니다. 한의학에서는 자다가 깨는 아이의 모습을 포괄적으로 '야제증(夜啼證)'이라고 말합니다. 앞에서 살펴본 유형 1부터 유형 3을 모두 포함합니다. 야경증(night terror)은 서양의학에서 조금 큰 아이들이 깊은 잠을 자는 수면 초반에 놀란 듯 소리를 지르는 모습을 말하고, 유형 2에 해당합니다.

한의학의 야제증이 서양의학의 야경증을 포함하는 더 큰 개념인데, 사실 용어가 중요하진 않습니다. 생소한 질환의 이름이라 심각해 보일 수 있지만, 아이에게 걱정해야 할 큰 문제가 있는 건 아닙니다. 야제증이라는 문제가 있어 자다가 깨는 게 아니라, 자다 깨서 우는 아이의 모습을 야제증이라고 부르는 거예요. 많은 아이들이 어릴 때 겪는 과정인 데다가 대부분 크면서 깨는 모습이 차츰 줄고 괜찮아집니다. 수면이 예민한 체질인데, 아이의 체질에 맞춰 수면과 건강을 잘 관리하면 더 빨리 좋아질 수 있습니다. 그래서 용어와 질환보다는 체질과 연령에 포인트를 두고 관리 방향을 살펴보겠습니다.

돌 이전의 아기, 온도와 식사를 관리해보세요

백일 이전의 아기는 아직 두뇌에서 수면 패턴이 완성되지 않아 자주 깨서 웁니다. 생후 3개월까지는 수면이 특히 힘든 시기입니다. 엄마 배 속에서 편하게 지내던 아기가 새로운 바깥 세상에 적응하는 과정입니다. 백일 즈음이 되면 차츰 두뇌의 수면 패턴이 잡혀 덜 깨고 한결 수월하게 잠을 자는 아이들이 있고, 돌이나 더 늦으면 두세 돌은 되어야 깨지 않고 잘 자는 아이들이 있습니다. 12개월 아이 중 40%가 8시간 동안 깨지 않고 통잠을 자지 못하니까 너무 걱정하지 마세요. 분명 크면서 좋아집니다.

자면서 많이 깨고 우는 아이는 수면이 예민한 체질이라고 했죠? 여기에 열 (熱)이 많은 체질과 소화력이 약한 체질이 함께 수면에 영향을 줄 수 있습니다. 돌 이전의 어린 아기는 온도와 식사를 먼저 관리해보세요. 열 체질의 아이는 조금 시원하게 키우면 좋습니다. 난방 온도를 조금 낮추고, 옷은 살짝 가볍게 입히면 아이가 잠을 더 편하게 잘 수 있습니다. 소화력이 약해서 수유와 이유식이 힘든 아이는 식사량을 조금 줄여보세요. 배가 부르고 더부룩한 상태에서는 잠을 푹 자기 어렵거든요. 육아 서적에 나오는 평균 식사량이 아니라 우리 아기의 눈높이에 맞춘 식생활이 수면 관리에도 더 도움이 됩니다.

온도와 식사 관리 외에도 수면 환경을 개선할 수 있는 여러 가지 방법들이 있습니다. 혹시 아이의 수면이 많이 힘들다면《느림보 수면교육》*이라는 책을 읽어보세요. 아이마다 다른 기질에 맞춰 유연하게 수면 교육을 하는 방법을 차근차근 설명해주는 좋은 책입니다. 한의원에서는 이유식을 시작하기 전의 갓난아기에 대해서는 별다른 치료를 하지 않습니다. 한약을 복용하기에는 너무

● 이현주 지음, 폭스코너, 2016.

어리고 침 치료도 조심스럽거든요. 한의원 치료보다는 수면 교육에 대한 육아 서적들이 더 도움이 될 수 있습니다.

이유식을 시작하면 체질 밥상을 활용해보세요

이유식을 시작해서 중기까지 진행했다면 수면에 도움이 되는 몇 가지 음식들을 활용할 수 있습니다. 이유식의 재료나 기본 베이스 물로 써보는 거죠. 대추와 산조인, 등 푸른 생선을 종종 사용해보세요. 수면에 도움이 되는 체질 밥상은 잠시 후에 자세히 살펴보겠습니다.

6개월이 지나고 이유식에 익숙해지면, 한의원 치료를 고려할 수 있습니다. 먼저 가벼운 침 치료를 일주일에 한두 번 정도 주기적으로 받아보세요. 수면에 도움이 되는 혈자리를 아프지 않은 간단한 침 치료로 자극합니다. 몇 가지 한약재들을 활용해 건강차를 만들어 이유식에 활용할 수도 있습니다. 수면에 도움이 되는 간단한 한약 처방을 연하게 만들어 복용하는 방법입니다. 앞에서 설명한 예민한 수면 체질을 기본으로, 열이 많은 체질 또는 소화력이 약한 체질에 도움이 되도록 건강차 처방을 만듭니다.

돌이 지난 아기, 여전히 자주 깨서 운다면?

돌 즈음이 되면 수면 패턴이 차츰 잡히는 아이가 있고, 여전히 많이 깨고 울어서 힘든 아이가 있습니다. 절반이 넘는 아기들이 첫 돌이 돼도 여전히 통잠을 자지 않고 한두 번씩 깨서 웁니다.

돌이 지나고 유아식을 시작하면 한의원에서 적극적인 치료를 할 수 있습니다. 아이가 거의 매일 밤 깨고 심하게 울어 많이 힘들다면 한약 치료를 고려해보세요. 돌이 지나면 제대로 달인 한약을 복용할 수 있습니다. 아이가 아직 어려서 한약의 쓴맛을 거부할 수 있는데, 매일 밤 아이가 깨서 우는 것이 더 힘들기 때문에 어떻게든 한약 치료로 수면을 개선해보려는 부모님들의 의지가 강한 것 같습니다. 요즘 한약은 이전과 다르게 단맛 성분이 들어가 쓴맛이 덜하고, 몇 가지 요령만 있으면 수월하게 먹일 수 있습니다. 한약 복용이 힘들거나 고민이 된다면, 앞에서 소개한 간단한 건강차와 가벼운 침 치료부터 시작해보세요.

돌이 지나면 기관에 다니기 시작하는 아이들이 있을 텐데요, 면역력 파트에서 살펴본 것처럼 이때 보통 잔병치레가 많아집니다. 소화력이 약한 체질은 돌이 지나고 유아식을 시작하면서 식사 시간이 더 힘들어지기도 합니다. 이렇게 아이의 기관 시작과 체질에 따라, 수면 관리와 함께 면역력과 소화력을 보강하는 방향으로 한약 처방을 만들어 아이의 건강을 종합적으로 관리해주면 좋습니다.

두세 돌이 지나면 차츰 안 깨고 잘 자요

매일 밤 깨서 우는 게 일상이었던 아이도 두 돌, 세 돌이 지나면 차츰 안 깨고 쭉 통잠을 자기 시작합니다. 자면서 한두 번 깨더라도 가볍게 보채는 정도로 줄어듭니다. 세 돌가량이 되면 첫 번째 급성장기가 차츰 끝나가고, 기본적인 신체 기능의 발달이 어느 정도 마무리됩니다. 성장과 발달의 과정에서 아이의 수면을 자극하는 요인들이 없어지고, 두뇌의 수면 패턴도 안정적으로 잡혀가는 거죠. 하지만 수면이 예민한 체질의 아이는 앞으로 크면서 수면 패턴이 다시 흐트러지는 시기들이 종종 생깁니다. 남들보다 조금은 더 손이 가지만, 아이가 양질의 수면을 푹 취하도록 수면 환경을 잘 관리해줘야 합니다.

잘 자던 아이, 갑자기 자주 깨요

깨지 않고 푹 자던 아이가 갑자기 많이 깨고 수면 패턴이 흐트러지는 경우가 있습니다. 환경의 변화가 아이의 수면에 영향을 줄 수 있고, 수면이 예민한 체질은 더 민감하게 반응할 수 있습니다. 이사를 했거나, 어린이집 생활을 시작했거나, 유치원 혹은 학교에서 스트레스를 받았거나, 동생이 생겼거나, 교통사고 같은 많이 놀라는 경험을 했거나, 최근 늘어난 스케줄과 학업으로 체력이 많이 힘들어 아이의 몸과 마음에 영향을 주었거나 하면서 수면 상태에 변화가 생기는 거죠.

이런 모습들이 1~2주 사이에 좋아지지 않고, 계속 심하게 지속되는 아이는 한의원에서 정확한 진찰을 받고 아이의 수면을 관리해보세요. 긴장과 스트레스를 줄이면서 뭉쳐 있는 기혈 순환을 풀어주고, 수면 패턴을 다시 잡아주는 방향으로 치료합니다. 이렇게 일시적으로 수면 패턴이 틀어진 아이는 치료에 잘 반응하고 빨리 좋아지는 편입니다.

이전에 없던 질환이 새로 생겨 자주 깨는 아이도 있습니다. 유치원과 초등학교 초반에는 만성 비염이 생겨 코막힘으로 자주 깨고 푹 못 자는 아이들이 많습니다. 아토피는 보통 아기 때 심하고 크면서 차츰 좋아지는 경향이 있지만, 아이의 체질에 따라 크면서 증상이 더 심해져 가려움으로 잠들기 힘든 경우도 있습니다. 소화력이 약한 체질은 유치원과 초등학교 생활을 시작하면서 마음의 긴장과 스트레스가 소화력에 영향을 줘 배가 아파 자다 깨는 경우가 있습니다. 앞에서 해당 질환을 설명한 내용들을 살펴보고, 병원에서 정확한 진찰과 치료를 받아보세요.

평소 먹는 음식으로 아이의 수면에 도움을 줄 수 있습니다.

밥에 넣을 수 있는 잡곡은?

열(熱) 체질인 아이는 밥에 녹두와 검은콩을 번갈아 넣어보세요. 녹두는 열을 조금 줄이고, 검은콩은 순환을 원활하게 만듭니다. 열이 보통인 아이는 검은콩만 넣으면 됩니다. 소화력이 약한 체질은 소화력을 보강해주는 보리와 완두콩, 삽주를 넣으면 도움이 됩니다. 수면이 예민한 아이는 식생활도 까다로운 경우가 많습니다. 501페이지에서 소개한 소화력 체질 밥상을 활용해보세요.

대추를 활용해보세요

한의학에서 대추는 예민함을 줄이고 수면을 편안하게 하는 작용을 합니다. 대추를 잘게 잘라서 간식으로 주거나, 국이나 물을 끓일 때 대추를 1~2개씩 넣으면 수면이 예민한 체질에게 도움이 됩니다. 대추를 바싹 건조해 만든, 바삭바삭한 식감이 느껴지는 대추칩은 과자 대신 간식으로 활용하면 좋습니다.

체중이 많이 나가는 통통한 아이는 대추가 맞지 않을 수 있습니다. 예민한 체질의 아이에게는 기혈 순환을 부드럽게 조절하지만, 과체중인 아이에게는 오히려 순환을 방해할 수 있습니다. 예민한 체질은 보통 마른 체형의 아이들이 조금 더 많긴 합니다. 체중이 많이 나가면서 열이 많은 체질이고 예민한 아이는 대추 대신 율무를 써보세요.

산조인차를 주세요

매일 깨서 심하게 우는 아이는 대추와 함께 산조인을 활용해보세요. 산조인은 한의학에서 수면 증상에 많이 사용하는 한약재입니다. 마음을 편안하게 만들고 진정시키는 효과가 좋아 수면이 예민한 체질에 도움이 됩니다. 불면증이 있는 어른도 사용할 수 있습니다.

산조인은 인터넷을 검색하면 쉽게 찾을 수 있습니다. 아이가 마시는 물 2~3ℓ에 산조인 5~10개를 넣어 20~30분 정도 끓이세요. 대추를 함께 넣어도 됩니다. 여기에 작약과 감초를 같이 넣으면 수면이 예민한 체질을 위한 맞춤 건강차가 완성됩니다. 2~3g씩 섞어 전체 용량이 10g이 넘지 않게 해주세요.

대추와 산조인은 이유식을 시작하면 먹을 수 있습니다. 처음에는 연한 농도로 만들어 주의 깊게 반응을 살펴보면서 먹이세요. 대추와 산조인으로 끓인 물을 이유식 물로 사용해도 좋습니다.

DHA를 보충해주세요

DHA는 등 푸른 생선에 포함된 불포화지방산으로 연어, 고등어, 삼치에 많이 함유되어 있습니다. DHA는 흔히 알려진 것처럼 두뇌 발달에 중요한 역할을 하고 수면 패턴의 확립에 도움을 줍니다. 하지만 우리 몸에서 스스로 만들 수는 없어 반드시 음식으로 섭취해야 하죠. 그래서 수면이 힘든 아이는 생선을 자주 섭취하면 좋습니다. 고등어, 삼치, 연어와 같은 등 푸른 생선을 주 2~3회 정도 챙겨주세요. 생선을 싫어하거나 생선 섭취가 걱정되는 부모님은 영양보충제를 활용해도 괜찮습니다.

자다가 자주 깨는 아이를 위한 한의원 치료

한의학에서는 오래전부터 아이의 야제증을 치료하고 수면 상태를 개선하는 한약 처방을 연구해왔습니다. 가장 대표적인 한약은 '도적산'이라는 처방입니다. 생지황과 목통, 감초, 죽엽으로 구성된 간단한 한약 처방이고, 저는 한의원에서 차로 만들어 처방하기도 합니다. 열이 많은 체질이어서 자주 깨는 아이에게 도움이 되고, 등심초, 지모, 산조인, 천궁과 같이 수면에 좋은 한약재들을 함께 넣습니다. 소화력이 약한 체질에는 도적산이 소화력에 부담이 될 수 있습니다. 이러한 체질은 소화력과 순환 상태를 개선하는 부드러운 처방에, 수면에 도움이 되는 한약재를 함께 넣어 한약 처방을 만듭니다. 무서운 경험을 한 이후에 불안 증상과 함께 자주 깨는 아이들에게는 연자육, 용골, 모려, 우담남성, 백복신과 같이 놀란 마음을 진정시키고 불안을 줄여주는 한약재들을 사용해 처방을 구성합니다. 아이의 체질에 따라 수면 상태를 개선하는 치료 방향이 많이 달라지죠? 더 자세한 내용은 한의원에서 상담을 받아보세요.

6 | 성장통, 다리가 아파 푹 못 자는 아이

성장통으로 다리가 아파 자다 깨는 아이, 어떻게 관리해야 할까요?

잘 시간이 되면 다리가 아프다고 해요

잠자기 전에 다리가 아픈 모습을 성장통이라고 말합니다. 성장통이 심하면 잠들기가 힘들고 자다가 깨기도 합니다. 아픈 부위는 다양합니다. 종아리, 허벅지, 무릎, 정강이, 오금이 아프다고 할 수 있고, 보통 양쪽 다리가 함께 아픕니다. 보통 낮에 많이 뛰어놀고 나면 그날 밤에 성장통이 잘 생깁니다. 자고 나면 아침에 괜찮아지고, 낮에는 평소처럼 잘 뛰어놉니다.

저녁에만 다리가 아프다고 해서 이상하게 보일 수도 있지만, 이렇게 아픈 모습을 성장통이라고 합니다. 이유는 정확히 모릅니다. 뼈와 근육의 성장 속도가 달라서 성장통이 생긴다는 의견도 있고, 운동 기능이 많이 발달해 실컷 뛰어노는 시기가 되면 근육에 쉽게 피로가 쌓여 생기는 것 같다고 보기도 합니다.

어른의 입장에서는 익숙하지 않지만, 아이들에게는 꽤 많이 보이는 모습입니다. 보통 유치원에서 초등학교 초반의 아이들에게 잘 나타납니다. 뼈와 근육 어딘가에서 생기는 통증이지만, 그렇다고 뼈, 관절, 근육에 걱정할 만한 문제가 있진 않습니다. 성장통이 생기면 한동안 반복될 수 있는데, 보통 크면서 자연스럽게 별다른 문제 없이 좋아집니다.

성장통은 키가 크려는 모습일까요?

혹시 키가 많이 크느라 다리가 아프지 않을까 싶어 키 성장에 대한 기대감이 생기기도 합니다. 하지만 성장통이 있는 시기에 아이의 키가 더 많이 자라지는 않습니다. 실제로 뼈가 성장하는 부위에서 통증이 있진 않거든요. 성장통이 잘 나타나는 시기는 보통 급성장기가 끝난 이후이기도 합니다. 반대로 성장통이 있다고 해서 아이의 키 성장에 문제가 되는 것도 아닙니다. 성장통이라고 이름을 붙이긴 했지만, 실제로 키 성장과 직접적인 관련은 없습니다.

하지만 성장통이 간접적으로 키 성장에 영향을 줄 수는 있습니다. 성장통이 심하거나 자주 나타나면 아이의 수면을 방해할 수 있기 때문입니다. 다리가 많이 아파 깊은 잠을 푹 못 자면 성장호르몬이 충분히 분비되지 못해, 아이의 키 성장에 영향을 미칠 수 있습니다. 그래서 심한 성장통이 자주 있는 아이는 통증과 수면 관리가 필요합니다. 성장통을 성장 파트가 아닌 수면 파트에서 다루는 이유입니다.

성장통이 어느 정도면 심한 편인가요?

한 달에 한두 번, 주로 아이가 많이 뛰어놀았던 날에 다리가 아프다고 하고 잠들기 전에 조금 보채는 정도이며, 부모님이 다리를 조물조물 마사지해주면 불편함 없이 금세 잠들고 평소의 뒤척임을 보인다면, 가벼운 성장통입니다. 조금 뒤에 설명하는 방법으로 관리해주세요.

일주일에 한두 번 이상 다리가 아프다고 하고, 한 번씩 아플 땐 심하게 짜증을 내면서 울거나, 다리 통증으로 자다 깨거나, 뒤척임이 평소보다 많이 심하다면, 성장통이 조금 심한 편입니다. 정말 심한 아이는 매일 밤 다리가 아프다며 잠을 푹 못 자고, 팔다리에 힘이 잔뜩 들어가 긴장도가 많이 높은 경우도 있습니다. 이러한 아이는 성장통을 줄이는 치료가 필요합니다.

성장통이 잘 나타나는 체질이 있어요

긴장도가 높고 예민한 기질의 아이에게 성장통이 잘 나타날 수 있습니다. 감각이 예민한 체질은 통증을 느끼는 기준이 낮아, 남들보다 통증을 더 쉽게 느낍니다. 다리 통증만이 아니라 배와 머리가 함께 아프다고 하는 경우도 있습니다. 이러한 아이들은 수면도 같이 민감한 체질인 경우가 많습니다. 그래서 성장통 하나에만 포인트를 두지 않고, 수면과 기혈 순환, 아이의 체질 전체를 고려해 성장통을 치료합니다.

아이가 자다가 깨서 울면 성장통일까요?

성장통으로 자다가 깨서 울 수 있지만, 자다가 깨는 이유가 꼭 성장통만은 아닙니다. 앞에서 살펴본 여러 가지 이유들이 있었죠? 어린 아기들은 아직 의사 표현이 명확하지 않아 정확히 알기 어렵습니다. 돌 이전의 아기는 성장통보다는 다른 이유일 수 있습니다. 아이가 크면서 걷고 뛰어다니고 다리 근육을 많이 쓰는 시기에 성장통이 잘 나타납니다.

아무튼 자다가 깨서 울 정도이면 성장통이 꽤 심한 편이고, 분명 잠들기 전에도 다리가 아프고 불편한 모습이 있었을 거예요. 다리 근육의 긴장도가 높아 뻣뻣하거나 다리에 힘을 잔뜩 주는 아이도 있습니다. 이러한 모습이 없다면 성장통보다는 다른 이유로 아이가 자다가 깨는 것일 수 있습니다. 그래서 자다가 깨는 이유가 꼭 성장통만 있는 건 아니에요. 아이의 연령과 발달, 체질을 함께 고려해서 판단해야 합니다.

다음 증상이 있으면 성장통이 아닐 수 있어요

한쪽 다리만 아파하거나 낮에도 다리가 아프다고 하고, 만지면 더 아파하며 부어 있고 열감이 있으면, 부딪쳐서 생긴 외상일 수 있으니 정형외과에서 진료를 받아보세요. 이런 증상들이 뚜렷하게 보이지 않으면 다니는 소아과에 먼저 물어보세요. 혹시 아이에게 문제가 있다면, 검사 또는 진료 의뢰를 해줄 거예요. 만약 성장통으로 보인다는 의견을 들었다면, 다음 방법으로 관리해보세요.

마사지와 찜질, 좌욕을 해주세요

방법 1 조물조물 마사지를 해주세요

다리 근육의 긴장을 풀어주는 방법입니다. 만약 마사지를 싫어하고 만져서 더 아파한다면 성장통이 아닐 수 있으니 병원에서 정확한 진찰을 받아보세요.

방법 2 스팀 타월로 찜질을 해주세요

아이가 아파하는 다리 부위에 스팀 타월을 둘러주면 좋습니다. 따뜻한 찜질이 혈액순환을 원활하게 만들기 때문이죠. 수건을 물에 적셔 짠 다음, 전자레인지에 30초 정도 돌리면 스팀 타월이 됩니다. 아이가 뜨겁지 않게 온도를 잘 조절해주세요.

방법 3 저녁에 씻을 때 좌욕을 해주세요

욕조에 따뜻한 물을 받은 뒤 아이를 앉혀서 씻겨주세요. 따뜻한 물이 다리 근육의 긴장을 풀고 혈액순환을 원활하게 만듭니다.

방법 4 다리 스트레칭을 해주세요

낮에 허벅지 앞쪽 근육과 종아리, 햄스트링 스트레칭을 하는 것도 성장통에 도움이 됩니다.

방법 5 신발 사이즈가 맞는지 확인하세요

전문가들은 특히 뼈의 성장이 빠른 시기에 신발을 잘못 신으면 뼈의 변형을 촉진하고 관절에 무리를 주어 성장통이 악화된다고 말합니다. 그러므로 자주 아이의 신발이 너무 작거나 크지 않은지 확인해주세요.

방법 6 통증이 심하거나 자다가 깨서 울면 진통제를 주세요

집에 가지고 있는 해열제를 주면 됩니다. 그런 다음 아이를 목욕탕에 데려가 따뜻한 물에 앉혀주세요. 다리 근육의 긴장이 풀리면서 조금은 편해집니다. 그러다 차츰 진통제의 약효가 돌면서 통증이 줄고 다시 잠들 수 있습니다.

방법 7 비타민 D 보충제가 도움이 될 수 있어요

비타민 D가 부족한 아이들에게 성장통이 잘 생긴다는 의견이 있습니다. 성장통이 심해서 자주 깨는 아이는 비타민 D가 도움이 될 수 있습니다.

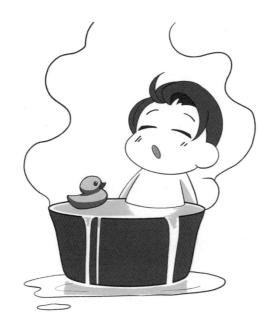

왠지 다리가 아플 것 같은 날이 있어요

성장통은 아이가 많이 뛰어놀았던 날에 잘 생깁니다. 그래서 성장통이 반복되다 보면, 왠지 아이의 다리가 아플 것 같은 날이 있습니다. 그런 날에는 미리 저녁에 아이를 씻길 때, 반신욕을 해주면 좋습니다. 아프기 전에 예방 조치를 해주는 거죠. 자기 전에 조물조물 다리 마사지도 잊지 말고 꼭 해주세요.

성장통이 심한 아이에게 도움이 되는 건강차

작약은 앞에서 배가 자주 아픈 아이에게 사용하면 좋은 한약재였죠? 이는 작약이 높은 긴장도를 줄이는 효과가 좋기 때문인데요, 실제로 복통과 성장통이 같이 나타나는 아이들이 꽤 많기도 합니다. 모과는 보통 감기에 걸리고 목이 아플 때 많이 사용하는데, 한의학에서는 여러 가지 근육 질환에 많이 쓰이는 한약재입니다. 특히, 다리 근육이 당기고 아플 때 효과가 뛰어납니다. 여기에 기혈 순환을 도와주는 귤피까지 넣으면 성장통에 도움이 되는 건강차가 완성됩니다.

① 모과 3g, 작약 3g, 귤피 3g을 섞어 다시백에 넣어주세요.

② ①에 물 2~3ℓ를 넣고 30분 동안 끓여주세요.

③ 차 한 컵에 꿀을 1티스푼 정도 넣고 골고루 섞어주세요.

성장통이 심한 아이의 한의원 치료

성장통이 심해서 수면에 영향을 받는 아이는 한의원 치료가 도움이 될 수 있습니다. 작약과 모과, 독활 같은 한약재로 근육의 긴장도를 풀어주고, 당귀, 우슬로 다리의 기혈 순환을 원활하게 만들면서 아이의 체질과 건강에 도움이 되는 한약재를 함께 넣어 한약 처방을 만듭니다. 수면도 같이 예민한 체질은 수면 상태를 개선하는 한약 처방이 함께 들어가면 더 도움이 됩니다. 우리 아이가 성장통으로 많이 힘들다면 한의원 치료를 고려해보세요.

마음 상태와 함께 체력 저하가 몽유병에 영향을 줄 수 있습니다.

몽유병, 사실 아이는 자고 있어요

아이가 자다 갑자기 일어나 돌아다니는 모습을 가리켜 몽유병이라고 합니다. 잠에서 깬 것처럼 보이지만 실제로는 깊은 잠을 자고 있습니다. 부모님을 똑바로 쳐다보고, 말을 걸면 대답도 하고, 집 안의 물건을 피하면서 돌아다니지만, 아이는 잠을 자는 중이고 다음 날 아침에 기억하지 못합니다.

몽유병은 이름에 '병' 자가 붙어 있지만, 모든 몽유병을 질환으로 보지는 않습니다. 5명 중 1명의 아이가 크면서 몽유병을 한두 번씩 경험할 수 있고, 대부분 걱정할 만한 문제는 없습니다. 만 8세에서 12세 사이, 초등학교를 다니는 시기에 가장 흔하게 나타나고, 보통 사춘기가 되기 전에 없어집니다. 최근에는 몽유병보다 '수면보행증'이라는 용어를 사용하기도 합니다.

몽유병이 생기는 이유는 뭔가요?

앞에서 살펴본 잠꼬대, 이갈이와 비슷하게 마음의 스트레스가 영향을 줍니다. 또는 체력이 힘들고 피곤해서 몽유병이 나타날 수 있습니다. 그래서 아이에게 몽유병 증상이 갑자기 보인다면, 아이의 몸과 마음 상태를 한번 점검해보면 좋습니다.

여기에 몽유병이 더 잘 나타나는 체질이 있습니다. 앞에서 살펴본 수면이 예민한 체질로 볼 수 있고, 야제증이나 잠꼬대가 함께 나타나는 아이들이 많습니다. 서양의학에서는 유전의 영향으로 봅니다. 부모님이 어릴 때 몽유병을 경험했다면 아이에게도 나타날 가능성이 높습니다.

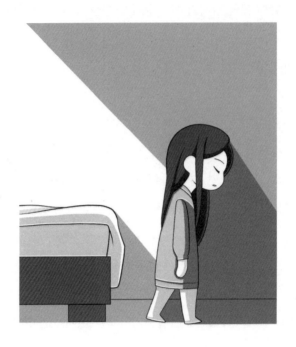

수면 환경을 다시 한번 확인해보세요

아이에게 몽유병이 나타나면 먼저 수면 환경을 점검해보세요. 몽유병이 잘 나타나는 초등학교 시기는 어릴 때만큼 수면 환경을 세심하게 신경 쓰지 못합니다. 졸린데 놀고 싶어서 늦게 잠들지 않는지, 밤늦게 야식을 먹지 않았는지, 집 안의 온도가 조금 높아서 덥지 않았는지 확인해보세요. 잠들기 30분 전에 조명의 밝기를 낮추고, 좋아하는 책을 읽거나 아이에게 고민이 없는지 두런두런 이야기를 나눠보고, 팔다리 마사지를 가볍게 해준 뒤 눈을 감고 심호흡을 하면서 몸과 마음의 긴장도를 줄여주면 도움이 됩니다.

몽유병이 자주 나타나는 아이의 대처 방법

우리 아이가 몽유병 증상을 자주 보인다면, 부모님은 몇 가지 대처 방법을 기억해두셔야 합니다.

방법 1 아이를 깨우거나 잡지 마세요

아이는 자고 있는 상태라고 했죠? 억지로 깨우면 아이는 더 놀랍니다. 아이가 움직이지 못하게 몸을 잡을 필요도 없습니다. 가만히 놔두면 아이는 잠자리로 돌아와 다시 편하게 잠을 잡니다.

방법 2 다치지 않도록 집 안 환경을 확인하세요

아이가 집 안을 돌아다니면서 혹시라도 다치지 않도록 미리 바닥의 위험한 물건을 치우고, 가구의 모서리에는 보호 장치를 설치해두면 좋습니다.

방법 3 몽유병이 나타나기 30분 전에 깨우세요

몽유병은 매일 비슷한 시간대에 생길 수 있습니다. 보통 수면 초반 1~3시간 사이에 나타나는데, 몽유병으로 일어나는 시간보다 15분에서 30분 전에 미리 아이를 깨워보세요. 그럼 몽유병으로 진행되는 수면 사이클을 방해해서 몽유병이 나타나지 않게 할 수 있습니다. 매일 생기지는 않고 잠들기 시작하면서 식은땀을 흠뻑 흘리면 여지없이 몽유병이 나타나는 아이들이 있을 거예요. 이런 날에는 미리 시간을 맞춰 아이를 깨우면 좋습니다.

아이의 체력이 힘들지 않나요?

몽유병이 반복되면 아이의 체력이 힘든지 확인해봐야 합니다. 보통 몽유병은 초등학생 시기에 잘 나타납니다. 학교를 다니면서 낮 동안 스케줄과 활동이 힘들지 않은지, 학습이 많아져서 잠을 충분히 못 자는 건 아닌지, 늘어난 스케줄과 학업으로 스트레스를 받고 있는 건 아닌지 점검해보세요. 그렇다고 바로 스케줄을 뺄 필요는 없습니다. 차츰 아이의 체력이 적응해갈 텐데, 기력을 보강하는 한약 처방으로 체력 관리를 해주면서 기다려볼 수 있습니다.

몽유병이 있는 아이의 한의원 치료

서양의학에서 몽유병은 자고 있는 동안 중추신경계가 계속 활성화된 상태로 있는 것으로 봅니다. 한의학에서는 잠자는 동안 양(陽)의 활동이 과도하고, 음(陰)의 작용은 부족한 상태로 봅니다. 설명하는 방법은 다르지만, 의미하는 바는 비슷합니다. 과도한 양(陽) 또는 신경계의 활동은 진정시키고, 부족한 음(陰) 또는 체력은 보강해야 합니다. 용골, 모려, 연자육, 백복신과 같은 한약재로 과도한 양기를 잡아주고, 지황, 당귀, 작약과 같은 한약재로 부족한 음기를 보충해줍니다. 지나친 보강은 양기의 활동을 더 강하게 만들 수 있어 보강 치료는 부드럽게 해야 합니다. 스트레스가 많은 아이는 긴장을 줄이고 순환을 원활하게 만드는 한약 성분을 더해 한약 처방을 만듭니다.

18장

기혈 순환이 약한 체질

- 아기 때부터 예민해서 손이 많이 가는 아이

- 잠시도 가만히 있지 않고 늘 움직이고 뛰는 아이

- 새 학년이 시작되면 긴장해서 적응이 힘든 아이

- 낯가림이 심하고 조심성이 많으며 내성적인 아이

- 아기 때 심하게 울면 호흡 정지 발작을 했던 아이

아이 건강은 원활한 순환이 중요해요

부모의 마음은 아이의 건강에 약하고 부족한 부분이 보이면 그걸 채워주고 싶기 마련입니다. 그래서 좋은 음식과 영양보충제, 홍삼이나 녹용을 챙겨줘야 하나 고민이 되죠. 그런데 보강이 아니라 순환이 더 필요한 아이일 수 있습니다. 약한 체질과 건강을 채워줄 뿐만 아니라, 채워준 건강을 잘 사용하기 위한 원활한 순환 관리도 중요하거든요. 이번 장에서는 지금까지 여러 번 언급했던 순환에 대해 정리하고, 기혈 순환에 도움이 되는 방법들을 알아보겠습니다.

아이의 마음, 순환에 영향을 줘요

기혈 순환에 영향을 주는 세 가지 요인이 있습니다. 먼저 타고난 순환이 약한 체질입니다. 두 번째는 소화력에 부담을 줘서 순환이 약해지는 체질이고요. 마지막은 마음의 영향으로 순환이 약해지는 체질입니다. 마음의 긴장과 스트레스로 순환이 정체되어서 불편한 증상이 생기는 아이들이 많습니다. 이번 장에서는 마음이 순환에 주는 영향에 대해 자세히 살펴보겠습니다.

새 학년이 되면 긴장을 많이 하나요?

유치원과 초등학교 저학년 아이들 중에는 매년 새 학년이 시작될 때마다 적응하는 데 시간이 걸리는 경우가 많습니다. 배가 아프고, 머리가 어지럽고, 구토를 하기도 하고, 추위를 많이 타고, 소변을 자주 보고, 틱 증상이 생기는 아이들이 여기에 해당합니다. 모두 마음이 순환을 정체시켜 몸에 영향을 주는 모습입니다. 학교를 재밌게 다니지만, 긴장도가 높아서 이런 증상들이 생기는 아이들도 있습니다.

아이가 호흡 정지 발작을 경험한 적이 있나요?

아기가 심하게 울다가 갑자기 호흡을 멈추고 얼굴색이 파랗게 변하면서 의식을 잃는 모습을 '호흡 정지 발작'이라고 합니다. 짧은 내용만으로도 정말 무서워 보이죠? 꽤 많은 아이들이 크면서 호흡 정지 발작을 경험합니다. 어떻게 대처해야 할까요? 잠시 후에 관리 방법을 알아보겠습니다.

> ### 2 │ 기혈 순환이 약한 체질인가요?

지금부터 혈액순환이 원활하지 못한, 즉 기혈 순환이 약한 체질에 대해 알아보겠습니다.

기혈 순환이란 무엇을 말하나요?

병원에 가면 혈액순환이 안 된다는 이야기를 종종 듣습니다. 한의학에서는 기혈 순환이라고 하는데요, 개념의 차이는 있지만 비슷한 의미라고 생각합니다.

서양의학에서 순환은 우리 몸에 필요한 여러 가지 물질들이 혈관을 통해 구석구석 잘 전달되는 기능을 가리킵니다. 심장과 혈관, 혈액이 중요하죠. 심장이 튼튼해야 하고, 혈관 상태가 좋아야 하고, 혈액이 깨끗하면 혈액순환이 잘 됩니다. 심장이 약하거나, 혈관이 좁아져 막히거나, 혈액에 나쁜 물질이 많아 끈적해지면 혈액순환이 나빠집니다. 꼭 혈액뿐만이 아니라, 팔다리가 저리고 차가울 때, 머리가 띵하고 아플 때, 몸이 피로하고 찌뿌둥할 때도 혈액순환이 안 된다고 이야기합니다. 운동과 다이어트를 할 때 말하는 대사율, 즉 우리 몸에서 에너지를 소비하는 양은 순환을 통해 전달된 물질들이 잘 사용되는 정도를 가리킵니다. 최근 건강 뉴스에서 흔히 볼 수 있는 디톡스는 우리 몸에 있는 나쁜 물질들을 제거하는 순환의 기능을 말하는 것이고요. 순환의 의미가 참 다양하게 사용되죠?

한의학에서 사용하는 기혈 순환은 우리 몸에 필요한 재료를 공급해서 사용하고 배출하는 포괄적인 기능을 말합니다. 기혈이 순환하는 경락은 혈관을 포함하는 넓은 개념입니다. 기혈 순환이 약해지고 정체되면, 습(濕), 담(痰), 어혈(瘀血)이 생기고 여러 질환의 원인이 됩니다. 고치기 힘든 모든 병은 어혈이 원인이라는 말이 있을 정도로 건강 관리에서 기혈 순환은 중요합니다. 다소 추상적인 개념일 수 있지만, 한의학 치료에서는 실용적으로 유용하게 사용됩니다.

이 책에서도 벌써 순환을 여러 번 언급했습니다. 간단하게 정리하면, 우리 몸이 섭취한 음식과 영양소를 효과적으로 잘 사용하는 기능입니다. 좋은 음식과 영양제를 챙겨줘도 몸에서 제대로 흡수해 사용하지 못하면 쓸모가 없습니다.

특히, 요즘 아이들의 건강 관리에 있어 순환은 이전보다 더 중요해졌습니다.

마음 상태가 순환에 영향을 줘요

음식만이 아니라 마음의 상태도 기혈 순환의 흐름에 영향을 줍니다. 어른들도 스트레스를 받으면 가슴이 답답한 느낌이 들잖아요? 심한 스트레스가 지속되면 정말 가슴속에 화(火)가 쌓인 듯한 열감이 느껴집니다. 스트레스로 소화가 안 되고 체하고 머리가 아픈 증상 모두 순환이 막혀서 생기는 것입니다. 이럴 때 병원에 가면 원인을 정확히 알기 어려운 상태에 대해 스트레스 때문이라는 이야기를 듣습니다.

마음과 몸은 밀접하게 연결되어 있습니다. 한의학에서는 이전부터 마음이 몸에 미치는 영향을 중요하게 생각했습니다. 바깥(外因)의 병균만이 아니라 내부(內因)의 마음에도 질병의 원인이 있습니다. 마음의 상태는 마음에만 머무르지 않고 몸에 영향을 줘서 여러 가지 불편한 증상을 만듭니다. 그래서 질병의 치료에서도 마음 상태를 중요하게 생각합니다.

어린 아이에게 무슨 스트레스가 있을까 싶지만, 아이의 삶에도 나름의 고충이 있습니다. 세상에 태어나 적응하는 것부터가 쉽지 않습니다. 그래서 아기 때부터 수면과 식사가 힘든 경우들이 많습니다. 바깥 세상에 겨우 적응할 만하면, 이제 기관에 다니기 시작해야 하고, 부모님 곁에서 잠시 떨어져야 합니다. 동생이 태어나는 경험은 아이에게 꽤 충격적인 변화입니다. 유치원과 초등학교에 다니면 본격적인 사회생활을 하면서 다른 사람의 시선과 평가를 의식해 스트레스를 받습니다. 요즘은 학업 시작이 빨라져 공부로 받는 스트레스도 꽤 있는 것 같습니다. 사춘기가 시작되면서 겪는 스트레스와 감정의 기복은 말할 나위도 없습니다.

그래서 한의원에 가면 아이의 마음 상태와 기질에 대해 꼼꼼하게 물어봅니다. 어른도 한의원 진료를 받으면 스트레스가 없는지 마음 상태는 어떤지 이런저런 이야기를 나누게 됩니다. 최근 서양 과학에서도 마음과 몸이 연결되어 상호작용을 한다는 'mind-body connection'이라는 관점이 점점 주목을 받고 있습니다.

우리 아이는 기혈 순환이 약한 체질인가요?

체질 1 타고난 순환이 약한 체질

기혈 순환이 약한 체질을 세 가지로 구분해보겠습니다. 먼저 타고난 순환이 약한 체질입니다. 타고난 순환은 자동차의 엔진으로 생각하면 됩니다. 엔진이 튼튼하면 순환이 막힘없이 잘 흐릅니다. 요즘 아이들은 선천적으로 타고난 건강이 튼튼한 편이라 기본적인 순환 기능이 이전보다 좋아졌습니다.

어쨌든 타고난 순환이 약한 체질을 한의학에서는 간(肝)이 약한 체질이라 설명합니다. 간이 약한 체질은 기혈 순환이 약하고 기질이 예민할 수 있습니다. 활발하게 뛰어놀기보다 정적인 활동을 좋아하는 아이, 바로 표현하기보다 꽁하게 담아두고 뒤끝이 있는 아이, 손발이 차갑거나 속열이 있는 아이가 여기에 해당합니다. 이러한 체질은 순환을 원활하게 돌리기 전에 먼저 약한 엔진을 튼튼하게 키워주는 게 더 중요합니다.

체질 2 공급이 넘쳐서 순환이 막히는 체질

우리 몸 안으로 들어오는 공급이 너무 많으면 순환이 막힙니다. 요즘 아이들은 기본적으로 여기에 조금씩은 해당됩니다. 왜냐하면 공급이 넘치거든요. 영양 섭취가 과다하고, 챙겨 먹이는 보충제가 많고, 두뇌가 경험하는 자극도 이전과 비교할 수 없을 만큼 많아졌습니다. 그래서 기혈 순환이 종종 정체될 수 있습니다. 보강 관리도 중요하지만 순환 관리도 필요합니다. 때로 정체된 순환을 강하게 풀어주는 치료가 필요한 아이들도 있습니다.

체질 3 **길이 좁아서 순환이 막히는 체질**

기혈이 순환하는 통로 자체가 좁은 체질이 있습니다. 공급이 많지 않아도 쉽게 막힙니다. 음식을 조금만 먹어도 쉽게 체하는 아이, 감각이 예민해서 가벼운 자극에도 불편함을 느끼는 아이, 재밌는 경험을 하면 쉽게 흥분하고 중요한 일을 앞두고 긴장도가 높아지는 아이들이 여기에 해당합니다. 이러한 체질은 강한 순환 치료가 오히려 부담이 될 수 있어 기혈 순환을 부드럽게 돌려줘야 합니다. 강한 보강 치료도 주의해야 합니다. 녹용이나 지황과 같은 한약재는 소화력과 순환에 부담이 될 수 있어 과하지 않도록 부드럽게 보강해줘야 합니다.

기혈 순환은 어디에 영향을 주나요?

아이들의 모든 체질에서 기혈 순환의 작용은 중요합니다. 앞에서 살펴본 내용을 간단하게 정리해볼게요.

- 한열(寒熱) 체질에서는 순환이 약하면 몸 안에 속열이 쌓일 수 있습니다. 순환이 약해서 손발이 차갑고 추위를 타며, 땀이 적게 나고 손발에서 땀이 나기도 합니다.
- 면역력에서는 순환 상태에 따라 아픈 유형이 다릅니다. 순환이 넘쳐서 막히는 체질은 콧물이 줄줄 흐르면서 걸걸한 가래 기침을 하고, 순환이 약해서 막히는 체질은 코막힘과 중이염, 마른기침이 더 심합니다.
- 소화력에서도 순환은 중요합니다. 소화력이 약해서 안 먹는 아이 중에는 순환이 약한 체질이 많습니다. 식사량이 많아 소화력에 부담을 주면 순환이 정체될 수 있습니다. 마음의 영향으로 순환이 막히면 배가 아프고 체하고 밥을 안 먹을 수 있습니다.

- 수면이 예민한 아이도 순환이 약한 체질입니다. 순환이 약해서 자극에 예민하고, 자다가 쉽게 깨고, 잠을 푹 못 잘 수 있습니다. 아이 수면에서도 순환 관리는 중요합니다.

위의 네 가지 체질 말고도 마음이 기혈 순환에 영향을 주는 몇 가지 상태를 조금 뒤에 살펴보겠습니다.

아이의 건강, 원활한 순환이 중요해요

아이의 건강은 더하는 것만이 아니라 잘 사용하는 것도 중요합니다. 그래서 요즘 아이들의 보약에는 순환 성분이 이전보다 더 많이 들어갑니다. 이전에는 허약한 체질을 채우는 보강 성분이 더 많았다면, 최근에는 보강 성분이 잘 사용되고 정체되지 않도록 순환 성분을 충분히 넣습니다. 앞에서 소개한 체질 밥상에도 순환에 도움이 되는 음식들이 꼭 들어가 있었죠? 기혈 순환의 개념을 잘 기억해서 활용하면 아이의 건강 관리에 많은 도움이 됩니다.

| 3 | 활동적인 아이, 정적인 아이 | |

우리 아이는 어떤 기질을 가졌나요? 아이마다 다른 여러 가지 기질의 모습을 살펴보겠습니다.

활동적인 아이, 잠시도 가만있지 않아요

많은 아이들이 여기에 해당됩니다. 언제 첫 걸음을 떼나 고민하던 게 엊그제 같은데, 이제는 뛰어다니는 아이를 쫓아다녀야 할 처지입니다. 아이는 집에서 잠시도 가만있지 않고 이리저리 움직이면서 놉니다. 심지어 자면서도 온 방을 굴러다니는 아이들이 많습니다. 코로나 유행 시기에 밖에 나가지도 못하고 집에만 있어야 해서 답답해하는 아이들이 참 많았습니다.

아이는 양(陽)이 많은 체질이어서 그렇습니다. 한의학에서 어린 아이는 순수한 양 체질이라고 부릅니다. 그래서 늘 에너지가 넘치고, 잠시도 가만있지 않고, 더위를 많이 타고, 기초체온이 조금 높고, 땀을 많이 흘립니다. 아이의 건강에 문제가 있는 건 아닙니다. 아이는 지금 키와 체중이 쑥쑥 자라는 성장기이기 때문에 자연스럽게 양 체질이 많습니다. 그래서 양 체질을 줄이기보다 상대적으로 부족한 음(陰) 체질을 보강해서 균형을 맞추는 방향으로 건강을 관리합니다.

다시 말해, 에너지가 넘치고 활동적인 아이는 재료가 부족하지 않도록 잘 공급해줘야 합니다. 늘 지치지 않고 뛰어다니는 아이를 보면 먹은 음식의 칼로리를 활동하는 데 다 써버려 키와 체중이 안 느나 싶기도 합니다. 특히, 체중이 더디게 느는 아이들은 더 걱정이 되죠. 그렇다고 아이에게 억지로 더 많이 먹이기는 쉽지 않습니다. 소화력을 보강하고 원활한 순환을 관리하면서 잘 먹도록 도와줘야 합니다. 체질에 맞는 음식을 선택해서 더 챙겨주고, 한의원에서 약한 체질을 보강하는 관리 방법도 들어두면 좋습니다.

산만한 아이는 ADHD인가요?

아이가 지나치게 활동적이고 산만하고 집중을 못 하면 ADHD를 의심합니다. 한의학의 음양(陰陽) 체질로 보면 양이 너무 강한 체질이고, 오장(五臟) 체질로 보면 간과 심(心)이 약한 체질입니다. ADHD가 있는 아이들은 보통 소아정신과에서 약물 치료를 받을 텐데, 한의원의 한약 치료와 침 치료를 병행하면 도움이 될 수 있습니다. 과도한 양은 줄이고 순환을 원활하게 만드는 방향으로 치료합니다. 적절한 약물 치료는 아이의 발달과 일상생활에 도움이 될 수 있으니 너무 걱정하지 마시고 소아과 또는 한의원에서 자세한 이야기를 나눠보세요.

최근 ADHD를 진단받는 아이들이 많아졌습니다. 요즘 아이들이 유독 더 산만하다기보다 사회적인 인식의 변화로 진단이 늘어난 영향이 있지 않나 싶습니다. 아이가 집중을 잘 못 하고 산만해 보이면, 혹시 ADHD가 아닌지 걱정이될 겁니다. 하지만 집중력이 부족하다고 해서 꼭 아이에게 문제가 있는 건 아닙니다. 보통 요즘 아이들에게 기대하는 집중력의 대상은 학습입니다. 그런데 아이들은 누구나 공부보다 놀이에 더 잘 집중합니다. 어린 아이일수록 더 그렇죠. 반면에 아이들의 학습 시작은 전보다 많이 빨라졌습니다. 이전처럼 밖에서 실컷 뛰어놀기보다 실내에 앉아서 배우고 공부하는 시간이 늘었습니다. 아이들은 크면서 차츰 집중력이 자랍니다. 어린 아이들은 누구나 아이 체질 본연의 모습 그대로 에너지가 넘치고 활동적입니다. 특히, 생일이 많이 늦은 아이는 친구들보다 어리기 때문에 조금 더 산만해 보일 수 있습니다. 혹시 아이의 ADHD가 걱정된다면 이런 부분도 함께 고려해보세요.

정적인 아이, 집에 있는 걸 좋아해요

우리 아이는 활동적이기보다 정적인 활동을 더 좋아하는 기질인가요? 가만히 앉아서 하는 활동을 선호하고, 집중력이 좋은 편이고, 밖에 나가자고 하면 싫어할 때가 많고, 집에서 누워 뒹굴거리는 걸 더 좋아합니다. 코로나가 유행하던 초기, 기관엘 못 나가던 시기에 집에만 가만히 있어서 더 행복했던 아이들입니다.

이런 기질의 아이는 상대적으로 음(陰)이 많은 체질입니다. 음 체질은 멈춰 있는 성질이 강해서 기혈 순환은 조금 약한 편입니다. 음 체질이 상대적으로 많은 편이지만, 그래도 소아의 기본 몸바탕대로 양 체질이 더 많고, 음 체질은 부족합니다. 그래서 양 체질을 더 채워줄 필요는 없습니다. 음 체질을 가볍게 보강하고, 약한 순환을 원활하게 돌리는 게 건강 관리의 포인트입니다.

때로 정적인 아이는 기력이 약한 체질이 아닐까 걱정이 됩니다. 기운이 없어서 움직이기 싫어하는 것처럼 보이기도 하거든요. 정말 기운이 약한 체질도 있지만, 음이 많은 체질인 데다 순환이 약해서 정적인 아이도 있습니다. 기운이 약해서 정적인 체질은 신체 활동을 하면 빨리 지치고 피곤하기 때문에, 약한 기력의 보강을 더 신경 써줘야 합니다. 순환이 약해서 정적인 체질은 평소에는 움직임이 적지만 좋아하는 신체 활동을 하면 지치지 않고 활발하게 잘 뛰어놉니다. 기력 보강에 치우치면 오히려 부담이 되고 순환이 더 약해질 수 있습니다. 그래서 보강은 부드럽게, 원활한 순환을 더 신경 써서 관리해줘야 합니다.

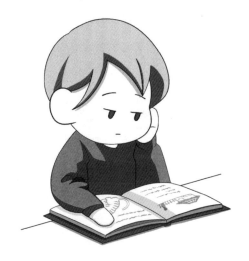

짜증이 많나요? 마음속에 담아두나요?

아이가 크면서 유독 짜증을 많이 내는 기질이 있습니다. 조금만 불편하고 마음에 안 들어도 바로 표현하고 짜증을 냅니다. 때로 짜증이 너무 심해 드러눕고 소리를 질러서 부모님이 난감할 때도 있습니다. 기질이 예민하면서 양(陽)이 강한 체질의 아이입니다. 예민한 기질과 강한 양 체질을 조금 부드럽게 조절해주어야 합니다.

짜증이 많은 아이는 몸에 불편한 부분이 있어 그럴 수 있습니다. 감각이 예민해서 불편한 느낌을 남들보다 더 쉽게 더 크게 느끼거든요. 비염이나 아토피, 아데노이드 비대증, 약한 소화력, 과도한 열(熱) 체질로 인한 불편 증상이 없어지면 짜증이 줄어드는 아이들이 있습니다. 한약 처방을 쓸 때 짜증이 많은 기질 자체에 도움이 되는 한약 성분들도 함께 넣습니다.

짜증을 내기보다 꽁해서 담아두고 뒤끝이 있는 기질도 있습니다. 불편하고 마음에 안 드는 게 있어도 바로 표현하기보다 먼저 눈치를 보고 마음속에 담아뒀다가 나중에 부모님에게 말합니다. 이때도 심하게 짜증을 내기보다 서럽고 억울해서 글썽글썽 우는 경우가 많습니다. 기질이 예민하면서 음(陰)이 강한 체질의 아이입니다. 예민한 기질을 부드럽게 만들면서, 기혈 순환이 정체되지 않도록 특히 더 신경 써주어야 합니다.

마음에 담아두는 아이는 때로 순한 기질처럼 보이기도 합니다. 말을 잘 듣고 표현을 안 하다 보니, 예민하지 않은 것 같고 또 실제로 손이 덜 가는 아이일 수 있습니다. 이런 아이는 부모님이 먼저 아이에게 속상한 일이나 불편한 데는 없었는지 물어보고 대화를 이끌어야 합니다. 아이의 건강과 순환을 위해서 적절한 신체 활동이 필요한데, 새로운 환경이나 수업 형식은 오히려 운동을 하면서 스트레스를 받게 만들기도 합니다. 익숙한 환경에서 부모님이나 친한 친구들과 함께 실컷 뛰어노는 활동이 아이의 마음에는 조금 더 편할 수 있습니다.

야무진 아이인가요? 조심성이 많나요?

뭐든 잘하고 싶고 욕심이 많은 아이가 있습니다. 기관에서 선생님 말씀을 잘 듣고, 친구 관계가 원만하며 리더십도 있고, 경쟁에서 이기고 싶어 하며, 생각 대로 안 되면 많이 실망하고 속상해합니다. 규칙을 딱딱 지켜야 하는 아이라서 친구들에게 종종 지적을 하기도 하고, 집에서는 공책이나 신발, 장난감이 딱딱 줄을 맞춰서 제자리에 있어야 합니다. 유치원과 학교에서는 그야말로 모범생 인데, 집에 오면 쌓인 스트레스를 풀어내서 부모님이 힘들 수 있습니다. 이렇 게 잘하고 싶은 의지와 욕심도 양(陽)이 강한 체질의 모습으로 볼 수 있습니다.

이러한 기질의 아이는 들어오는 자극의 인풋(input)이 많아서 순환이 쉽게 정 체될 수 있습니다. 스트레스가 쌓이면 배가 아프고, 체하고, 자다가 소리를 지 르며 깨기도 합니다. 그런데 부담되는 학습과 자극을 줄이려고 하면, 오히려 아이는 뒤처질까 봐 불안해하는 경우도 있습니다. 늘 재밌게 다녀서 스트레스 가 없는 줄 알았는데, 사실은 늘 긴장하고 잘하고 싶은 욕심이 커서 마음이 힘 든 경우도 있습니다. 이런 아이는 과도한 양 체질은 줄이면서, 기혈 순환이 정 체되지 않도록 관리해야 합니다. 학습과 스케줄이 많아 지치지 않도록 체력 보 강도 함께 신경 써줘야 하고요.

반대로 나서기 싫어하고 조심성이 많은 아이도 있습니다. 아기 때는 낯가림 이 심해서 병원이나 새로운 장소에 가기 힘들었고, 어린이집과 유치원, 초등학 교를 입학해서 적응하는 데 남들보다 시간이 많이 걸립니다. 재밌는 게 보여도 바로 달려들지 않고 먼저 주변 환경을 관찰하고 다른 사람의 눈치를 봅니다. 혼자 집중해서 잘 놀고 있나 싶지만, 귀를 쫑긋 세우고 자기 이야기를 하는지 듣고 있기도 합니다. 아무래도 다른 사람의 시선을 조금 더 의식해서 마음이 불편하고 스트레스를 받을 수 있습니다.

이러한 기질의 아이는 음(陰)이 강하면서 순환이 약한 체질입니다. 오장 체질에서는 심(心), 즉 마음이 약한 체질입니다. 놀라는 경험을 하거나 무서운 영상을 보면 며칠 동안 잠을 못 자고 깨기도 합니다. 다음 날 발표나 시험이 있으면 긴장하고 불안해서 잠을 푹 못 자는 아이들도 많습니다. 발표나 시험 전에는 불안과 긴장도가 많이 올라가고, 얼굴과 손에서 땀이 잔뜩 흐르기도 합니다. 이러한 체질은 순환을 원활하게 만들면서 마음이 편해지도록 건강을 관리해야 합니다. 평소에 연꽃씨로 연하게 차를 끓여주면 마음 관리에 도움이 될 수 있습니다. 연꽃씨는 마음을 편하게 해주는 작용이 있다고 했죠? 초등학생이상의 아이는 우황청심환을 미리 준비해서 활용하면 좋습니다. 우황청심환은 긴장되고 두근거리는 마음을 진정시키고 마음을 맑게 해주는 효과가 좋습니다. 시험이나 발표 당일 오전에 복용하면 도움이 됩니다.

마음과 기질을 단기간에 바꾸기는 어려워요

산만한 기질과 예민한 마음을 단기간에 바꾸기는 어렵습니다. 한의원 치료는 아이의 기질과 마음이 건강에 영향을 줘서 불편한 증상이 생기지 않도록 관리하는 게 목표입니다. 한의학은 오래전부터 마음 상태를 질환의 중요한 원인으로 생각했고, 도움이 될 수 있는 여러 가지 치료 방법들을 연구해왔습니다. 기혈 순환을 원활하게 만들면서 마음을 편하게 해주고, 높은 긴장도를 줄이도록 아이의 건강을 관리합니다.

마음 상태는 외부 환경에 반응합니다. 환절기 날씨가 반복될 때마다 비염 증상이 심해지는 것처럼 새 학년과 새 학기가 시작될 때마다 아이의 마음 상태도 힘들어질 수 있습니다. 아이의 면역력이 그렇듯이 마음도 분명 크면서 차츰 성장합니다. 산만함이 줄면서 집중력이 생기고, 예민함이 무뎌지고, 긴장도가 낮아지고, 불안과 걱정이 줄어듭니다. 이 과정에서 아이가 많이 힘들지 않도록, 건강에 나쁜 영향을 주지 않도록 체질 관리를 통해 도와줄 수 있습니다.

4 | 새 학년, 새 학기 적응이 힘든 아이

기질이 예민한 아이는 새 학년에 적응하는 과정에서 불편한 신체 증상을 겪을 수 있습니다.

새 학년에 적응하는 아이의 마음

유치원과 초등학교 초반의 아이들은 처음 기관에 적응하거나 새 학년에 적응하는 과정에서, 마음이 긴장하거나 스트레스를 받아 불편한 증상으로 나타나는 경우가 많습니다. 다음과 같은 증상을 보일 수 있습니다.

- 학교 가기 전 아침에 배가 아픈 아이
- 체해서 메슥거리고 어지러운 아이
- 갑자기 소변을 자주 보러 가는 아이
- 추위를 이전보다 많이 타는 아이
- 코피가 잘 안 났는데 갑자기 나는 아이
- 틱 증상이 나타나는 아이

학교 가기 전 아침에 배가 아픈 아이

복통은 새 학년 시즌에 아이들에게 가장 흔하게 나타나는 증상입니다. 특히,

유치원과 초등학교 초반의 아이들에게 많이 나타납니다. 아침에 일어나서, 밥을 먹고 나서, 유치원 차를 타기 전에 배가 아프다고 말합니다. 등교를 못 할 정도로 심하지는 않아서 꾀병인가 싶기도 하지만 그렇진 않습니다. 아이는 긴장하고 불안해서 배가 아픈 겁니다. 마음 상태가 몸에 영향을 줘서 통증이 생기는 거죠.

바쁘고 정신없는 아침에 아이가 배가 아프다고 울상을 지으면 사실 정말 울고 싶은 건 부모님입니다. 그래도 아이에게 꾀병이 아니냐고 혼내서는 안 됩니다. 마음에 부담을 줘서 더 심해질 수 있거든요. 쉽진 않겠지만 잠깐 하던 일을 멈추고, 딱 5분 동안 부모님의 손으로 배를 살살 만져주면서 아이의 마음도 함께 어루만져주세요. 이렇게 해서 좋아지면 더 꾀병 같아 보이기도 하지만, 실제로 아이는 배가 아플 수 있고, 이런 아이들이 정말 많습니다. 매실액이나 꿀물을 조금 타서 주는 방법도 괜찮습니다.

이 정도로 진정되지 않고 더 심한 아이들도 있습니다. 계속 배가 아프고, 매일 아침 반복되고, 학교에서 배가 아파 보건실에 가고, 조퇴를 하기도 합니다. 이 정도로 심하면 한의원에서 정확한 진찰을 받고 치료를 해보세요.

복통 부위는 보통 배 전체가 아프거나 배꼽 주위가 아프다고 하는 경우가 많습니다. 때로 옆구리가 아프다고 하는 아이들도 가끔 있습니다. 한의학에서 스트레스나 긴장과 밀접한 경락이 옆구리 부위를 통과하기 때문에 그럴 수 있습니다.

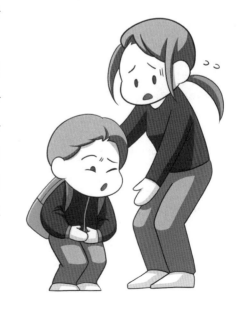

체해서 메슥거리고 어지러운 아이

전체적으로 배가 아픈 모습과는 다릅니다. 윗배가 아프고, 메슥거리고, 어지럽고, 심하면 토하기도 합니다. 스트레스로 기혈 순환이 막혀서 위장관의 운동이 저하된 상태입니다. 체해서 배가 아픈 아이는 배를 만져주면 더 아파할 수 있습니다. 명치 부위를 만져보면 딱딱하게 경직되고 뭉친 느낌이 들기도 합니다.

체해서 배가 아픈 아이는 학교가 끝나면 한의원에 들러 침 치료를 받아보세요. 가벼운 침 치료로 막힌 순환을 뚫어주면 불편한 모습이 빨리 없어집니다. 손끝의 혈자리를 자극하는 방법은 집에서도 쉽게 해줄 수 있습니다. 상비 한약을 처방받아 아침에 배가 아플 때 복용하면 도움이 됩니다. 매실액과 꿀물은 체한 증상에는 도움이 되지 않습니다. 앞에서 살펴본 복통과는 관리 방법이 다르죠? 물론 두 가지를 부모님이 구별하기는 어려울 수 있습니다. 그러면 한의원에 가서 정확한 진찰을 받아보세요.

심하게 체하면 입맛이 떨어져 평소보다 밥을 덜 먹습니다. 배가 많이 아프고 자주 토해서 학교생활이 힘든 아이도 있습니다. 거기다 매 학년이 시작될 때마다 불편한 증상이 반복되면, 아이는 몸도 힘들지만 마음도 불안해집니다. 이러한 아이는 한의원에서 정확한 진찰을 받고 도움이 되는 치료를 해보세요.

소변을 자주 보러 가는 아이

유치원에서 초등학교 초반 시기에 갑자기 소변 간격이 짧아지는 아이들이 있습니다. 심하면 5분 간격으로 화장실을 가기도 합니다. 자주 가다 보니 소변의 양은 적습니다. 여자아이들에게 조금 더 잘 나타나는데, 남자아이들 중에도 이런 증상을 겪는 경우가 있습니다.

스트레스가 많거나 긴장도가 높아지면 방광에서 요의가 더 민감하게 느껴질 수 있습니다. 평소에는 방광에 소변이 10만큼 차야 마려웠는데, 5밖에 안 차도 마렵다고 느끼는 거죠. 아이가 유치원과 초등학교를 다니면 이전과 다르게 소변을 스스로 참고 조절하는 방법을 배워야 합니다. 이전에는 소변이 마려우면 바로 화장실에 갔지만, 이제는 급하지 않으면 쉬는 시간까지 참아야 하죠. 이 과정에서 예민한 기질의 아이는 소변 감각이 더 민감해질 수 있습니다. 학교에서만 그런 게 아니라 집에서도 자주 그런 모습을 보입니다. 외출을 하려고 하는데 소변이 마렵고 긴장이 돼서 계속 화장실을 들락날락하는 아이도 있습니다.

혹시 모르니, 소아과에서 먼저 소변 검사를 받아보세요. 소변에 별다른 문제가 없고, 요도 주변에도 별다른 염증이 없다면, 마음의 영향으로 생기는 소변 증상일 수 있습니다. 증상이 가벼우면 한두 달 정도는 여유를 가지고 기다려보세요. 평소에 3~4시간 간격으로 보던 소변을 1~2시간 간격으로 보러 가는 정도이면 많이 불편하진 않습니다. 아이가 새로운 환경에 적응하면서 마음이 편해지고 긴장도가 내려가면 차츰 좋아집니다. 소변을 너무 자주 봐서 기관 생활에 영향을 주거나 한 달이 지나도 여전히 그대로이면 한의원에서 도움이 되는 치료를 받을 수 있습니다. 긴장을 줄이고, 마음이 편해지고, 소변 감각이 덜 민감해지고, 소변 기능이 원활하게 작동하도록 돕는 한방 치료 방법이 있습니다.

추위를 이전보다 많이 타는 아이

새로운 기관에 다니기 시작하면서 긴장을 하면 갑자기 추워하는 아이들이 있습니다. 어른도 너무 긴장하면 오싹한 느낌이 들 때가 있죠? 이런 느낌이 한두 달 동안 죽 지속돼서 늘 추워할 수 있습니다. 높은 긴장도로 인해 기혈 순환이 약해져 몸의 바깥까지 원활하게 순환하지 못하는 상태입니다. 부모님이 아이 몸을 만져보면 차갑고, 아이는 추우니까 겉옷을 챙겨 입습니다. 오한이 심하면 춥지 않은 날씨에도 오들오들 몸을 떨고, 땀을 흠뻑 흘리는 와중에도 춥다면서 옷을 껴입습니다.

이렇게 생기는 오한은 몸이 전체적으로 차가워진 상태는 아닙니다. 마음의 영향으로 긴장도가 높아져 열(熱)이 몸 안에 꽉 뭉쳐 있고, 기혈 순환이 말초까지 원활하게 이루어지지 못해 추위를 타는 모습입니다. 서양의학의 관점에서는 긴장으로 교감신경이 항진되어 말초 혈관이 수축하면서 혈액이 덜 순환하는 상태로 설명할 수 있습니다.

아이가 추워하니까 따뜻한 성질의 홍삼을 챙겨줘야 하나 고민이 될 수 있습니다. 하지만 몸의 열이 부족해진 상태가 아니라서, 홍삼처럼 몸을 따뜻하게 보강하는 방향의 접근은 맞지 않습니다. 이렇게 추워하는 아이는 몸을 따뜻하게 하는 게 아니라 정체된 순환을 원활하게 풀어줘야 합니다.

집에서는 검은콩과 치자, 도라지를 밥상에 활용하고, 자소엽을 연하게 차처럼 끓여서 마시면 도움이 됩니다. 추워하는 모습이 오래 지속되거나 일상생활이 힘들거나 다른 모습이 함께 나타나면 한의원 치료를 고려해보세요.

안 나던 코피가 갑자기 나는 아이

새 학년을 시작하고 얼마 안 돼 갑자기 코피가 나면 체력이 힘든 건 아닌지 걱정이 됩니다. 그런데 체력 저하가 아니라 마음의 스트레스로 코피가 날 수도 있습니다. 418페이지에서 살펴본 코피의 원인 중에 과도한 열(熱) 체질도 있었죠? 열이 많은 체질의 아이가 스트레스로 속열이 뭉쳐 코피로 나타나는 경우가 있습니다. 또는 겉으로 보기에는 열이 많지 않지만, 속열이 뭉치고 순환이 약해서 코피가 나는 아이도 있습니다.

이러한 코피는 구별이 어렵습니다. 체력이 힘든가 싶어 기력을 보강하는 한약이나 홍삼을 복용하면 코피가 더 심해질 수 있습니다. 속열이 원인이기 때문에 열을 줄이고 정체된 순환을 풀어줘야 합니다. 학년 초에 코피가 반복해서 나면 한의원에서 정확한 진찰을 받아보세요. 코피 관리는 416페이지의 내용을 살펴보시면 됩니다.

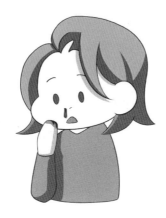

틱 증상이 나타나는 아이

유치원과 초등학교 초반은 아이들에게 틱 증상이 가장 많이 생기는 시기입니다. 눈을 깜빡거리고, 목으로 큼큼 음음 소리를 내고, 고개를 까딱까딱 움직이면서 평소와 다른 모습을 보이면 틱 증상에 대한 걱정이 많이 되죠. 틱 증상에 대해서는 19장에서 자세하게 살펴보겠습니다.

5	호흡 정지 발작, 침착하게 대처하세요

아이가 갑자기 숨을 멈추는 호흡 정지 발작을 하면 놀라지 말고 침착하게 대

처해야 합니다.

호흡 정지 발작이 뭔가요?

아이가 심하게 울다가 갑자기 호흡을 멈추고 얼굴색이 파랗게 변하면서 의식을 잃는 것을 호흡 정지 발작이라고 합니다. 아이가 화가 나거나, 깜짝 놀라고 무섭거나, 갑작스런 통증을 느낄 때 나타납니다. 아이가 심하게 울다가 갑자기 호흡을 멈추고, 입술이나 얼굴색이 파랗게 변하면서 의식을 잃고 쓰러집니다. 때로 아이의 몸이 뻣뻣해지면서 경련을 하듯 팔다리를 떨기도 합니다. 그리고 1분 이내에 다시 숨을 쉬고 의식을 찾습니다.

글로만 읽어봐도 증상이 참 무섭죠? 부모님은 당연히 정말 많이 놀라서 아이의 호흡이 돌아오기까지의 짧은 시간이 마치 몇 년처럼 길게 느껴지실 거예요. 전체 아이들의 5%가 경험하니까 호흡 정지 발작으로 고민하시는 부모님이 적지 않습니다.

왜 호흡 정지 발작이 생기나요?

정확한 원인은 모릅니다. 자율신경의 기능이 원활하게 조절되지 못해 생긴다는 의견이 있습니다. 화, 짜증, 놀람과 같은 강한 감정 변화에 대한 반사작용으로 호흡 정지 발작이 나타납니다. 무의식적인 반사작용이기 때문에 아이가 일부러 그러거나 스스로 조절할 수 없습니다. 한의학에서 호흡 정지 발작은 기혈 순환의 흐름이 갑자기 일시적으로 막히는 모습으로 볼 수 있습니다. 오장 중에서 간(肝)이 약한 체질이고, 순환이 약해 쉽게 정체되는 체질에서 생길 수 있습니다.

호흡 정지 발작, 언제쯤 좋아질까요?

첫 번째 호흡 정지 발작은 돌 전후, 보통 6개월부터 18개월 사이에 나타납니다. 그리고 앞으로 평균 4년 동안 종종 나타날 수 있습니다. 1년에 한두 번씩 하는 아이가 있고, 매일 몇 번씩 반복하는 아이도 있습니다. 다행히도 아이가 자라면서 차츰 좋아지고, 아이에게 어떤 나쁜 문제도 생기지 않습니다. 다른 아이들처럼 두뇌와 신경 발달에 별다른 문제 없이 건강히 자라기 때문에 걱정을 조금은 내려놓으셔도 됩니다.

아이의 첫 번째 호흡 정지 발작, 어땠나요?

첫 호흡 정지 발작은 너무 놀라서 침착하게 대처하기 어렵습니다. 119에 전화해서 응급실에 가기도 하지만, 막상 병원에 도착했을 때는 아이가 괜찮아져 별다른 처치가 필요 없는 경우가 많습니다. 병원에서는 부모님의 설명에 의존하여 판단할 수밖에 없기 때문에, 어떤 상황에서 발작 증상이 나타났는지, 호흡 정지가 얼마나 지속됐는지, 다시 호흡이 돌아오고 아이의 모습이 어땠는지를 자세하게 설명하면 도움이 됩니다. 가능하면 영상을 찍어서 보여주면 가장 좋겠죠. 다음 날에는 소아과에서 정확한 진찰을 받아보세요. 필요하면 큰 병원에 진료를 의뢰하고, 뇌파 검사와 MRI 검사를 하는 경우도 있습니다.

두 번째 호흡 정지 발작을 준비하세요

다음에 호흡 정지 발작을 또 할 수 있으니, 침착하게 대처하도록 미리 준비해야 합니다.

- 아이를 옆으로 조심스럽게 눕히세요. 두뇌로 가는 혈류량을 증가시켜 조금이나마 빨리 발작이 끝날 수 있습니다.
- 아이를 깨우기 위해 때리거나 주무르거나 몸을 흔들지 마세요.
- 혹시 아이의 입안에 음식이나 장난감이 있으면 꺼내주세요. 그리고 입안에 어떤 것도 넣지 마세요. 부모님의 손가락을 목구멍까지 넣으면 도움이 된다는 인터넷 후기가 있지만 실제로 그렇지는 않습니다.
- 호흡이 돌아오도록 인공호흡과 흉부 압박을 하지 마세요.
- 아이를 혼내지 마세요. 일부러 그러는 게 아니에요.
- 아이의 얼굴에 강하게 부채질해 바람이 닿게 해주세요. 때로 이렇게 해서 깨어나는 아이도 있습니다. 하지만 모든 아이에게 효과가 있진 않고 개월 수가 많을수록 효과가 적습니다.
- 시원한 물을 적신 수건을 이마 위에 올려주세요.
- 침착하게 시간을 재세요. 동영상도 함께 찍으면 좋습니다. 보통 1분 안에 다시 숨을 쉽니다. 아이가 의식을 잃은 경우 1~2분 안에 의식을 찾습니다.
- 일반적인 호흡 정지 발작은 바로 병원에 갈 필요는 없습니다. 호흡 정지 발작이 끝나고 아이가 졸려 하면 충분히 휴식을 취하게 해주세요. 아이의 컨디션이 괜찮으면 평소 루틴대로 가면 됩니다.

바로 병원에 가야 하는 경우

다음 네 가지 경우에는 바로 병원에 가서 진찰을 받으세요.
- 1분이 지나도 호흡이 돌아오지 않을 때
- 2분이 지나도 의식이 돌아오지 않을 때
- 6개월 미만의 아기가 호흡 정지 발작을 할 때
- 부모님이 보기에 아기에게 큰 문제가 있다고 느껴질 때

그리고 이전보다 호흡 정지 발작의 빈도가 잦은 데다 정도가 심해지고, 몸이 뻣뻣해지며 경련을 하는 모습이 더 격해진다면, 병원에서 정확한 진찰을 받아보세요.

혹시 뇌전증? 경련 발작이 아닐까요?

호흡 정지 발작은 경련 발작처럼 보이기도 합니다. 실제로 몸이 뻣뻣해지면서 경련하듯 몸을 떠는 경우도 있으니까요. 만약 아이가 심하게 울거나 놀라거나 충격을 받고 나서 발작 증상이 생겼다면, 호흡 정지 발작일 가능성이 더 큽니다. 그리고 호흡을 멈추면서 얼굴 색깔이 파랗게 또는 창백하게 변한다면 경련 발작보다 호흡 정지 발작일 수 있습니다. 부모님의 설명만으로 정확히 구별하기 어려울 수 있기 때문에 동영상을 찍어 병원에 보여주면 가장 좋습니다. 그래도 구별이 어려우면 뇌파 검사를 하기도 합니다.

철분 부족이 영향을 줄 수 있어요

호흡 정지 발작은 철분 결핍성 빈혈이 있는 아이에게 더 잘 나타나고, 철분 보충제가 도움이 된다는 연구 결과들이 있습니다. 하지만 모든 아이가 그렇진 않고, 철분 수치가 정상인 아이에게 철분 보충제가 도움이 되는지는 명확하지 않습니다. 병원에서 자세한 상담을 받고 보충제와 식단 관리의 방향을 정해보세요.

호흡 정지 발작이 생기는 환경을 미리 피해보세요

가능하면 아이가 깜짝 놀라지 않도록, 예상치 못한 충격이나 통증을 겪지 않도록 주의하면 좋습니다. 그리고 원하는 게 있어서 심하게 우는 아이에게 발작을 하지 않도록 미리 원하는 보상을 해주지 않는 게 좋습니다. 발작이 끝난 뒤에도 원하는 보상을 해주지 마시고요. 왜냐하면 아이는 이런 상황을 이용해 더 심하게 울 수 있기 때문입니다. 아이의 양육과 훈육에 연결되는 문제라 쉽진 않습니다. 몇 번의 시행착오를 겪다 보면 우리 아이에게 조금이나마 도움이 되는 방향을 찾을 수 있을 거예요.

그리고 부모님의 잘못이 아니라는 사실을 꼭 기억하세요. 호흡 정지 발작을 겪는 체질의 아이들이 있습니다. 부모님이 아이를 잘못 키워서 또는 잘못 대처해서 그런 게 아닙니다. 침착하게 잘 대처하다 보면, 아이가 크면서 저절로 없어질 거예요. 다른 수많은 아이들도 비슷한 과정을 겪으면서 건강하게 잘 자랐습니다.

호흡 정지 발작이 심하면 한방 치료를 할 수 있어요

호흡 정지 발작은 앞으로 몇 년 동안 긴 흐름으로 관리해야 합니다. 호흡 정지 발작이 자주 생기는 아이는 한의원 치료가 도움이 될 수 있습니다. 간이 약한 체질과 순환에 도움이 되도록 만든 한약 처방을 주기적으로 복용하게 됩니다. 지실, 침향, 목향, 빈랑과 같이 기혈 순환을 원활하게 만드는 한약재들을 사용합니다. 침 치료도 함께 병행하면 좋습니다. 중국의 학술지를 보면 한약 치료가 호흡 정지 발작에 도움이 된다는 사례 연구들이 발표되어 있습니다. 기관에 다니기 시작해야 하는 시기에는 호흡 정지 발작이 더 걱정되고 신경이 쓰이실 거예요. 6개월에서 1년 전쯤부터 주기적인 한약 복용으로 관리를 시작하면 걱정을 덜 수 있으실 겁니다.

원활한 기혈 순환을 도와주고 마음을 편하게 만드는 데 좋은 몇 가지 음식들을 알아보겠습니다. 우리 아이의 체질에 잘 맞는 음식을 찾아보세요.

귤피, 기혈을 순환시키는 대표적인 한약재

귤피는 지금까지 여러 번 소개했었죠? 귤의 껍질, 즉 귤피는 기혈을 원활하게 순환시키는 대표적인 한약재입니다. 한의원에서는 감초만큼 많이 사용하는 한약재가 아닐까 싶습니다. 약한 체질을 보강하는 지황, 인삼, 맥문동 같은 한약재에 기혈을 원활하게 순환시키는 귤피만 추가해도 간단한 한약 처방이 완성됩니다. 면역력 보강, 비염 치료, 기침 치료, 안 먹는 아이의 소화력 보강, 수면 치료 처방에 모두 귤피를 사용합니다.

겨울철, 귤을 까서 먹고 나면 수북이 쌓이는 게 귤 껍질이지만, 그래도 귤피 약재를 따로 구입해서 사용하는 게 더 좋습니다. 다른 한약재를 넣지 않고, 귤피 하나만으로 차를 끓여도 됩니다. 상큼한 시트러스 향이 나는 맛있는 차가 됩니다.

자소엽, 부드럽게 순환을 시켜주는 한약재

자소엽은 코막힘 파트에서 소개했던 한약재입니다. 자소엽은 귤피보다 좀 더 부드럽게 순환을 시킵니다. 예민하고 마른 체형의 아이는 강한 순환이 부담이 될 수 있어, 자소엽으로 부드럽게 순환시켜주면 좋습니다. 자소엽의 순환

작용은 부드럽지만, 정체된 순환을 풀어주는 효과가 좋아 예민한 기질의 아이에게 잘 맞습니다. 감기 치료에도 자주 사용하는 한약재라, 평소에 연하게 끓여서 물처럼 마시면 좋습니다.

자소엽은 5~10분 정도로 짧게 끓여야 합니다. 녹차처럼 따뜻한 물을 잠깐 부어 우려도 됩니다. 오래 끓이면 약효가 있는 정유 성분이 공기 중으로 날아가 버리거든요. 자소엽을 끓이면 보라색의 예쁜 차가 됩니다.

검은콩, 완두콩, 까치콩, 순환을 풀어주는 콩

콩은 요즘 서양의학에서도 주목하는 건강 음식입니다. 한의학에서는 오래전부터 한약재로 사용해왔습니다. 정체된 기혈 순환을 원활하게 풀어주면서 순환이 정체돼서 생긴 습담(濕痰)을 제거하는 배출 작용이 좋습니다. 요즘 유행하는 디톡스와 비슷한 효과입니다.

- 검은콩 : 예민한 기질 또는 잔병치레가 많은 아이
- 완두콩 : 밥을 잘 안 먹고 소화력이 약한 아이
- 까치콩 : 여름철 찌뿌둥한 몸 상태 또는 대변이 무른 아이
- 녹두 : 더위를 많이 타고 땀이 많고 피부 트러블이 있거나 수면이 힘든 아이
- 팥 : 체중이 많이 나가고 피부 트러블이 자주 생기는 아이

치자, 가슴속 답답함을 풀어주는 한약재

치자는 속열을 풀어주는 효과가 좋습니다. 가슴속에 답답한 화(火)가 쌓여 있을 때 치자를 사용하면 도움이 됩니다. 왠지 아이보다 부모님에게 더 필요할 것 같기도 합니다. 스트레스에 예민한 체질, 구내염이 자주 생기거나 구취가 심한

체질, 손발에 땀이 많은 체질, 열성경련을 경험했던 체질, 코피가 자주 나는 체질의 아이에게 사용하면 좋습니다. 치자는 열이 많은 체질의 아이에게 사용하고, 추위를 많이 타는 아이와 부모님에게는 잘 맞지 않습니다.

치자는 가루를 사용하거나 열매를 따로 구입해도 좋습니다. 치자 열매를 우려낸 물을 밥을 안칠 때 조금 넣으면, 예쁜 노란색 빛깔의 밥이 만들어집니다. 노란색 두부 부침을 만들거나, 노란물을 들인 피클을 담가도 좋습니다. 잘 먹는 반찬에 조미료처럼 살짝만 넣어 먹어도 됩니다. 치자물을 들인 노란 단무지를 구입해서 줘도 괜찮습니다.

계피와 작두콩, 몸이 찬 체질의 순환에 좋아요

아이보다 부모님에게 더 도움이 되는 식재료일 수 있습니다. 계피와 작두콩은 몸을 따뜻하게 순환시키는 작용이 뛰어납니다. 그런데 손발이 찬 아이에게 바로 쓰지 않도록 주의해야 합니다. 손발은 차지만 속열이 많은 체질일 수 있거든요. 한의원에서 정확한 진찰을 먼저 받아보시길 당부드립니다.

기침을 자주 하는 체질에 좋은 도라지

도라지는 목과 기관지 면역력에 좋은 음식입니다. 도라지는 보강 작용은 적고 순환 작용이 뛰어납니다. 호흡기계 면역력의 보강이 필요하면 황기나 맥문동을 함께 배합해야 합니다. 마른 체형의 아이는 도라지의 순환 작용이 부담이 될 수 있어, 배나 대추를 함께 사용하면 좋습니다.

대추, 마르고 예민한 체질에 좋아요

대추는 맛은 달고 식감은 끈적한 음식입니다. 건조하게 말라붙은 소화력과 마음을 촉촉하게 채워줘 부드럽게 달래주는 효과가 뛰어납니다. 그래서 마르고 예민한 체질의 아이들에게 간식으로 챙겨주면 좋습니다. 다음 날 시험이나 발표가 있으면 불안해하고 잠을 못 자는 기질의 아이에게도 잘 맞습니다.

대추는 건강차를 만들거나 국을 끓일 때 2~3개씩 같이 넣으면 됩니다. 생대추나 말린 대추를 견과류와 같이 간식으로 주는 방법도 좋습니다. 대추를 건조해서 만든 대추칩은 바삭한 식감이 느껴져 아이들 간식으로 알맞습니다.

한 가지 주의할 점은, 체하거나 배가 아플 때는 주지 말아야 한다는 것입니다. 대추는 순환이 아닌 보강을 해서 마음을 편하게 만드는 음식입니다. 순환이 정체된 상태에서는 오히려 순환을 방해할 수 있습니다.

산조인, 잠을 푹 못 자는 아이에게 좋아요

산조인은 불면증에 많이 사용하는 한약재입니다. 불안한 마음을 편하게 만드는 작용도 좋습니다. 수면이 힘든 아이, 틱 증상이 있는 아이에게 산조인을 많이 사용합니다. 산조인도 대추처럼 보강하고 모아주는 작용을 해 마음을 편하게 만들어줍니다. 마른 체형의 예민한 아이에게 사용하면 좋습니다. 대추와 마찬가지로 자주 체하거나 배가 아픈 아이에게는 안 맞을 수 있습니다.

산조인은 인터넷을 찾아보면 생 산조인과 볶은 산조인, 두 가지 종류가 있습니다. 마음을 진정시키는 효과는 볶은 산조인이 더 좋습니다. 결명자와 비슷하게 생겼고, 4~5알을 아이의 건강차에 함께 넣어서 끓이면 됩니다.

연꽃 씨앗, 마음을 맑게 만들어줘요

연꽃씨는 어지러운 마음을 맑게 만드는 효과가 뛰어납니다. 불안해서 생각이 많고, 무서워서 걱정이 많은 아이에게 사용하면 좋습니다. 꿈을 많이 꾸느라 잠을 푹 못 자는 아이, 머릿속에 생각이 많아 복잡한 아이, 잡념이 많이 떠올라 시험 기간에 집중을 못 하는 아이에게 연하게 차로 끓여 평소 물처럼 마시게 해주면 도움이 됩니다.

19장

틱 증상이 있는 체질

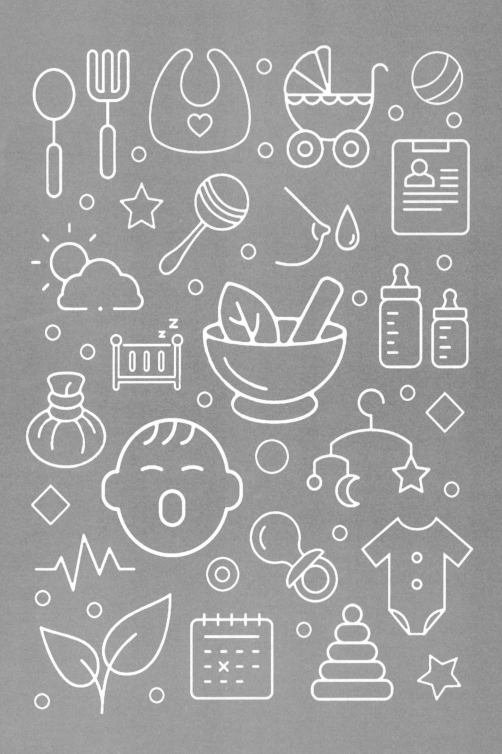

1 | 우리 아이에게 틱이 있어요

- 긴장하거나 집중하면 눈을 깜빡거리는 아이
- 코를 자주 킁킁대서 비염인지 틱인지 헷갈리는 아이
- 목에서 큭큭 소리를 내서 습관이 될까 걱정되는 아이
- 책을 읽으면서 음음 소리를 내고 눈을 깜빡이는 아이
- 목과 어깨를 까딱까딱 자주 움직이는 아이

요즘 아이들, 틱 증상이 많이 있어요

최근 아이들의 틱 증상이 많이 늘었습니다. 그래서 부모님은 더 걱정이 됩니다. 인터넷을 찾아보면 무섭고 근심스러운 이야기들도 보입니다. 하지만 너무 걱정하지 마세요. 가벼운 틱 증상은 대부분 별다른 문제 없이 지나갑니다. 틱 증상이 조금 심하면 나아질 수 있는 치료를 받으면 되고요. 틱 증상을 경험한 아이에게 큰 문제가 있는 건 아닙니다. 틱 증상이 잘 나타나는 체질이 있으니, 아이의 체질에 맞춰 잘 관리하면 됩니다.

틱 장애가 아닌 틱 증상으로 부를게요

서양의학에서는 틱 장애(tic disorder)라고 부릅니다. 장애라는 이름이 들어가서 살짝 무서워 보입니다. 서양의학에서는 검사를 통해 뚜렷하게 판단할 수 있는 상태를 질환(disease)이라 부르고, 깔끔한 검사 방법이 없거나 명확하게 판단이 어려운 상태 또는 정상적으로(normal) 기능하지 못하는 신체 상태를 장애(disorder)라

고 표현합니다. 특히, 정신과에서 장애라는 용어를 많이 사용하는 것 같습니다. 우울증 대신 우울 장애, 불안증 대신 불안 장애라고 부르는 거죠. 장애의 의미가 생각했던 것과는 다르죠? 그래서 인터넷 검색을 할 때, 틱 장애라는 용어가 보여도 놀라지 마세요. 큰 문제가 있어서 장애라고 부르는 건 아닙니다. 이 책에서는 그런 느낌을 줄이기 위해, 틱 장애 대신 틱 증상이라고 표현하겠습니다.

우리 아이, 틱 증상이 아닐지도 몰라요

틱 증상에 대한 인식이 이전보다 높아져서 아이가 평소와 다른 모습을 보이면 혹시 틱 증상이 아닌가 걱정이 됩니다. 그런데 틱 증상이 아닐지도 모릅니다. 눈을 깜빡이는 아이는 알레르기성 결막염인지 틱 증상인지 구별해야 합니다. 목을 큭큭대는 아이는 틱 증상이 아닌 염증으로 인한 가래일 수 있습니다. 원인을 정확히 파악해야 아이에게 도움이 되는 치료를 할 수 있습니다. 그래서 틱 증상이 맞는지 아닌지부터 먼저 구별해야 합니다.

아이에게 틱 증상이 있어도 괜찮아요

우리 아이의 모습이 정말 틱 증상이 맞더라도 너무 걱정하지 마세요. 아이가 크면서 틱 증상을 경험할 수 있습니다. 많은 아이들에게 별문제 없이 가벼운 틱 증상이 나타날 수 있습니다. 틱 증상이 심하거나 오래 지속될 때 도움이 되는 치료 방법들도 있습니다. 이번 장에서는 틱 증상으로 보이는 여러 모습들에 대해 살펴보고, 어떻게 관리하고 치료해야 하는지 자세히 알아보겠습니다.

틱 증상, 무서워하지 마세요. 먼저 어떤 모습이 틱 증상인지 정확히 알아볼게요.

틱 증상이 뭔가요?

틱은 몸의 특정 근육을 빠르게 반복해서 움직이는 모습입니다. 눈을 깜빡깜빡, 코를 찡긋찡긋, 목을 큭큭 혹은 캑캑, 머리를 까딱까딱, 어깨를 움찔움찔 움직이는 등의 모습으로 나타납니다. 또는 특정 소리를 반복해서 내거나, 팔이나 다리, 배를 움직이기도 합니다. 평소 아이에게 보이지 않던 모습이라 부모님의 눈에는 금세 띌 수 있습니다.

반대로 아이는 틱 증상을 인식하지 못합니다. 자기도 모르게 눈을 깜빡거리고 목을 큭큭대는 것이니까요. 주로 스트레스가 있거나 집중 또는 긴장된 상황에서 틱 증상이 나타납니다. 아마도 높은 긴장도를 일시적으로 해소하기 위한 것이 아닐까 싶습니다. 그래서인지 아이의 모습은 어딘가 조금 부자연스럽고 억지로 하는 듯한 느낌이 들기도 합니다. 하지만 일부러 하는 게 아니라 무의식적으로 하는 것입니다.

아이에게 스트레스가 있는 걸까요?

스트레스가 틱 증상의 유발 요인일 수 있습니다. 스트레스가 있는 상황에서 틱 증상이 심해지는 경향이 있거든요. 새 학년을 시작하는 3~4월은 틱 증상이 가장 잘 생기는 시기입니다. 학교나 기관이 바뀌거나 새로운 학원과 수업을 시작하는 시기에도 틱 증상이 심해질 수 있습니다. 꼭 스트레스만이 아니라 좋아하는 일을 집중해서 하고 있을 때 틱 증상을 보이기도 합니다. 스마트폰으로 영상을 보거나 게임을 하고 있을 때, 그리고 좋아하는 책을 집중해서 보고 있을 때 틱 증상이 나타나는 아이들이 많습니다.

틱 증상이 생기는 이유는 뭘까요?

틱 증상의 정확한 원인은 아직 모릅니다. 유전적·환경적 요인이 두뇌의 특정 부분에 영향을 줘서 나타나는 것으로 생각됩니다. 최근에는 특정 유전자들이 틱에 영향을 준다는 연구 결과가 발표되었습니다. 그렇다면 유전자에 이상이 있는 걸까요? 그렇진 않습니다. 연구에서도 고장난(broken) 유전자나 돌연변이(mutated) 유전자가 아니라고 말합니다. 유전자의 이상이 아니라 유전자에 차이가 있는 거죠.

그럼 아이의 두뇌에 뭔가 문제가 있는 걸까요? 틱 증상이 두뇌 어딘가의 신경에서 시작하는 건 맞습니다. 그렇다고 문제가 있는 병적인 반응은 아닙니다. 긴장과 스트레스 상황에서 나름의 대처 방식이 아닐까 싶습니다. 스트레스 상황에서 이렇게 반응하는 체질의 아이들이 있는 거죠. 남들과 다른 모습을 보인다고 해서 문제가 있는 건 아닙니다. 다르다고 보는 시선이 문제를 만드는 것일지도 모릅니다.

체질의 차이로 생각해보세요

유전자에 따른 건강의 차이는 한의학의 체질과 비슷합니다. 어떤 체질에서 틱이 나타날까요? 틱은 보통 섬세한 기질의 아이에게 잘 생깁니다. 자극에 예민하고 꼼꼼한 성격의 아이, 욕심이 있고 뭐든 잘하려고 하는 아이, 불만을 표현하기보다 담아두는 아이, 낯가림이 심해 새로운 환경에 적응하는 데 시간이 걸리는 아이에게 틱 증상이 잘 나타나는 편입니다. 혹시 우리 아이의 모습인가요?

이러한 기질의 아이는 스트레스를 쉽게 받고 긴장도가 더 높습니다. 스트레스에 대한 민감도가 높다고 해야 할까요? 마음의 긴장이 몸에 영향을 줘 틱 증상으로 나타난 것입니다. 아마도 과도한 긴장과 자극을 몸의 무의식적인 움직임으로 해소하는 모습이 아닐까 싶습니다. 앞 장에서 설명한 순환이 약한 체질로도 볼 수 있습니다. 자극이 넘쳐서 기혈 순환의 흐름이 막힌 상태입니다. 순환이 약해서 자극이 조금만 많아도 쉽게 막힐 수 있습니다.

틱 증상, 체질을 이해하고 관리해보세요

아이에게 문제가 있는 게 아니라 타고난 유전자와 체질의 차이입니다. 틀린 게 아니라 다른 거죠. 우리 아이처럼 '다른' 아이는 꽤 많습니다. 전체 아이의 10~25%가 가벼운 틱 증상을 경험합니다. 이러한 체질을 완전히 바꾸기는 어렵습니다. 유전자에 새겨진 정보라면 어쩔 수 없는 부분이 있겠죠? 하지만 유전 정보, 즉 체질이 증상으로 나타나지 않도록 관리할 수는 있습니다. 서양의학에서는 후성유전학이라 부르고, 한의학에서는 체질 관리로 생각합니다. 다시 말해 우리 아이의 체질에 맞게 잘 관리하면 됩니다. 그럼 어떻게 관리해야 할까요?

> 3 | 아이가 불편해하면 틱 증상이 아닌가요?

우리 아이가 정말 틱 증상이 맞는지 확인해보겠습니다.

틱 증상은 불편하지 않아요

틱은 불편하고 아파서 생기는 증상이 아닙니다. 코가 막혀 답답한 비염이나 피부가 가려워서 긁는 아토피와는 다릅니다. 틱 증상이 나타나는 부위가 불편하고 아픈 건 아닙니다. 그래서 불편한지 아닌지를 통해 틱 증상을 구별할 수 있습니다. 예를 들어 눈이 가려워서 깜빡이면 틱 증상이 아닙니다. 눈이 가렵지 않은데 자기도 모르게 눈을 깜빡이면 틱 증상일 수 있습니다. 그래서 불편함을 먼저 확인해야 합니다.

먼저 아이에게 불편한지 물어보세요

눈을 깜빡이는 아이에게는 눈이 불편한지, 목을 캑캑거리는 아이에게는 목이 불편한지 물어보세요. 이 정도는 물어봐도 괜찮습니다. 혼내는 게 아니라 궁금해서 확인하는 느낌으로 가볍게 물어보세요. 아이는 불편하지 않고 틱 증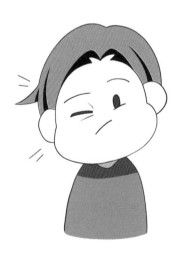상이라는 걸 모르고 있었는데, 야단맞거나 문제가 있는 느낌을 받으면, 부모님에게 설명할 이유가 필요하다고 판단해 불편해서 그렇다고 대답할 수도 있습니다. 틱 증상이 있는 아이는 대개 눈치가 빠르고 영리하거든요. 만약 아이에게 정말 불편함이 있다면 틱 증상이 아닐 가능성이 큽니다.

병원에서 정확한 진찰을 받아보세요

아이에게 불편함이 있다면 그 원인이 되는 상태가 있겠죠? 이 상태를 확인하려면 병원에서 정확한 진찰을 받아야 합니다. 눈을 깜빡이는 아이는 눈에 염증이 있는지, 목을 캑캑거리는 아이는 목에 염증이 있는 상태인지 확인해야 합니다. 불편한 상태의 원인을 확인했다면, 틱 증상이 아닐 수 있고, 불편함을 만드는 원인의 치료가 더 우선입니다.

반대로 아이는 불편하지 않다고 했는데 병원에서 정확한 진찰을 해보니 해당 부위에 약간의 염증이 있는 경우도 있습니다. 염증이 가벼워서 아이는 별다른 불편함을 느끼지 못한 거죠. 하지만 평소 상태와는 다른 느낌이 들어 무의식적으로 눈을 깜빡이거나 코를 찡긋하거나 목을 캑캑거릴 수 있습니다. 피부가 살짝 가려워 자기도 모르게 손이 가서 긁는 모습과 비슷합니다. 아마도 해당 증상이 자주 보이지는 않을 거예요. 그래서 판단이 조금 헷갈릴 수 있습니다.

불편하면서 틱 증상일 수도 있어요

불편함에 대한 판단이 조금 어려운 경우도 있습니다. 틱 증상은 자기도 모르게 스르륵 지나가지만, 틱 증상이 나타나기 전에 그 부위의 긴장도가 순간 올라가면서, 정확히 표현하기 어려운 불쾌한 느낌이 잠깐 들 수 있습니다. 틱 증상을 하고 나면 이 느낌이 해소됩니다. 그래서 아이는 틱 증상을 하는 게 편합니다. 틱 증상을 참으면서 이 느낌을 해소하지 못하면 더 불편하기 때문에 잠시 억제해도 결국에는 틱 증상을 하게 됩니다. 틱 증상을 하지 말라고 혼내서는 안 되는 또 다른 이유입니다.

어린 아이들은 이런 느낌을 명확하게 표현하기 어려울 수 있습니다. 초등학교 이상의 아이들 또는 어릴 때부터 감각이 예민한 아이들은 이런 느낌을 불편하다고 표현하는 경우가 있습니다. 눈이 가렵고 코가 막히고 목에 가래가 차는 불편함과는 다릅니다. 불편한 부위의 염증을 줄이는 게 아니라 높은 긴장도를 줄이는 치료가 필요합니다.

한편, 불편한 증상과 틱 증상이 동시에 나타나는 경우도 있습니다. 예를 들어 비염과 틱 증상이 같이 나타나 코를 킁킁거릴 수 있습니다. 알레르기성 결막염의 불편한 염증이 없어지고 나서 틱 증상으로 눈을 깜빡일 수 있습니다. 틱 증상이 생기는 아이들은 긴장도가 높고 감각이 예민한 편이라, 비염이나 알레르기 증상의 불편함으로 인한 자극이 틱 증상의 유발 요인이 되는 경우가 종종 있습니다. 조금 어렵죠? 아이의 증상과 경과, 검사 결과를 꼼꼼하게 살펴본 후에 원인을 규명해야 합니다.

틱 증상인지 아닌지 먼저 구별하세요

틱 증상인 줄 알았는데 틱이 아닐 수도 있습니다. 이런 경우들이 꽤 많습니다. 그래서 틱 증상이 맞는지 정확한 판단이 필요합니다. 먼저 간단하게 아이가 불편한지 아닌지에 따라 틱 증상을 구별해보세요. 정확한 판단은 병원에서 진찰을 받아야 합니다. 만약 틱 증상이 아니고 비염이나 가래 또는 눈 알레르기가 원인이라면 해당 파트의 내용을 살펴보세요. 아이가 정말 틱 증상이 맞다면 이어지는 방법을 활용해서 관리해주세요.

4 | 아이의 마음을 편하게 해주세요

가벼운 틱 증상은 바로 치료를 하진 않습니다. 그럼 어떡해야 할까요? 관리 방법을 자세하게 살펴보겠습니다.

틱 증상보다 아이의 마음이 중요해요

가벼운 틱 증상은 아이에게 불편하지 않습니다. 아이 스스로는 증상을 인지하지 못하거든요. 틱 증상 자체보다 아이에게 긴장과 스트레스를 주는 유발 요인을 살펴봐야 합니다. 요즘 아이들은 학습의 시작이 빠르고, 어릴 때부터 재미있고 자극적인 경험들을 많이 접합니다. 무엇인가 아이의 마음에 부담을 주고 있는 상태일 수 있습니다. 아이에게 불편한 건 틱 증상이 아니라 마음입니다.

무엇이 마음에 부담을 주고 있을까요?

틱이 가장 잘 생기는 시기는 유치원과 초등학교 저학년 때입니다. 아이의 생활과 교육 환경에 가장 큰 변화가 있는 시기죠. 특히, 초등학교 입학은 아이에게 매우 큰 변화입니다. 그래서 1~2학년 3월에 틱 증상이 가장 많이 생깁니다. 학년 초에는 비슷한 이유로 배가 아프다고 하는 아이들도 많습니다. 그렇다고 학교를 안 다닐 수는 없기 때문에 아이의 마음이 잘 적응하도록 도와줘야 합니다. 이 시기 아이의 한약 처방에는 마음을 편하게 만들고 긴장을 줄이는 성분이 들어갑니다.

새로운 스케줄과 학원 수업이 아이의 마음에 부담을 주기도 합니다. 아이가 싫어하거나 힘들어하는 스케줄은 빼주면 좋습니다. 새로운 수업을 좋아하는데 틱 증상이 생기는 경우도 있습니다. 수업에서 새롭게 경험하는 자극이 많아서 또는 잘하고 싶은 욕심과 높은 긴장도 때문에 그럴 수 있습니다. 그럼 꼭 수업을 줄이기보다 아이가 적응하기를 기다리며 재미있게 잘하라고 응원해주는 게 좋습니다. 수업을 억지로 빼면 뒤처진다는 생각에 오히려 더 불안해하고 스트레스를 받는 아이도 있습니다.

독서가 아이의 마음에 부담을 주기도 합니다. 책을 너무 좋아하는데 읽을 때마다 틱 증상이 나타나는 거죠. 그럼 책을 뺏어야 하나 고민이 됩니다. 아이가 책을 읽는 시간이 너무 재밌어 집중을 하면서 긴장도가 높아질 수 있습니다. 책을 통해 만나는 새로운 세계의 자극이 아이에게 조금 부담을 줄 수도 있습니다. 이런 아이에게 책을 뺏으면 오히려 더 스트레스를 줄지도 모릅니다. 아이에게는 정말 즐거운 시간일 테니까요. 독서 시간이 너무 길지 않도록 해주시고, 새로운 책보다 읽었던 책들을 다시 읽게 하는 것도 좋은 방법입니다.

스마트폰 영상과 게임도 비슷합니다. 어린 아이에게 스마트폰을 보여주면 홀린 듯 빠져들면서 눈을 깜빡이는 경우가 있습니다. 초등학교 아이들은 게임에 집중할 때 틱 증상이 생기기도 합니다. 너무 재밌어서 흥분하고 집중하는 가운데 긴장도가 올라가는 거죠. 이렇게 영상을 보고 게임을 할 때만 틱 증상이 나타난다면 꼭 문제가 되지는 않습니다. 아이가 불편하지 않고 일상생활에도 별다른 문제는 없을 거예요. 영상과 게임이 꼭 나쁜 건 아니니까, 지나치지 않도록만 조절해주세요.

이외에도 여러 가지 이유들이 영향을 줍니다. 틱 증상이 있는 아이들은 속마음을 잘 표현하지 않고 담아두는 기질이 꽤 많습니다. 부모님이 이끌어줘도 속 시원하게 말을 안 해주기도 합니다. 부모님도 아이의 생활과 마음을 전부 알 수는 없습니다. 시간을 내서 아이와 마음을 터놓고 편하게 이야기를 나눠보세요. 아이에게 고민이 있다면 원인을 찾아 해결해주고, 시간이 필요한 일이라면 같이 응원해주면서 여유를 가지고 기다려주세요.

마음에 부담을 주는 원인을 꼭 제거해야 하는 건 아닙니다. 아이의 마음과 상황을 고려해 결정해보세요. 아이의 마음이 편해지도록 도와주는 게 더 중요합니다. 아이에게 수업이나 학습을 별로 시키지 않아서 무엇이 부담이 되는지 알기 어려운 경우도 있습니다. 예민한 기질의 아이라서 별거 아닌 자극과 변화에도 마음의 부담을 느낄 수 있습니다. 다른 아이가 아닌 우리 아이의 기준에서 살펴봐야 합니다.

틱 증상이 부모님의 잘못일까요?

아이에게 틱 증상이 생기면 혹시 아이에게 스트레스를 많이 줬는지 부모님도 죄책감이 들기 마련입니다. 하지만 부모님의 잘못이 아닙니다. 부모님이 스트레스와 걱정이 있는 것처럼 아이도 당연히 스트레스가 있습니다. 어린 아이에게는 모든 경험이 새롭고 놀라운 자극입니다. 더구나 요즘 아이들이 자라는 환경에는 이전과 비교할 수 없을 만큼 이런저런 자극과 경험이 다양합니다. 아이가 세상을 경험하고 부딪치고 받아들이는 과정에서 일시적으로 틱이 생길 수 있습니다.

그리고 부모라고 해서 아이의 마음을 모두 알 수는 없습니다. 내가 낳았지만 그래도 남이거든요. 아이가 경험하는 세상도 부모님이 어렸을 적과는 정말 많이 다릅니다. 부모님도 아이를 키우면서 새로운 세상을 경험하고 배워가고 계실 거예요. 아이는 조금 더 힘들 수 있으니, 아이의 마음을 조금 더 챙겨주면서 아이와 나란히 서서 부모님도 한 걸음씩 천천히 나아가면 됩니다.

틱 증상 때문에 아이를 혼내지 마세요

가능한 한 아이에게 틱 증상을 지적하지 말아야 합니다. 부모님이 하지 말라고 지적하거나 혼내면, 아이가 틱 증상을 스스로 알게 되면서 틱이 더 심해질 수 있습니다. 지적하면 잠깐 억제해서 안 할 수는 있지만, 그럼 부모님의 눈에 띄지 않는 곳에서 더 많이 할 수 있습니다. 틱 증상을 지적해서 잠깐 안 하는 건 근본적인 치료가 아닙니다. 틱 증상은 혼내서 고칠 수 있는 나쁜 습관이 아닙니다. 자기도 모르게 하는 행동에 대해 혼이 나면, 아이는 스스로에게 문제가 있다는 생각을 할 수 있고 더 스트레스를 받게 됩니다. 그래서 틱 증상은 무시하는 게 가장 좋습니다. 꼭 기억해야 할 중요한 관리 포인트입니다.

여기에 한 가지 더, 애써 무시하는 게 아니라 대수롭지 않게 여겨야 합니다. 예민한 아이는 혼내지 않아도 부모님의 걱정하는 표정을 알아챌 수 있습니다. 말로 지적하면 안 되는 데다 표정 관리까지 해야 한다니, 부모님의 역할이 극한 직업에 가깝다고 느끼실 겁니다. 부모님의 눈에 보이는데 모르는 체하는 게 정말 쉬운 일이 아니거든요. 틱은 유전적 요인이 있다고 했죠? 부모님도 아이처럼 섬세한 기질일 수 있고, 틱 증상은 부모님에게도 스트레스가 됩니다. 사실 아이보다 부모님의 마음이 더 불편할지 모릅니다.

먼저 틱 증상에 대한 걱정을 줄여야 합니다. 대부분의 틱 증상은 별다른 문제 없이 자연스럽게 좋아집니다. 아이에게 틱 증상이 있다고 해서 큰 문제가 있는 건 아닙니다. 이렇게 생각하면서 걱정을 조금 줄인 다음에, 지적을 하지 말고 아이의 틱 증상이 좋아지기를 기다려보세요. 마음을 놓은 채 바쁜 일상을 보내다 보면 어느새 틱 증상이 없어져 있을 겁니다.

틱 증상이 어느 정도면 심한 편일까요?

부모님만 눈치챌 정도의 틱 증상이면 가벼운 편입니다. 집에서 영상을 볼 때나 집중할 때 또는 꾸지람을 들을 때나 숙제를 할 때 몇 번씩 나타나고, 눈을 깜빡이거나 목을 캑캑거리거나 어깨를 살짝 움직이는 정도의 틱 증상이라면 보통 부모님이 먼저 인지합니다. 아이가 유치원이나 학교에서도 틱 증상이 있는지 정확히 알기는 어렵지만, 이 정도는 주변 사람들의 눈에 잘 띄지 않습니다.

틱 증상을 가끔 하는 게 아니라 수시로 반복하면 조금 심한 편입니다. 많이 심하면 1분에 몇 번 이상 연속해서 틱 증상을 반복합니다. 틱 증상이 심하면 주변 사람들이 아이의 틱 증상을 알아보게 되죠. 학교나 학원 선생님에게 아이의 틱 증상이 눈에 많이 띄는지 확인해보세요. 친구들이 틱 증상을 알게 되면 아이의 마음에 더 스트레스를 줄 수 있습니다. 틱 증상이 심하면 아이는 증상 자체로 불편함을 느끼고 일상생활이 힘들 수 있습니다. 학교와 학원 선생님, 친한 친구와 부모님에게는 아이의 틱 증상을 미리 말해주고 모르는 체해달라고 부탁을 해두면 좋습니다.

틱 증상의 정도만이 아니라 아이의 마음 상태도 함께 살펴봐야 합니다. 틱 증상 자체는 가벼운데 아이의 속마음은 힘든 상태일지 모르니까요. 체력이 힘들거나 복통이나 빈뇨 같은 다른 불편한 증상이 함께 있는 경우도 있습니다. 이렇게 아이의 몸과 마음이 힘든 상태이면 치료가 필요합니다.

얼마나 기다려야 할까요?

부모님만 눈치챌 정도의 가벼운 틱 증상은 한 달 정도 좋아지기를 기다려볼 수 있습니다. 아이의 마음이 편안해지도록 환경과 일정을 조절하고, 부모님도 조금은 편한 마음으로 기다려보세요. 체력이 힘들면 틱 증상이 심해질 수 있기 때문에 과도한 학습과 주말의 힘든 일정은 줄이면 좋습니다. 운동과 외부 활동을 좋아하는 아이는 신체 활동으로 마음과 근육의 긴장을 풀어주면 도움이 됩니다. 팔다리와 목 뒤를 꾹꾹 눌러주는 마사지도 정체된 기혈 순환에 좋습니다. 조금 뒤에 살펴볼 체질 밥상도 같이 활용해보세요. 대부분의 틱 증상은 시간이 지나면서 자연스럽게 좋아집니다. 관리 방향은 아이의 틱 증상과 마음 상태, 환경에 따라 달라질 수 있습니다. 아이의 주치의 선생님과 자세한 이야기를 나눠보고 결정하세요.

틱 증상은 몇 번 반복될 수 있어요

지금 틱 증상이 좋아졌다 해도 나중에 다시 나타날 수 있습니다. 학년 말 체력이 저하되고 새 학년이 시작하는 시기가 되거나, 아이의 환경이 갑자기 변하고 새로운 스트레스 요인이 생기면 틱 증상이 다시 나타날 수 있습니다. 이전과 같은 틱 증상으로 나타나거나, 새로운 틱 증상으로 바뀌기도 합니다. 이전에는 눈을 깜빡였는데 이번에는 목을 큭큭거리거나 목이나 어깨를 움직일 수 있습니다. 아이가 크면서 마음이 자라고 변화와 스트레스에 조금씩 잘 대처하게 되면, 틱 증상이 가볍게 지나가거나 차츰 없어지게 됩니다.

좋아지지 않으면 어떻게 해야 하나요?

한 달이 지나도 틱 증상이 줄지 않고 비슷하다면 또는 더 심해지거나 다른 틱 증상으로 바뀌어 진행된다면, 병원에서 정확한 진찰을 받고 치료를 고려해보세요. 소아정신과에서 치료 약물을 처방받거나 또는 한의원에서 틱 증상을 관리할 수 있습니다. 한의원 치료는 아이의 틱 증상을 줄이면서 더 근본적으로 몸과 마음의 힘든 상태를 개선하도록 관리합니다.

5 | 틱 증상을 지적했어요, 괜찮을까요?

이미 아이의 틱 증상을 몇 번 지적하고 야단쳤는데, 괜찮을까요?

아이의 틱 증상, 모른 척하기 쉽지 않아요

틱 증상은 무시하는 게 좋다고 앞에서 말씀드렸습니다. 그런데 머리로는 이해하지만 마음은 여전히 걱정이 됩니다. 그래서 아이에게 하지 말라고 넌지시 말하거나 지적을 한두 번 할 수 있습니다.

부모님이 처음부터 틱 증상을 인지하기 어려운 경우도 많습니다. 부모님은 의료인이 아니기 때문에 아이의 모습을 보고 바로 틱 증상인지 알기는 어렵습니다. 처음에는 나쁜 습관인 줄 알고 하지 말라고 몇 번 지적할 수 있습니다.

부모님은 모른 척 무시하는데 아이가 엄마 아빠의 시선에서 뭔지 모를 이상한 느낌을 눈치채는 경우도 있습니다. 초등학생 이상의 아이들은 부모님 또는 친구가 가볍게 한두 번 말한 대화에서 금세 자신의 행동을 인지할 수 있거든요. 틱 증상을 경험하는 아이들은 대체로 예민하고 눈치가 빠른 기질이 많습니다.

한두 번 지적했어도 괜찮습니다

사람의 감정을 기계처럼 조절하긴 어렵습니다. 부모님도 당연히 놀라고 걱정이 되다 보니 지적을 할 수도 있습니다. 괜찮습니다. 아이의 틱 증상에 대해 충분히 공부하고 이해했다면 이제부터 제대로 대처하면 됩니다. 틱 증상을 지적하지 않는 것보다 아이의 마음을 편하게 해주는 게 중요합니다. 그러려면 부모님의 마음이 중요합니다. 쉽지 않겠지만, 걱정을 조금 덜어야 합니다. 부모님이 아이를 걱정하는 눈빛으로 쳐다보면 아이도 불안해집니다.

"눈 깜빡이는 거 괜찮대." "다른 친구들도 금방 없어졌대." "엄마도 신경 안쓸 테니, 너도 걱정하지 마." 이렇게 말씀해주세요. 아이가 인지하고 있다면 잘 설명해주세요. 처음에는 부모님이 잘 몰라서 혼내고 지적했다고, 아이에게 틱 증상이 있어도 괜찮다고 말씀해주세요. 아프거나 이상한 게 아니니까 걱정하지 말라고 안심시켜주세요. 아이에게도 생각나면 안 하려고 노력해보자고 편하게 이야기해보는 것도 괜찮습니다. 초등학생 이상의 큰 아이에게는 틱 증상이 보이면 하지 말라고 가볍게 말해줘도 됩니다. 포인트는 별거 아니라는 듯 가볍게 말하는 것입니다. 이렇게 신경을 조금 덜 쓰고 있다 보면 어느새 틱 증상은 저절로 사라집니다.

또 한 가지 팁, 인터넷 검색은 너무 많이 하지 마세요. 인터넷 공간에는 틱 증상에 대한 무섭고 걱정되는 정보들이 많습니다. 자꾸 읽다 보면 걱정이 더 커집니다. 인터넷 정보가 아니라 우리 아이의 마음과 상태가 중요합니다. 아이의 건강을 잘 아는 주치의 선생님과 이야기를 나누면서 경과를 관찰하고 부모님의 마음도 함께 챙기면 좋습니다.

학원을 그만둬야 하나요?

아이의 스트레스를 줄이려면 학원을 그만둬야 하나 고민이 되실 거예요. 만약 학원 공부로 힘들고 스트레스가 많으면 줄이는 게 좋습니다. 반대로 아이가 좋아하면 그대로 하는 것도 괜찮습니다. 틱 증상이 있는 아이들의 기질은 야무진 성격이 많고 잘하려는 욕심이 있는 편이거든요. 이런 아이들은 관두면 뒤처진다는 걱정에 스트레스가 더 생기기도 합니다. 과도한 스케줄이 아니라면 평소 루틴을 지키는 게 마음의 안정에 더 도움이 될 수 있습니다. 아이가 정말 힘든지, 아니면 좋아하는지 차분히 이야기를 나눠보고 결정하세요. 아이의 마음이 더 편한 방향으로 정하면 됩니다.

체력이 힘들지 않게 일정을 조절하세요

아이의 체력도 고려해야 합니다. 체력이 힘들면 틱 증상이 더 심해질 수 있습니다. 유치원과 초등학교 생활을 시작하면서 갑자기 학원 일정이 많이 늘면 체력이 힘들어 틱 증상에 영향을 줍니다. 스케줄이 많았던 날 저녁, 그리고 주 후반에 틱 증상이 더 심해지는 아이는 체력이 중요한 요인일 수 있습니다. 아이가 좋아하는 수업이라도 체력적으로 힘들지 않게 조절하는 게 좋습니다.

운동도 마음과 체력을 고려하세요

틱 증상이 있는 아이에게는 보통 운동이나 신체 활동을 추천합니다. 몸을 움직이는 활동을 통해서 몸과 마음의 긴장도를 낮출 수 있거든요. 특히, 목이나 팔다리의 근육을 움직이는 운동 틱의 경우에 신체 활동이 더 도움이 됩니다.

그런데 운동을 싫어하는 아이는 오히려 새로운 수업과 환경에서 스트레스를 받기도 합니다. 예를 들어 새로 시작한 축구교실에서 처음 만난 친구들이 낯선 데다 몸을 부딪치는 신체 활동을 싫어하는 아이라면, 운동 때문에 긴장이 늘고 스트레스가 더 생길 수 있습니다. 이런 아이들은 친한 친구들과 또는 주말에 부모님과 함께 하는 신체 활동이 더 마음 편해서 좋습니다. 운동도 아이의 체력이 힘들지 않는 선에서 일정을 조절해주세요.

틱 증상이 조금 심한 아이들의 관리 방향

지금까지는 기다리면서 관리하는, 즉 가벼운 틱 증상에 대해 알아봤습니다. 하지만 모든 틱 증상이 이렇게 가볍지만은 않습니다. 처음부터 틱 증상이 심하거나 마음의 스트레스로 힘들면, 모른 체하고 기다리는 게 아니라 적극적인 치료가 필요합니다. 이어서 구체적인 틱 증상에 따른 관리와 치료 방법을 알아보겠습니다.

---

6 | 눈을 깜빡이는 아이, 틱 증상일까요?

갑자기 눈을 깜빡이는 아이, 틱 증상이 맞을까요?

눈 깜빡임, 가장 흔한 틱 증상이에요

평소보다 눈을 자주 깜빡거리면 혹시 틱 증상이 아닌지 걱정이 됩니다. 눈 깜빡임은 아이들에게 가장 많이 보이는 틱 증상입니다. 때로 눈동자를 치켜뜨거나 옆으로 돌리는 모습으로 나타나기도 합니다. 그런데 이런 모습들이 틱 증상이 아닐지도 모릅니다. 눈에는 여러 가지 원인으로 불편한 자극이 생길 수 있거든요. 그래서 눈 깜빡임이 정말 틱 증상이 맞는지부터 구별해야 합니다.

아이에게 불편한지 물어보세요

먼저 눈이 불편한 상태인지, 가렵거나 따갑지는 않은지 아이에게 물어보세요. 부모님이 아이의 눈을 살펴보고 결막에 충혈이 있는지, 눈 주변이 부어 있는지, 눈곱이 평소보다 더 많이 생기는지 확인해보세요. 아이는 눈이 불편하면 깜빡이는 모습뿐만이 아니라, 손으로 눈 주변을 만지고 비빌 수 있습니다. 만약 아이의 눈에 불편함이나 염증이 있다면 틱 증상이 아닐 수 있습니다. 그럼 틱 증상이 아닌, 불편함의 원인을 치료해야 합니다. 아이의 대답이 정확하지 않을 수도 있어요. 약간의 불편함은 뚜렷하게 인지하지 못할 수 있거든요. 그래서 병원 진찰을 받아보면 좋습니다. 먼저 안과에서 진료를 받아보세요.

안과에서 눈의 상태를 확인해보세요

아이의 눈에 문제가 있는지 안과에서 먼저 확인하면 좋습니다. 다음 세 가지 상태를 확인합니다.

- 아이의 시력이 나빠서 안 보이는지
- 속눈썹이 눈을 찔러서 아픈 건 아닌지
- 결막에 염증이 있어 가렵거나 따가운 상태가 아닌지

눈이 불편한 원인을 찾았다면 틱 증상이 아닐 가능성이 큽니다. 안과에서 원인에 따라 도움이 되는 치료를 해줄 거예요. 치료 이후에 눈 깜빡임이 줄어든다면 정말 틱 증상이 아닙니다. 만약 원인을 제거했는데 여전히 눈 깜빡임이 있다면 틱 증상일 수 있습니다. 결막의 염증을 줄이는 안약을 사용했는데도 여전히 눈을 깜빡인다면 틱 증상을 의심해야 합니다.

소아과나 한의원 진료를 받아보세요

틱 증상이 의심되면 병원에 가서 정확히 상태를 확인해보세요. 이제는 소아과나 한의원에서 진료를 받으면 됩니다. 아이의 모습과 함께 체질, 경과, 환경에 대해 자세히 이야기를 나누어보고 틱 증상이 맞는지 판단합니다.

이때 아이가 실제로 눈을 깜빡이는 모습을 확인하게 된다면 판단하는 데 도움이 됩니다. 틱 증상을 많이 접해보면 눈을 깜빡이는 미묘한 느낌의 차이를 알 수 있거든요. 눈이 불편해서 깜빡이는 모습과 틱 증상으로 깜빡이는 모습은 조금 다릅니다. 틱 증상은 약간 눈에 힘을 줘 깜빡이는 긴장된 느낌이 있습니다. 눈뿐만이 아니라 얼굴 전체 근육에 힘을 주기도 합니다. 아이는 처음 방문하는 병원이기 때문에 긴장도가 올라가 진료실에서 이렇게 눈을 깜빡이는 모습을 보일 수 있습니다. 때로 반대의 경우도 있습니다. 틱 증상은 짧은 시간 동안 참을 수 있기 때문에 진료실에서 억지로 노력해 눈을 깜빡이지 않는 아이들도 있습니다. 이러한 경우에는 집에서 찍어온 영상을 보여주면 진료에 참고가 됩니다.

만약 정말 틱 증상이 맞다면, 아이의 마음 상태와 틱 증상의 정도에 따라서 조금 기다릴지, 아니면 치료를 진행할지 결정합니다. 가볍게 눈을 가끔 깜빡이는 정도는 한 달간 저절로 좋아지기를 기다려볼 수 있습니다. 눈 깜빡임은 아이들에게 흔한 틱 증상이고, 주변 사람들이 눈치채더라도 이상해 보이지는 않습니다. 눈을 너무 자주 깜빡이거나, 눈동자를 치켜뜨고 돌리는 모습을 자주 보이거나, 아이의 마음과 체력이 힘든 상태라면, 틱 증상을 줄이는 치료에 바로 들어가는 게 좋습니다.

눈의 염증과 틱 증상이 같이 생길 수 있어요

틱 증상이 있는 아이는 감각이 조금 예민한 기질인 경우가 많습니다. 눈의 염증으로 불편한 감각이 유발 요인이 되어 염증이 없어졌는데도 여전히 틱 증상으로 눈을 깜빡일 수 있습니다. 때로 염증으로 인한 불편한 감각과 긴장으로 인한 틱 증상이 함께 나타나는 경우도 있고요. 새 학년 시작과 꽃가루 알레르기 시즌이 겹치는 4~5월에는 두 가지가 동시에 나타나는 아이들이 많습니다.

이러한 아이는 먼저 불편한 염증을 치료하는 게 좋습니다. 염증을 치료해서 불편함을 없애고, 동시에 틱 증상의 유발 요인을 줄이는 거죠. 안과나 소아과, 한의원에서 치료할 수 있습니다. 이후에도 틱 증상이 여전히 남아 있으면 이때는 틱 치료에 집중합니다. 염증을 먼저 없애지 않고 틱 치료 위주로 진행하면 유발 요인이 계속 남아 있어 증상이 빠르게 호전되지 않습니다. 한의원 관리는 아이의 상태에 따라 눈의 염증과 알레르기를 줄이는 처방에 틱 증상을 치료하는 처방의 비율을 조절해서 치료를 진행합니다.

---

7 | 코를 킁킁대는 아이, 틱으로 진행될까요?

비염으로 킁킁거리는 아이를 보면, 틱으로 진행되는 건 아닌지 걱정이 됩니다.

비염일까요, 틱일까요?

콧물과 코막힘, 재채기와 가려움이 뚜렷하면 틱이 아닌 비염입니다. 코막힘 위주의 비염이 가볍게 나타나면, 비염인지 틱인지 헷갈립니다. 아이가 코를 킁쿵대고 흡흡거리는데 콧물이 거의 없거나 조금밖에 없습니다. 코막힘으로 불편한 것처럼 보이진 않아서, 일부러 그러는지, 그러다 습관이 되는 건 아닌지 걱정이 됩니다.

먼저 코막힘 유형의 비염인지 확인해야 합니다. 코점막이 많이 부으면 분명 불편하고 숨 쉬기가 힘들 텐데, 살짝 부어서 쿵쿵대는 정도로만 나타날 수 있습니다. 일단 아이에게 불편한지 물어보세요. 조금 불편하다고 대답하거나, 또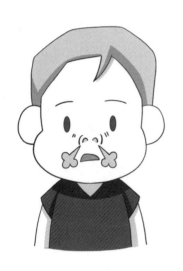는 별로 불편하지 않아 괜찮다고 대답할 수도 있습니다.

다음으로 시간대를 살펴보세요. 비염이면 아침과 저녁 시간에 더 쿵쿵댑니다. 틱 증상이면 긴장하고 집중하는 상황에서 더 심해집니다. 아침보다 학교에서 더 심할 수 있고, 숙제를 하면서 또는 게임을 하면서 더 쿵쿵거릴 수 있습니다. 아이의 체력이 약하거나 힘들면 저녁에 피로감과 함께 틱 증상이 심해질 수 있습니다.

병원에서 진료를 받아보세요

이렇게 아이의 상태를 잘 관찰한 다음, 병원에 가서 진찰을 받아보세요. 저는 이비인후과보다는 소아과 진료를 먼저 추천합니다. 코의 상태만이 아니라 아이의 건강 상태를 전체적으로 살펴봐야 하거든요. 소아과에서는 비염과 틱을 함께 진료합니다. 한의원 진료도 비슷합니다. 특정 질환 위주로 진료하는 한의원보다는 먼저 한방소아과에서 진료를 받아보는 게 좋습니다. 눈 깜빡임 증상과는 병원에 가는 순서가 다르죠? 눈 깜빡임은 다른 진료과에서 확인할 수 없는 부분이 있기 때문에 안과에서 먼저 진료를 받으면 좋지만, 코를 쿵쿵대는 모습은 비염인지 틱인지 양쪽의 가능성을 모두 열어두고 함께 보는 게 좋습니다.

병원에 가면 먼저 내시경으로 코 상태를 검사합니다. 코점막이 부어 있는지 염증이 있는지 확인해야 하니까요. 비염이면 코점막이 살짝 부어 숨길이 좁아진 모습이 보이고, 코안에 코딱지가 가득 차 있는 경우도 있습니다. 틱 증상이면 긴장하고 힘을 주는 듯한 모습으로 씰룩이고, 때로 입 주변과 얼굴 근육까지 움직이기도 합니다. 이렇게 코 상태, 아이의 모습, 그동안의 경과를 종합해서 고려해 비염인지 틱인지를 판단합니다. 집에서 영상을 미리 찍어 가서 보여주면 좋습니다.

비염이 원인이면 비염약이나 한약으로 치료하고, 가벼운 틱 증상으로 보이면 조금 기다려보거나 한방 치료를 해볼 수 있습니다. 한의원 치료는 틱 증상의 치료와 함께 코의 기혈 순환을 원활하게 만드는 신이화, 창이자, 백지 같은 한약재를 함께 사용합니다.

비염과 틱 증상이 함께 있는 아이도 있어요

눈 깜빡임과 마찬가지로 비염과 틱 증상이 깔끔하게 구별이 안 될 수 있습니다. 두 가지가 같이 나타날 수 있거든요. 비염과 틱 증상 모두 흔한 질환이라 두 가지를 함께 가지고 있는 아이들이 많습니다. 원래 비염이 있었는데 초등학교 입학 즈음에 틱 증상이 새로 생긴 아이가 있고, 유치원 시기에 틱 증상이 먼저 나타난 다음 초등학교 저학년 때 비염이 심해진 아이가 있습니다. 그리고 두 가지가 비슷한 시기에 시작해 헷갈리는 아이도 있죠.

가벼운 틱 증상은 조금 기다릴 수 있지만, 비염은 아이가 불편한 정도에 따라 치료를 할 수 있습니다. 한의원에서는 비염 증상을 개선하는 한약 처방에 틱 증상에 도움이 되는 한약재를 함께 넣어 약을 짓습니다. 두 가지 증상의 정도에 따라 치료의 비율을 조절합니다. 비염의 불편한 자극 요인이 줄어들면 틱 증상이 함께 좋아질 수 있어, 비염 치료를 같이 진행하면 더 도움이 됩니다.

비염이 틱 증상으로 진행될까요?

코를 쿵쿵거리는 아이를 보면 혹시 저러다 습관이 되는 건 아닌지, 틱 증상으로 진행되는 건 아닌지 걱정되기 마련입니다. 코를 쿵쿵대는 모습이 매년 환절기마다 반복되면 습관처럼 보일 수 있습니다. 비염이라는 명확한 원인이 있다면 틱 증상은 아닙니다. 비염과 틱 증상은 다르거든요. 일반적으로 비염이 진행돼서 틱 증상이 되지는 않습니다.

비염이 아이의 코에 불편한 자극을 계속 줘서 틱 증상을 유발하는 경우는 있습니다. 틱 증상이 있는 아이는 감각이 조금 더 예민하다고 했죠? 코의 염증으로 불편한 자극이 지속되면, 코점막이 더 예민해져 틱 증상이 생기는 아이들이 있습니다. 비염이 틱으로 진행된 것처럼 보일 수 있지만, 그렇다고 비염이 틱의 원인이라고 말하기는 어렵습니다. 비염도 다른 스트레스 자극처럼 하나의 유발 요인인 거죠.

비염보다는 체질이 더 중요합니다. 감각이 예민한 체질은 꼭 비염이 아니더라도 다른 자극과 유발 요인으로 인해 틱 증상이 나타날 수 있습니다. 그래서 틱 증상을 경험한 적이 있는 아이는 비염이 유발 요인이 되지 않도록 불편한 증상을 빨리 치료해주는 게 좋습니다.

8 | 큭큭, 음음 소리를 내는 아이, 틱일까요?

목으로 큭큭 또는 음음 소리를 내는 아이들이 있습니다. 틱 증상일까요?

목 안에 가래가 있어 보이나요?

우선 가래 소리가 들리는지 살펴보세요. 걸걸한 느낌의 가래 소리가 들리고 콜록콜록 기침을 하거나 가래를 뱉으면, 틱 증상이 아니라 목 점막의 염증으로 가래가 늘어난 모습입니다. 그럼 틱 치료가 아니라 가래에 포인트를 두고 치료해야 합니다.

실제로는 가래 소리가 뚜렷하게 들리지 않는 경우가 많습니다. 그럼 가래가 없는데 아이가 억지로 소리를 내는 게 아닌지 걱정이 됩니다. 일단 아이에게 물어보세요. 목 안에 가래가 있는지 또는 목 안이 까끌까끌하고 간지러운 느낌이 드는지 확인해야 합니다. 목 점막에 염증이 가볍게 있으면 가래가 평소보다 조금 늘고 까끌까끌한 불편한 느낌이 들어 캑캑 기침을 할 수 있습니다. 비염과 비슷하게 낮보다는 아침저녁으로 캑캑거리는 모습이 많이 보이고, 자면서 기침을 하기도 합니다. 병원에 가서 목 점막의 상태를 확인해보면 도움이 됩니다.

별다른 염증이나 가래가 없는데 캑캑 소리를 내면 틱 증상일 수 있습니다. 목 점막에 염증이 있진 않아서 까끌까끌하고 불편한 느낌은 없을 거예요. 목 점막의 감각이 민감해져서 평소 정도의 가래에도 예민하게 반응할 수 있습니다. 가래보다는 목 주변 근육의 긴장도가 올라가서 캑캑 소리를 통해 긴장을 해소하는 모습일 수 있습니다. 환절기나 아침저녁에 심해지기보다 새 학기나 긴장된 상황, 낮 시간, 피곤한 저녁 시간에 더 심할 수 있습니다. 틱 증상은 자는 동안에는 나타나지 않습니다.

음음 소리를 내나요?

큭큭, 캑캑 같은 목에 걸리는 듯한 소리가 아니라, 음음 소리를 내는 틱 증상도 있습니다. 음성 틱이 가볍게 나타나는 모습입니다. 목소리를 만드는 목 근육의 긴장도가 높아져 음음 소리를 내는 것입니다. 음음 소리는 캑캑 소리와 다르게 가래가 영향을 주지 않아 구별이 어렵지 않습니다.

아이는 집에서 공부나 숙제를 하던 중, 또는 책을 보던 중 집중할 때 음음 소리를 내곤 합니다. 학교나 학원의 수업 시간에도 증상이 나타날 수 있습니다. 음성 틱은 소리가 들리기 때문에 다른 사람들이 더 쉽게 눈치를 챕니다. 그래서 주변에 사람이 있으면 조금 참았다가 혼자 있을 때 더 많이 하는 아이도 있습니다. 틱은 무의식적인 증상이지만 의식적으로 잠시 참을 수는 있거든요. 때로 음성 틱이 심해지면 큰 소리를 내거나 특정 단어 또는 욕설을 내뱉는 경우도 드물게 있습니다.

목에 뭐가 걸린 것 같다고 표현하나요?

가래는 아닌데 목 안쪽에 뭔가 걸려 있는 느낌이 든다고 표현하는 아이들이 있습니다. 캑캑, 음음 소리를 내는 틱 증상과 함께 나타나거나 목에 걸린 느낌만 있기도 합니다. 목 안쪽에서 음식을 삼키는 근육의 긴장도가 높아지면 뭔가 목에 걸린 듯한 느낌이 들 수 있습니다. 어깨나 목 근육이 뭉친 상태와 비슷합니다. 한의학에서는 매핵기(梅核氣)라고 말합니다. 스트레스나 긴장으로 기혈 순환이 정체되어 뭉친 모습이고, 보통 어른에게 많지만 요즘은 중고등학생이나 어린 아이에게도 종종 보입니다.

이러한 매핵기는 원활한 기혈 순환에 포인트를 두고 치료합니다. 기혈 순환을 원활하게 돌려줘 뭉친 순환을 풀어주면 목에 걸린 듯한 느낌이 없어집니다. 긴장도를 줄이고 마음을 편하게 만드는 성분도 함께 들어갑니다. 틱 증상과 치료 방향이 비슷하죠? 틱 증상과 매핵기는 원인과 기전이 많이 비슷합니다. 만약 틱 증상이 같이 있으면 두 가지가 함께 좋아지도록 한약 처방을 만듭니다.

틱 증상인지 구별이 어려울 수 있어요

캑캑 소리는 가래인지 틱 증상인지 구별이 조금 어려운 경우들이 있습니다. 약간의 가래와 염증은 목 안을 들여다봐도 뚜렷하게 잘 보이지 않거든요. 가래는 평소에도 목 안쪽에 늘 있기 때문에, 틱 증상으로 캑캑 소리를 내는 아이도 목에 가래가 걸린다고 표현할 수 있습니다. 목 근육의 긴장도가 높아지면 목에 뭔가 걸린 것 같은 불편한 느낌이 들 수 있습니다. 그래서 구별이 조금 까다롭습니다. 가래와 틱 증상 두 가지가 함께 나타나는 경우도 있습니다. 병원에서 정확한 진찰을 받고, 아이의 목 상태, 캑캑 소리를 내는 모습, 증상의 경과, 생활환경, 체질을 종합해서 틱 증상인지 아닌지를 구별해보세요. 때로 구별이 많이 어려운 경우는 치료 반응을 통해 판단하기도 합니다.

---

9 | **목과 어깨를 까딱까딱 움직이는 아이** |

목과 어깨, 팔다리를 까딱까딱 움직이는 모습으로 나타나는 틱 증상도 있습니다.

근육의 긴장도가 높을 수 있어요

틱 증상이 잘 나타나는 예민한 기질의 아이들은 마음만이 아니라 몸 근육의 긴장도도 살짝 높은 편입니다. 여기에 스트레스가 많아지면 근육의 긴장도도

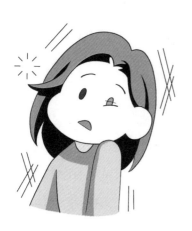

더 높아집니다. 쉽게 말해 목과 어깨 근육에 힘이 더 들어가 있는 상태입니다. 이렇게 높은 긴장도를 무의식적으로 낮추기 위해 목과 어깨를 한 번씩 까딱까딱 떨듯이 움직일 수 있습니다. 팔 혹은 다리를 움직이거나 또는 배를 꿀렁꿀렁 움직이거나 아니면 입 주변의 근육을 사용해 입을 크게 벌리는 모습의 틱 증상도 있습니다.

아이가 목 주변이 아프다고 할 수 있어요

이 모습은 다른 틱 증상들과 조금 다릅니다. 목과 어깨 근육의 긴장도가 올라가면 뭉친 듯한 불편한 느낌이 들 수 있습니다. 그래서 아이에게 물어보면 아프고 결리는 느낌이 있다고 말하기도 합니다. 실제로 만져보면 근육이 정말 뭉쳐 있기도 하고요. 어른도 스트레스가 있거나 신경을 많이 쓰면 목 뒤가 당기고 뭉친 듯한 느낌이 들죠? 중고등학생들은 책상 앞에 집중해서 오래 앉아 있기 때문에 목와 어깨가 결려, 한 번씩 목을 옆으로 움직이면서 뭉친 근육을 풀어주고 따닥 소리를 내기도 합니다. 틱 증상과는 다르지만 근육의 긴장도가 높은 모습은 비슷합니다.

경부 림프절염도 같이 확인합니다

373페이지에서 살펴본 경부 림프절염도 함께 확인합니다. 귀 아래와 목의 양 옆에는 림프절이 많이 있습니다. 병균 감염으로 림프절에 급성 염증이 생기거나 컨디션이 나빠지면 림프절 1~2개가 평소보다 커지는 경우가 있습니다. 그러면 목 주변의 근육이 불편해서 목을 까딱까딱 움직일 수 있습니다. 틱 증상과는 다릅니다. 불편한 원인이 명확하게 있으니까요. 병원에 가면 의사 선생님이 목 주변을 만져보고 림프절의 염증을 확인해줄 거예요. 급성 림프절 염증은 열을 동반하거나, 림프절 부위를 만지면 열감이 느껴지기도 합니다.

섬세한 기질의 아이는 컨디션이 나쁘거나 스트레스가 생기면 경부 림프절이 조금 커지는 경우가 종종 있습니다. 부모님이 목 옆을 만져보면 콩알 정도로 커진 림프절을 확인하실 수 있을 거예요. 커졌을 때만 만져지는 아이가 있고, 평소에는 작게 만져졌다가 컨디션이 나쁘면 더 커지는 경우도 있습니다. 림프절이 조금 커지면 목 주변 근육의 긴장도가 함께 높아질 수 있습니다. 그래서 평소와 다른 느낌이 들어 목을 한두 번씩 움직이기도 합니다. 림프절이 원인이니까 틱 증상은 아닙니다. 그래도 틱 증상처럼 아이의 몸과 마음 상태를 다시 한번 확인해주면 좋습니다.

운동을 하면 도움이 될 수 있어요

틱 증상이 있는 아이에게는 운동과 신체 활동이 도움이 된다고 했죠? 특히, 팔과 다리, 어깨처럼 큰 근육들의 긴장도가 올라가 있는 틱 증상에 더 도움이 됩니다. 아이가 실컷 뛰어놀고 몸을 움직이면서 근육의 긴장을 풀어주는 거죠. 하지만 앞에서 설명한 것처럼 운동을 하면 더 스트레스를 받는 아이도 있습니다. 먼저 아이와 이야기를 나눠보고 결정해보세요. 익숙한 운동 시간을 늘리거나, 주말에 부모님이나 친한 친구들과 함께 실컷 뛰어노는 신체 활동이 더 도움이 될 수 있습니다.

목과 어깨 근육을 조물조물 마사지해주세요

저녁때 부모님이 아이의 목과 어깨를 조물조물 만져주면서 마사지를 해주세요. 팔과 다리에 틱 증상이 있으면 팔다리를 마사지해주고, 배를 꿀렁꿀렁 움직이는 아이는 배를 살살 만져주세요. 마사지가 틱 증상의 근본적인 치료가 되진 않지만, 근육의 긴장도를 풀어줘 아이가 조금은 편해질 수 있습니다. 부모님과 함께 있는 시간이 아이의 마음도 편안하게 만들어줘 심적 긴장도 함께 낮춰줄 수 있습니다.

---

10 | 틱 증상에 도움이 되는 체질 밥상

아이의 틱 증상에 도움이 되는 체질 밥상을 알아보겠습니다.

치자가루를 반찬에 써보세요

한의학에서 치자는 스트레스로 인한 화(火)를 줄이는 데 좋은 효과가 있는 한약재입니다. 표현을 잘 안 하고 마음에 담아두는 아이, 화와 짜증이 많은 아이에게 도움이 됩니다. 실제로 틱을 치료하는 한약에도 치자를 넣어 처방을 만듭니다. 집에서는 간편하게 아이가 잘 먹는 음식에 넣어 활용해보세요.

검은콩을 밥에 넣어보세요

검은콩도 치자처럼 뭉쳐 있는 속열을 풀어주는 작용이 좋습니다. 검은콩을 불려서 밥에 넣거나 콩자반을 만들어보세요. 구운 검은콩을 간식으로 줘도 됩니다.

대추를 간식으로 주세요

대추는 예민하고 긴장한 마음을 편안하게 만드는 작용을 합니다. 섬세한 기질의 아이는 입맛이 까다롭고 수면이 힘든 경우가 많은데, 대추는 소화력과 수면에도 도움을 줍니다. 특히, 마르고 예민한 체질의 아이에게 대추가 잘 맞습니다.

틱 증상에 따라 달라지는 체질 밥상

눈 깜빡임에는 결명자, 코를 킁킁대면 박하, 목을 큼큼거리면 도라지, 목과 어깨를 움직이면 칡즙, 팔다리 근육을 움직이면 모과를 사용해보세요. 틱 증상에 직접 작용하는 한약재는 아니지만, 해당 부위의 기능과 순환을 원활하게 만드는 작용을 합니다. 실제 아이가 먹는 한약 처방에도 이런 약재들을 사용합니다.

작약+대추+귤피로 건강차를 만드세요

작약은 근육의 긴장을 풀어주고, 섬세한 아이의 약한 체질을 보강해주는 한약재입니다. 대추는 마음을 편하게 해주고, 귤피는 기혈 순환을 원활하게 만듭니다. 귤피 대신 자소엽을 써도 됩니다. 여기에 틱 증상에 따라 결명자나 박하, 모과를 같이 넣으면, 우리 아이의 틱 증상에 도움이 되는 건강차가 완성됩니다.

틱 증상이 있는 아이를 위한 한의원 관리

가벼운 틱 증상에 바로 한약 치료를 시작하진 않습니다. 시간이 지나면서 저절로 좋아지는 경우가 많거든요. 다른 이유로 한약을 복용한다면 틱 증상을 같이 신경 써서 관리할 수 있습니다. 틱 증상이 잘 생기는 초등학교 입학 시기에는 이런저런 이유로 한약을 복용하는 경우가 많습니다. 이전에 틱 증상을 경험했거나 입학 초에 틱 증상이 생긴 아이는 함께 도움이 되도록 한약 처방을 만듭니다.

틱 증상이 좋아지지 않거나 주변에서 인지할 정도로 심하면 치료를 고려합니다. 틱 증상의 한의원 치료는 세 가지 방향으로 진행합니다. 틱 증상 자체를 치료하는 조구등과 천마, 기혈 순환을 원활하게 풀어주는 시호, 자소엽, 목향과 같은 한약재를 사용하고, 틱 증상이 나타나는 부위에 맞춰 도움이 되는 한약재를 추가해 한약 처방을 만듭니다.

틱 증상이 있는 아이는 기혈 순환이 정체된 경우가 많습니다. 순환을 원활하게 풀어주는 한방 치료는 틱 증상에 대한 근본 관리가 될 수 있습니다. 오장 체질에서는 간(肝)이 약한 체질을 함께 고려해 건강을 관리합니다. 틱 증상의 한방 치료는 눈, 목, 얼굴, 어깨, 운동 틱, 음성 틱과 같이 증상에 따라 구체적인 한약재가 다르게 사용됩니다. 때로 눈 알레르기, 만성 비염, 인후두 부위의 염증을 같이 치료해야 하는 경우도 있습니다. 틱을 치료하는 단일 처방이 아니라, 아이의 틱 증상과 건강, 체질에 맞춰 우리 아이만을 위한 한약 처방을 만듭니다.

20장
빨리 크는 체질, 늦게 크는 체질

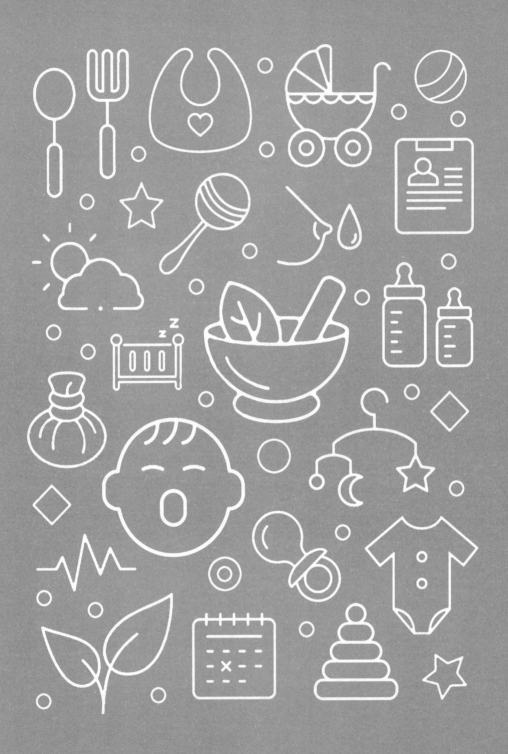

- 키가 작아서 걱정인 아이
- 어릴 땐 컸는데 지금은 또래보다 작은 아이
- 체중이 너무 안 늘어서 고민인 아이
- 체중이 많이 나가서 비만이 걱정되는 아이
- 키가 커서 성장이 빨리 끝날까 걱정되는 아이
- 사춘기가 빨리 시작되지 않을까 걱정인 아이

아이마다 성장 패턴이 달라요

아이의 키와 체중 때문에 고민하는 부모님, 많으시죠? 요즘은 키가 커도 고민, 작아도 고민입니다. 키가 작으면 언제 클지, 키가 크면 성조숙증이 아닌지 걱정이 되죠. 체중이 너무 많아서 또는 적어서 고민인 아이들도 많습니다. 아이의 체질이 저마다 다른 것처럼 성장의 모습도 모두 다릅니다. 성장 관리의 시작은 바로 여기서부터입니다. 남들과 다른 우리 아이의 성장 패턴을 알아야 합니다.

빨리 크는 아이, 늦게 크는 아이

빨리 자라는 성장 패턴은 다른 아이보다 키가 빨리 자랍니다. 사춘기 시작이 조금 빠르고, 간혹 성조숙증을 걱정해야 하는 경우도 있습니다. 키가 많이 자라는 시기에 더 잘 크도록 집중 관리를 해야 합니다. 늦게 자라는 성장 패턴을 가진 아이는 사춘기 시작이 조금 늦고, 남들보다 늦게 키를 따라잡습니다. 다른 아이보다 길게 보고 여유 있게 성장을 관리해야 합니다. 우리 아이의 성장 패턴은 어디에 해당하나요?

다른 아이는 쑥쑥 크는데 우리 아이는 안 커요

키가 많이 크는 시기는 아이마다 다릅니다. 만 4세 이전에 일찍 크는 아이가 있고, 유치원과 초등학교 초반에 많이 크는 아이가 있습니다. 중고등학생이 되어서야 뒤늦게 따라잡는 성장 패턴도 있습니다. 지금 쑥쑥 크는 아이는 급성장기가 진행 중인 아이입니다. 반대로 지금 덜 크는 아이는 다른 아이보다 뒤처지고 차이가 벌어집니다. 급성장의 시기가 달라 일시적인 키 차이가 생길 수 있지만, 우리 아이도 분명 앞으로 많이 크고 따라잡는 시기가 옵니다. 우리 아이의 성장 패턴에 맞춰 잘 관리해주면 됩니다.

체중 1kg 늘리는 게 너무 힘들어요

체중이 적게 나가고 안 늘어 고민인 아이들이 많습니다. 1kg 늘리기가 참 어렵습니다. 겨우 체중이 늘었나 싶으면 아파서 한번에 확 빠집니다. 체중이 더 붙어야 키가 쑥쑥 잘 클 것 같은데, 생각대로 체중이 잘 늘지 않습니다. 체중이 적게 나가고 마른 체형의 아이는 어떻게 성장을 관리해야 할까요? 조금 뒤에 자세한 관리 방법을 알아보겠습니다.

체중이 많이 나가고 통통한데, 비만일까요?

반대로 비만이 걱정되는 아이도 있습니다. 잘 먹는 아이는 자칫 비만이 되기 쉽습니다. 요즘은 아이의 입맛을 유혹하는 살찌는 음식들이 참 많습니다. 어릴 때 생긴 비만은 성인까지 이어질 수 있어 관리가 필요합니다. 아이의 연령에 따른 비만 관리 포인트를 짚어보겠습니다. 비만이 되기 전에 미리 건강한 식생활로 관리하는 게 중요합니다.

성조숙증은 어떻게 관리해야 하나요?

요즘은 사춘기에 대한 걱정이 많아졌습니다. 아이의 키 성장이 빠르면 혹시 성조숙증이 아닌지 걱정됩니다. 최근 아이들의 영양 상태가 좋아지면서 성장 속도가 빨라졌습니다. 요즘 아이들은 일찍 자라고 성장이 빨리 끝납니다. 그렇다고 키가 작아지진 않았습니다. 평균 키는 이전보다 커졌습니다. 20~30년 전 부모님의 사춘기 때와는 많이 다릅니다. 바뀐 흐름에 맞춰 아이의 성장을 제대로 관리해야 합니다.

| 2 | 성장 관리를 위한 기본 지식 | |

우리 아이의 성장을 제대로 관리하기 위한 기본 지식을 알아보겠습니다.

부모의 키를 닮나요?

모든 건강이 그렇듯이 부모님의 키도 아이에게 유전됩니다. 부모님이 크면 아이도 클 가능성이 높고, 부모님이 작으면 아이도 작을 수 있습니다. 부모님의 키로 아이의 최종 키를 예측하는 공식은 다음과 같습니다.

남자아이 = (아빠 키 + 엄마 키 + 13) / 2

여자아이 = (아빠 키 + 엄마 키 − 13) / 2

예를 들어, 아빠가 176cm, 엄마가 161cm이면, 남자아이의 예측 키는 175cm, 여자아이는 162cm입니다.

우리 아이의 예측 키는 얼마인가요? 혹시 작게 나와도 실망하지 마세요. 아이의 키 성장이 간단한 수학 공식만으로 설명되지는 않으니까요. 유전 외에도 여러 가지 요인이 키 성장에 영향을 줍니다. 그리고 이 공식은 꽤 오래전부터 사용해와서, 요즘 아이들은 공식의 예측 키보다 좀 더 많이 자라는 편입니다. 실제로 최근 우리나라의 평균 성인 키는 부모님 세대 때보다 더 커졌습니다.

아이의 키 성장 4단계

아이의 키 성장은 일반적으로 다음의 네 단계로 진행됩니다.

연령별 평균 키								(단위: cm)
	출생	만 1세	만 2세	만 3세	만 4세	만 6세	만 10세	만 15세	성인
남아	49.9	75.7	87.1	96.5	103.1	115.9	138.8	169.2	174.5
여아	49.1	74.0	85.7	95.4	101.9	114.7	139.1	159.5	161.1

단계 1 출생부터 만 4세까지

아이의 일생에서 키가 가장 많이 크는 급성장기입니다. 출생 시 평균 50cm로 태어나 만 4세에 100cm까지 자랍니다. 돌 이전에는 자고 일어나면 아이가 크는 게 눈에 보일 정도죠. 이 시기에 키가 잘 크려면 잘 먹고, 안 아프고, 잘 자야 합니다. 모두 앞에서 살펴본 내용이죠? 체질에 맞는 평소 건강 관리가 아이의 키 성장으로 이어집니다. 아이가 건강하면 키는 자연스럽게 잘 자랍니다.

단계 2 **만 4세부터 사춘기 전까지**

만 3~4세가 지나면 키 성장이 조금씩 주춤해집니다. 초등학교 저학년은 키 성장이 가장 더딘 시기라서 이전보다 키가 덜 큰다고 느끼실 수 있습니다. 보통 1년에 4~6cm 정도 자랍니다. 반면에 지방세포의 숫자는 더 많아집니다. 다시 말해 키는 덜 크고 체중은 더 늘어나기 쉽습니다. 더구나 이 시기 아이들은 군것질과 기름진 음식을 많이 찾을 수 있어 비만을 주의해야 합니다.

단계 3 **사춘기의 급성장기**

사춘기가 되면 두 번째 급성장기가 시작됩니다. 보통 초등학생 후반에서 중학생 시기입니다. 요즘은 아이들의 사춘기 시작이 예전보다 빨라졌습니다. 사춘기의 급성장기는 2~3년 동안 진행되는데, 1년에 8~12cm씩 자랍니다. 사춘기는 키가 자라는 마지막 시기입니다. 아이의 면역력과 소화력이 조금 약하거나, 아이에게 비염 또는 아토피 같은 만성질환이 있다면 미리 관리해주세요.

단계 4 **사춘기 이후**

어른으로 몸의 변화가 마무리되면 아이의 키 성장도 점차 끝납니다. 여자아이는 초경을 기준으로 3~5cm 정도 더 자랍니다. 위로 자라는 성장이 멈추면서 다시 옆으로 체중이 늘기 쉽습니다. 균형 잡힌 건강한 식생활과 규칙적인 운동이 필요합니다.

키, 체중 백분율 수를 보는 방법

영유아 검진을 하면 아이의 키와 체중이 몇 퍼센트인지 알려주죠?

- 키 백분율 수가 90%인 아이는 앞에서 상위 10%에 속하는 키입니다. 반면에 20%인 아이는 키가 작은 하위 20%입니다.
- 체중은 키를 기준으로 비교합니다. 체중이 90%인 아이가 반드시 비만은 아닙니다. 키가 90%, 체중이 90%이면 지금 키에 맞는 평균적인 체형입니다. 체중이 50% 평균이라도 키가 10%이면 체중이 조금 많은 체형입니다.
- 50% 평균이 정상을 의미하진 않습니다. 전체 아이들의 평균값일 뿐입니다. 평균값을 쭉 이어놓은 성장곡선은 큰 굴곡 없이 평평합니다. 하지만 실제로 아이들이 이렇게 자라지는 않습니다. 잘 크는 시기가 있고 덜 크는 시기가 있습니다. 성장은 단면이 아니라 긴 흐름을 가지고 봐야 합니다. 바로 성장 패턴이 중요한 이유입니다.

성장 패턴은 어떻게 알 수 있나요?

- 앞의 공식을 사용해 아이의 예측 키를 계산해보세요.
- 부모님의 성장 패턴을 기억해보세요. 부모님이 빨리 컸다면 아이도 빨리 크는 성장 패턴일 수 있습니다. 부모님이 늦게 자랐다면 아이도 늦게 따라잡을 수 있습니다.
- 공식으로 나온 예측 키와 지금 아이의 키 백분율 수를 비교합니다. 예측 키는 큰데 지금 아이가 작은 경우라면, 늦게 크는 패턴일 수 있습니다. 그리고 예측 키는 작은데 지금 아이가 큰 경우라면, 일찍 크는 패턴일 수 있고요.
- 실제 아이가 크는 과정을 꾸준히 관찰합니다. 정확한 성장 패턴은 아이가 크면서 알 수 있습니다. 아이의 키와 체중을 꾸준히 기록하면서 백분율 수가 작아지는지 커지는지 몇 년 동안의 흐름을 파악하세요.

키는 3~6개월 간격으로 측정해 흐름을 보세요

　한두 달 사이에는 키 성장의 유의미한 변화가 나타나진 않습니다. 물론 정말 많이 크는 사춘기의 급성장기 동안에는 1년에 10cm가 커서 한 달에 1cm 정도가 자라지만, 급성장기가 아닌 시기에는 한 달에 0.5cm 정도 자랄까 말까 하거든요. 아이의 키를 측정할 때 1cm는 매번 측정 오차로 생길 수 있는 차이입니다. 그래서 한두 달 사이에는 키 성장의 변화를 정확히 알기 어렵습니다. 3~6개월 간격으로 측정해야 유의미한 변화를 볼 수 있습니다.

　그리고 아침에 측정하는 키가 저녁보다 더 큽니다. 낮 동안 서서 생활을 하면서 중력으로 척추가 눌려 저녁에는 키가 작아지고, 누워서 자는 동안에는 눌려 있던 척추가 이완되어 아침에는 키가 커집니다. 1cm까지는 차이가 생길 수 있기 때문에, 언제 측정했는지를 기록해두면 좋습니다.

　요즘에는 위에서 머리를 콕 누르는 기계식 측정 방법이 아니라, 초음파로 삐빅 소리를 내면서 간편하게 키를 측정하는 기구도 있습니다. 기계식보다 초음파 방식이 키가 조금 더 크게 나올 수 있습니다. 병원마다 측정 방법이 다르기 때문에 참고하시면 좋습니다.

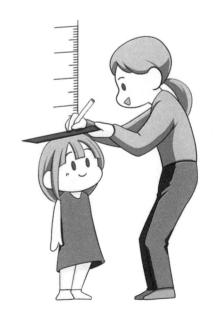

생일이 늦은 아이, 더 작아 보여요

한 가지 팁을 더 알려드릴게요. 아이의 키는 몇 월에 태어났는지에 따라 달라 보입니다. 12월에 태어난 아이는 1월생보다 많이 작습니다. 평균보다 큰 70% 아이도 또래보다 작아 보일 수 있습니다. 초등학교에 입학하면 차이가 도드라져 보입니다. 키 성장은 1월생끼리, 12월생끼리 각각 비교해야 합니다. 학교의 교실에서는 그럴 수 없지만, 병원에서는 개월 수를 따져서 키 백분율 수를 비교합니다. 아이에게도 설명해주세요. 생일이 늦어 작아 보이는 거지, 실제로 작은 게 아니라고요. 저도 진료실에서 아이에게 꼭 말해줍니다.

성장 패턴을 파악하면서 키 성장을 관리해요

만 3~4세 이전의 어린 아이는 아직 성장 패턴을 정확히 알기 어렵습니다. 부모님의 유전 키와 성장 패턴을 고려해서 첫 번째 급성장기의 성장 속도를 보고 앞으로의 흐름을 예측하는 정도입니다. 만 2~3세이면 전체 성장의 흐름에서 아직 20%도 채 지나지 않았습니다. 아이가 크는 흐름을 꾸준히 관찰하면서 차츰 성장 패턴을 더 정확히 파악해가야 합니다. 남아 있는 시간이 훨씬 많기 때문에 혹시 아이의 성장 상태가 아쉽더라도 너무 걱정하지 마세요.

초등학교 초반의 아이는 이제 전체 성장의 흐름에서 절반 정도가 진행됐습니다. 앞으로 천천히 자라는 몇 년의 시기와 사춘기 2~3년 동안의 두 번째 급성장기, 사춘기 이후의 마무리 성장이 남아 있습니다. 지금까지 키가 자란 흐름을 참고해서 사춘기 시작을 예측하고 준비해야 합니다. 사춘기가 시작되기 전에 약한 체질과 건강은 미리 관리해두는 게 좋습니다.

아이가 초등학교를 다니고 있으면 친구들과 키 성장이 더 비교됩니다. 하지만 아이마다 성장 패턴이 다르기 때문에 지금의 차이는 중요하지 않습니다. 우리 아이의 성장 패턴에 맞춰 잘 관리하는 게 중요합니다.

사춘기가 이미 시작된 아이는 앞으로 키가 자랄 시기가 몇 년 남지 않았습니다. 남아 있는 성장 시기 동안 키가 최대한 많이 자랄 수 있도록 최선의 관리를 해야 합니다. 키가 많이 자라는 시기이기 때문에 치료를 통한 변화의 폭도 조금 더 큰 편입니다. 아이의 키 성장에 도움이 되도록 체력, 수면, 식생활까지 종합적인 건강 관리가 필요합니다.

자, 그럼 지금부터 여러 가지 성장 패턴에 따른 구체적인 관리 방법을 알아보겠습니다.

3 | 키가 작은 아이, 언제 클까요?

또래보다 키가 작은 우리 아이, 앞으로 잘 커서 따라잡을 수 있을까요?

먼저 예측 키를 살펴보세요

부모님이 작지 않고 늦게 큰 패턴이라면 아이의 키도 늦게 따라잡을 수 있습니다. 분명 앞으로 키가 잘 크는 시기가 올 겁니다. 아이의 건강에 문제가 있는 게 아니라 유전자에 새겨진 성장 시계가 느린 것뿐입니다.

반면에 부모님이 작은 아이는 물려받은 유전 키가 작습니다. 아무래도 출발선이 조금 뒤처져 있습니다. 그래도 괜찮습니다. 요즘 아이들은 영양과 건강 상태가 좋아 부모님보다 잘 큽니다. 아이의 체질에 맞게 부족한 건강을 꾸준히 관리하면 분명 앞으로 잘 클 수 있습니다.

늦게 크는지 어떻게 알 수 있나요?

성장판 검사를 해보면 조금 더 정확히 알 수 있습니다. 팔목 뼈의 엑스레이 사진으로 뼈 나이가 몇 살인지 확인하는 검사입니다. 뼈 나이가 지금 나이보다 어리면 우리 아이는 늦게 크는 성장 패턴일 수 있습니다. 예를 들어 만 8세 아이의 뼈 나이가 만 7세면 성장 기간이 조금 더 길 수 있습니다. 뼈 나이는 아이의 키 성장 관리에 참고할 수 있는 좋은 정보입니다. 특히, 키가 작거나 성조숙증이 걱정되는 아이에게 도움이 될 수 있습니다. 보통 정형외과에서 검사할 수 있고, 요즘은 치과에서 성장판 검사를 하는 곳도 있습니다. 모든 아이에게 꼭 필요한 검사는 아닙니다. 아이의 주치의 선생님과 상담해보고 결정하세요.

우리 아이, 언제 클까요?

늦게 크는 성장 패턴의 아이는 태어날 때부터 쭉 작았을 수 있습니다. 혹은 작게 태어나지 않았는데 한두 돌까지 차츰 뒤처지는 아이도 있습니다. 만 4세까지의 급성장기 동안 적게 자라는 편이어서, 다른 아이와 키 차이가 벌어지고 키 백분율 수도 줄어들 수 있습니다.

이 시기에는 기관을 시작하면서 잔병치레 과정을 겪는 아이가 많습니다. 혹시 너무 자주 아파서 안 크는 게 아닌가 걱정될 수도 있는데, 잔병치레가 키 성장에 영향을 줄 수는 있지만 성장 패턴에 큰 변화를 주지는 않습니다. 예를 들어 키 백분율 수가 80%에서 20%로 줄어들거나, 늘 10% 미만으로 작은 아이가 잔병치레 때문에 그런 건 아닙니다. 아이의 건강에 문제가 있는 게 아니라, 우리 아이는 지금 덜 크는 시기라서 그렇습니다. 유전자 속에 새겨진 성장 시계의 흐름이라 어쩔 수 없습니다. 지금은 아이의 약한 면역력을 보강하면서 잔병치레 과정을 잘 이겨내는 게 최선의 관리입니다.

저신장의 기준인 2.3% 미만인 아이는 대학병원에서 자세한 검사를 받을 수 있습니다. 보통 소아과 영유아 검진에서 정밀 검사를 권유할 거예요. 혹시 검사에 대한 이야기를 듣더라도 너무 걱정하지는 마세요. 드물지만 혹시 무슨 문제가 있는지 확인하는 검사이고, 대부분은 별다른 문제가 없습니다. 혹시 문제가 있다면 병원에서 잘 치료받으면 됩니다.

유치원에서 초등학교 초반 시기가 되면 무럭무럭 크면서 따라잡는 아이들이 있습니다. 다른 아이들은 성장이 주춤한 만 5~7세 사이에 쑥쑥 잘 크면서 키 차이를 따라잡습니다. 1~2년 정도 급성장기가 지나면 다시 키 성장이 주춤해져 1년에 4~6cm 정도씩 천천히 자랍니다.

초등학교 3~4학년이 되면 키 성장의 편차가 더 커집니다. 사춘기 급성장기가 조금 일찍 시작되는 아이들이 있거든요. 급성장이 시작된 아이들은 친구들보다 머리 하나씩 키가 더 크기도 합니다. 너무 걱정하지 마세요. 우리 아이는 급성장이 아직 시작되지 않아서 키가 작을 수 있고, 앞으로 사춘기가 오면 친구들처럼 키가 쑥쑥 많이 클 거예요. 사춘기의 급성장은 모든 아이들이 겪는 성장 단계거든요. 급성장이 언제 시작되는지 시기의 차이이고, 지금의 키 차이가 중요하진 않습니다.

중고등학생이 되어서야 뒤늦게 키를 따라잡는 성장 패턴도 있습니다. 늦게까지 키가 크지 않아 부모님은 더 애가 타고 걱정이 되실 겁니다. 그런데 곰곰이 생각해보세요. 부모님도 비슷한 성장 패턴인 경우가 많습니다. 아빠가 고등학생이 되고 나서 많이 컸거나, 엄마의 초경이 또래보다 많이 늦었을 수 있습니다. 우리 아이도 사춘기가 늦게 시작하고 남들보다 늦게 키가 크면서 따라잡게 됩니다. 때로 사춘기가 끝난 이후까지 키가 많이 자라는 아이도 있습니다.

키가 갑자기 크지는 않습니다

키는 단기간에 확 자라지 않습니다. 길게 보고 꾸준히 관리해야 합니다. 늦게 자라는 성장 패턴은 더욱 그렇습니다. 앞으로 짧으면 몇 년, 길면 성장이 완전히 끝날 때까지 10년 이상을 내다봐야 합니다.

덜 크는 시기 동안의 성장 관리도 중요합니다. 앞으로 키가 잘 클 시기를 대비해서 아이의 약한 체질을 보강해줘야 합니다. 비염, 아토피와 같은 만성질환은 미리 관리해두면 좋습니다. 성장의 흐름에서 잘 크는 시기는 짧고, 덜 크는 시기는 훨씬 더 길기 때문이죠. 덜 크는 시기에도 1년에 0.5cm씩은 더 키운다는 생각으로 꾸준히 관리를 해주세요. 매년 조금씩 따라잡은 키가 10년 동안 쌓여 아이의 최종 키가 될 것입니다.

이렇게 꾸준히 관리하면서 기다리다 보면, 우리 아이에게도 많이 크는 성장 시기가 분명 옵니다. 아이의 키가 작년보다 더 많이 자라고, 키 백분율 수가 증가하는 흐름이 보이면, 이제 키가 더 잘 클 수 있도록 집중 관리를 해야 합니다. 한의원 치료는 녹용과 같은 한약재로 강하게 보강해 키 성장을 돕습니다. 성장 패턴이 느린 아이는 중고등학생 시기에 급성장이 시작될 수 있습니다. 학습으로 수면이 부족하고 체력이 힘든 시기라서, 키 성장과 함께 체력 보강을 병행해 관리하면 좋습니다.

소화력을 꾸준히 관리하세요

늦게 크는 성장 패턴은 소화력 발달이 함께 느린 경우가 많습니다. 수유와 이유식 양이 남들보다 적거나 이유식을 늦게까지 진행하고, 유치원 혹은 초등학생이 되어도 식사량이 남들보다 적습니다. 이러한 아이는 평소 식생활이 소화력에 부담을 주지 않도록 주의해야 합니다.

잘 먹어야 쑥쑥 클 것 같지만, 클 때가 되어야 잘 먹습니다. 식사량이 적은 이유는 아직 많이 클 시기가 아니라서 성장에 필요한 요구량이 적기 때문입니다. 뱃구레를 키운다고 해서 성장 시계가 빨라지진 않습니다. 억지로 더 먹이면 오히려 소화력에 부담이 되고 순환이 정체됩니다. 실제로 늦게 크는 성장 패턴은 정체된 순환을 풀어줘야 하는 경우가 많습니다. 이러한 아이는 순환이 원활해지면 소화력 상태가 좋아지고 식생활도 함께 개선됩니다.

반대로 잘 먹는데 키가 작은 아이도 있습니다. 아마도 진짜 활동적으로 늘 뛰어다니는 아이일 수 있습니다. 잘 먹긴 하는데 키와 체중으로 안 가고 뛰어놀면서 에너지를 다 써버리는 것 같습니다. 실제로는 그래서 키가 안 크는 건 아니고, 활동을 위한 에너지가 많이 필요해 잘 먹는 것일 수 있습니다. 그래도 아이가 소화력이 약하지 않고 잘 먹는다니 참 다행입니다. 체구가 작으면서 안 먹는 아이들이 더 많거든요. 잘 먹는 아이도 먹은 음식을 잘 소화하고 흡수하면서 소화력에 부담을 주지 않도록, 소화력을 꾸준히 신경 써서 관리해주면 좋습니다.

체력이 조금 약할 수 있어요

아무래도 체구가 작은 아이는 큰 아이와 비교해 상대적으로 체력이 약할 수 있습니다. 운동이나 학원 수업을 다녀오면 빨리 지치고, 하고 싶은 건 많은데 체력이 약해서 따라가기 힘든 아이들이 있습니다. 아이의 성장 패턴은 느리지만, 학교와 학습 스케줄은 남들과 똑같이 진행해야 하니까요. 이런 아이들은 약한 체력을 함께 신경 써서 관리해주면 좋습니다. 체력이 많이 힘들면 키 성장에도 영향을 줄 수 있으니까요.

여유와 기다림의 마음을 가져보세요

아이의 성장을 관리하면서 기다리는 시간 동안 부모님은 여러 유혹을 만나게 됩니다. 불안한 마음에 혹시 아이에게 도움이 되는 방법은 없는지 수없이 고민하게 되죠. 그런데 키를 확 키우는 마법 같은 치료는 없습니다. 키 성장은 조금씩 따라잡으면서 길게 관리해야 합니다.

그래서 부모님에게 필요한 마음은 너무 큰 기대나 걱정이 아닌 여유와 기다림입니다. 알고 있으면서도 참 어렵습니다. 혹시 여러 생각으로 불안과 걱정이 많아진다면, 다시 한번 되새겨보세요. 지금 부모님의 꾸준한 노력이 분명 우리 아이의 건강과 성장으로 이어질 거라고요.

아이에게도 이렇게 말해주세요

"빨리 크는 친구가 있고, 너처럼 늦게 자라는 아이도 있는 거야. 그러니까 걱정하지 말고 기다려보자. 키는 앞으로 많이 클 수 있어."

부모님이 불안해하면 아이도 불안해집니다. 물론 키가 많이 안 크고 작을 수도 있을 거예요. 그래도 아이의 마음까지 작아져서는 안 됩니다. 저도 성장 관리로 진료실을 찾는 아이들에게 꼭 해주는 이야기입니다.

---

4 | 키가 큰 아이, 성장이 빨리 끝날까요?

키가 잘 크고 있는 우리 아이, 성장 관리는 어떻게 해야 할까요?

빨리 크는 성장 패턴은 안 좋은 건가요?

그렇지 않습니다. 빨리 크는 아이가 있고, 늦게 크는 아이가 있습니다. 성장이 조금 빠르다고 해서 문제가 있는 건 아닙니다. 일찍 키가 자라는 성장 패턴에 맞춰서 잘 관리해주면 됩니다. 물론 너무 빨리 커서 혹시 성조숙증으로 진행되는지의 여부는 좀 더 주의 깊게 살펴보면 좋습니다.

키가 큰 아이의 성장 패턴은?

어릴 때부터 키 백분율 수가 늘 80~90% 이상으로 체구가 큰 아이입니다. 키가 많이 자라는 첫 번째 급성장기 동안 남들보다 키가 더 많이 자랍니다. 너무 잘 커서 성조숙증이 살짝 신경 쓰이는 부모님도 계실 거예요. 지금 시기는 사춘기와는 전혀 관련이 없기 때문에 걱정하지 않으셔도 됩니다. 지금 아이의 키가 잘 크고 있다면 아이의 성장은 더할 나위 없이 좋은 상태입니다.

급성장기, 더 잘 크도록 관리하세요

만 4세까지 급성장기 동안 더 잘 크도록 관리해야 합니다. 키가 크는 성장 속도에 비해서 면역력과 소화력은 약한 편이라 관리가 필요합니다. 아직 아이가 어려서 성장이 빨리 끝날지 정확히 예측하기 어렵습니다. 빨리 끝나든 늦게 끝나든 일단 지금은 쑥쑥 잘 크도록 도와주는 게 최선의 관리입니다.

포인트 1 면역력을 관리하세요

잘 크는 키 성장과 비교해 상대적으로 면역력 성장이 느릴 수 있습니다. 아직 면역력이 약한 시기에 급성장기를 겪기 때문입니다. 많이 아프면 키 성장을 방해합니다. 기관을 시작하기 전에 미리 면역력을 보강해 만반의 준비를 해두세요. 전혀 안 아플 수는 없습니다. 잔병치레 시기를 잘 이겨내면서 아이의 면역력과 성장을 관리해야 합니다.

포인트 2 영양 구성을 신경 쓰세요

잘 크는 아이는 성장에 필요한 요구량이 많아 아기 때부터 잘 먹습니다. 그래서 식사의 영양 구성을 더 신경 써야 합니다. 먼저 탄수화물 위주의 간식이 많이 늘지 않도록 주의하세요. 만 2세까지는 지방 섭취가 충분해야 하고, 만 2세 이후에는 차츰 줄여주셔야 해요. 특히, 단백질 반찬이 부족하지 않도록 잘 챙겨줘야 합니다. 아직 어려서 고기 반찬을 잘 씹어 삼키지 못하는 아이들이 많습니다. 고기 반찬과 함께 생선, 달걀, 두부, 콩을 매 끼니 번갈아 골고루 챙겨주세요.

포인트 3 소화력 관리가 중요해요

잘 크는 아이도 소화력 관리가 필요합니다. 소화력 발달이 아직 키 성장을 못 따라갈 수 있거든요. 잘 먹으면서 소화력에 부담이 생겨 순환이 조금 정체된 아이들도 많습니다. 633페이지에서 살펴본 기혈 순환에 도움이 되는 음식들을 활용해보세요. 반대로 잘 크는 키 성장에 비해 안 먹는 아이도 있습니다. 역시 소화력 발달이 키 성장을 따라가지 못하는 모습입니다. 이런 아이는 약한 소화력이 잘 발달하도록 소화력 보강에 더 신경을 써서 건강을 관리해야 합니다.

만 4~5세, 체중을 관리해주세요

급성장기가 지나면 키보다 체중이 더 늘 수 있으므로 주의해야 합니다. 어릴 때부터 늘 잘 먹고 식사량이 많던 아이는 키 성장이 주춤해지면 자칫 옆으로 체중이 많이 늘 수 있습니다. 그래서 살이 찌지 않는 건강한 식생활 관리가 필요합니다.

아이가 좀 더 자라게 되면 이전보다 성장 패턴의 흐름이 잘 보입니다. 필요하면 병원에서 정확한 성장 상태에 대한 검사를 받을 수 있습니다. 빨리 크는 패턴으로 보이더라도 아직 사춘기를 걱정할 시기는 아닙니다. 성장이 조금 주춤해졌지만 여전히 다른 아이보다는 많이 크는 편이기 때문에 키가 더 잘 크기 위한 성장 관리가 도움이 됩니다.

키 성장이 빨리 끝날까요?

키가 많이 큰 아이는 혹시 키 성장이 빨리 끝나지 않을지 걱정이 됩니다. 하지만 꼭 그렇진 않습니다. 지금 키가 큰 아이가 어른이 되어서도 계속 키가 클 수 있습니다. 두 가지 방법으로 아이의 성장 패턴을 예측해볼게요.

먼저 부모님의 성장과 비교해보세요. 보통 부모님의 키가 큰 아이는 엄마 아빠를 닮아 어릴 때부터 키가 쑥쑥 잘 큽니다. 이러한 아이는 보통 키 성장이 많이 걱정되진 않을 거예요. 때로 키가 너무 클까 봐 고민되는 아이도 있는 것 같습니다. 반대로 부모님이 크지 않은데 아이의 키는 지금 많이 큰 편이라면 성장을 주의 깊게 살펴봐야 합니다. 부모님이 어릴 때 키가 일찍 크고 성장이 빨리 멈췄다면 아이도 일찍 자라는 성장 패턴일 수 있거든요.

여기에 성장판 검사를 참고할 수 있습니다. 뼈 나이가 지금 나이보다 어리거나 비슷하다면 걱정을 조금 줄이셔도 됩니다. 빨리 자라는 패턴이 아니라 남들과 비슷한 흐름으로 진행하는 모습일 수 있으니까요. 지금 키가 큰 우리 아이는 성장 상태가 좋은 겁니다. 만약 뼈 나이가 지금 나이보다 앞서 있다면, 우리 아이는 사춘기 시작이 조금 빠를 수 있고, 일찍 크는 성장 패턴일 수 있습니다.

혹시 성조숙증은 아닐까요?

성장 패턴이 빠른 아이는 혹시 성조숙증이 아닐까 걱정이 됩니다. 나중에 사춘기 시작이 조금 빠를 수도 있지만, 벌써 걱정할 필요는 없습니다. 많은 아이들이 정상적인 범위 안에서 사춘기가 조금 빨리 시작됩니다. 가운데 평균을 기준으로 한쪽 절반은 늦게 자라는 패턴이라면 다른 쪽 절반은 빨리 자라는 패턴인 거니까요. 그중 일부의 아이들이 성조숙증으로 인해 사춘기 시작이 너무 빨라서 치료가 필요하기도 합니다.

성장 패턴이 빠른 아이는 주기적으로 병원에서 성장 상태를 검사하면 도움이 됩니다. 초등학교 저학년, 특히 여자아이는 사춘기 시작을 주의 깊게 살펴봐야 합니다. 집에서는 아이에게 가슴의 변화가 시작되는지 부모님이 자주 확인하시면 좋습니다. 특히, 만 8세 전후의 2학년 시기가 중요합니다. 이 시기에 가슴의 변화가 시작되면 병원에 빨리 가서 정확한 검사를 받아보세요.

키 성장의 흐름도 중요합니다. 사춘기 급성장기가 시작되기 전에는 키 성장이 가장 움츠러들어 1년에 4~6cm 정도 자랍니다. 여자아이는 1~2학년, 남자아이는 2~3학년 시기입니다. 이 시기에 갑자기 아이의 키가 많이 자라면 사춘기가 시작되는 신호일 수 있습니다.

사춘기 시작을 1~2년 앞둔 시기에는 다음의 세 가지를 고려해 성장을 관리합니다.

- 먼저 강한 성장 치료를 하지 않습니다. 성장 속도가 가장 느려지는 시기라서 큰 변화를 기대하기 어렵고, 강한 보강 치료가 사춘기 시작을 앞당길 수 있는 우려도 있으니까요.
- 성장 패턴이 빠른 아이는 사춘기가 빨리 시작되지 않도록 성조숙증 치료와 유사한 방

향으로 한약 처방을 만듭니다.

- 사춘기가 시작되기 전에 약한 체질을 보강하고 만성질환을 치료해서 사춘기 급성장기를 준비하면 좋습니다.

| 5 | 체중이 너무 안 느는 아이 | |

체중이 안 늘어 고민되는 아이도 있습니다. 한눈에 봐도 말라 보이는 아이 때문에 부모님은 걱정이 많죠. 그럼 이런 아이들은 어떻게 관리해야 할까요?

체중이 적거나 안 늘어 고민되는 아이

키보다 체중이 더 고민되는 아이들이 있습니다. 키는 잘 크고 있는데, 체중이 너무 늘지 않아 마른 체형인 아이들은 보기 좋게 체중을 더 늘리고 싶습니다. 잘 먹는데 체중이 안 느는 아이가 있고, 딱 배가 찰 만큼만 먹어서 살이 안 찌는 아이가 있습니다.

몸집이 많이 작아서 체중이 고민되는 아이들도 많습니다. 체중이 더 늘어야 키가 쑥쑥 클 것 같은데, 1㎏을 늘리기가 정말 어렵습니다. 겨우 체중이 늘었나 싶으면 감기나 장염에 걸려서 한번에 확 빠져버립니다. 체중이 잘 늘게 도와줄 수 있는 방법이 있을까요?

아이의 체중은 이렇게 늘어요

먼저 연령별 평균 체중을 확인해볼게요. 혹시 우리 아이의 체중이 평균보다 작다고 해서 속상해하진 마세요. 체중이 성장하는 흐름을 보기 위해 참고하는 자료일 뿐이니, 평균대로 딱 맞춰서 자라지 않아도 괜찮습니다.

연령별 평균 체중									(단위:kg)
	출생	만 1세	만 2세	만 3세	만 4세	만 6세	만 10세	만 15세	성인
남아	3.3	9.6	12.1	14.7	16.8	21.3	35.5	60.1	68.2
여아	3.2	8.9	11.5	14.2	16.3	20.7	34.4	52.6	53.9

아이는 엄마 배 속에서 평균 3.3kg으로 태어나 돌이 되면 9~10kg까지 체중이 세 배로 늘어납니다. 급성장기 동안 키가 잘 크는 것처럼 체중도 쑥쑥 잘 늘어납니다.

돌이 지나면 체중 증가 속도가 많이 더뎌집니다. 1kg이 늘어나는 데 4~6개월 정도가 걸립니다. 돌부터 만 5~6세까지는 천천히 체중이 늡니다. 체중 10kg이 되는 데 1년이 걸렸지만, 20kg이 되려면 6년이 걸립니다. 그래서 10kg부터 20kg까지의 시기는 체중이 잘 늘지 않는 것처럼 보입니다. 우리 아이만 그런 게 아닙니다.

초등학교를 졸업하고 20kg이 넘으면 체중 증가의 속도가 조금씩 빨라집니다. 기본 체구가 많이 커져서 이전보다 체중이 잘 늘어납니다. 이제는 조금 잘 먹는다 싶으면 금세 체중이 1kg씩 늘어 있습니다.

사춘기가 되어 급성장기가 진행되면 키와 함께 체중도 급격히 증가합니다. 사춘기가 끝난 이후에는 체중이 많이 늘지 않도록 주의해야 합니다. 위로 키가 크는 급성장기가 끝나면, 옆으로 체중이 쉽게 늘 수 있기 때문입니다.

체중이 잘 늘지 않는 어린 아기

보통 돌 이전은 체중이 잘 늘어나는 시기지만, 출생 시 체중이 많이 적었던 아이나 타고난 소화력이 약한 아이는 돌 이전에도 체중 증가 속도가 많이 느릴 수 있습니다. 평균 체중 증가를 따라가지 못해서 걱정이 많이 되실 거예요. 돌까지는 체중이 어느 정도 늘었지만, 돌 이후부터 만 2~3세까지는 너무 천천히 늘어서 고민하시는 부모님도 참 많습니다.

체구가 작은 아이는 1kg이 느는 데 시간이 더 많이 걸립니다. 10kg 아이에게 1kg은 전체 체중의 10%에 해당합니다. 어른이 명절 연휴 동안 과식하면 금세 늘어나는 1kg 체중과는 다릅니다. 만 1~3세 시기의 체구가 작은 어린 아기는 1kg이 늘어나는 데 6개월에서 1년까지 걸릴 수 있습니다.

이렇게 체중이 잘 늘지 않는 이유는 지금 천천히 자라는 시기이기 때문입니다. 늦게 크는 성장 패턴이거나 작게 태어난 아이, 또는 타고난 유전 키가 작은 아이일 수 있습니다. 느리더라도 체중이 조금씩 늘고 있다면 괜찮습니다. 한두 달 사이에는 체중이 그대로인 것 같아도, 6개월 간격으로 보면 조금씩 자라고 있는 것이니까요. 다른 아이와 차이가 벌어지고 백분율 수가 더 낮아지더라도 비교할 필요는 없습니다. 우리 아이와 다른 성장 패턴의 아이를 억지로 쫓아갈 필요는 없거든요. 우리 아이의 흐름에 맞춰서 성장을 관리해야 합니다.

체중이 늘어야 키가 크지 않을까요?

체중이 더 붙어야 키도 쑥쑥 자라지 않을까 싶습니다. 그래서 뱃구레를 키워주기 위해 한 숟가락이라도 밥을 더 먹이고 때로 기름진 음식, 튀긴 음식, 고칼로리 음료 제품을 챙겨주기도 합니다.

그런데 생각처럼 체중이 잘 늘지 않습니다. 앞에서 설명한 것처럼 지금 우리 아이는 천천히 자라는 시기이기 때문입니다. 식사를 조금 더 챙겨 먹이고 뱃구레를 키운다고 해서 성장 시계가 빨라지진 않습니다. 이렇게 조금 늘어난 체중이 꼭 키로 가는 것도 아닙니다. 지금 아이의 성장에 필요한 것보다 더 많이 먹으면, 남은 칼로리는 뼈와 근육이 아닌 지방세포가 됩니다. 아직은 체구가 작아 늘어난 지방세포의 숫자가 눈에 띄지는 않습니다. 나중에 우리 아이에게도 잘 크는 시기가 분명 찾아오는데, 이 시기에 잘 먹고 식사량이 늘면 이전에 늘어난 지방세포들의 크기가 커지면서 통통한 체형으로 바뀌는 경우가 많습니다. 지금은 상상하기 어렵지만 10년 후에는 그럴지도 모릅니다.

그래서 꼭 체중을 늘리는 데 집중하지 않아도 됩니다. 키와 체중은 함께 커야 합니다. 아이의 속도에 맞춰 천천히 가도 괜찮습니다. 우리 아이가 자라는 성장 패턴의 흐름 속에서 조금만 더 키운다는 목표로 관리하면 됩니다. 예를 들어 지난 1년 동안 2㎏이 늘었다면, 올해는 2.5㎏을 목표로, 키 백분율 수가 10%라면 내년에는 15%를 목표로 잡아보세요. 이 정도만 따라잡아도 성공적인 관리입니다.

아이의 약한 소화력을 관리해주세요

우리 아이에게 지금 필요한 건 부족한 칼로리가 아니라, 튼튼한 소화력입니다. 성장 패턴이 느린 아이는 소화력 발달 역시 느린 편이라고 했죠? 유독 먹는 걸 싫어하고 식사량이 적은 아이는 소화력 발달이 더 느릴 수 있습니다. 한데 여기에 식사량까지 많아지면 소화력에 부담을 줄 수 있습니다. 억지로 먹인 한두 숟가락은 지방세포를 늘릴 뿐만 아니라 소화력도 더 약하게 만듭니다.

그래서 뱃구레를 키우고 체중을 늘리는 것보다 약한 소화력을 관리하는 게 더 중요합니다. 소화력에 생긴 부담은 없애주고, 소화력이 튼튼하게 발달하도록 도와줘야 하니까요. 적은 식사량이라도 배고픈 상태에서 맛있게 먹어야 합니다. 소화력의 성장에 맞춰 식사량을 차근차근 늘려야 합니다. 이렇게 긴 흐름으로 키와 체중을 조금씩 따라잡아가면 됩니다. 지금 관리해준 아이의 소화력이 앞으로 남아 있는 성장 기간 동안 유용한 무기가 될 겁니다. 소화력 관리는 14장과 15장의 내용을 다시 한번 살펴보세요.

아이의 체중이 늘어나는 몇 가지 패턴

이렇게 아이의 소화력을 잘 관리해주면서 체중이 늘어나는 몇 가지 성장 패턴을 살펴보겠습니다. 지금 아이의 연령에 따라 앞으로 몇 년에서 10여 년 사이에 겪을 수 있는 예상 시나리오입니다.

지금 만 1~4세 사이의 어린 아기는 소화력을 키워주고 식생활이 좋아져도 체중이 단기간에 확 늘지는 않습니다. 당분간은 체중이 많이 늘어도 1년에 2~3kg씩일 겁니다. 다른 아이들도 체중이 천천히 늘어나는 시기입니다. 우리 아이는 조금 더 천천히, 아이의 속도에 맞춰서 가면 됩니다.

유치원과 초등학교 초반이 되면 소화력이 좋아지면서 식생활이 개선되고, 성장 속도가 빨라지면서 키와 체중을 많이 따라잡는 아이들이 있습니다. 1~2년 정도로 조금 짧게 급성장기가 진행되는 거죠. 이 시기에 키와 체중이 더 잘 크도록 집중 관리를 해주면 좋습니다. 아이의 체중이 20kg이 훌쩍 넘게 되고, 급성장기가 끝나면 오히려 체중이 많이 늘지 않도록 관리해줘야 하는 경우도 있습니다.

사춘기까지 기다려야 하는 아이들도 많습니다. 체중이 이전보다 많이 늘었지만 그래도 여전히 적고 안 늘고 또래보다 몸집이 작습니다. 사춘기가 시작되기 전 1~2년 동안은 성장 속도가 더 느려지면서 체중이 제자리일 수 있습니다. 늦게 크는 성장 패턴의 여자아이는 초등학교 3~4학년, 남자아이는 4~5학년 즈음에 체중 증가가 더딜 수 있습니다.

사춘기가 시작되면 급성장기와 함께 키와 체중이 많이 늘어납니다. 물론 사춘기가 되어도 소화력이 약한 아이는 식사량이 많이 늘지 않지만요. 따라서 가능하면 늦어도 사춘기가 시작되기 전에는 소화력이 약한 체질을 보강해줘야 합니다. 사춘기 급성장기는 2~3년 동안 진행되고, 이 시기에는 더 잘 클 수 있도록 집중 성장 관리를 해주면 좋습니다.

6 | 마른 체형인 아이의 건강 관리

마른 체형인 아이의 건강 관리 방법을 알아보겠습니다.

마른 체형인 아이의 건강 관리는 어떻게?

체중이 잘 늘지 않는 아이는 마른 체형인 경우가 많습니다. 팔다리가 앙상하고 갈비뼈와 척추뼈가 보이는 아이의 몸을 보면 통통하게 살을 찌우고 싶습니다. 체중은 늘 그대로라 걱정이 되는데 한편으로 키는 조금씩 자라는 걸 보면 신기하기도 합니다. 마른 체형인 아이의 건강 관리, 어떻게 해야 할까요?

마른 체형이 나쁜 건 아니에요

아이가 어릴 때는 조금 통통한 체형이 예뻐 보이지만, 크면 차츰 날씬한 체형을 더 선호하는 것 같습니다. 통통한 체형의 아이는 혹시라도 사춘기가 빨라질까 걱정이 되기도 합니다. 사춘기가 되면 키가 커야 하는데, 살을 빼겠다고 다이어트를 하는 아이들도 많습니다.

마른 체형이 성장과 건강에 나쁘진 않습니다. 마른 체형이라도 잘 먹고 안 아프고 푹 잔다면 괜찮습니다. 많이 마른 체형은 장기적으로 살을 조금 찌우는 방향의 건강 관리가 도움이 될 수 있는데, 그렇다고 체형이 단기간에 바뀌지는 않습니다. 한약 치료를 하더라도 몇 개월 사이에 많은 체중 변화가 생기지는 않습니다. 부모님 중에도 어릴 적부터 쭉 마른 체형인 분들이 계실 거예요. 그래서 단기간에 체형을 바꾸기보다 지금은 마른 체형에 맞춰서 건강을 관리하는 게 더 좋습니다. 한의학의 관점에서 보면 마른 체형의 아이에게 잘 나타나는 약한 체질이 있습니다. 몇 가지 관리해야 할 체질을 짚어보면 다음과 같습니다. 도움을 줄 수 있는 방법들도 알아보겠습니다.

- 소화력이 약한 체질
- 기혈 순환이 약한 체질
- 물이 부족한 체질

가장 중요한 체질 관리는 역시 소화력

마른 체형의 아이는 소화력이 조금 약한 경우가 많습니다. 소화력이 약해서 입맛이 없고 배가 아프고 자주 체하고 탈이 나거나, 잘 먹더라도 흡수 기능이 약해 체중이 잘 늘지 않을 수 있습니다. 지금 당장은 살을 통통하게 찌우는 목표보다는 약한 소화력을 꾸준히 보강하면서 건강을 관리해야 합니다. 성장을 방해하는 건 마른 체형이 아니라, 약한 소화력입니다. 몇 년의 긴 호흡으로 키와 체중이 함께 자라도록 아이의 성장을 관리해주세요.

앞으로 남아 있는 한두 번의 급성장이 끝날 때마다 체중이 더 잘 붙는 시기가 올 수 있습니다. 위로 크는 키 성장이 주춤해지면 옆으로 체중이 늘 수 있다고 했죠? 체형 관리는 바로 이 시기에 해주면 됩니다. 이때도 체형의 변화가 생기려면 소화력이 뒷받침되어야 합니다.

기혈 순환이 약하고 섬세한 기질의 아이

마른 체형이면서 예민한 기질을 가진 아이들이 있습니다. 마른 체형과 예민한 기질 모두 기혈 순환을 약하게 만들 수 있는 요인입니다. 종종 배가 아프고, 머리가 아프고, 자주 체하거나, 때로 틱 증상이 생기는 아이들도 있습니다. 모두 기혈 순환이 정체되어 생기는 증상입니다. 그래서 원활한 기혈 순환을 신경 써서 관리해야 합니다. 18장의 내용을 참고해 관리해주세요.

마르고 건조한 체질을 촉촉하게 만들어주세요

우리 몸에 물(水)이 충분하면 신체의 여러 기능들이 건조하지 않고 촉촉하게 작용합니다. 반대로 물이 부족하면 몸이 마르고 건조해져 불편한 증상이 생깁니다. 마치 나무에 물을 충분히 주지 않아 말라가는 모습과 비슷합니다. 피부가 건조해지고, 대변이 딱딱해지고, 마른기침을 하고, 자주 체하고, 배가 아프고, 코안이 마르고, 코피가 나고, 식은땀이 흐를 수 있습니다. 모두 마른 체형의 아이에게 잘 나타나는 모습들입니다. 그래서 물이 부족한 건조한 몸을 촉촉하게 만들어줘야 합니다. 마른 나무에는 일단 물을 줘서 촉촉히 적셔줘야 합니다.

여기서 주의할 점이 있습니다. 지나치지 않도록 적당한 양의 물을 줘야 합니다. 나무에 물을 너무 많이 주면 뿌리가 썩는 것처럼 보강 치료가 지나치면 오히려 순환이 정체되고 소화력에 부담이 됩니다. 체구가 작고 마른 체형인 아이의 건강 관리에서 종종 놓치는 부분입니다. 강하게 보강해서 빨리 쑥쑥 키우고 싶지만, 오히려 아이의 몸에는 부담이 될지도 모릅니다. 특히, 소화력이 약한 체질은 더욱 주의해야 합니다. 녹용과 지황처럼 강한 보약보다는 구기자, 둥글레, 당귀 같은 부드러운 보강 한약재가 더 잘 맞을 수 있습니다. 강한 보강은 소화력을 충분히 키워준 다음에 들어가는 게 좋습니다.

마른 체형의 아이에게 도움이 되는 마

마는 소화력이 약하고 체중이 잘 늘지 않는 마른 체형의 아이에게 꼭 추천하는 음식입니다. 소화력에 부담을 주지 않으면서 부드럽게 보강하는 작용이 좋습니다. 특히, 소화력이 약해 설사를 자주 하는 체질에 꼭 사용하는 한약재입니다. 마는 마트에서 생마를 사거나 인터넷에서 마가루를 구매해서 활용해보세요. 우유에 마가루를 타주거나, 과일과 생마를 함께 갈아서 주스를 만들어 간식으로 챙겨주면 좋습니다.

또한 구기자, 대추, 검은깨, 당귀, 작약도 마른 체형의 아이에게 도움이 됩니다. 구기자는 소화력에 부담을 주지 않고 기초 건강을 보강해주는 작용이 좋습니다. 검은깨도 기초 건강을 보강해주면서 물(水)을 더해주는 작용이 뛰어납니다. 구기자는 물에 넣고 연하게 끓여서, 검은깨는 잘 먹는 반찬에 조금씩 살살 뿌려서 주세요. 대추는 마르고 예민한 체질의 아이에게 좋습니다. 대변이 건조해서 딱딱한 아이에게는 당귀, 긴장도가 높고 틱 증상이 종종 나타나는 아이에게는 작약을 활용하면 좋습니다.

살이 잘 찌는 체질의 관리 방법과 비만이 되지 않기 위한 시기별 관리 노하우를 알아보겠습니다.

아이들의 체중이 늘고 있어요

마르고 체중이 늘지 않는 아이와는 정반대의 체질입니다. 최근 아이들의 비만이 문제가 되고 있습니다. 소아 비만은 성인까지 이어지기 쉬워 어릴 때의 비만 관리가 중요합니다. 지금 우리 아이는 마른 체형이라 관련이 없어 보일 수 있지만, 혹시 나중에 체중이 늘고 살이 잘 찌는 체질이 될지도 모릅니다. 비만을 예방하는 관리는 어린 아기 시기부터 시작돼야 합니다.

지방세포의 숫자, 어릴 때 많아져요

어른은 살이 찌면 지방세포의 크기가 늘어납니다. 반면에 아이는 살이 찌면 지방세포의 숫자가 많아집니다. 그럼 어른이 되어서 살이 쉽게 찌는 체질이 되고 비만으로 이어질 수 있습니다. 살이 쉽게 찌는 체질은 어릴 때 만들어지고 어른이 되어서는 바꾸기 어렵습니다. 소아 시기의 비만 관리가 더 중요한 이유입니다.

만 2세 이전, 지방 섭취가 충분해야 해요

지방은 어린 아기의 두뇌 발달에 꼭 필요한 영양소입니다. 그래서 만 2세 이전에는 지방 섭취가 충분해야 합니다. 한데 이 시기의 지방 섭취는 비만에도 영향을 줍니다. 지방을 많이 섭취해서가 아니라, 적게 섭취하면 나중에 비만이 될 수 있습니다.

연구 결과에 따르면 어린 아기의 식생활에서 지방 섭취가 부족하면, 만 4~7세 시기에 지방세포의 숫자가 더 늘어날 수 있습니다. 아기에게 지방 섭취가 부족하면 몸에 지방을 모으려는 경향이 생기기 때문입니다. 쉽게 말해 살이 잘 찌는 체질이 되는 거죠. 모유 수유를 한 아이들은 모유에 충분히 포함된 지방의 도움으로 나중에 지방세포가 많이 늘지 않고 비만의 위험도가 줄어듭니다.

그래서 어린 아기의 이유식과 유아식에는 지방이 충분하도록 식단을 구성하면 좋습니다. 달걀 노른자, 등 푸른 생선, 연어, 아보카도, 올리브유, 참기름, 지방이 적절히 포함된 고기를 조금 더 챙겨주세요. 단, 너무 많이 먹이면 전체 칼로리가 높아져 오히려 지방세포가 더 늘어납니다.

만 3세 이전, 억지로 먹이지 마세요

아기는 배가 부르면 더 이상 먹지 않습니다. 14장에서 살펴봤었죠? 어린 아기는 뱃구레의 크기만큼 먹습니다. 이 시기는 생리적인 욕구가 더 우선합니다. 아이가 크면서 만 3세가 지나면 이제 배가 불러도 더 먹을 수 있습니다. 뱃구레가 차츰 커지고 더 좋아하는 음식이 생기며 독립성 또한 자라나, 식욕이 생리적인 욕구를 넘어서기도 합니다.

이러한 변화에는 부모님에 의한 외부적 통제가 영향을 줍니다. 아이가 배가 불러 먹지 않고 남기려 할 때, 부모님은 아이에게 남기지 말고 먹어야 한다고 훈육하거나 억지로 먹여주는 경우가 많습니다. 부모님의 마음은 아이의 건강과 성장을 위해 더 챙겨 먹이고 싶지만, 아이는 원래 가지고 있던 식욕 조절 능력을 잃어버릴 수 있습니다. 생리적인 욕구보다 부모님의 통제와 같은 외부 신호를 더 우선하기 때문이죠. 배가 부르면 그만 먹는 게 아니라 배가 불러도 더 먹게 됩니다. 그럼 불필요한 체중이 늘고 비만이 될 수 있습니다.

안 먹는 아이를 억지로 먹이지 말아야 하는 또 다른 이유입니다. 지금 마르고 안 먹는 체형의 아이도 크면서 소화력이 발달하면 비만이 될 수 있습니다. 아이의 눈높이에 맞춰서 아이가 먹을 수 있는 만큼만 주세요. 식생활과 성장은 길게 보면서 관리해야 합니다.

만 4~7세, 지방세포가 많아지는 시기

첫 번째 급성장기가 막 끝난 만 4~7세 시기는 지방세포의 숫자가 늘기 쉽습니다. 위로 가는 키 성장이 줄고 옆으로 느는 체중이 증가하기 쉬운 시기예요. 이때를 '아디포시티 리바운드(adiposity rebound)'라고 부릅니다. 보통 유치원과 초등학교 저학년 시기입니다. 이전까지는 마른 체형이었던 아이가 이제부터는 살이 붙고 조금씩 통통한 체형이 될 수 있습니다. 아디포시티 리바운드가 빨리 시작되거나 이 시기에 지방세포의 숫자가 너무 많이 늘면, 비만으로 이어질 수 있습니다.

또 하나 중요한 특징이 있습니다. 이 시기의 아이들은 살찌는 음식을 좋아하기 시작합니다. 고기 반찬을 이전보다 잘 먹고, 군것질을 많이 하며, 기름진 음식을 좋아합니다. 그래서 아이의 식생활을 잘 관리해야 합니다. 특히, 지방 섭취가 많지 않아야 합니다. 만 2세 이전과 반대죠? 어린 아기는 좋은 지방 섭취가 충분해야 합니다. 만 4~7세는 나쁜 지방 섭취를 줄여야 합니다. 아이들이 좋아하는 군것질, 패스트푸드, 기름진 음식에는 나쁜 지방이 많습니다. 살을 찌우고 건강에 좋지 않은 영향을 줍니다.

그럼 여기서 도움이 되는 몇 가지 식생활 관리 방법을 정리해보겠습니다. 꼭 비만이 아니더라도 모든 아이들의 체형과 건강, 면역력에 도움이 되는 방법입니다.

- 돼지고기는 삼겹살보다 목살로, 소고기는 마블링이 많지 않은 부위로 주세요.
- 고기 반찬을 먹을 때는 상추쌈 3개를 꼭 챙겨 먹기, 잊지 마세요.
- 소고기, 돼지고기와 같은 붉은 고기는 조금 줄이고, 닭고기, 생선, 두부를 늘려주세요.
- 우유는 저지방으로 챙겨주세요. 일반 우유가 좋은 아이도 있어요. 496페이지를 참고하세요.
- 밥에는 잡곡을 충분히 넣어주세요.
- 간식은 기름진 음식보다 제철 과일로 챙겨주세요.
- 과당이 첨가된 달달한 음료수를 줄여주세요.

여기에 한 가지 더, 규칙적인 운동을 하게 해주세요. 밖에서 실컷 뛰어놀면서 칼로리를 소모하고 근육량을 키워야 합니다. 근육이 많아져 기초대사량이 증가하면 체중 관리에 도움이 됩니다. 최근에는 규칙적인 운동이 학습과 집중력에 도움이 된다는 연구 결과도 발표되었습니다. 운동이 건강에 주는 장점은 너무나 많습니다. 학원 스케줄이 많아 바쁘더라도 뛰어노는 시간은 꼭 챙겨주면 좋습니다.

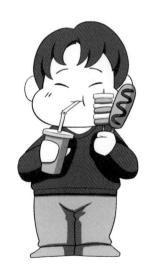

비만은 왜 안 좋은가요?

눈에 보이는 체형만이 아니라 실제 아이의 건강에 안 좋은 영향을 줍니다. 고혈압, 고지혈증, 당뇨병, 지방간, 심혈관계 질환의 위험이 커지거든요. 현대인에게 생기는 많은 질환이 비만에서 출발합니다.

먼 미래에 생기는 질환들뿐만이 아니라, 지금 아이의 면역력에도 비만은 안 좋은 영향을 끼칩니다. 최근 연구에 따르면 살이 찌는 고지방, 고칼로리의 서구형 식사는 아이의 몸에 세균 감염과 유사한 염증 반응을 일으킵니다. 잔병치레, 비염, 아토피에 모두 영향을 줍니다. 지금 우리 아이의 건강과 면역력을 위해서 건강한 식생활 관리가 필요합니다.

비만이 성조숙증을 일으키나요?

비만인 아이 중에는 키 성장 속도와 사춘기가 빠른 경우가 있습니다. 초등학교 초반에는 또래보다 크지만 키 성장이 빨리 끝나 나중에는 비슷해집니다. 지방세포에서 분비된 호르몬이 사춘기 시작과 진행에 영향을 줄 수 있습니다. 남자아이보다 여자아이에게 영향이 더 큽니다. 그래서 체중이 많이 나가는 비만이면서 키 성장이 함께 걱정되는 아이는 체중 관리가 필요할 수 있습니다. 성조숙증은 조금 뒤에 더 자세히 살펴보겠습니다.

지금 비만인 아이, 어떻게 관리해야 하나요?

아이의 비만 관리는 어른과 다릅니다. 어른처럼 강한 비만 관리는 성장에 영향을 줄 수 있어 주의해야 합니다. 체중을 줄이기보다 유지한다는 생각으로 관리하세요. 실제로 아이는 어른처럼 배고픔을 참거나 강도 높은 운동을 하기 어렵습니다. 안 하던 신체 활동을 갑자기 늘리면 식욕이 늘어 밥을 평소보다 더 많이 먹기도 합니다. 포인트는 건강한 식생활입니다. 체중이 많이 나가는 아이의 식생활을 꼼꼼히 살펴보면 개선할 부분들이 분명 눈에 띕니다. 하나씩 차근차근 바꿔보세요. 거부감이 적도록 서서히 변화를 주면 좋습니다. 3~4개월 간격으로 몸의 변화를 확인하며 아이에게 동기를 부여해주세요. 부모님도 함께 건강한 식생활을 하도록 노력해야 합니다.

한약 치료 역시 강하게 진행하지 않습니다. 어른의 다이어트에는 식욕을 줄이고 대사율을 높이는 한약 처방을 하는데, 아이는 성장에 영향을 줄 수 있어 보통 식욕을 줄이는 방향으로는 진행하지 않습니다. 식생활과 운동 관리를 병행하면서, 순환을 원활하게 만들고 소화력의 부담을 줄이며 장기간의 흐름으로 관리합니다.

체중이 많이 나가는 아이에게 도움이 되는 음식

체지방이 많아 비만이 걱정되는 아이는 순환이 조금 약해지는 경우가 많습니다. 물(水)이 부족해서 순환이 약해지는 마른 체형과는 다르게, 통통한 체형은 물(水)이 너무 많아서 순환이 약해집니다. 한의학에서는 '습담(濕痰)이 정체된다'고 표현합니다. 콧물이 줄줄 흐르고, 걸걸한 가래 기침을 하고, 설사를 자주 하고, 피부에는 물사마귀나 고름이 차 있는 트러블이 자주 생깁니다. 모두 통통한 체형의 아이에게 잘 나타나는 모습입니다. 따라서 체중이 많이 나가는 아이에게도 원활한 순환 관리는 중요합니다.

이러한 체질의 아이에게는 무, 율무, 양배추, 귤피, 도라지를 사용해보세요. 모두 기혈 순환을 원활하게 돕는 작용이 뛰어납니다. 특히, 저는 율무를 아이들에게 많이 추천합니다. 율무는 정체된 기혈 순환을 원활하게 만들고, 넘치는 물(水)을 몸의 바깥으로 배출해줘, 습담으로 혼탁해진 몸을 맑게 만들어줍니다. 율무쌀을 밥에 넣거나, 율무 뻥튀기를 간식으로 주고, 율무가루를 우유에 타서 챙겨주세요.

또 한 가지 팁, 저녁 식사를 먹기 전에 우유나 오이, 토마토와 같은 음식을 미리 챙겨주는 것도 좋습니다. 칼로리가 적은 음식으로 배를 먼저 채워주는 거죠. 아이들은 어른처럼 배가 고프게 다이어트를 하기는 어렵기 때문에, 칼로리가 낮은 다른 음식으로 먼저 배를 채워주면 좋습니다. 우유 500ml나 오이 1개 또는 토마토 2개를 식사 30분 전에 먼저 줘보세요. 저지방보다는 일반 우유가 포만감이 더 좋습니다. 그다음에 저녁 식사의 양을 살펴봐야 합니다. 저녁 식사량이 조금 줄어들었다면 체중 관리에 이 방법이 도움이 될 수 있습니다. 만약 저녁을 평소처럼 똑같이 먹는다면 굳이 식사 전에 우유나 다른 음식을 먹일 필요는 없습니다.

---

8 | 아이의 사춘기, 이렇게 진행돼요

아이의 사춘기가 진행되는 과정을 차근차근 정리해보겠습니다.

부모님의 사춘기는 어땠나요?

진료실에서 부모님들과 이야기를 나눠보면, 어릴 때 분명 사춘기를 경험했지만 그 과정을 정확히 기억하지 못하는 것 같습니다. 자신의 사춘기를 알아야 아이의 사춘기가 진행되는 과정을 짐작할 수 있고, 그래야 마지막 급성장기를 놓치지 않고 제대로 관리할 수 있습니다.

아마 부모님도 이 정도는 기억하고 계실 거예요. 엄마라면 초경을 언제 했는지, 초경을 하고 나서 키가 많이 컸는지, 아빠라면 고등학교 때까지 키가 계속 컸는지, 중학교 때 키가 그대로였는지 기억해보고, 아이의 성장을 관리하는 병원에 말씀해주세요. 우리 아이의 성장 관리에 참고할 수 있는 중요한 정보입니다.

여자아이의 사춘기

단계 1 **가슴이 나오기 시작해요**

사춘기 몸의 변화의 시작은 가슴 발육입니다. 빠르면 초등학교 3학년, 늦으면 6학년 정도에 가슴이 조금씩 나오기 시작합니다. 유두가 먼저 나오고 유방이 차츰 커집니다. 처음에는 뚜렷하지 않습니다. 잠깐 멍울이 잡혔다 없어지기도 합니다. 가슴 발육과 함께 머리에서 냄새가 나거나 사춘기의 성격 변화가 생길 수 있습니다.

단계 2 **몸의 변화가 진행돼요**

가슴이 조금씩 커지면서 차츰 다른 몸의 변화가 나타납니다. 음모가 조금씩 나면서 겨드랑이에도 털이 나기 시작합니다. 사춘기 초반기에 여드름이 나는 아이들도 있습니다. 사춘기 후반기에는 맑거나 흰색의 냉이 살짝 비칩니다. 냉이 나타나고 6개월에서 1년 후에 초경을 합니다.

단계 3 **초경을 해요**

여자아이의 사춘기는 가슴 발육으로 시작해서 초경까지 2~3년에 걸쳐 진행됩니다 보통 초등학교 6학년 전후에 초경을 합니다. 부모님 세대보다 빨라졌죠? 그래서 최근에는 성조숙증에 대한 걱정이 많아졌습니다. 이건 잠시 후에 알아보겠습니다.

사춘기와 함께 급성장기가 시작돼요

여자아이는 가슴 발육이 나타나면 곧 급성장기가 시작됩니다. 사춘기 전에는 1년에 4~6cm 정도 자랐다면, 급성장기에는 7~8cm가 자랍니다. 이렇게 급성장기가 2~3년 정도 진행돼서 사춘기 동안 15~25cm의 키가 큽니다.

초경을 하면 급성장기가 마무리되고, 이후 2~3년 동안 3~7cm 정도의 키가 더 자랍니다. 요즘 아이들은 보통 초등학교 6학년에 초경을 하고 중학생이 되면 키 성장이 차츰 멈추게 됩니다. 어른의 몸과 키로 완성되는 거죠.

아이의 성장 패턴마다 다를 수 있습니다. 초경을 하고 나서도 키가 많이 크는 아이가 있습니다. 급성장기에 확 크지 않고 조금씩 꾸준히 크는 아이도 있습니다. 부모님의 성장 패턴을 참고해보세요. 엄마가 초경 후에 중고등학교 시기까지 많이 컸다면 아이도 비슷할 수 있습니다.

사춘기가 끝나면 비만을 주의해야 합니다. 급성장기가 지나면 체지방량이 많이 늘어납니다. 위로 가는 성장 대신 옆으로 늘어나는 거죠. 더구나 중고등학교 시기에는 공부하느라 운동량이 줄어 살이 찌기 쉽습니다. 가능하면 규칙적인 운동을 하고, 살이 찌지 않는 건강한 식생활을 할 수 있도록 챙겨주세요.

남자아이의 사춘기

단계 1 **고환이 커지기 시작해요**

사춘기 몸의 변화는 고환이 커지면서 시작됩니다. 초등학교 6학년 정도에 고환이 먼저 커지고, 6개월이 지나면 음경이 커지면서 음모가 나기 시작합니다. 음모가 나기 전에는 명확한 변화를 확인하기 어려울 수 있습니다. 여자아이와 비교해 몸의 변화가 뚜렷하지 않거든요. 몸의 변화보다 짜증이 많아지는 사춘기 성격의 변화가 먼저 느껴질 수 있습니다.

단계 2 **몸의 변화가 진행돼요**

남자아이는 사춘기 초반에 여드름이 날 수 있습니다. 음모가 난 지 1년쯤 지난 중2 정도에 변성기가 시작되고, 겨드랑이에 털이 납니다. 중3이 되면 얼굴에도 차츰 수염이 납니다. 몸의 아래에서 위쪽으로 차츰 변화가 진행됩니다. 사춘기가 끝날 즈음에는 어른처럼 수염이 많아져 면도를 해야 하는 아이도 있습니다.

단계 3 **몽정을 해요**

몽정은 여자아이의 초경과 비슷합니다. 아이가 자면서 성적으로 흥분되는 꿈을 꾸고 자기도 모르게 정액이 나와 속옷에 묻습니다. 아이가 팬티를 숨기거나 혼자서 몰래 빨 수 있습니다. 보통 중학교 후반기에 몽정을 하고 사춘기 몸의 변화가 마무리됩니다.

남자아이는 급성장기가 늦어요

남자아이는 음모가 나기 시작하고 1년 후에 급성장기가 시작됩니다. 키가 갑자기 많이 크면서 사춘기를 인지하기도 합니다. 1년에 9~10cm씩 2~3년 정도 급성장기가 진행돼서 사춘기 시기 동안 25~30cm가 자랍니다. 몽정을 하고 나서 6개월 정도 후에 급성장기가 끝납니다.

남자아이의 급성장기는 보통 중학생 시기입니다. 고등학생이 되어서야 많이 크고 따라잡는 아이도 있습니다. 여자아이보다 급성장기가 많이 늦죠? 초등학교 6학년 시기에는 여자아이들이 남자아이보다 키가 큰 경우가 많지만, 중학생이 되면 남자아이들이 훌쩍 자라 여자아이보다 키가 더 커집니다.

사춘기 초반에는 키가 훌쩍 자라고 체지방이 줄면서 이전보다 말라 보이는 남자아이가 많습니다. 사춘기 후반 급성장기가 끝나면 근육량이 늘어나고 어깨가 벌어지면서 체형이 변합니다. 요즘에는 사춘기 내내 체지방이 증가하고 비만으로 진행되는 아이들도 많기 때문에 식생활 관리를 주의해야 합니다.

때로 남자아이 중에는 사춘기 초기에 여자아이처럼 가슴이 살짝 나오는 경우가 있습니다. 사춘기 과정에서 호르몬 분비의 변화로 나타나고, 보통 사춘기가 진행되면서 1~2년 사이에 없어집니다. 전체 남자아이의 절반이 이러한 몸의 변화를 경험합니다. 체중이 많이 나가는 아이들에게 더 잘 나타나는 경향이 있습니다.

아이의 사춘기는 자연스러운 변화입니다

최근 들어 사춘기 변화를 부정적으로 생각하는 경향이 조금 생겼습니다. 아이들의 사춘기 시작이 이전보다 빨라지면서 성조숙증에 대한 걱정이 많아졌고, 사춘기 몸의 변화를 걱정해야 할 신호로 여기는 경우들이 종종 있는 것 같습니다.

사춘기는 질환이 아닙니다. 나쁜 변화도 아닙니다. 아이가 어른이 되면서 겪는 자연스러운 몸과 마음의 변화입니다. 이제 더 이상 어린 아이가 아니라는 사실이 아쉽긴 하지만, 아이가 사춘기 시기의 변화를 힘들지 않게 잘 받아들이도록, 급성장기 기간 동안 키가 잘 크도록 최선의 관리를 해줘야 합니다. 다음의 세 가지 포인트를 꼭 기억해두세요.

포인트 1 **사춘기 시작이 빨라졌어요**

부모님 세대와 비교해 사춘기 시작이 1~2년은 빨라졌습니다. 아이의 사춘기가 빨리 시작된다고 해서 너무 놀라지 마세요. 반대로 부모님 기준으로 여유 있게 생각하면 이미 아이의 사춘기가 상당히 진행된 상태일지도 모릅니다. 아이의 사춘기는 빨라진 기준으로 준비하고 관리해야 합니다.

포인트 2 **사춘기 전에 약한 체질을 관리해두세요**

사춘기 급성장기가 시작되기 전에 아이의 약한 체질을 보강하고 만성질환을 치료해둬야 합니다. 사춘기 시기에도 여전히 소화력이 약하거나 만성 비염이 지속되면 아이의 몸은 키 성장에 집중하기 어렵습니다. 한의원에서도 성장 치료를 받는 아이에게 다른 질환이 있으면 역시 강한 보약을 쓰기 조심스럽습니다.

꼭 키 성장만이 아니더라도 어른의 몸과 건강으로 완성되기 전에 약한 체질과 만성질환을 관리해두는 게 좋습니다. 면역력과 건강 상태가 완성되면 바로잡기가 더 어렵습니다. 어릴 때 관리할수록, 틀어진 건강과 체질을 잡아주기 더 수월합니다.

포인트 3 **사춘기가 시작되면 집중 관리를 합니다**

사춘기가 시작되면 남아 있는 2~3년의 급성장기 동안 키가 잘 크도록 최선의 관리를 해줘야 합니다. 키가 많이 크는 시기지만 한편으로 이제 키가 클 시간이 얼마 남아 있지 않다는 걸 의미합니다. 아이의 체질에 잘 맞으면 녹용과 같은 강한 보약 처방을 하게 되고, 한약을 복용하는 간격도 4~6개월 정도로 이전보다 짧아집니다.

9 | 성조숙증, 빠른 사춘기를 준비하세요

사춘기가 너무 빨리 시작되는 성조숙증, 어떻게 준비해야 할까요?

성조숙증이 뭔가요?

성조숙증은 사춘기 몸의 변화가 너무 빨리 시작되는 상태를 말합니다. 여자아이는 만 8세가 되는 초등학교 2학년 생일, 남자아이는 만 9세가 되는 초등학교 3학년 생일 이전에 사춘기 변화가 시작되면 성조숙증입니다. 사춘기가 너무 빨리 시작되면 성인이 됐을 때의 최종 키가 작아지고, 친구들보다 빠른 몸의 변화 때문에 마음의 적응이 힘들 수 있습니다.

그래서 여자아이가 초등학교 2학년 이전에 가슴이 나오거나, 남자아이가 초등학교 3학년 이전에 음모가 생기면 병원에 가봐야 합니다. 먼저 소아과에서 진료를 받아보세요. 의사 선생님이 필요하면 대학병원 진료를 권유할 거예요. 대학병원에서는 혈액검사로 성호르몬 상태를, 엑스레이로 성장판 상태를 확인합니다.

요즘 아이들은 부모님 세대보다 사춘기 시작이 많이 빨라졌습니다. 아마 부모님 세대는 초경을 중1 즈음에 했을 텐데, 요즘 아이들은 초등학교 5~6학년 시기에 합니다. 20~30년 사이의 변화치고는 꽤 많이 앞당겨졌죠? 실제로 성조숙증을 진단받아 치료를 받는 아이들이 많이 늘었습니다. 성조숙증이 있는 아이는 사춘기 진행을 늦추는 호르몬 주사를 주기적으로 맞으며 관리합니다. 한의원에서도 빠른 사춘기와 성조숙증을 대비해서 아이의 건강과 성장을 관리합니다.

사춘기가 왜 이렇게 빨라졌을까요?

아마도 아이들의 영양 상태가 이전보다 월등히 좋아지면서, 성장 발육이 함께 빨라지지 않았나 싶습니다. 어릴 때부터 잘 먹으면서 더 잘 크고 일찍 어른이 되는 거죠. 혹시 안 먹는 아이의 부모님은 공감이 안 될 수도 있지만, 안 먹는 아이들도 과거 세대와 비교하면 영양 상태가 꽤 좋아졌습니다. 환경호르몬의 노출과 마음의 스트레스도 사춘기의 이른 시작에 영향을 준다는 전문가 의견이 있습니다.

우리 아이만 빠른 건 아니에요

우리 아이의 사춘기만 빨라지진 않았습니다. 모든 아이들의 사춘기가 빨라졌습니다. 그래서 성조숙증의 기준을 앞당겨야 한다는 전문가 의견이 많습니다. 사춘기의 추세는 빠르게 바뀌는데, 예전의 기준을 그대로 사용할 수는 없으니까요.

다른 질환들과는 다릅니다. 예를 들어, 알레르기성 비염이 이전보다 늘었다고 해서 불편한 비염이 있는 상태를 정상으로 보도록 기준을 바꾸지는 않습니다. 반면에 사춘기는 조금 빨리 시작된다고 해서 비염처럼 건강에 불편한 증상이 생기진 않습니다. 빠른 사춘기로 생기는 문제는 상대적입니다. 모두 빨라졌다면 바라보는 시선과 기준도 바뀌어야겠죠.

사춘기는 빠르지만 키는 더 크고 있어요

사춘기의 시작이 빠르면 키가 작아지지 않을까 걱정이 됩니다. 하지만 우려와는 다르게 우리나라 아이들의 최종 성인 키는 이전보다 더 증가했습니다. 2007년 20세 남자의 평균 키는 173.3cm, 여자는 160.7cm이었는데, 2017년에는 남자 174.5cm, 여자 161.1cm로 조금 더 커졌습니다. 그사이 평균 초경 연령은 2006년 만 12세에서 2015년 만 11.7세로 3개월 정도 빨라졌습니다. 쉽게 말해 요즘 아이들은 일찍 크고 더 많이 자랍니다.

사춘기가 빠른 아이, 비정상인가요?

이러한 변화를 이해하고 사춘기와 성조숙증을 관리해야 합니다. 사춘기가 조금 빨리 시작되는 아이에게 문제가 있는 건 아닙니다. 부모님이 아닌 요즘 아이들의 기준으로 봐야 합니다. 조금 빨라도 우리 아이는 정상입니다. 바로 이 생각이 중요합니다. 정상이라면 치료가 필요하지 않습니다.

빠른 사춘기에 대한 과도한 걱정은 아이에게 사춘기에 관해서 부정적인 인식을 심어줄 수 있습니다. 또래보다 사춘기가 조금 빨리 시작되면, 아이는 자신의 몸에 문제가 있고 다른 아이들과 다르다고 생각하면서 자존감이 떨어질 수 있습니다. 성조숙증 또는 빠른 성장 패턴의 흐름에 대한 준비가 필요하지만, 이 과정에서 가능하면 아이의 마음에 부담과 상처를 주지 말아야 합니다. 그러려면 부모님이 먼저 아이의 사춘기에 대해 이해하고, 마음의 준비를 해두셔야 합니다.

아이의 사춘기 변화를 준비하세요

아이가 자라는 시기별로 사춘기를 준비하는 방법을 정리해보겠습니다.

시기 1 만 4세 미만, 쑥쑥 잘 크면 좋아요

아이의 키와 체중이 너무 잘 커서 혹시 성조숙증이 아닌지 신경이 쓰이는 경우가 있습니다. 이 시기의 성장은 사춘기와 관련이 없고, 벌써 사춘기 시작을 예측하기는 어렵습니다. 만약 아이가 빨리 크는 성장 패턴으로 보인다면, 앞으로 몇 가지 준비가 필요할 수 있습니다. 일단, 지금 아이가 잘 크고 있다면 더 쑥쑥 잘 크도록 관리해주면 됩니다.

시기 2 만 5~8세, 체중을 신경 써 관리해주세요

체중이 많이 나가는 아이는 사춘기 시작이 조금 빨라질 수 있습니다. 특히, 여자아이가 남자아이보다 체중의 영향을 더 많이 받습니다. 정확한 기전은 모르지만, 지방세포에서 분비되는 호르몬이 사춘기 시작에 영향을 주는 것으로 생각합니다. 그래서 체중에서 체지방의 비율이 많지 않도록 관리를 해주면 좋습니다.

급성장기가 끝나면 체지방이 많이 늘어나는 시기입니다. 만 4세까지 다른 아이보다 키가 잘 컸던 아이는 만 5~6세 시기에 체중이 늘지 않도록 주의해야 합니다. 만 5~6세 시기에 키가 많이 커서 따라잡은 아이는 만 7~8세 시기에 체중을 신경 써서 관리해야 합니다. 이미 체중이 많이 나가고 통통한 체형의 아이는 과도한 다이어트보다는 체중을 유지한다는 생각으로 건강하게 식생활을 관리해주세요.

시기 3 만 6~9세, 사춘기 시작을 주의 깊게 보세요

이제는 사춘기가 시작되는 신호를 자주 확인해야 합니다. 특히, 성장 패턴이 빠른 아이는 더 주의 깊게 살펴보세요. 여자아이는 만 6세가 지나면 목욕을 하면서 가슴에 멍울이 잡히는지 종종 손으로 만져 확인해보세요. 변화가 생기기 전의 가슴 상태에 먼저 익숙해져야, 멍울이 생겼을 때의 느낌을 바로 알아챌 수 있습니다. 남자아이는 만 7세가 지나면 고환의 크기를 한 번씩 재보세요. 고환은 가슴처럼 멍울이 잡히진 않고, 정확한 크기를 재기가 조금 어렵긴 합니다. 피부를 살짝 당겨서 메추리알 정도의 크기로 잡히는 고환의 길이를 자로 재보세요.

키의 변화도 3개월에 한 번씩 확인하면 좋습니다. 여자아이는 초등학교 1~2학년, 남자아이는 초등학교 2~3학년을 주의 깊게 살펴봐야 합니다. 사춘기가 시작되기 전 1~2년 동안은 키가 가장 덜 자라는 시기라서, 사춘기 급성장기에는 이전보다 갑자기 많이 자라는 키의 변화가 먼저 눈에 띌 수 있습니다. 여자아이는 가슴 변화와 함께 급성장기가 동시에 시작됩니다. 남자아이는 바로 급성장기가 시작되진 않지만, 고환의 변화를 정확히 판단하기 어려워 급성장기로 사춘기 변화를 인지할 수 있습니다. 이렇게 키가 갑자기 많이 크는 흐름이 보인다면, 가슴과 고환 상태를 다시 한번 확인해보고, 병원 진료를 받아보면 좋습니다.

이 시기에는 병원 진료를 주기적으로 받으면서 사춘기로의 진행을 확인하는 아이들도 있습니다. 모든 아이에게 필요한 검사는 아닙니다. 키가 많이 작을까 봐 걱정이 되거나, 빨리 크는 성장 패턴의 아이들에게 도움이 될 수 있습니다. 병원에서 자세한 이야기를 나눠보고 관리 방향을 잡아보세요.

사춘기가 시작될 즈음에는 머리 냄새가 이전보다 많이 날 수 있습니다. 하지만 머리 냄새만으로 사춘기 시작과 성조숙증을 판단하지는 않습니다. 초등학교 1~2학년 시기에는 아이들의 신체 활동이 많이 늘어나고, 이전처럼 자주 곁에서 땀을 닦아줄 수 없는 데다가, 아이의 머리와 부모님의 코 사이의 거리가 점점 가까워지면서 이전보다 머리에서 냄새가 조금 더 날 수 있습니다. 그래도 유독 머리 냄새가 더 난다고 느껴진다면, 여자아이는 가슴, 남자아이는 고환의 상태를 확인해보세요. 그리고 최근 아이의 키가 많이 크고 있는지도 같이 확인해보시고요. 판단이 어려우면 병원에서 진찰을 받아보시면 좋습니다. 지금 바로 사춘기가 시작되는 신호가 보이지 않더라도, 앞으로 조금 더 주의 깊게 몸의 변화를 관찰하시길 바랍니다.

시기 4 만 8~10세, 사춘기가 시작돼도 괜찮아요

여자아이는 만 8세의 초등학교 2학년 생일, 남자아이는 만 9세의 초등학교 3학년 생일이 지날 때까지 사춘기 몸의 변화가 시작되지 않으면, 엄밀한 의미에서 성조숙증은 아닙니다. 하지만 앞으로 1년은 더 주의 깊게 살펴보는 게 좋습니다. 특히, 여자아이는 2학년 2학기에 사춘기가 시작되면 또래보다 많이 빠른 편이기 때문에 심적으로 적응이 안 될 수 있습니다. 여기에 키까지 걱정되는 아이라면 만 8세가 지났더라도 성조숙증 치료를 받는 경우가 있습니다. 병원에서 정확한 진찰을 받고 치료 방향을 결정해보세요.

혹시 성조숙증 치료를 시작하게 되었다면 아이의 마음을 꼭 챙겨주세요. 빠른 사춘기처럼 치료도 마음에 부담을 줄 수 있습니다. 내 몸에 이상이 있어서 치료를 받는 거라고 생각할 수 있거든요. 몸에 문제가 있는 게 아니라, 너무 빠르면 키가 작을지도 몰라서 나중에 고민이 될 수 있으니까, 너무 늦지 않도록 지금 치료를 하는 거라고 차근차근 설명해주세요.

여자아이는 만 9세의 초등학교 3학년 생일, 남자아이는 만 10세의 초등학교 4학년 생일이 지나면, 이제는 정말 자연스럽게 사춘기가 시작돼도 괜찮은 시기입니다. 물론 키가 너무 작아서 더 늦은 나이까지 성조숙증 치료가 필요한 아이도 있습니다. 병원에서 별다른 치료가 필요하지 않다고 들었거나 호르몬 치료를 할 계획이 없는 아이라면, 사춘기가 시작돼도 문제가 되지 않습니다. 이제부터는 사춘기를 늦추기보다 급성장기 동안 최대한 키가 잘 크도록 관리해줘야 합니다.

콩, 두부, 우유, 닭고기가 성조숙증을 유발하나요?

한때 콩이 성조숙증을 유발한다는 우려가 있었습니다. 하지만 현재까지 콩을 비롯한 특정 음식이 성조숙증을 일으킨다는 명확한 연구 결과는 없습니다. 콩에는 여성호르몬과 유사한 물질이 들어 있지만, 음식은 하나의 특정 성분만이 아니라 여러 성분들이 복합적으로 함께 작용을 합니다. 그래서 콩과 여성호르몬은 다릅니다. 아이가 평소에 적당히 먹는 콩 반찬, 두부, 두유, 된장국 정도는 크게 걱정하지 않으셔도 됩니다.

최근에는 우유와 닭고기에 대한 걱정도 생겼습니다. 앞에서 우유를 많이 마시면 키가 조금 더 클 수 있다고 했죠? 키가 더 잘 크고 성장에 영향을 준다면, 사춘기 시작도 조금 빨라질 수 있을 것 같습니다. 임신 중인 젖소의 우유에 포함된 성호르몬과 닭을 비롯한 동물들의 사육 환경도 걱정이 될 수 있습니다.

그렇다면 우유와 닭고기, 고기 반찬을 먹지 말아야 할까요? 그렇진 않습니다. 단백질 반찬을 충분히 먹어야 아이의 키가 쑥쑥 잘 자랄 수 있습니다. 키를 키우는 성장 효과는 양면성을 가질 수밖에 없습니다. 몸이 쑥쑥 잘 크면 더 빨리 어른이 되는 거죠. 요즘 아이들의 성장 추세이기도 합니다. 그래서 닭고기와 달걀, 여러 가지 육류 반찬을 피할 필요는 없습니다. 현실적으로 그러기도 어렵고요. 육류의 섭취가 지나치지 않도록, 또 가능하면 좋은 환경에서 자란 축산물을 선택하는 게 최선이지 않을까 싶습니다.

한의원에서도 성조숙증 치료를 하나요?

최근 한약 치료가 성조숙증에 도움이 된다는 연구 결과들이 많이 발표되었습니다. 한약 치료는 호르몬 치료와는 다릅니다. 성호르몬의 분비를 직접 억제하기보다 전체적인 몸의 성장 변화를 늦추는 방향으로 작용합니다. 아이의 체질에 따라 달라지는 몇 가지 접근 방향이 있습니다. 현재 중국에서는 양한방 병행 치료를 많이 하고, 실제로 도움이 된다는 연구 결과들도 꽤 많습니다. 하지만 우리나라에서는 의료 환경의 여건상 현실적으로 병행 치료는 어렵지 않나 싶습니다.

그래서 저는 성조숙증에 해당하는 아이에게는 호르몬 치료를 먼저 권유합니다. 한약 치료는 다음과 같은 경우에 도움이 될 수 있습니다.

- 만 6~7세 여자아이, 만 7~8세 남자아이가 보약을 복용하게 되면, 사춘기 변화가 너무 빨리 오지 않도록 도움을 주는 방향으로 한약 처방을 만듭니다.
- 만 7~8세 여자아이는 사춘기가 시작될 즈음에 가슴 멍울이 잡혔다가 다시 없어지는 변화가 6개월에서 1년 정도 지속될 수 있습니다. 아직 호르몬 변화가 뚜렷하지 않아 성조숙증 치료를 바로 시작하지 않을 수 있습니다. 그럼 이렇게 기다리는 동안 사춘기 시작을 늦추는 한약을 복용할 수 있습니다. 앞에서 언급한 연구들에 나온 성조숙증에 도움이 되는 한약 처방을 합니다.
- 호르몬 치료가 조심스러운 부모님은 한약 치료를 활용해서 성조숙증과 성장을 관리할 수 있습니다. 사춘기가 시작되기 전에는 몸의 변화를 늦추는 방향으로, 만 8~9세 이후에 사춘기가 시작되는 아이는, 사춘기를 늦추기보다 급성장기 동안 키가 더 잘 크도록 관리합니다.

10 | 키 성장에 도움이 되는 생활 관리

아이의 키 성장에 도움이 되는 생활 관리 방법을 알아보겠습니다.

키 성장, 길게 보면서 관리하세요

이 책을 읽는 부모님의 아이들은 앞으로 클 시간이 5년에서 10년 이상은 남아 있을 거라고 생각합니다. 앞으로 키가 클 시간이 충분하다는 얘기입니다. 이 시간 동안 꾸준한 관리가 중요합니다. 단기간에 키가 확 클 수 있는 마법 같은 방법은 없습니다. 1년에 0.5cm씩만 더 자란다는 목표로 관리해보세요. 평소에 아이가 먹는 음식을 신경 써서 챙겨주고, 규칙적인 운동을 하게 하고, 잠을 푹 자도록 수면 관리를 잘해줘야 합니다. 하나씩 구체적인 방법을 알아볼게요.

키가 잘 크게 하는 음식이 있나요?

잘 먹어야 키가 쑥쑥 잘 큽니다. 안 먹는 아이는 먼저 소화력을 키워줘야 합니다. 약한 소화력을 보강하면서, 아이의 밥상을 함께 신경 써서 구성해야 합니다. 앞에서 한 번씩 살펴봤던 내용들인데, 연령에 따른 관리 포인트를 다시 한번 정리해보겠습니다.

포인트 1 만 4세 이하, 단백질을 신경 써주세요

키가 쑥쑥 잘 크려면 단백질 섭취가 충분해야 합니다. 만 4세 이하의 급성장기, 특히 만 2세까지는 단백질 반찬을 조금 더 먹인다는 생각으로 식생활을 관리해주세요. 이 시기 아이들은 아직 고기를 어른처럼 많이 먹지는 못합니다. 씹기 힘들어 고기를 안 좋아하는 아이들이 많고, 잘 먹는 아이도 한 번에 많은 양을 먹지는 않습니다. 만 2세까지는 지방 섭취도 충분히 필요하기 때문에 지방이 어느 정도 포함된 부드러운 고기로 챙겨주면 좋습니다. 만 2세가 지나면 차츰 기름기가 적은 고기 부위로 바꿔주세요.

꼭 소고기가 아니어도 괜찮습니다. 부모님의 마음은 소고기를 챙겨주고 싶지만, 아이에게는 씹고 삼키기 힘든 고무 같은 음식일 수 있습니다. 부드러운 닭고기와 생선, 달걀, 두부 반찬으로 줘도 괜찮습니다. 고기는 힘들어도 생선이나 두부는 잘 먹는 아이들이 많습니다. 생선과 두부는 붉은 고기보다 면역력에 도움이 되는 장점도 있습니다.

포인트 2 우유는 얼마나 마셔야 할까요?

우유를 10년 이상 꾸준히 잘 챙겨주면 2~4cm 정도의 키가 더 클 수 있습니다. 단일 음식으로 이 정도 효과이면 꽤 괜찮습니다. 만 2~5세 아이는 200~300ml, 초등학생은 300~400ml, 사춘기 청소년은 500ml 이상 마시면 좋습니다.

만약 아이가 우유를 싫어하거나 우유를 마신 뒤 배가 아프다고 하고 설사를 하면 주지 않아도 괜찮습니다. 우유가 잘 소화되지 않아 그럴 수 있거든요. 초콜릿 첨가물이나 시리얼과 섞어주지 않아도 됩니다. 우유는 불편하지만 요거트와 치즈 같은 발효 유제품은 소화가 잘되는 아이들이 있습니다. 아이의 반응을 보고 발효 유제품으로 대체해주세요. 요거트는 단맛 첨가물이 적게 들어간 제품으로 주면 좋습니다.

한 가지 주의할 점이 있습니다. 우유가 키 성장에 도움이 되지만, 우유 섭취가 식사를 방해하면 안 됩니다. 아이의 뱃구레 크기는 정해져 있어서 우유 섭취가 너무 많으면 식사량이 줄어들 수 있습니다. 우유가 성장에 도움이 되더라도, 액체보다는 고체 음식을 충분히 먹어야 합니다. 우유에 대한 더 자세한 내용은 491페이지를 읽어보세요.

포인트 3 유치원과 초등학교 초반, 지방을 신경 써주세요

급성장기가 끝나고 살이 찌기 쉬운 시기입니다. 이제는 아이들이 고기 반찬과 살찌는 음식을 더 찾습니다. 아마 단백질 반찬이 부족하지는 않을 거예요. 오히려 지방 섭취가 많아질 수 있어 주의해야 합니다. 고기 반찬에는 단백질뿐만이 아니라 지방도 많습니다. 마블링이 가득한 소고기, 기름기가 많은 삼겹살은 너무 자주 먹으면 좋지 않습니다. 아이의 체형과 면역력 모두에 나쁜 영향을 줍니다.

아직 몸집이 작고 여전히 안 먹는 아이들도 있습니다. 아이가 고기 반찬을 찾지 않아서 고민이 되는 부모님도 많으실 거예요. 억지로 먹일 수는 없습니다. 고기가 아닌 다른 단백질 반찬을 골고루 챙겨주면 됩니다. 많은 양은 아니더라도 매끼 꾸준히 단백질 반찬을 일정량 섭취하는 게 중요합니다.

포인트 4 사춘기, 양질의 음식을 챙겨주세요

이 시기 아이들은 어릴 때처럼 식생활을 잘 챙겨주기가 어렵습니다. 공부하느라 바쁘기도 하고, 혼자서 이것저것 군것질을 잘하기 때문이죠. 아이들이 선호하는 음식은 보통 엠티 칼로리(empty calories)가 많습니다. 칼로리만 있고 영양분은 부족한 음식이죠. 이 시기에는 이러한 엠티 칼로리를 줄이는 게 중요합니다.

가능하면 양질의 음식을 먹도록 식생활을 관리해주세요. 단백질은 충분히 늘리고, 지방 섭취는 줄여야 합니다. 사춘기 급성장기가 진행되는 2~3년 동안에는 기름기가 적은 고기 반찬을 이전보다 한두 번 더 챙겨줘도 괜찮습니다. 우유를 자주 마시게 하고, 간식은 견과와 제철 과일로 챙겨주면 좋습니다.

칼로리 섭취가 절대 부족하진 않습니다. 양보다 질이 중요합니다. 달고 기름지고 바삭한 음식은 많이 먹지 않게 해주세요. 아이에게도 키가 클 수 있는 마지막 시기라고 설명해주면, 어느 정도 이해하고 식생활의 방향을 따라가는 것 같습니다.

운동이 키 성장에 도움이 될까요?

운동이 키 성장에 영향을 주는지는 정확히 알지 못합니다. 운동을 잘하는 아이들을 보면 체구가 커 보이는 느낌이 드는데, 운동을 해서 키가 큰 건지, 키가 커서 운동을 잘하는 건지 선후 관계를 알기 어렵습니다. 사실 외국에서는 우리만큼 키 성장에 관심이 많지 않아 관련 연구가 적습니다. 몇 가지 연구 결과를 살펴보면, 운동이 성장호르몬 분비를 촉진한다는 의견이 있지만, 농구나 체조 같은 운동이 실제로 키를 더 크게 하지는 않는다는 의견도 있습니다.

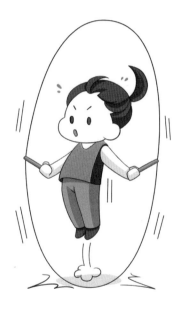

그렇다고 운동이 필요 없다는 의미는 아닙니다. 건강을 위해 운동은 꼭 필요합니다. 아이의 체형 발달에도 중요하고요. 운동을 통해 근육이 발달하고 체지방은 줄어들어 보기 좋은 체형을 만듭니다. 공부하는 시기에 체력과 스트레스 관리에도 도움이 된다는 건 두말할 나위가 없습니다.

그리고 키가 크기 위해 꼭 농구와 줄넘기를 하지 않아도 됩니다. 운동은 뭐든 아이가 좋아하는 종류로 일주일에 2~3회씩 꾸준히 하게 해주세요. 운동선수가 아니라면, 역도같이 무거운 중량을 드는 운동을 많이 하진 않을 텐데, 적당한 근력 운동도 키 성장을 방해하지 않고 도움이 될 수 있습니다. 따로 시간을 내기 어려우면 저녁 시간에 집 앞에서 줄넘기를 해도 됩니다. 10~15분이면, 숨이 찰 정도의 충분한 운동이 됩니다.

잠을 푹 자야 키가 잘 큽니다

키가 잘 크려면 잠을 푹 자야 합니다. 깊은 잠을 자는 첫 번째 수면 사이클 4시간 동안 수면을 방해받지 않고 푹 자야 성장호르몬이 많이 분비됩니다. 꼭 10시부터 2시까지의 시간대가 중요하진 않습니다. 12시에 자면 12시부터 3~4시까지 성장호르몬이 많이 나옵니다. 그래서 반드시 10시에 잠들어야 하는 건 아닙니다. 수면은 시간보다 질이 더 중요합니다. 잠을 푹 못 자고 자주 깨고 뒤척임이 심한 아이는 깊은 잠을 자지 못해 성장호르몬이 제대로 분비되지 못합니다. 이러한 아이들은 수면 관리가 필요합니다. 비염이나 코골이, 아토피와 같은 질환 치료가 필요한 경우도 있습니다. 수면 관리는 16장과 17장의 내용을 살펴보세요.

한약을 먹으면 키가 확 크나요?

최근 한약 치료가 아이의 키 성장에 도움이 된다는 연구 결과들이 발표되었습니다. 2021년과 2022년에 중국에서 발표된 연구들에 따르면, 6개월 동안의 한약 치료를 진행하고 나서 키가 2~3cm 정도 더 자라는 효과가 있었습니다. 최근 우리나라에서 유행하는 키 성장 보조식품도 한약재가 주원료입니다. 앞으로 더 많은 연구가 필요하겠지만, 키가 작은 아이들에게 한약 치료를 활용할 수 있을 것으로 기대합니다.

한약의 키 성장 효과는 성장호르몬 치료와는 다릅니다. 특정 한약 성분이 성장호르몬 분비를 촉진시키거나 뼈가 잘 자라도록 작용하지는 않습니다. 한약에 호르몬 성분이 들어 있는 건 아니니까요. 한약 치료는 전체적인 건강 상태를 개선한 결과로 아이의 키 성장을 돕습니다. 아이의 약한 체질이 건강해지면 키가 더 잘 클 수 있습니다. 잔병치레가 잦은 아이가 면역력이 건강해져 덜 아프고, 밥을 안 먹는 아이가 소화력이 튼튼해져 잘 먹으면 아이의 몸은 키 성장에 더욱 집중할 수 있습니다. 비염, 아토피와 같은 만성질환이 있는 경우도 마찬가지입니다.

그래서 한의원에서는 아이의 키를 키우는 특정한 한약을 처방하기보다 아이의 체질에 따라 도움이 되는 개별 처방을 만듭니다. 한의원의 성장 관리는 이렇게 생각하고 접근해보세요. 평소에는 약한 체질을 보강하고, 급성장기에는 집중 관리를 해주면 아이의 키 성장에 많은 도움이 됩니다.

집에서 간단히 만드는 성장차

한약재 몇 가지로 간단하게 만드는 성장차를 알려드릴게요. 최근 아이들이 많이 복용하는 키 성장 건강 기능 식품에 들어 있는 세 가지 한약재, 황기와 가시오가피, 속단을 활용해서 만듭니다. 황기는 앞에서 기력과 면역력을 보강하는 한약재로 소개했었습니다. 가시오가피와 속단은 뼈를 튼튼하게 만드는 대표적인 한약재입니다. 저는 여기에 기혈 순환을 원활하게 만드는 귤피를 하나 더 추가하고자 합니다.

① 오가피는 3g, 황기와 속단, 귤피는 2g씩 섞은 뒤 다시백에 넣어주세요.

② ①을 물 2~3ℓ에 넣고 30분 동안 팔팔 끓이세요.

③ ②를 냉장고에 보관한 뒤 수시로 아이가 물처럼 마시게 해주세요.

황기는 열(熱)이 많은 체질이거나 순환이 약한 체질의 아이에게는 잘 맞지 않을 수 있습니다. 한의원에서 정확한 진찰을 먼저 받아보시면 좋습니다.

참고문헌

전체

동의보감 / 허준 / 1610

동의보감 / 허준 / 대한형상의학회 / 2005

특강 동의보감 / 정행규 / 동의보감출판사 / 2005

한방소아청소년의학 / 전국한의과대학 소아과학교실 / 의성당 / 2020

소아약증직결 / 전을 / 1119

본초학 / 한의과대학 본초학 편찬위원회 / 영림사 / 2004

방제학- 개정증보판- / 한의과대학 방제학교수 / 영림사 / 2003

본초종신 / 오의락 / 1757

한방약리학 / 한방약리학 교재편찬위원회 / 신일북스 / 2015

한방식이요법학 / 김호철 / 경희대학교 출판국 / 2010

등중갑 방제학강의 / 덩종자 / 물고기숲 / 2019

Pediatrics in Chinese Medicine / Julie Mulin Qiao-Wong, et al. / People's Medical Publishing House / 2012

과학적 근거의 표준한약처방 / 한국한의학연구원 / 한국한의학연구원 / 2018

홍창의 소아과학 / 안효섭, 신희영 / 미래앤 / 2020

땀

Archiater JIA Liujin's experience in using Danggui Liuhang Tang (当归六黄汤) combined Muli San(牡蛎散) to treat children with sweating syndrome / HU Juying / J. Pediatrics of TCM / 2021

Clinical observation on 58 cases of Wendan Tang (温胆汤) combined with Yupingfeng San (玉屏风散) in the treatment of hidrosis syndrome in children with deficiency mingling with excess type / LIN Qingqing, WU Wenhua, ZHENG Jian / J. Pediatrics of TCM / 2020

Rules of syndrome differentiation and treatment of hidrosis syndrome in children / HONG
Caodong, ZHANG Meng, YIN Jia, MEN Jiuzhang, FENG Ming / J. Pediatrics of TCM / 2020

체질

The effect of herbal cuisine and diet therapy in the treating of children in sub-health state of
lung deficiency / DENG Yi / J. Pediatrics of TCM / 2018

The effect of herbal cuisine and diet therapy in the treating of children in sub-health state of
spleen deficiency / DENG Yi / J. Pediatrics of TCM / 2018

The effect of herbal cuisine and diet therapy in the treating of children in sub-health state of
kidney deficiency / DENG Yi / J. Pediatrics of TCM / 2018

The effect of herbal cuisine and diet therapy in the treating of children in sub-health state of
special sensitive constitution / DENG Yi / J. Pediatrics of TCM / 2018

Effect of herbal cuisine and diet therapy in the treating of children in sub-health state of
hyperactivity of liver / DENG Yi, SONG Yuanyuan / J. Pediatrics of TCM / 2018

Recuperative effect of dietary therapy and herbal cuisine on children in sub-health state of
timid disposition and tender constitution / DENG Yi, SONG Yuanyuan / J. Pediatrics of
TCM / 2018

Recuperative effect of dietary therapy and herbal cuisine on children in sub-health state of
yang disposition and heat constitution / DENG Yi, SONG Yuanyuan / J. Pediatrics of TCM
/ 2019

Recuperative effect of dietary therapy and herbal cuisine on children in sub-health state of yin
preponderance and deficiency constitution / DENG Yi, SONG Yuanyuan / 2019

열

Fever in infants and children: Pathophysiology and management / UpToDate

Fever in under 5s: assessment and initial management / National Institute for Health and Care
Excellence / 2021

High temperature (fever) in children / the National Health Service in England / 2020

How to take your baby's temperature / the National Health Service in England / 2020

Fever Without Fear: Information for Parents / American Academy of Pediatrics

Signs and Symptoms of Fever / American Academy of Pediatrics

Treating Your Child's Fever / American Academy of Pediatrics

Combined and alternating paracetamol and ibuprofen therapy fot febrile children / Cochrane
Database Syst Rev. / Tiffany Wong, et al. / 2013

The pathophysiological basis and consequences of fever / Crit Care. / Edward James Walter, et al. / 2016

Cellular responses to hyperthermia (40 – 46°C): Cell killing and molecular events / Int J Hyperthermia. /Joseph L Roti Roti / 2008

Temperature regulates NF-kB dynamics and function through timing of A20 transcription / Proc Natl Acad Sci U S A / C V Harper, et al. / 2018

Professor LI Xinmin's experience in using"dispersing and expelling wind-heat , simultaneous treatment of three yang meridians"to treat children with exogenous fever / J. Pediatrics of TCM / LYU Yang / 2020

Professor LI Naigeng's experience in the treatment of fever in children / J. Pediatrics of TCM / YUAN Yan, et al. / 2020

Clinical characteristics and advantages of traditional Chinese medicine in the treatment of febrile illness in children / YUAN Dan / J. Pediatrics of TCM /2022

열성경련

Clinical features and evaluation of febrile seizures / UpToDate

Treatment and prognosis of febrile seizures / UpToDate

Infantile spasms: Clinical features and diagnosis / UpToDate

Nonepileptic paroxysmal disorders in infancy / UpToDate

열성 경련에 대한 중의학 임상 연구 동향 – RCT를 중심으로 – / 대한한방소아과학회지 / 이보람, et al. / 2016

Professor JIA Liujin's experience in differential treatment of children with febrile syncope due to fright / WANG Panpan, et al. / 2020

Long-term prognosis after childhood convulsive status epilepticus: a prospective cohort study / Suresh S Pujar, et al. / 2017

편도

Tonsil Grading – Standardized Grading Of Tonsil Size / Pristyn Care

Sore throat (acute) in adults: antimicrobial prescribing / National Institute for Health and Care Excellence / 2018

Use paracetamol to relieve a sore throat rather than antibiotics / National Institute for Health and Care Excellence / 2018

Evaluation of sore throat in children / UpToDate

Tonsillectomy and/or adenoidectomy in children: Indications and contraindications / UpToDate

Does your child need a tonsillectomy? / Harvard Health Publishing / Claire McCarthy, MD /

2018

Association of Long-Term Risk of Respiratory, Allergic, and Infectious Diseases With Removal of Adenoids and Tonsils in Childhood / JAMA Otolaryngology-Head&Neck Surgery / Sean G. Byars, PhD, et al. / 2018

Traditional Chinese medicine in the treatment of children with tonsillitis in recent 5 years / J. Pediatrics of TCM / ZHANG Mei, et al. / 2021

Clinical observation on Ru'e Jiedu Tang (乳蛾解毒汤) in adjuvant treatment of 52 cases of acute tonsillitis in children with exuberance of pulmonary and gastric fire syndrome / J. Pediatrics of TCM / FENG Lian / 2020

Clinical observation on 30 cases of acute tonsillitis in children with wind-heat syndrome treated by modified Chaige Jieji Tang (柴葛解肌汤) as adjuvant therapy / J. Pediatrics of TCM / LIU Suyun / 2020

감기

The common cold in children: Clinical features and diagnosis / UpToDate

Clinical observation on 46 cases of recurrent upper respiratory tract infections in remission stage in children with qi asthenia in lung and spleen type treated by Fanggan San (防感散) combined with Kechuan Tie (咳喘贴) / WU Yiyin, QIU Genxiang / J. Pediatrics of TCM / 2021

Clinical observation on 64 cases of recurrent respiratory tract infection in children with deficiency of lung and spleen qi syndrome in remission stage treated by Yupingfeng Koufuye (玉屏风口服液) as adjuvant therapy / WANG Shang, CHEN Junhong, GONG Meiqiao , JI Jianwei / J. Pediatrics of TCM / 2020

Adjuvant Treatment with Yupingfeng Formula for Recurrent Respiratory Tract Infections in Children: A Meta-analysis of Randomized Controlled Trials / Tao Song, et al. / PHYTOTHERAPY RESEARCH / 2016

小儿反复呼吸道感染中医诊疗 指南 / 王力宁, et al. / J. Pediatrics of TCM / 2008

The common cold in children: Management and prevention / UpToDate

Clinical observation on 50 cases of acute upper respiratory tract infections in children with wind-heat complicated by phlegm syndrome treated by Qingre Zhike Huatan Fang (清热止咳化痰方) as adjuvant therapy / WANG Yongfeng / J. Pediatrics of TCM / 2021

Clinical observation on 46 cases of acute upper respiratory tract infection in children treated by Xiao'er Chiqiao Qingre Keli (小儿豉翘清热颗粒) as adjuvant therapy / YU Shanshan / J. Pediatrics of TCM / 2021

Clinical observation on 50 cases of upper respiratory with bacteria infections in children treated by modified Lugen Yinqiao Tang (芦根银翘汤) as adjuvant therapy / HE Chunfeng , LI Tingting / J. Pediatrics of TCM /2021

Clinical observation on 30 cases of common cold in children with wind-cold syndrome treated by oral administration of modified Chaihu Guizhi Tang (柴胡桂枝汤) combined with acupoint application / XU Chunyan / J. Pediatrics of TCM /2021

Clinical observation on 58 cases of Xiao'er Chaigui Tuire Keli (小儿柴桂退热颗粒) in adjuvant treatment of children with acute upper respiratory infection / LI Jie / J. Pediatrics of TCM / 2020

Compound Formulas of Traditional Chinese Medicine for the Common Cold: Systematic Review of Randomized, Placebo-controlled Trials / ALTERNATIVE THERAPIES / Guanhong Li, et al. / 2015

Randomized double-blind placebo-controlled trial of Jingfang Granules in treatment of common cold (wind-cold syndrome) / China Journal of Chinese Materia Medica / YANG Dao-wen, et al. / 2022

콧물

Acute bacterial rhinosinusitis in children: Clinical features and diagnosis / UpToDate

Sinusitis (sinus infection) / the National Health Service in England / 2021

The Difference Between Sinusitis and a Cold / American Academy of Pediatrics

Inflamed sinuses: It's best to watch and wait / Harvard Health publishing / 2019

Caring for Your Child's Cold or Flu / American Academy of Pediatrics

Children and Colds / American Academy of Pediatrics

What treatments are effective for common cold in adults and children? / BMJ / Mieke L van Driel, et al. / 2018

Colds, coughs and ear infections in children / the National Health Service in England / 2021

Saline irrigation for chronic rhinosinusitis (Review) / Chong LY, et al. / Cochrane Library

Common cold / the National Health Service in England / 2021

Acute oral toxicity of Insampaedok-san, a traditional herbal formula, in rats and its protective effects against ovalbumin-induced asthma via anti-inflammatory and antioxidant properties / BMC complement Altern Med / Yeji Kim, et al. / 2014

풍한형 및 풍열형 감모에 대한 소청룡탕의 효과 - 이중맹검, 위약대조군연구 / 박양춘 / 동의생리병리학회지 / 2005

기침

Clinical Methods: The History, Physical, and Laboratory Examinations. 3rd edition / Butterworths / Walker HK, Hall WD, Hurst JW, editors / 1990

Causes of chronic cough in children / UpToDate

Approach to chronic cough in children / UpToDate

Physiology and treatment of cough / Thorax / R W Fuller and D M Jackson / 1990

Childhood cough / BMJ / Malcolm Brodlie, et al. / 2012

Clinical observation on 28 cases of post-infectious cough in children with wind-phlegm syndrome treated by Gankening (感咳宁) / J. Pediatrics of TCM /TANG Li / 2022

Clinical observation on 40 cases of chronic cough in children with deficiency of lung and spleen qi syndrome adjuvantly treated by modified Shenling Baizhu San (参苓白术散) combined Yupingfeng San (玉屏风散) / J. Pediatrics of TCM GONG Jieqiu / 2022

Clinical observation on 41 cases of cough variant asthma in children with phlegm-heat obstructing lung syndrome adjuvantly treated by modified Maxing Shigan Tang (麻杏石甘汤) / J. Pediatrics of TCM / YAO Baihui, et al. / 2022

Clinical observation on 110 cases of children with chronic cough treated by acupoint application of Peishi Zhike Huatan Gao (裴氏止咳化痰膏) as adjuvant treatment / J. Pediatrics of TCM / LI Yamei, et al. / 2021

Curative Effects of Suhuang Zhike Capsule on Postinfectious Cough: A Meta-Analysis of Randomized Trials / Evidence-Based Complementary and Alternative Medicine / Pinpin Ding, et al. / 2016

Clinical Effects and Safety of Zhi Sou San for Cough: A Meta-Analysis of Randomized Trials / Evidence-Based Complementary and Alternative Medicine / Ningchang Cheng, et al. / 2017

Pediatric post-infectious cough treated by traditional Chinese medicine / J. Pediatrics of TCM / TANG Li and SHAO Zhengyang / 2019

Clinical observation on Jinmin Tang (金敏汤) in adjuvant treatment of 50 cases of cough variant asthma in children with wind-phlegm obstructing lung syndrome / J. Pediatrics of TCM / XUE Fei / 2020

Chinese Herbal Medicine for Postinfectious Cough: A Systematic Review of Randomized Controlled Trials / Evid Based Complement Alternat Med / Wei Liu, et al. / 2013

Clinical observation on 38 cases of upper airway cough syndrome symptom induced by chronic rhinosinusitis with exogenous cold in children treated by Lifei Zhike Tang (理肺止咳汤) as adjuvant therapy / J. Pediatrics of TCM / ZENG Desen, et al. / 2021

중이염

유소아 중이염 진료지침 / 대한이과학회 / 2014

Middle ear infections / American Academy of Pediatrics / 2013

The Diagnosis and Management of Acute Otitis Media / The Diagnosis and Management of Acute Otitis Media / 2013

Ear infections / the National Health Service in England / 2021

Otitis media (acute): antimicrobial prescribing / National Institute for Health and Care Excellence / 2022

Acute otitis media in children: Clinical manifestations and diagnosis / UpToDate

Acute otitis media in children: Treatment / UpToDate

Otitis media with effusion (serous otitis media) in children: Management / UpToDate

Chronic suppurative otitis media (CSOM): Clinical features and diagnosis / UpToDate

Otitis media with effusion (serous otitis media) in children: Clinical features and diagnosis / UpToDate

Professor WANG Xiafang's experience in diagnosis and treatment of obstinate pediatrics otopathy from holistic concept and qi activity theory / J. Pediatrics of TCM / WANG Shuxia and CHEN Weibin / 2021

Effects of Japanese herbal medicine, Juzen-taiho-to, in otitis-prone children _a preliminary study / Acta Oto-Laryngologica / YUMIKO MARUYAMA, et al. / 2009

Randomized controlled trial of juzen-taiho-to in children with recurrent acute otitis media / Auris Nasus Larynx / Makoto Ito, et al. / 2017

후두염

Croup / Medscape / Germaine L Defend, et al. / 2019

급성 후두염 및 기관염 / 서울대학교병원 의학정보

Croup: Clinical features, evaluation, and diagnosis/ UpToDate

Management of croup / UpToDate

후두개염

급성 후두개염 / 서울대학교병원 의학정보

Epiglottitis (supraglottitis): Clinical features and diagnosis / UpToDate

Epiglottitis (supraglottitis): Management / UpToDate

기관지염

유아기관지염 / 서울대학교병원 의학정보

Bronchiolitis in infants and children: Clinical features and diagnosis / UpToDate

Bronchiolitis in infants and children: Treatment, outcome, and prevention / UpToDate

Bronchiolitis in children: diagnosis and management / National Institute for Health and Care

Excellence / 2021

Clinical observation on 80 cases of infantile bronchiolitis with cold fluid invading lung syndrome treated by Hanchuan Zupa Keli (寒喘祖帕颗粒) as adjuvant therapy / J. Pediatrics of TCM / TANG Liming, et al. / 2020

Clinical observation on 32 cases of self-made modified Wenfei Tang (温肺汤) in adjuvant treatment of infantile bronchiolitis / J. Pediatrics of TCM / FANG Hao, ZHANG Cheng / 2019

폐렴

폐렴(소아) / 국가건강정보포털 의학정보

소아 폐렴 / 서울대학교병원 의학정보

Community-acquired pneumonia in children: Clinical features and diagnosis / UpToDate

Community-acquired pneumonia in children: Outpatient treatment / UpToDate

Pneumonia in Children / American Academy of Pediatrics / 2020

Clinical observation on 42 cases of refractory mycoplasma pneumoniae in children with toxic heat obstructing the lung syndrome treated by traditional Chinese combined with Western medicine / J. Pediatrics of TCM / GAO Li'na, et al. / 2022

Clinical observation on 52 cases of bronchopneumonia in children with accumulation of phlegm-heat in lung syndrome treated by Xiao'er Feire Kechuan Keli (小儿肺热咳喘颗粒) combined with budesonide / J. Pediatrics of TCM / YU Lijun / 2022

Clinical observation on 45 cases of mycoplasmal pneumoniae pneumonia in children with yin-deficiency resulting in lung-heat syndrome adjuvantly treated by modified Shashen Maidong Tang (沙参麦冬汤) / J. Pediatrics of TCM / CHEN Jingzhou, et al. / 2022

Clinical observation on 30 cases of mycoplasma pneumoniae in children treated by Lianhua Qingwen Keli (连花清瘟颗粒) as adjuvant therapy / J. Pediatrics of TCM / DING Wujun, et al. / 2022

Clinical observation on 59 cases of neonatal infectious pneumonia treated by Baikening Keli (百咳宁颗粒) as adjuvant therapy / YANG Ning, et al. / 2021

Clinical observation on 43 cases of children with mycoplasma pneumoniae infection concomitant cough treated by modified San'ao Tang (三拗汤) combined Erchen Tang (二陈汤) as adjuvant therapy / J. Pediatrics of TCM / CHEN Dan / 2021

Clinical observation on 126 cases of infantile pneumonia with dyspneic cough with syndrome of qi deficiency of lung and spleen treated by Shenzhu Jianpi Keli (参术健脾颗粒) / J. Pediatrics of TCM / HU Xiangyu, et al. / 2019

Chinese Medicinal Herbs for Childhood Pneumonia: A Systematic Review of Effectiveness and Safety / Evid Based Complement Alternat Med. / Qianchun Yang, et al. / 2013

천식

Asthma in children younger than 12 years: Initial evaluation and diagnosis / UpToDate

Natural history of asthma / UpToDate

Integrated traditional Chinese medicine for childhood asthma in Taiwan: a Nationwide cohort study / BMC Complement Altern Med. / Yu-Chiang Hung, et al. / 2014

Longitudinal Associations Between Respiratory Infections and Asthma in Young Children / Am J Epidemiol. / Alban Ramette, et al. / 2018

Clinical observation on 60 cases of asthma in children with deficiency of lung and spleen qi syndrome in remission stage adjuvantly treated by Jianpi Yifei Tang (健脾益肺汤) / J. Pediatrics of TCM / WANG Jinfan, et al. / 2022

Clinical observation on 84 cases of children with cough variant asthma in remission stage with deficiency of lung and spleen qi syndrome treated by Xiao'er Yiqi Pingchuan Keli (小儿益气平喘颗粒) / J. Pediatrics of TCM / QIU Yanyan, et al. / 2020

Clinical observation on 40 cases of asthma in children with deficiency of qi of spleen and kidney syndrome in remission stage treated by Bushen Pingchuan Fang (补肾平喘方) as adjuvant treatment / J. Pediatrics of TCM / ZHENG Bin, et al. / 2020

Effects of budesonide aerosol combined with Qingre Pingchuan Tang (清热平喘汤) on laboratory indexes of children with heat asthma syndrome / J. Pediatrics of TCM / WANG Yijie, et al. / 2020

Clinical application and mechanism of resolving phlegm method in the treatment of pediatric asthma / J. Pediatrics of TCM / YANG Yan, XUE Zheng / 2020

Clinical research progress of prevention and treatment of TCM for bronchial asthma in children / J. Pediatrics of TCM / ZHAO Ying, ZHU Huihua / 2019

수족구병

Hand, foot and mouth disease / the National Health Service in England / 2021

Hand, Foot & Mouth Disease: Parent FAQs / American Academy of Pediatrics / 2016

Hand, foot, and mouth disease and herpangina / UpToDate

Clinical observation on 50 cases of hand-foot-mouth disease in children with damp-heat of both lung and spleen syndrome treated by modified Ganlu Xiaodu Dan (甘露消毒丹) combined with Chushi Quzhen Fang (除湿祛疹方) / UpToDate / CHANG Yushuang / 2020

Clinical observation on 58 cases of herpetic angina in children treated by oral medication and external use of Chinese materia medica / J. Pediatrics of TCM / HE Jingxian / 2020

Clinical observation on 40 cases of ordinary hand-foot-mouth diseases in children treated by Siji Kangbingdu Heji (四季抗病毒合剂) / J. Pediatrics of TCM / LUO Shijie, et al. / 2020

구내염

Cold sores / the National Health Service in England / 2020

Herpetic gingivostomatitis in young children / UpToDate

Clinical manifestations and diagnosis of herpes simplex virus type 1 infection / UpToDate

Clinical observation on 43 cases of herpes stomatitis in children with accumulating heat of spleen and stomach type adjuvantly treated by modified Daohuo Tang (导火汤) / J. Pediatrics of TCM / DING Sheng, et al. / 2022

Clinical observation on 50 cases of recurrent oral ulcer in children with cold and heat complex syndrome adjuvantly treated by modified Gancao Xiexin Tang (甘草泻心汤) / J. Pediatrics of TCM / HU Xuzhi, et al. / 2022

Clinical observation on 50 cases of recurrent ulcerative stomatitis in children with latent fire in spleen and stomach type adjuvantly treated by modified Xiehuang San (泻黄散) / J. Pediatrics of TCM / CHEN Chunhui, et al. / 2022

장염

Gastroenteritis / the National Health Service in England / 2022

Acute viral gastroenteritis in children in resource-rich countries_ Clinical features and diagnosis / UpToDate

Acute viral gastroenteritis in children in resource-rich countries_ Management and prevention / UpToDate

Pathogenesis of acute diarrhea in children / UpToDate

Clinical observation on 40 cases of pediatric rotavirus-induced diarrhea with damp-heat due to spleen-asthenia syndrome treated by oral administration of Piweikang Keli (脾胃康颗粒) combined with Chinese materia medica fomentation as adjuvant therapy / J. Pediatrics of TCM / XU Jiahui, et al. / 2022

불환금정기산(不換金正氣散)의 효능(效能)에 관(關)한 실험적(實驗的) 연구(研究)/ 대한한방내과학회지 / 임성우 외 5인 / 1990

다래끼

Eyelid lesions / UpToDate

Stye / the National Health Service in England / 2021

Experience of comprehensive treatment for children with recurrent hordeolum by TCM external treatment / J. Pediatrics of TCM / WAN Mengting, et al. / 2021

경부 림프절염

Cervical lymphadenitis in children_ Etiology and clinical manifestations / UpToDate

Cervical lymphadenitis in children_ Diagnostic approach and initial management / UpToDate

---

비염

Chronic rhinosinusitis_ Clinical manifestations, pathophysiology, and diagnosis / UpToDate

Chronic rhinosinusitis_ Management / UpToDate

Complementary and alternative therapies for allergic rhinitis and conjunctivitis / UpToDate

Chinese herbal medicine for the treatment of allergic diseases / UpToDate

Efficacy of sodium cromoglicate eye drops combined with yupingfeng granules in the treatment of allergic conjunctivitis / Eye Sci. / Yu Chen / 2013

Treatment of seasonal allergic rhinitis An evidence-based focused 2017 guideline update / Ann Allergy Asthma Immunol / Mark S. Dykewicz, et al. / 2017

New Guidelines for Allergic Rhinitis Change Treatment / Medscape / Pam Harrison / 2017

Allergic rhinitis_ Clinical manifestations, epidemiology, and diagnosis / UpToDate

Chronic nonallergic rhinitis / UpToDate

Tonggyu-tang, a traditional Korean medicine, suppresses pro- inflammatory cytokine production through inhibition of MAPK and NF-kB activation in human mast cells and keratinocytes / MC Complementary and Alternative Medicine / Hyo In Kim, et al. / 2017

Clinical observation on 58 cases of chronic nasosinusitis in children with wind-heat invading lung syndrome treated by Xiaofeng Xuanqiao Tang (消风宣窍汤) combined with azithromycin dispersible tablets / J. Pediatrics of TCM / YE Jian / 2021

Clinical research progress of Chinese medicine in the treatment of children with allergic rhinitis / J. Pediatrics of TCM / YAN Shuiping / 2020

Clinical guidelines for diagnosis and treatment of pediatric diseases in Chinese medicine: Allergic rhinitis in children / China Journal of Traditional Chinese Medicine and Pharmacy / WANG Shou-chuan, et al. / 2016

Efficacy of Chinese herbal medicine in treatment of allergic rhinitis in children: a meta-analysis of 19 randomized controlled trials / J Int Med Res. / Zhipan Zheng, et al. / 2018

Meta-analysis of clinical trials on traditional Chinese herbal medicine for treatment of persistent allergic rhinitis / Allergy / Shijun Wang, et al. / 2012

Potential effectiveness of Chinese herbal medicine Yu ping feng san for adult allergic rhinitis: a systematic review and meta- analysis of randomized controlled trials / BMC Complementary and Alternative Medicine / Qiulan Luo, et al. / 2017

The Anti-Allergic Rhinitis Effect of Traditional Chinese Medicine of Shenqi by Regulating Mast

Cell Degranulation and Th1/Th2 Cytokine Balance / Molecules / Yang-Yang Shao, et al. / 2017

Chinese Herbal Medicine to Treat Allergic Rhinitis: Evidence From a Meta-Analysis / Allergy Asthma Immunol Res. / Xu Zhang, et al. / 2018

코피

Nosebleed / the National Health Service in England / 2021

Epidemiology and etiology of epistaxis in children / UpToDate

Evaluation of epistaxis in children / UpToDate

Management of epistaxis in children / UpToDate

아데노이드비대

Evaluation of suspected obstructive sleep apnea in children / UpToDate

Adenotonsillectomy for obstructive sleep apnea in children / UpToDate

Clinical observation on 39 cases of chronic adenoiditis in children with stagnation of qi and blood syndrome treated by self-made Tongqiao Xuanbi Tang (通窍宣痹汤) / J. Pediatrics of TCM / WANG Hai and ZHAO Baozhu / 2022

Clinical observation on 26 cases of adenoidal hypertrophy in children with phlegm accumulating with stagnation type treated by Qingxian Tang (清腺汤) / J. Pediatrics of TCM / CAO Lifang, et al. / 2020

Effectiveness and safety of Chinese herbal medicine for pediatric adenoid hypertrophy: A meta-analysis / International Journal of Pediatric Otorhinolaryngology / Ya-Lei Sun, et al. / 2019

Meta-analysis of Chinese medicine in the treatment of adenoidal hypertrophy in children / European Archives of Oto-Rhino-Laryngology / Xiuxiu Liu, et al. / 2018

아토피 피부염

Atopic dermatitis (eczema) : Pathogenesis, clinical manifestations, and diagnosis / UpToDate

Treatment of atopic dermatitis (eczema) / UpToDate

Introducing formula to infants at risk for allergic disease / UpToDate

Introducing highly allergenic foods to infants and children / UpToDate

Role of allergy in atopic dermatitis (eczema) / UpToDate

Pruritus: Therapies for localized pruritus / UpToDate

Atopic eczema / the National Health Service in England / 2019

Atopic dermatitis (eczema) / Mayo Clinic / Mayo clinic staff / 2022

Emollient bath additives for the treatment of childhood eczema (BATHE): multicentre pragmatic parallel group randomised controlled trial of clinical and cost effectiveness / BMJ / Miriam Santer, et al. / 2018

Contact dermatitis in children / UpToDate

Clinical observation on triple therapy with Chinese materia medica for 78 cases of atopic dermatitis in children / J. Pediatrics of TCM / CHEN Fang / 2019

Recent 5 years witnesses the treatment of eczema in children by Chinese medicine / J. Pediatrics of TCM / ZHU Huiyuan / 2020

Complementary, Alternative and Integrative Medicine for Childhood Atopic Dermatitis / Recent Patents on Inflammation & Allergy Drug Discovery / Kam Lun Hon, et al. / 2017

Clinical observation on 50 cases of infantile eczema of blood deficiency and wind dryness syndrome treated with drug washing externally and drinking decoction internally of TCM / J. Pediatrics of TCM / MAO Yiliang and ZHUANG Qida / 2017

The Efficacy and Safety of a Chinese Herbal Product (Xiao-Feng-San) for the Treatment of Refractory Atopic Dermatitis: A Randomized, Double-Blind, Placebo-Controlled Trial / Int Arch Allergy Immunol / Hui-Man Cheng / 2010

Integrated Chinese and western medicine interventions for atopic dermatitis: a systematic review and meta-analysis / Chinese Medicine / Chi Him Sum, et al. / 2021

Effectiveness and Safety of Herbal Medicine for Atopic Dermatitis: An Overview of Systematic Reviews / Evidence-Based Complementary and Alternative Medicine / Chan-Young Kwon, et al. / 2020

두드러기

New-onset urticaria / UpToDate

Chronic urticaria_ Clinical manifestations, diagnosis, pathogenesis, and natural history / UpToDate

Food allergy in children: Prevalence, natural history, and monitoring for resolution / UpToDate

Management of food allergy: Avoidance / UpToDate

52 cases of pediatric chronic urticaria treated with Qifangxiaoyin Decoction / J. Pediatrics of TCM / Li Junling / 2012

Clinical observation on 40 cases of chronic urticaria in children with blood deficiency and wind-dryness syndrome treated by Qufeng Zhiyang Fang (祛风止痒方) as adjuvant therapy / J. Pediatrics of TCM / SHAO Chengliang / 2020

피부

Molluscum contagiosum / UpToDate

Molluscum contagiosum / DermNet / Hon A and Daniela Vanousova / 2021

Baby Birthmarks & Rashes / American Academy of Pediatrics / 2021

Sebaceous hyperplasia / Dermnet / Amanda Oakley, et al. / 2014

Cutis marmorata / Dermnet / Vanessa Ngan / 2001

Cutis marmorata telangiectatica congenita / Dermnet / Emily Ryder, et al. / 2017

Milium / Dermnet / Monisha Gupta and Monisha Gupta / 2009

Neonatal cephalic pustulosis / Dermnet / Amanda Oakley / 2014

Nail Disorders in Children / Skin Appendage Disord / Michela Starace, et al. / 2018

Skin lesions in the newborn and infant / UpToDate

Vesicular, pustular, and bullous lesions in the newborn and infant / UpToDate

Overview of benign lesions of the skin / UpToDate

Topical Antimicrobial Therapy for Treating Chronic Wounds / Clinical Infectious Diseases / Benjamin A. Lipsky and Christopher Hoey / 2009

Basic principles of wound management / UpToDate

Why Are There White Spots on My Nails? / Healthline / Kimberly Holland / 2022

What Your Nails Say About Your Health / WebMD /Stephanie S. Gardner / 2022

Clinical observation on 50 cases of neonatal erythema toxicum treated by external application of Chonglou Jiedu Ding (重楼解毒酊) / J. Pediatrics of TCM /YANG Lei / 2020

Effectiveness and safety of lotion, cream, gel, and ointment emollients for childhood eczema: a pragmatic, randomised, phase 4, superiority trial / The Lancet Child & Adolescent Health / Matthew J Ride, et al. / 2022

Does your child need to bathe every day? / Harvard Health Publishing / Claire McCarthy / 2021

Bathing frequency is associated with skin barrier dysfunction and atopic dermatitis at three months of age / The Journal of Allergy and Clinical Immunology / Tom Marra, et al. / 2020

소화력

아이의 식생활 / 지식채널 / EBS 아이의 밥상 제작팀 / 2010

2020 한국인 영양소 섭취기준 / 한국영양학회 / 2020

2021 국민건강통계 / 질병관리청

국가표준식품성분표 제10개정판 / 농촌진흥청

Childhood Nutrition /American Academy of Pediatrics / 2020

Direct interactions between intestinal immune cells and the diet / Cell Cycle / Marc Veldhoen / 2017

Food and Vitamins and Supplements! Oh My! / Harvard Health Publishing / Walter Willett, et al. / 2013

Fruit, vegetable, and legume intake, and cardiovascular disease and deaths in 18 countries (PURE): a prospective cohort study / Lancet / Victoria Miller, et al. / 2017

Effects of Average Childhood Dairy Intake on Adolescent Bone Health / Pediatrics / LYNN L. MOORE, et al. / 2008

Eggs / Harvard Health Publishing

Fruit Juice and Change in BMI: A Meta-analysis / Pediatrics / Auerbach BJ, et al. / 2017

New recommendation: No fruit juice for children under a year / Harvard Health Publishing / Claire McCarthy / 2017

Omega-3 : Omega-6 balance / GB HealthWatch

Dietary (n-3) Fatty Acids and Brain Development / The Journal of Nutrition / Sheila M. Innis / 2017

Polyunsaturated fatty acids in plasma at 8 years and subsequent allergic disease / J Allergy Clin Immunol. / Jessica Magnusson, et al. / 2018

Dietary fat: From foe to friend? / Science /David S. Ludwig, et al. / 2018

Does drinking water during or after a meal disturb digestion? / Mayo Clinic / Michael F. Picco / 2015

Dietary recommendations for toddlers, preschool, and school-age children / UpToDate

Prevention and treatment of infantile malnutrition from "five emotions" WANG / J. Pediatrics of TCM / Xiaoqing, et al. / 2021

Clinical observation on 50 cases of dyspepsia in children with internal retention of food syndrome treated by application on navel with Chinese materia medica / J. Pediatrics of TCM / SHAO Gang and TAO Limei / 2020

Clinical observation on Jianpi Fei'er Tangjiang (健脾肥儿糖浆) in adjuvant treatment of 41 cases of anorexia in children with spleen-asthenia and food retention type / J. Pediatrics of TCM / YANG Ruoying and PAN Yumei / 2020

Clinical observation on Shugan Jianpi Tang (疏肝健脾汤) in adjuvant treatment of 40 cases of child anorexia by zinc deficiency with disharmony between liver and spleen type / J. Pediatrics of TCM / CHEN Yu / 2019

Clinical research progress of TCM therapy for infantile anorexia / J. Pediatrics of TCM / WANG Pengfei, et al. / 2016

식생활

Foods you should eat to help fight inflammation / Harvard Health Publishing / 2022

Vegetarian Diet, Growth, and Nutrition in Early Childhood: A Longitudinal Cohort Study / Pediatrics / Laura J. Elliott, et al. / 2022

Healthy oils at home and when eating out / Harvard Health Publishing / Steve Calechman / 2022

Are certain fruits healthier than others? / Harvard Health Publishing / Teresa Fung / 2022

New dietary guidelines: Any changes for infants, children, and teens? / Harvard Health Publishing / Claire McCarthy / 2021

Fiber: The carb you can count on for heart health / Harvard Health Publishing / 2019

Eat more plants, fewer animals / Harvard Health Publishing / Monique Tello / 2018

Dietary carbohydrate intake and mortality: a prospective cohort study and meta-analysis / The Lancet Public Health / Sara B Seidelmann, et al. / 2018

Are fats so bad? / Harvard Health Publishing / 2021

Foods that fight inflammation / Harvard Health Publishing / 2021

The Anti-inflammatory Diet's Surprising Benefits in Children / Medscape / Diane L. Barsky / 2018

대변

Why Is There Mucus in My Baby's Poop? / Healthline / Rachel Nall / 2018

Are Chunks of Food in Baby Poop Normal? / Natural Baby Life / Joshua Bartlett / 2021

All About Poop / Parents / Marisa Cohen / 2005

The Color of Baby Poop and What It Means / Cleveland Clinic / 2020

소화불량

Analysis on composing prescription rules of professor SHI Zhenggang's treatment of children with dyspepsia based on data mining / J. Pediatrics of TCM / YANG Huan / 2021

Clinical observation on 49 cases of functional dyspepsia in children with deficiency of spleen and stomach qi type treated by Xiao'er Fupi Keli (小儿扶脾颗粒) as adjuvant therapy / J. Pediatrics of TCM / ZHENG Kai / 2021

장내세균총

Probiotics for gastrointestinal diseases / UpToDate

Prebiotics and probiotics for prevention of allergic disease / UpToDate

Personalized Gut Mucosal Colonization Resistance to Empiric Probiotics Is Associated with Unique Host and Microbiome Features / Cell / Niv Zmora, et al. / 2018

Cesarean section, Formula Feeding, and infant antibiotic exposure: separate and combined impacts on gut Microbial changes in later infancy / Front Pediatr. / Farzana Yasmin / 2017

Role of the gut microbiota in nutrition and health / BMJ / Ana M Valdes, et al. / 2018

The role of the microbiome in human health and disease: an introduction for clinicians / BMJ / Vincent B Young / 2018

The microbiome and innate immunity / Nature / Christoph A. Thaiss / 2016

Probiotics and prebiotics: what's really important / Harvard Health Publishing / 2022

Naturalization of the microbiota developmental trajectory of Cesarean-born neonates after vaginal seeding / Med / Se Jin Song, et al. / 2021

Feed your gut / Harvard Health Publishing / 2021

Microbiome: The first 1,000 days / Harvard Health Publishing / Allan Walker / 2019

복통

Abdominal Pain in Children / American Academy of Pediatrics / 2015

Stomachache / the National Health Service in England / 2020

Causes of acute abdominal pain in children and adolescents / UpToDate

Chronic abdominal pain in children and adolescents: Approach to the evaluation / UpToDate

Functional abdominal pain in children and adolescents: Management in primary care / UpToDate

Effect of Open-label Placebo on Children and Adolescents With Functional Abdominal Pain or Irritable Bowel Syndrome A Randomized Clinical Trial / JAMAPediatrics / Samuel Nurko, et al. / 2022

Archiater WU Liping's experience in using Tiaopi Liqi Fang (调脾理气方) to treat functional abdominal pain in children with disharmony between liver and spleen type / J. Pediatrics of TCM / SONG Qiangliang, et al. / 2022

Cases of professor YAN Yongbin using modified Sanren Tang (三仁汤) to treat pediatric spleen system diseases / J. Pediatrics of TCM / DOU Yafei / 2022

변비

Constipation in Children / American Academy of Pediatrics / Patrick T. Reeves and Christine Wassdorp Hurtado / 2022

Does Fiber Relieve or Cause Constipation? A Critical Look / Healthline / Helen West / 2021

Recent-onset constipation in infants and children / UpToDate

Constipation in infants and children: Evaluation / UpToDate

Chronic functional constipation and fecal incontinence in infants, children, and adolescents: Treatment / UpToDate

Functional constipation in infants, children, and adolescents: Clinical features and diagnosis / UpToDate

Professor FAN Meihong's experience in using modified Ganlu Yin (甘露饮) to treat functional constipation in children with heat accumulation due to fluid consumption syndrome / J. Pediatrics of TCM / FAN Yuanyuan / 2022

Clinical observation on 33 cases of constipation in children with retention of food type treated by DONG's Yunpi San (董氏运脾散) combined with pediatric tuina / J. Pediatrics of TCM / BAO Tingfeng / 2022

Treatment of children with functional constipation based on syndrome differentiation of traditional Chinese medicine / J. Pediatrics of TCM / YANG Shimin / 2020

설사

Diarrhea in Babies / American Academy of Pediatrics / 2015

Diagnostic approach to diarrhea in children in resource-rich countries / UpToDate

Approach to chronic diarrhea in children >6 months in resource-rich countries / UpToDate

Treatment for children with damp-heat diarrhea based on "fire-stagnation should be dissipated" theory / J. Pediatrics of TCM / GUO Jianbo, et al. / 2022

Clinical observation on Dachengqi Tang (大承气汤) in adjuvant treatment of 50 cases of gastrointestinal dysfunction after abdominal surgery in children / J. Pediatrics of TCM / ZHU Zhongying and FENG Caizhen / 2020

Clinical observation on 54 cases of infantile diarrhea with dampness-heat internal accumulation type treated by Jiawei Gegen Qinlian Tang (加味葛根芩连汤) as an adjuvant therapy / J. Pediatrics of TCM / ZHANG Aolin and LI Sipeng / 2019

Review of pediatric diarrhea treated by traditional Chinese medicine / J. Pediatrics of TCM / ZHU Shuangyu and YAN Zhaojun / 2019

TCM therapy in treating children with diarrhea / J. Pediatrics of TCM / ZHU Mengting / 2015

구토

Drinks to Prevent Dehydration in a Vomiting Child / American Academy of Pediatrics / 2015

Vomiting in children and babies / the National Health Service in England / 2022

Approach to the infant or child with nausea and vomiting / UpToDate

수면

느림보 수면교육 / 폭스코너 / 이현주 / 2016

똑게육아 / 아우름 / 로리(김준희) / 2015

Maternal consumption of a DHA-containing functional food benefits infant sleep patterning: An early neurodevelopmental measure / Early Human Development / M.P. Judge et al. / 2012

The mediating role of sleep in the fish consumption – cognitive functioning relationship: a cohort study / Scientific Reports / Jianghong Liu, et al. / 2017

Getting Your Baby to Sleep / American Academy of Pediatrics / 2022

Nightmares, Night Terrors & Sleepwalking in Children / American Academy of Pediatrics / 2022

Night terrors and nightmares / the National Health Service in England / 2022

Sleep problems in young children / the National Health Service in England / 2022

Baby sleep patterns: An evidence-based guide / Parenting Science / Gwen Dewar / 2018

Baby sleep requirements: How much sleep do babies really need? / Parenting Science / Gwen Dewar / 2014

Newborn sleep patterns: A survival guide / Parenting Science / Gwen Dewar / 2023

Infant sleep problems: A troubleshooting guide / A survival guide / Parenting Science / Gwen Dewar / 2023

Sensitivity of the circadian system to evening bright light in preschool-age children / Lameese D. Akacem, et al. / Physiological Reports / 2018

Normal sleep development in infants: findings from two large birth cohorts / Sleep Medicine / E. Juulia Paavonen, et al. / 2020

Sleep physiology in children / UpToDate

Sleep-related movement disorders in childhood / UpToDate

Parasomnias of childhood, including sleepwalking / UpToDate

야제(夜啼)의 한의학 치료에 대한 최신 중의학 임상 연구 동향 / 대한한방소아과학회지 / 김상민 외 3명 / 2018

Professor CHANG Ke's experience in differential treatment of children with sleep disorders from spleen and stomach / J. Pediatrics of TCM / YI Shuang, et al. / 2022

Sleepwalking / the National Health Service in England / 2021

Teeth grinding (bruxism) / the National Health Service in England / 2022

Clinical observation on 50 cases of bruxism in children with wind stirring due to spleen deficiency syndrome treated by Longmu Zhuanggu Keli (龙牡壮骨颗粒) / J. Pediatrics of TCM / CHEN Feifei, et al. / 2020

성장통

Defining Growing Pains: A Scoping Review / Pediatrics / Mary O'keeffe, et al. / 2022

Growing pains / UpToDate

CNKI 검색을 통한 중국에서의 성장통의 한의학적 치료에 대한 임상연구 동향 / 대한한방소아과학회지 / 도태윤 외 3인 / 2019

Experience of treating children's growth pain with TCM dialectic / Journal of Hangzhou Teachers College / HE Xiao-sheng / 2006

틱 증상

Practice guideline recommendations summary: Treatment of tics in people with Tourette syndrome and chronic tic disorders / American Academy of Neurology / Tamara Pringsheim, et al. / 2019

Tourette Syndrome: A Not-So-Frightening Diagnosis / American Academy of Pediatrics / 2022

Tics / the National Health Service in England / 2019

Hyperkinetic movement disorders in children / UpToDate

Syndrome differentiation and treatment based on heart for children with tic disorders / J. Pediatrics of TCM / LIU Yue, et al. / 2022

Clinical observation on 31 cases of tic disorders in children with spleen deficiency and liver exuberance syndrome treated by modified Gouteng Tang (钩藤汤) as adjuvant therapy / J. Pediatrics of TCM / ZHANG Fengli / 2021

Clinical observation on 40 cases of tic disorders in children with phlegm accumulation due to spleen deficiency syndrome treated by acupuncture combined with Shenzhe Zhenqi Tang (参赭镇气汤) / J. Pediatrics of TCM / LI Lingzhe / 2021

Clinical observation on 60 cases of Tourette syndrome in children with heat accumulation in spleen and stomach syndrome treated by Jiawei Xiehuang San (加味泻黄散) / J. Pediatrics of TCM / YANG Cuiling, et al. / 2020

Recent 10 years witnesses specific prescription of Chinese medicine in the treatment of children with tic disorder / J. Pediatrics of TCM / CHENG Zengyu, HAN Fei / 2020

Differential treatment of children's tic disorder from theory of latent wind into five-zang-organs / J. Pediatrics of TCM / ZHAO Mengjie, et al. / 2020

Guideline for TCM pediatrics clinical diagnosis and treatment • tic disorder (amendment) / J. Pediatrics of TCM / RONG Ping, et al. / 2019

호흡 정지 발작

Breath-Holding Spells in Children: What to Know / WebMD / Lisa Fields / 2022

Breath-holding in babies and children / the National Health Service in England / 2019

Breath-holding Spell / Seattle Children's Hospital / 2022

Professor LIU Zhenhuan's experience in treating infantile breath holding spell / J. Pediatrics of TCM / XIN Jing / 2015

平厥汤治疗小儿屏气发作综合征155例 / Zhejiang Journal of Traditional Chinese Medicine / 王忠智 / 2003

성장

2017 소아청소년 성장도표 / 질병관리본부, 대한소아과학회 / 2017

성장에 영향을 주는 유전적.환경적 요인 분석에 대한 예비 연구 / 대한한방소아과학회지 / 최민형, 이진용 / 2011

소아의 수면이 성장에 미치는 영향 / 대한한방소아과학회지 / 최민형 외 2인 / 2012

Normal growth patterns in infants and prepubertal children / UpToDate

Diagnostic approach to children and adolescents with short stature / UpToDate

Causes of short stature / UpToDate

Early adiposity rebound: causes and consequences for obesity in children and adults / Int J Obes. / Rolland-Cachera MF, et al. / 2006

Clinical observation on 37 cases of children of relatively short stature with qi deficiency of both spleen and kidney syndrome adjuvantly treated by Jianpi Yishen Tang (健脾益肾汤) / J. Pediatrics of TCM / SHAO Hua and YE Jin / 2022

녹용이 조골세포 성장에 미치는 유전자 발현 profile 분석에 대한 연구 / 대한한방소아과학회지 / 이종우, 김덕곤 / 2002

만성 비염 환아의 수면의 질과 성장에 관한 임상적 연구 / 대한한방소아과학회지 / 이민정 외 2인 / 2008

성장과 관련된 측정 수치와 예상키의 관계에 대한 연구 / 대한한방소아과학회지 / 김형중 외 2인 / 2014

성장보중아탕 투여가 소아의 신장 성장에 미치는 효과 / 대한한방소아과학회지 / 유현외 외 3인 / 2009

소화기계 문제로 내원한 소아에게 한약투여가 성장에 미치는 영향 / 대한한방소아과학회지 / 고민정 외 2

인 / 2013

소아 성장을 위한 한약 투여에 대한 후향적 연구 / 대한한방소아과학회지 / 김지은, 백정한 / 2016

Effects of Astragalus Extract Mixture HT042 on Height Growth in Children with Mild Short Stature: A Multicenter Randomized Controlled Trial / PHYTOTHERAPY RESEARCH / Donghun Lee 외 5인 / 2008

Physiology of growth hormone secretion during sleep / J Pediatr. / E Van Cauter, L Plat / 1996

Growth hormone secretion during sleep / J Clin Invest. / Y. Takahashi, et al. / 1968

Growth hormone release during sleep in growth-retarded children with normal response to pharmacological tests / Arch Dis Child. / E Cacciari, et al. / 1978

GROWTH HORMONE RESPONSE TO EXERCISE : A Test of Pituitary Function in Children / Pediatrics / Bruce S. Keenan, et al. / 1972

High-intensity interval exercise test stimulates growth hormone secretion in children / Growth Horm IGF Res. / Nitzan Dror, et al. / 2021

Neuroregulation of growth hormone during exercise in children / Int J Sports Med. / M Cappa, et al. / 2000

성조숙증

Early Puberty Cases Among Girls Surged During Pandemic / WebMD / Carolyn Crist / 2022

한국 청소년의 성성숙 시기 및 장기간의 초경연령 추세분석 / 대한소아과학회지 / 박미정 외 4인 / 2006

Age at Menarche in Relation to Adult Height / American Journal of Epidemiology / N. C. Onland-Moret, et al. / 2005

Early Maturity as the New Normal: A Century-long Study of Bone Age / Clin Orthop Relat Res / Melanie E. Boeyer MS, et al. / 2018

Puberty in Girls of the 21st Century / J Pediatr Adolesc Gynecol / Frank M. Biro / 2012

Puberty Before Age 10: A New 'Normal'? / The New York Times / ELIZABETH WEIL / 2012

Normal puberty / UpToDate

Definition, etiology, and evaluation of precocious puberty / UpToDate

Differential treatment of sexual precocity in children from depression / J. Pediatrics of TCM / CAI Yanyang, RUAN Xianli / 2020

Ultrasonic evaluation of clinical efficacy of Zhibai Dihuang Wan (知柏地黃丸) combined with Dabuyin Wan (大补阴丸) on central pubertas praecox in girls / J. Pediatrics of TCM / WANG Xiaojie, et al. / 2020

Clinical observation on 52 cases of idiopathic central precocious puberty in girls with effulgent fire due to yin-deficiency syndrome treated by Zhibai Dihuang Tang (知柏地黄汤) combined with leuprorelin acetate microspheres / J. Pediatrics of TCM / QIU Yan , WU Haihua / 2020

Clinical observation on 50 cases of idiopathic central precocious puberty in girls with flaring of fire due to yin-deficiency syndrome treated by integrated traditional Chinese and Western medicine / J. Pediatrics of TCM / HUAI Yeqin, et al. / 2021

Clinical observation on 30 cases of sexual precocity in girls with liver depression transforming into fire type treated by auricular plaster therapy combined with Danzhi Xiaoyao San (丹梔逍遙散) / J. Pediatrics of TCM / HUANG Lixian, et al. / 2021

Recent 5 years witnesses syndrome differentiation and treatment of girls with central precocious puberty from zang and fu organs / J. Pediatrics of TCM / CHEN Jing, et al. / 2021

성조숙증 치료에 대한 임상 연구 동향 -최근 중의학 저널을 중심으로 / 대한한방소아과학회지 / 권지현, 외 2인 / 2017

발달

한국 영유아 발달선별검사(K-DST) 개정판 / 질병관리본부 만성질환예방과, 대한소아과학회 / 2017

Developmental-behavioral surveillance and screening in primary care / UpToDate

Healthychildren.org / American Academy of Pediatrics

Whattoexpect.com / Everydayhealth

Verywellfamily.com / Dotdash Media

New guidelines on newborn jaundice: What parents need to know / Harvard Health Publishing / Claire McCarthy / 2022

Etiology and pathogenesis of neonatal unconjugated hyperbilirubinemia / UpToDate

신생아 황달 / 서울대학교병원 의학정보

Sudden infant death syndrome (SIDS) / the National Health Service in England / 2021

Sudden infant death syndrome: Risk factors and risk reduction strategies / UpToDate

Back to Sleep, Tummy to Play / American Academy of Pediatrics / 2022

Tummy Time for Baby / Whattoexpect

The Truth about Tummy Time / The New York Times / Melinda Wenenr Moyer / 2020

Infantile colic: Clinical features and diagnosis / UpToDate

Infantile colic: Management and outcome / UpToDate

When Do Babies Smile? / Parents / Tamekia Reece / 2022

When Do Babies Laugh? / Parents / Denise Porretto / 2023

Language Milestones: 0 to 12 months / Healthline / 2018

Language Milestones: 1 to 2 Years / Healthline / Anna Kaplan / 2018

Expressive language delay ("late talking") in young children / UpToDate

Developmental Expressive Language Disorder (DELD) / Healthline / Chitra Badii / 2018

Language Development: 1 Year Olds / American Academy of Pediatrics / 2009

Language Delays in Toddlers: Information for Parents / American Academy of Pediatrics / 2009

Late Talking: Speech or Language Delays in Toddlers / Whattoexpect / Kerry Weiss / 2022

Baby Sign Language: When, How and Why to Try It / Whattoexpect / Sara Novak / 2022

Vision screening and assessment in infants and children / UpToDate

Newborn Eyesight / American Academy of Pediatrics / 2009

Infant Vision: Birth to 24 Months of Age / American Optometric Association

Preschool Vision: 2 to 5 Years of Age / American Optometric Association

School-Aged Vision: 6 to 18 Years of Age / American Optometric Association

Developmental Differences Between Boys and Girls / Whattoexpect / Jennifer Kelly Geddes / 2021

How to Know If Your Child Is Left or Right Handed / Parents / Renee Sagiv Riebling / 2019

When Does Handedness Develop in Children? / Whattoexpect / Micah Resnick / 2021

Head Banging / Whattoexpect / 2019

Tips on Starting Potty Training / Whattowxpect / Sara Novak / 2022

When Your Toddler Isn't Pooping When Potty Training / Verywellfamily / Vincent Iannelly / 2022

Potty Training / American Academy of Pediatrics

How to potty train / the National Health Service in England / 2022

9 Ways to Wean a Child off Thumb Sucking / WebMD / Heather Hatfield / 2022

Pacifiers and Thumb Sucking / American Academy of Pediatrics / 2020

근골격

Approach to the child with bow-legs / UpToDate

Approach to the child with knock-knees / UpToDate

Minor blunt head trauma in children ($\geq$2 years): Clinical features and evaluation / UpToDate

Minor blunt head trauma in infants and young children ($<$2 years): Clinical features and evaluation / UpToDate

Minor head trauma in infants and children: Management / UpToDate

Ankle sprain in adults: Evaluation and diagnosis / UpToDate

아이가 밥을 잘 먹지 않는 것이 타고난 소화력의 차이일 수도 있다고 한다. 무지함이 얼마나 많은 오해를 만들어냈던가. 평소 관심을 두지 않던 체질의 세계가 흥미롭다. 아이의 건강을 위해 방 온도를 조금 높여주는 것이 좋을까? 아니면 선선한 환경이 나을까? 아이를 키우면서 궁금했지만, 근거를 찾지 못하고 적당히 넘어갔던 질문들이 많다. 저자는 정반합이라는 변증법적 논리로 쉽게 설명해낸다. 몸에 열이 많다는 것은 대사 작용이 왕성하다는 것을 의미하므로 좋은 특징이다. 하지만 모든 사람들에게 적용할 수 없다. 사람마다 체질이 다르기 때문이다. 이 사실을 모르면 단편적인 정보에 낭패를 볼 수 있다. 세상의 부모들이여, 당신과 자녀의 건강을 위해 당장 체질을 공부하자.

― 김민태(EBS 〈위대한 수업, Great Minds〉 프로젝트 총괄, 〈아이의 사생활〉 제작 프로듀서)

한의학은 병을 치료하기보다는 병을 가진 사람을 치료한다는 말이 있다. 한의학을 알아갈수록 이 말이, 한의학이 어떤 의학인지 잘 표현하고 있다는 것을 느끼게 된다. 한의학뿐만 아니라, 맞춤의학(personalized medicine), 정밀의학(precision medicine) 등의 이름으로 각각의 사람에 맞는 의료를 실천하려는 움직임은 최근 대세를 이루고 있다. 이 책은 소아과 부문에서 각각의 사람에 맞는 치료를 구현하려는 한의학을 구체적으로 예시하고 있다. 읽어가다 보면, 최신 논문을 열심히 읽고, 또한 다년간의 임상 경험 속에서 아픈 아이들을 세심하게 살피는 한의사 선생님을 행간과 행간에서 만날 수 있을 것이다. 조금 멀게 느낄 수 있는 한의학의 논리를 실생활의 일상으로 가져와 전달하려는 노력에 박수를 보낸다. 아이를 키우는 부모님들, 아이들의 건강에 관심 있는 어른들, 그리고 체질과 일상 속의 케어에 관심 있는 일반 독자들에게도 권하고 싶은 책이다.

   – 김태우(경희대학교 한의과대학 교수, 의료인류학자)

  아이의 건강은 체질을 아는 것부터 시작된다. 체질은 날 때부터 지니고 있는 몸의 생리적 성질이나 건강상의 특질이라고 정의되지만, 그 밖에 다양한 의미로 해석되고 있다. 한의학에서 사상체질이라고 국한하여 이야기하는 경우도 있으나, 저자는 이와는 다른 의미로 체질에 접근했다. 이 책은 아이들의 건강이 천차만별이라는 점에서 시작하고, 이에 대한 자세한 설명과 이해가 임상의의 입장에서 서술되어 있어 아이와 부모가 공감할 수 있을 것이다. 그리고 자연스러운 개선을 유도하는 해결책을, 근거를 바탕으로 제시함으로써 한방소아과의 최근 트렌드를 반영하고 있다. 저자의 지도교수로서 이 책을 미리 접할 수 있었던 걸 행운으로 생각하며, 그간의 임상 현장에서 아쉬움으로 남아 있는 문제에 대해 적절한 답변이 제시되어 있어 놀라웠을 뿐만 아니라 지도교수로서 좀 더 분발하라는 신선한 자극이 되어주었다. 이 책을 읽는 독자들은 신세대 소아 전문 한의사의 섬세한 손길을 느끼게 될 것이며, 체질의 다름을 이해하고 한의학을 포함한 다양한 접근법을 실천하는 기회를 통해 아이의 건강하고 행복한 삶에 한 발 더 다가설 수 있을 것이다.

   – 장규태(경희대학교 한의과대학 한방소아과 주임교수)

  '아! 이 책을 좀 더 일찍 알았으면 좋았을걸' 하는 생각을 얼마나 자주 했는지 모른다. 온 가족이 알레르기 체질인 터라, 어린이집 가기 전에, 학교 입학 전에, 새 학기 시작 전에, 사춘기 오기 전에 했던 일들이 아쉬웠다. 책에 밑줄도 많이 그었다. 소아과 약까진 먹이고 싶지 않을 때의 대안이 이렇게 많을 줄이야. 한 번 읽고 끝낼 책이 아니다. 아이 면역 단계를 체계적으로 나누어, 단계마다 집에서—안타까워하는 것 외에—할 만한 일들이 잔뜩 있다. 이 책이 저자의 지식과 경험이 전부이겠냐마는, 책 덕에 마음이 든든하다.

 – 이현주(《느림보 수면교육》,《우리 아이 처음 놀이》 저자, 국제 영유아수면컨설턴트)

　전통 의서와 최신 지견 모두에 해박한 최민형 박사가 또 한 권의 책을 세상에 내놓았다. 이 책에서는 아이의 면역력, 소화력, 수면, 마음, 성장 상태를 '체질'이라는 패턴으로 분석했는데, 어느 정도의 한의학 지식이 필요한 사상체질이나 팔체질 개념과 다르게, 누구나 알기 쉽게 아이의 체질을 설명했다. 아이를 키우는 부모로서 책을 읽자니 '이건 우리 아이에 해당하는 이야기구나!', '이런 건강 관리 방법은 우리 아이에게 적용해보면 좋겠다'라는 생각을 여러 번 했다. '우리 아이'에 대해 궁금증이 많은 부모님들, '우리 아이'를 보다 더 건강하게 키우고 싶은 부모님들은 이 책을 보면 명쾌한 해답을 얻을 수 있을 것이다.

 – 이선행(경희대학교 한의과대학 한방소아과 교수)

우리 아이 체질 면역

1판 1쇄 발행 2023년 4월 15일

지은이 최민형 | 그린이 이재원
펴낸이 윤혜준 | 편집장 구본근 | 디자인 오필민디자인

펴낸곳 도서출판 폭스코너 | 출판등록 제2015-000059호(2015년 3월 11일)
주소 서울시 마포구 월드컵북로 400 문화콘텐츠센터 5층 9호(우 03925)
전화 02-3291-3397 | 팩스 02-3291-3338
이메일 foxcorner15@naver.com | 페이스북 @foxcorner15 | 인스타그램 @foxcorner15

종이 일문지업(주) | 인쇄·제본 수이북스

ⓒ 최민형, 2023

ISBN 979-11-93034-00-2 03510